现代眼科疾病诊疗

房修岭　赵昌涛　赵丹丹　主编

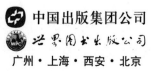

中国出版集团公司

世界图书出版公司

广州·上海·西安·北京

图书在版编目（CIP）数据

现代眼科疾病诊疗 / 房修岭，赵昌涛，赵丹丹主编 . --
广州 ：世界图书出版广东有限公司，2021.4
　　ISBN 978-7-5192-8569-2

　　Ⅰ．①现… Ⅱ．①房… ②赵… ③赵… Ⅲ．①眼病—
诊疗 Ⅳ．①R771

　　中国版本图书馆 CIP 数据核字 (2021) 第 079891 号

书　　　名	现代眼科疾病诊疗	
	XIANDAI YANKE JIBING ZHENLIAO	
主　　　编	房修岭　赵昌涛　赵丹丹	
责任编辑	曹桔方	
装帧设计	博健文化	
责任技编	刘上锦	
出版发行	世界图书出版有限公司　世界图书出版广东有限公司	
地　　　址	广州市新港西路大江冲 25 号	
邮　　　编	510300	
电　　　话	020－84460408	
网　　　址	http://www.gdst.com.cn	
邮　　　箱	wpc_gdst@163.com	
经　　　销	各地新华书店	
印　　　刷	三河市嵩川印刷有限公司	
开　　　本	787 mm×1092 mm　　1/16	
印　　　张	21 .25	
字　　　数	534 千字	
版　　　次	2021 年 4 月第 1 版　　2021 年 4 月第 1 次印刷	
国际书号	ISBN 978-7-5192-8569-2	
定　　　价	172.00 元	

前　言

　　视觉器官主要由四个部分组成：眼球、眼附属器、视路和视觉中枢。眼球接受外界信息，由视路向视觉中枢逐渐传递，完成视觉功能。眼球是一部生物照相机，万紫千红的世界景观、人们的喜怒哀乐全都靠这部精美的相机捕捉，这些信息通过视神经传到大脑，经过大脑处理后就逐渐形成了人们的世界观和人生观；外界信息约 90％ 由眼睛获得。因此，眼睛是否健康、视力是否正常，直接影响人们的生活质量。

　　眼科为一门独立的临床学科，按病种可分为眼表病专科（含眼干燥症、结膜病、角膜病和巩膜病）、泪道病专科、眼睑及眼眶病专科、视光专科、准分子激光专科、青光眼专科、白内障专科、斜弱视专科、眼底病专科、葡萄膜炎专科、视神经与视路专科，以及眼外伤专科等。眼科疾病与许多全身病密切相关，如全身免疫性疾病会导致葡萄膜炎和重度眼干燥症；糖尿病会引起白内障、眼底出血、眼部肌肉麻痹和屈光不正；重症高血压可以通过眼底检查来判断疾病进展程度等。人从出生到离世在不同的年龄段容易患某些特定性眼病，遗传和性别也会使某些疾病存在选择性。

　　当前，随着时代的发展和医学科学技术的进步，一些全新的医疗手段和方法不断涌现、发展。临床实践要求医务工作人员不断学习，更新知识，掌握新的技术手段，包括具备熟练、扎实的基本技能。

　　本书介绍了眼生理、眼科检查技术、眼科常见疾病的诊治等。本书以临床实践为基础，以科学、严谨的态度编写，力求使读者便于理解和掌握操作技术的要求与标准，便于医护紧密合作，从而提高医疗质量。

　　由于知识水平有限，书中倘有疏漏之处，恳请读者批评指正。

目　录

第一章　眼生理

第一节　眼部组织生理

一、角膜

角膜位于眼球的最前极，是屈光间质的主要组成部分，角膜屈光系统（包括角膜和房水）的屈光力约 43 D。它以高度的透明性、敏感性和特殊的代谢形式完成正常的生理功能。

（一）角膜的透明度

透过角膜的电磁波范围从 365 nm 到 2500 nm。透射性在电磁波长 400 nm 时为 80%，500～1200 nm 时为 100%，超过 1200 nm 时的透射性也是较高的。1000 nm 以上的电磁波不刺激视网膜的视感受器，而是以热的形式消散。低于 365 nm 的紫外波主要被角膜吸收。

角膜的透明性是下列因素的结果：

（1）解剖结构：角膜无血管、无色素。角膜上皮细胞和内皮细胞规则排列，实质层纤维板排列规则，直径小于 30 nm，两者之间距离小于 30 nm，因而减少了光线的散射，上皮不角化，角膜表面的泪液形成规则的屈光面，角膜不同层的细胞具有相同的屈光指数，使光线顺利通过角膜。

（2）内皮细胞间的紧密连接形成角膜房水屏障功能，使房水不能向角膜渗透。

（3）角膜内皮具有泵的功能，不断地将实质层内的水分泵入房水，维持实质层内离子与水的平衡，控制角膜脱水。角膜实质层相对的脱水对维持角膜透明度是必要的。角膜的每一板层含水 75%，就能保证贴紧。如果实质层暴露，即使范围很小，也会引起明显的水肿，使角膜变成半透明。角膜上皮或内皮的疾病、损伤都可以引起角膜水肿。

（二）角膜的渗透性

周边部角膜的代谢主要依靠角巩膜缘血管网，而中央部角膜的营养物质是通过角膜上皮细胞或内皮细胞进入到角膜内。由于角膜上皮表面覆盖泪液膜，通过上皮渗入的物质必须是水溶性的。上皮层构成了角膜对离子渗入的首要屏障。角膜上皮对脂溶性物质易于渗透，因为细胞膜由脂蛋白组成。透过实质层和内皮细胞的化合物必须是水溶性的。因此，眼局部药物要穿过正常角膜既要水溶又要脂溶。

（三）角膜的代谢

角膜的代谢需要能量。能量是以三磷酸腺苷（ATP）的形式由葡萄糖代谢提供。中央部角膜从房水中摄取葡萄糖，从泪液膜中获得大气中的氧，周边部角膜从角巩膜缘血管网获得这些代谢物质。葡萄糖被细胞利用时要先磷酸化成 6-磷酸葡萄糖。这一步需要己糖磷酸激酶的参与。角膜内大约 65％的 6-磷酸葡萄糖是通过糖酵解代谢的，其余通过磷酸戊糖途径代谢。

（四）角膜的修复

角膜上皮损伤可以自身修复。缺损大时，一个小时之内邻近未损伤的上皮细胞扩大变平，伸出伪足，移行到角膜上皮的裸露区，发生有丝分裂。6 周后上皮细胞与基底膜完全贴紧。麻醉药、抗生素抑制上皮细胞修复过程中的有丝分裂，而上皮生长因子可促进其修复。损伤前弹力层和角膜实质层将导致瘢痕形成。前弹力层是实质层缩聚成的，因此损伤的修复过程也是相似的，由未损伤的角膜细胞和血液中的成纤维细胞增生修复。修复时先合成氨基葡萄糖聚糖，然后以硫酸软骨素为主，愈合后期角膜实质由角蛋白取代，直至上皮覆盖损伤面，完成这一修复。

角膜内皮损伤后不能再生，靠邻近细胞增长覆盖缺损区。角膜内皮具有角膜房水屏障功能，损伤后角膜实质层和上皮发生水肿，如大泡状角膜病变。

二、泪液和泪液膜

眼球表面主要由 Kraus 副泪腺（67％）和 Wolfring 副泪腺（33％）分泌的泪液来湿润。当精神受到刺激（哭泣）或三叉神经受到刺激（反射性流泪）时，大量泪液由泪腺分泌。主要的泪流在睑缘和结膜穹隆部。周期性不自主的瞬目动作使泪液分布到眼球表面，并对泪液引流系统起到泵的作用。正常情况下，结膜囊容纳 $3\sim7\ \mu L$ 泪液，超过 $25\ \mu L$ 时发生泪溢。泪流速度约每分钟 $1\ \mu L$。

泪液略碱性（pH 7.6），渗透压相当于 0.9％的氯化钠水溶液。泪液中葡萄糖浓度低，电解质含量与血浆相近，但蛋白质含量稍高，平均为 $7\ \mu g/mL$。蛋白质浓度随年龄增长而下降，其中泪蛋白是泪液系统的缓冲物。此外泪液中还存在免疫球蛋白、溶菌酶、补体系统和抗炎性因子等。泪液中的免疫球蛋白主要是 IgA，其次是 IgG。IgA 使病毒失活，抑制细菌在结膜囊的表面附着；IgG 诱导吞噬作用和补体介导的溶菌作用。结膜炎时，这两种免疫球蛋白在泪液中的含量增加，过敏性炎症时，泪液中免疫球蛋白 E（IgE）含量增加。

在角膜和结膜的表面有一层相对不流动的泪液层，称为泪液膜。泪液膜厚 $7\sim10\mu m$，分为三层：表层为脂层，厚度 $0.2\sim0.9\mu m$，由睑板腺、Zeis 腺和 Moll 腺分泌；中层为水层，厚度 $6.5\sim7.5\ \mu m$，由副泪腺分泌；深层为黏液层，较薄，由结膜的杯状细胞分泌，极少部分来自泪腺。泪液膜的脂层可以延缓水层的蒸发，形成光滑、规则的角膜前光学面。水层的功能是保持角膜、结膜湿润，提供上皮正常代谢的营养物质。黏液层填补角膜上皮细胞间的缝隙，减少散光，提高角膜的光学性能。维生素 A 缺乏或结膜瘢痕可造成黏液层缺损。甲状腺功能亢进和反射性流泪时，黏液层增多。绝经期前后的妇女、红斑狼疮、Sjogren 综合征等全身性疾患时，常发生干燥性角膜炎，泪液膜表现为水层不足、黏液层相对过多。某些药物，如抗组胺药和抗胆碱药，可引起泪液分泌减少。正常人 50 岁以后，泪液分泌减少，泪液膜发生变化。各种原因的干眼症都可出现眼部烧灼、干燥等不适的感觉。

三、房水

房水是充满前后房的透明液体。它协助维持眼压，提供角膜后、晶状体和小梁网代谢所需要的物质。房水还是屈光间质的组成部分，屈光指数与泪液近似。

房水由睫状体的无色素上皮以主动分泌的形式生成。房水生成后流入后房，经瞳孔进入前房，然后主要通过小梁网，经 Schlemm 管入深部的巩膜静脉丛离开眼球。在人眼中约 20％ 的房水排出是通过虹膜根部的睫状肌腔和脉络膜上腔。

在新形成的后房水中碳酸氢盐过量，但它很快代谢并弥散到周围组织，因而前房水中碳酸氢盐量减少。睫状体无色素上皮的细胞膜和细胞浆内存在 Ⅱ 型碳酸酐酶。碳酸酐酶抑制剂可减少碳酸氢盐进入房水，减少房水生成，从而降低眼压。

睫状体无色素上皮的紧密连接、虹膜组织的连接和虹膜血管构成血-房水屏障。脂溶性物质，如氧、二氧化碳可以高速率透过屏障。而钠离子、大的水溶性离子、蛋白质及其他大的或中等的分子则受到限制，不易透过这一屏障。血-房水屏障的存在使得房水的化学成分与血液不同。房水中蛋白质少，抗体少，而维生素 C、乳酸等有机酸含量则高于血液。血液中缺乏透明质酸，而房水中却存在透明质酸。睫状体无色素上皮和虹膜受创伤时，血-房水屏障受到破坏，房水成分与血浆类似。

房水中的抗坏血酸浓度高于血浆 10～15 倍，谷胱甘肽浓度高于血浆，但低于血液，因为谷胱甘肽都存在于红细胞中。维生素 C 和谷胱甘肽可阻止光辐射造成的自由基氧化反应和过氧化反应增强所致的损害。

人眼正常房水流率为 2～3 $\mu L/min$。许多药物可以影响房水流率，β-肾上腺素能拮抗剂可降低房水流率 17％ 至 47％。碳酸酐酶抑制剂可减少大约 40％ 的房水生成，并且降低房水中碳酸氢盐的含量。全身使用喹巴因（一种 Na^+-K^+-ATP 酶抑制剂）可使房水生成减少。镇静剂和麻醉剂也可以抑制房水的生成。

四、眼内压

眼球内容物作用于眼球壁的压力称为眼内压（惯称眼压）。

（一）正常眼压

维持正常视功能的眼压称正常眼压。要维持眼球轮廓，眼压必须要超过大气压。正常眼压高于环境大气压 1.33～2.793 kPa(10～21 mmHg)。心动周期所引起的眼内血管容积变化可能造成眼压的小波动，一般为 0.133～0.4 kPa(1～3 mmHg)。昼夜眼压波动为 0.267～0.667 kPa(2～5 mmHg)。大多数人双眼眼压相等，一般双眼压差不超过 0.667 kPa (5 mmHg)。正常情况下，维持眼压的三个主要因素是房水生成率、房水流出易度和上巩膜静脉压。

（二）影响眼压的因素

1. 房水排出障碍

房水流入前房，经小梁网和 Schlemm 管排出。小梁网像一个单向阀门，只允许液体流出。房水流出的主要阻力部位尚有争议，许多研究提示流出阻力的主要部位是 Schlemm 管内皮细胞的紧密连接，也有研究认为小梁网硬化、变性造成房水流出阻力的增加。

2. 上巩膜静脉压

和 Schlemm 管相接的上巩膜静脉压接近 1.33 kPa (10 mmHg)。当眼压下降或上巩膜静脉压增加时，血液返流入 Schlemm 管，使眼内液排出阻力增大。眼内动、静脉压和动脉容积一般是恒定的。当静脉压增高，如闭住口鼻作深呼气，以行咽鼓管充气时，眼内静脉扩张，眼压升高。

3. 血液渗透压

增加血液渗透压，如口服甘油、静脉点滴甘露醇、尿素等均可以降低眼压。而降低血液的渗透压，如快速点滴生理盐水或空胃时大量饮水，可造成一定程度的一过性眼压升高。

4. 神经系统的影响

眼球广泛地受到交感和副交感神经系统的支配。交感及副交感神经系统都参与眼内压的调控。睫状突、房水排出系统和色素膜血管上的交感与副交感神经纤维同时影响房水的形成和排出，它们协同作用，维持眼内压的平衡。

五、晶状体

晶状体是屈光间质的重要组成部分。晶状体前面的曲率半径约 10 mm，后面约 6 mm，屈光力为 16～19 D。

（一）晶状体的透明性

80％的 400～1400 nm 的电磁波能量可以透过晶状体。晶状体纤维的整齐排列、恒定的水分含量、无血管及复杂的代谢，保证了晶状体的透明性。位于前囊及赤道部囊下的晶状体上皮细胞为单层细胞，其细胞核较薄，不足以影响晶状体的透明度。随着年龄的增长，晶状体的透明度逐渐减低，趋于硬化。

（二）晶状体的代谢

晶状体生长缓慢。人过中年以后，晶状体的颜色逐渐变黄，降低了蓝色光和紫色光到达视网膜的量。

晶状体作为透明组织，不可能有高浓度的含有色素的呼吸酶，能量制造必然受到限制，由于其内部没有血管，因此，所有的营养物质和代谢产物均通过周围的房水进行交换。晶状体只需要很少的能量来维持其透明度和细胞的生长。

成年人晶状体的氧消耗很低。其中晶状体上皮相对耗氧量最大，晶状体皮质次之，晶状体囊和核不消耗氧。

葡萄糖是产生能量的原始物质。当氧受限制时，葡萄糖代谢大多通过厌氧糖酵解，终产物为丙酮酸，然后进一步转变为乳酸，弥散到房水中。糖酵解在氧缺乏、能量不足时能够维持晶状体的透明度。晶状体代谢可以不要氧，但必须有恒定的葡萄糖供应。晶状体内 85％的葡萄糖代谢通过糖酵解途径。1-磷酸葡萄糖氧化是晶状体葡萄糖代谢的第二条途径，约占 14％。第三条途径是山梨糖醇通道。

晶状体像红细胞一样含有较高的钾，而房水和玻璃体中钠含量较高。晶状体前囊上皮细胞维持着这一梯度，通过 Na^+-K^+-ATP 酶泵将钠主动转运出晶状体。糖酵解提供能量物质 ATP。晶状体运输并积蓄钾、氨基酸和维生素 C，肌醇和谷胱甘肽则在晶状体内合成。当晶状体代谢受损伤时，钠和水蓄积在晶状体内，使晶状体失去了钾、谷胱甘肽、氨基酸和肌醇。

（三）晶状体的功能

晶状体具有屈光成像和调节焦距的功能。当眼球处于松弛状态时，晶状体的弯曲度下降，使远距物体的平行光聚焦在视网膜的光感受器上；视近物时，晶状体的弯曲度增加，使眼的屈光力增加，近距物体才能清晰地成像在视网膜上。晶状体通过变化弯曲度改变屈光力称作晶状体调节。人眼经过最大调节能够看清的最近距离称为近点，近点用以表示最大调节力，青少年眼的调节力大，青年人正视眼的近点在 6～7 cm，10 岁时有 14 D 的调节力。随年龄增加，晶状体弹性下降，睫状肌肌力减弱，因而老年人眼的调节力下降，50 岁时仅有 2 D的调节力，发生老视。

六、 玻璃体

（一） 玻璃体的成分

玻璃体所含的三种大分子成分为胶原、透明质酸和可溶性蛋白。胶原是一种不溶性蛋白，其纤维呈绕射状。在靠近视网膜的玻璃体皮质部、玻璃体基底部、睫状体附近，胶原纤维网致密。透明质酸是一种黏多糖，它是玻璃体内唯一在出生以后浓度不断增加的成分，可以维持玻璃体的黏滞状态。透明质酸还有维持胶原纤维不塌陷的作用，它的水化作用和带有负电荷的特性可以使胶原纤维呈双螺旋排列，这种排列方式使凝胶和液体聚合在一起。玻璃体内主要的可溶性蛋白是糖蛋白和白蛋白，它们的功能尚不清楚。

玻璃体内的小分子成分有水、葡萄糖、自由氨基酸和电解质。葡萄糖含量为房水或血浆中含量的一半，它是维持组织代谢的必需物质。玻璃体 99％的成分是水，水使玻璃体保持良好的透光性，可以穿透玻璃体的光线波长为 300～1200 nm。

（二） 玻璃体屏障

血液-玻璃体屏障或玻璃体视网膜屏障的存在用以解释玻璃体成分与血液及周围组织液成分不同的原因。这一屏障机制包括：①视网膜血管内皮间、视网膜色素上皮间、睫状体无色素上皮间的紧密连接复合体，抑制高分子成分通道；②玻璃体视网膜连接的基底层物理性地阻滞了大分子的通过；③玻璃体内胶原-透明质酸网有效地阻滞或延缓细胞、大分子和阳离子的运动。当视网膜血管内皮、色素上皮及睫状体无色素上皮的紧密连接的完整性丧失时，这种屏障将受到破坏。

（三） 玻璃体的代谢

玻璃体无血管，本身代谢很低，没有葡萄糖代谢的活动。玻璃体的营养来自脉络膜和房水。玻璃体无再生能力。玻璃体流失所造成的空隙只能由房水填充。

七、 视网膜

视网膜是完成视功能的重要组织，其结构复杂、细致且脆弱。它包含三个神经单元（光感受器、双极细胞和神经节细胞），其中光感受器直接接受光刺激，并把光刺激信号在视网膜上加工成大脑可接受的信号，通过视路传至视觉中枢。视网膜通过视网膜中央血管系统和脉络膜供应营养物质，凭借巩膜与角膜构成的坚韧外壳而得到保护。眼球透明的屈光间质和色素膜的存在为视网膜提供了光学条件。所有这些因素保证了视网膜完成其生理功能。

（一） 视杆细胞和视锥细胞

视杆细胞和视锥细胞是感觉视网膜的感光部分。视杆细胞感受暗光（暗视觉），视锥细胞感受中等或明亮光线（明视觉）和色觉。视网膜约有 1.2 亿视杆细胞和 800 万视锥细胞。中心凹部只有视锥细胞，其密度约 15 万/平方毫米，亦有大量的视锥细胞位于中心凹旁，超过中心凹旁 5°，视锥细胞数量下降。从中心凹向周围，视杆细胞逐渐增多。在中心凹旁 10°～15°，视杆细胞可达 15 万/平方毫米，再向周边部视杆细胞密度下降。中心凹的视锥细胞以

1∶1 比例和神经节细胞发生联系，保证了中心视力的高度辨别性。周边部约 1 万视杆细胞交织成束地连接一个神经节细胞，使一个亮点可以立即引起几束视杆细胞反应，以适应暗视觉功能。视锥杆细胞两个系统的活动，使人眼感光范围越过亿万倍的变化。

（二）感光色素的光化学

视网膜光感受器膜盘吸收电磁波（400～700 nm）激发了电位，这个电位在视网膜内层放大调整，然后经视路传送到大脑视皮层区。光感受器膜盘不断地复原以接受持续的光刺激。当刺激停止时，神经冲动中断同时伴随因神经冲动而诱发的化学反应的结束。

人视网膜光感受器膜盘至少含四种光吸收性共轭蛋白（视蛋白），每种都和 11-顺-视黄醛（维生素 A_1 醛）紧密结合。视杆细胞的视色素为视紫红质，其最大吸收光谱约在 507 nm，与视网膜在弱光时的光敏感曲线类似。视锥细胞光感受膜盘含有三种不同的光色素，最大吸收光谱分别为 440 nm（称短波敏感视锥细胞或蓝视锥细胞）、535 nm（称中波敏感视锥细胞或绿视锥细胞）和 570 nm（称长波敏感视锥细胞或红视锥细胞）。它们的弥补基都是 11-顺-视黄醛。

（三）神经活动

视觉可分为周围视觉和中心视觉。由黄斑中心凹部调节的视觉称为中心视觉，中心凹周围视网膜调节的视觉称作周围视觉。中心视觉具有高度的辨别性，包括明视觉和色觉。周围视觉提供空间定位信息。

经视网膜处理的信息全部通过神经节细胞的轴突传出。神经节细胞的数量相当于光感受器总数的 1%，每个神经节细胞都要综合来自光感受器的信息，完成空间、时间视觉信息加工任务。

神经节细胞对光刺激的感受野在反应敏感性的空间分布呈同心圆拮抗形式，即感受野一般由中心的兴奋区和周围抑制区组成的同心圆结构，它们在功能上相互拮抗。感受野可分为 on-中心和 off-中心。on-中心是指用小光点刺激其中心区时，细胞放电频率增加，刺激周围区时放电频率变低；off-中心与 on-中心相反，刺激中心区时细胞放电频率变低，刺激周围区时得到 on-反应。这种空间拮抗感受野提供了空间对比度分辨的神经生理基础。

神经节细胞可以按其反应的空间-时间总和性质分类为 X 细胞和 Y 细胞。感受野的兴奋和抑制作用，可以线性相加的称为 X 细胞，空间总和性质为非线性的称为 Y 细胞。X 细胞多分布在中心区，细胞轴突较细，动作电位传导速度较慢，它们比 Y 细胞的空间分辨能力强；Y 细胞分布在中心凹以外的部位，细胞轴突较粗，动作电位传导速度较快，它们的对比敏感度比 X 细胞高。

第二节　视觉生理

一、可见光概念

电磁场及其能量以波的形式在空间传播称为电磁辐射。电磁辐射具有波的一般特性，包括反射、折射、衍射等。电磁辐射是量子化的，电磁辐射能的量子称为光子。电磁辐射按其波长和频率的顺序形成电磁波谱，其光子能量构成能谱。

可见光是电磁辐射的一部分。当视网膜外段光感受器膜盘的色素吸收可见光（400～770 nm)后，色素分子立体结构改变激发神经冲动，冲动经视通路传送到大脑，引起主观感觉。超过 770 nm 或低于 380 nm 的电磁波，或被角膜吸收，或者进入眼内而不被眼组织吸收。宇宙射线可以刺激宇航员的光感受器，产生闪电感。X 射线可在暗适应的眼刺激视杆细胞。从紫外端 100 nm 到红外端 1000 nm 的激光产生的能量可以刺激视网膜。

二、视觉系统的基本功能

（一）视觉适应功能

视觉适应功能包括暗适应和明适应。暗适应是指眼睛从亮处进入暗处，开始时看不清物体，经过一段时间，视觉敏感度逐渐提高，才能辨别光亮。明适应是指眼睛暗适应后，进入亮处时，最初感到一片耀眼的光亮，不能看清物体，经过一段时间，视觉敏感度逐渐下降，才能恢复视觉。视觉适应使视网膜能在 10^{10} 以上的巨大光强范围以内工作。

1. 暗适应和明适应的时间进程

（1）慢适应（光化学适应过程）：在黑暗中用强光照射使视色素漂白，然后用弱闪光测定视觉阈值变化，得到暗适应曲线（图 1-1）。暗适应初期视网膜敏感性升高 100 倍，其后敏感性随时间呈指数曲线改变，5～9 分钟时达到平稳。在这个最初阶段，曲线与红色小光点直接刺激中心凹所得的视觉阈值变化曲线一致，所以归结为锥体的光敏色素再生。此后，视网膜敏感性逐渐增高 10^3～10^5，敏感性时间曲线仍呈指数型，在 30～40 分钟时达到平稳。第二阶段与视杆细胞单色觉者的暗适应曲线 11～12 分钟以后部分一致，所以归结为视杆细胞视紫红质再生。完全暗适应后，视网膜敏感性比光漂白时增高 10 万倍。

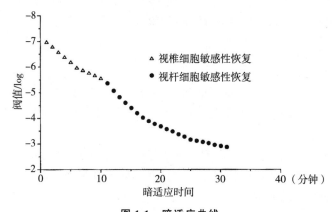

图 1-1　暗适应曲线

暗适应后的眼睛暴露在明亮的光线下，视网膜敏感性明显下降。此时视黄醛异构化并与视蛋白分离。这一明适应过程约 1 分钟。

（2）快适应（神经适应过程）：近代视网膜电图的研究提示在视觉适应中，除光化学作用外，还存在非光化学的因素。将眼暴露在明亮的背景光下，使用不同强度的光刺激，测量视网膜电图，可以立即记录到增强的阈值（或称视网膜敏感性下降）。这种明适应状态下阈值的变化发生在 0.1 秒以内，称为明适应的快适应或神经适应。亮光下瞳孔缩小也反映视觉适应的神经适应。此时，背景光强度高于视网膜电图阈值 6 log，但尚未引起视色素漂白。

随着时间的延长或背景光进一步增强，则可以测量到漂白的视色素。背景光弱时，测量不到视色素的变化，但视网膜敏感性恢复很快，可以在几秒钟内测量到 ERG 的 b 波，说明了神经作用的存在。暗光下瞳孔开大也可以说明暗适应的神经作用。

2. 暗视觉和明视觉的光谱敏感性

暗视系统和明视系统有不同的光谱敏感性（图 1-2）。分别对两个系统使用不同波长的光刺激，可记录到不同的敏感度曲线。明视的（photo-pic）或视锥细胞的亮度函数曲线中，最大敏感性在 555 nm；暗视的（scotopic）或杆体的亮度函数曲线中，最大敏感性在 505 nm。两条曲线的最大值相差约三个对数单位（1000 倍）。此曲线可以解释白天人眼对红光敏感，而夜晚对绿光敏感。不同波长的光，即使辐射量相同也不会产生相同的视觉。在弱光下视物时，有颜色的物体显得失去颜色，随着光照增强，物体显现出颜色。这种从无色视到有色视的变化反映了暗视觉到明视觉的改变。以上这种亮度函数的变化称作 Purkinje 移动。

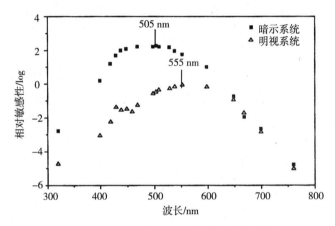

图 1-2　暗视系统和明视系统的光谱敏感性

（二）颜色视觉

1. 色觉的形成

色觉是视觉功能的一个基本而重要的组成部分，是人类视网膜视维细胞的特殊感觉功能。视锥细胞感受器外段的视色素吸收 400～700 nm 范围内的电磁波，色觉则是对这一特定的物理刺激的反应。

杆体视色素、视紫红质不能分辨颜色。执行色觉功能的是三种类型的视锥细胞。视锥细胞色素都含有 11-顺-视黄醛和不同的视蛋白，这些不同的视蛋白不断排列视黄醛的电子以改变其俘获不同波长的光子的能力。

红色吸收视锥细胞（R 视锥细胞）含红敏色素（eryth-rolabe），吸收长波的光子，最大敏感性在 570 nm。绿色吸收视锥细胞（G 视锥细胞）含绿敏色素（chlorolabe），吸收中波的光子，最大敏感性在 540 nm。蓝色吸收视锥细胞（B 视锥细胞）含蓝敏色素（cyano-labe），吸收短波的光子，最大敏感性在 440 nm（图 1-3）。

分子遗传学技术已经证实人类的三原色感受由确切的视锥细胞光感受细胞决定。已知蓝敏色素基因位于第 7 对染色体上，红敏、绿敏色素基因位于 X 染色体上。有研究认为红-绿色盲是由于红、绿敏色素的基因编码发生变化所致，色弱或部分色盲可能与基因编码混杂或重复有关。

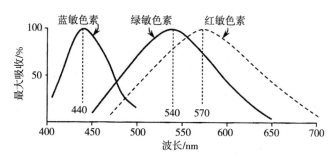

图1-3 视网膜视锥细胞的光谱吸收

色觉感受野同亮度、图形等感受野一样，被认为是由中心的兴奋区和周边的抑制区组成的同心圆结构，只是感受野的兴奋区和抑制区具有波长依赖性，即产生一种颜色-拮抗单位。中心和周边各自为色拮抗。色觉感受野存在于视网膜、中脑、视皮层等视路的每一部分。例如，红（中心）、绿（周围）色感受野的信号来自红视锥细胞和绿视锥细胞，当红光刺激时，感受野的电活动增强，而绿光刺激时，电活动减弱。

各种色觉的产生与颜色的三个特性有关，这三个特性为色调、饱和度和亮度。

色调是指颜色的感受特性，取决于人眼和大脑所感到的光的波长，例如几种波长的光进入眼内，其中多数光的波长在540 nm，这时人眼感受到的是绿色。光源的色调取决于该光源辐射的光谱组成对人眼所产生的感觉。物体的色调取决于光源的光谱组成和物体表面所反射（或透射）的各波长辐射的比例对人眼所产生的感觉。例如，在日光下，一个物体反射480～560 nm波段的辐射，人眼吸收这一段波长的辐射，该物体呈绿色。

2. 色觉缺陷

色觉缺陷可分为先天性和后天获得性两大类，以先天性色觉缺陷为主。

遗传性先天性色觉缺损往往由于视蛋白编码基因异常，并且几乎都是红-绿色觉缺陷，西方人报道累及8％的男性和0.5％的女性。

人眼红-敏色素和绿：敏色素的视蛋白基因位于X染色体的长臂上，蓝-敏色素的视蛋白基因位于第7对染色体上。正常色觉者的三种光敏色素比例正常，称三色视者（trichromat），若仅有两种光敏色素正常，则被称为双色视者（dichromat），仅存在一种光敏色素的为单色视者（monochromat）。后天获得性色觉缺陷多为蓝-黄色觉缺陷，男女性发病率相同。

异常三色视（anomalous trichromats）在色觉缺陷人中占多数。它们虽然也用三原色比配光谱的各种颜色，但同正常三色视比较，它们是以异常的数量进行比配。通常称异常三色视为色弱。红色弱（protanomal）需要用更多的红色进行颜色比配，绿色弱（deuteranomal）需要用更多的绿色，蓝色弱（tritanomal）则需要用更多的蓝色。

二色视者为一种锥体视色素缺失，它们只能用两种原色进行颜色比配。红敏色素缺失者为红色盲（protanope），绿敏色素缺失者为绿色盲（deutemope），蓝敏色素缺失者为蓝色盲（tritanope）。二色视者不合并视力丧失。

单色视又称全色盲，患者只能用三原色中的一种进行颜色比配。全色盲包括两型：视杆细胞单色视和视锥细胞单色视。两型患者均不能辨认颜色。视杆细胞单色视还合并有低视力、畏光、眼球震颤、黄斑色素异常和明视ERG异常，属于常染色体隐性遗传。视锥细胞单色视表现全色盲但不合并其他症状，视力正常。蓝色视锥细胞单色视为性连锁隐性遗传，其临床症状类似视杆细胞单色视。

绝大多数先天性色觉缺陷为性连锁隐性遗传，患者在红、棕、橄榄及金黄色之间相互混淆。区分不出淡粉、橘红、黄和绿色。这类患者为红、绿色觉缺陷。后天获得性色觉障碍绝大部分为蓝、黄色觉缺陷，近期内有色觉变化，常常有相应的眼部病变。

三、视觉电生理

（一）视网膜电图

视网膜电图（electroretinography，ERG）是由短暂闪光刺激从角膜上记录到的视网膜的综合电位反应。

1877 年 Dewar 首次记录到人眼视网膜电图。以后逐渐发现在黑暗中容易记录到 ERG，通过改进测试方法，记录到负相的 a 波、正相的 b 波、迟发的正相反应——c 波和撤效应即 d 波。Granit 将 ERG 分为三个导程，即 PⅠ、PⅡ和 PⅢ，分别代表 ERG 的 c 波、b 波和 a 波，这一理论被普遍接受（图 1-4）。

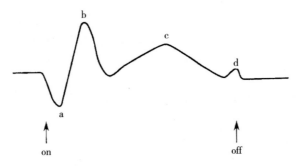

图 1-4　ERG 的 a、b、e 和 d 波

箭头提示给光（on）和撤光（off）

1. ERG 检查的可变因素

刺激：光刺激可选择不同强度，不同刺激时限，不同颜色和频率。

电极：电极安放部位及电极种类影响眼电图的振幅。

记录仪：信号接收、放大器等影响反应的敏感性。

测试状态：瞳孔是否开大、眼球运动、受检者的配合都将影响记录结果。屈光状态中，高度近视使 ERG 振幅变小，高度远视者 ERG 振幅较大。

2. ERG 的成分

ERG 各种成分的出现依赖于不同的刺激条件，在完全暗适应的条件下，给予一个极弱的刺激光，ERG 仅出现一个 b 波。刺激光逐渐增强到 2～3 log 单位时，出现 a 波。随着刺激光进一步增强，a 波振幅逐渐增大（图 1-5）。振荡电位（oscillatory potentials，OPs）是用较高强度光刺激时得出的一组叠加在 b 波上的频率较快的低小波。ERG 的 c、d 波和早期感受器电位均不能使用通常的临床 ERG 记录条件获得。c 波是在 b 波之后缓慢升起的一个正向波，起源于视网膜色素上皮，通常是使用强光较长时间刺激暗适应的视网膜，并通过直流放大器得到。d 波是关闭光刺激时，锥体系统产生的正相撤反应（图 1-5）。使用比常规高约 106 倍的光刺激强度，可在 a 波之前引出早期感受器电位（early recepte potentials，ERP），ERP 的潜伏期极短，是光刺激视网膜后最早产生的电反应（图 1-6），反映视色素的漂白。

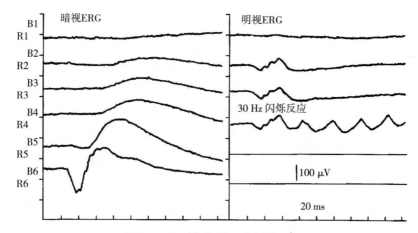

图 1-5　人眼暗视 ERG 和明视 ERG

从上至下刺激光强度逐渐递增，暗视 ERG 最大反应（左侧最下方）光刺激强度 3.7 cd/m²，明视 ERG 的背景光为 8.7 cd/m²

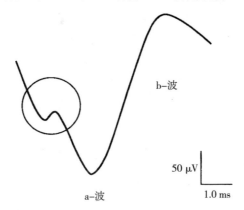

图 1-6　早期感受器电位

（二）眼电图

眼电图（electro-oculogram，EOG）是判断视网膜色素上皮（RPE）功能最常用的临床电生理检查方法。

RPE 的静息电位平均为 1.75 μV，是 EOG 产生的基础。这一静息电位依赖于 RPE 的代谢活动，但独立于视网膜的诱发电位或 ERG。当光照不变时，这一电位的起伏很小。改变照明条件，将使这一电位的起伏增大。暗适应时，这一电位下降，8～12 分钟时下降至最低点，称之为暗谷电位，继续再暗适应，则此电位又逐渐升高，当暗适应 15 分钟后给予照明，这一电位将明显增大。明适应 8～10 分钟上升至最大值，称之为光峰电位。EOG 可以归结为在标准化的暗和亮条件下，视网膜色素上皮静息电位的改变。

EOG 检查中有价值的信息是比较明适应状态和暗适应状态的振幅。记录这些振幅是通过令患者在一定范围内交替向左、右注视产生。常用的测量参数是光峰∶暗谷。多数实验室的测定值是大于 2.0 为正常，小于 1.75 为异常。

EOG 和 ERG 有协同诊断的意义。ERG 正常的患者 EOG 可以异常，如卵黄样黄斑营养不良症（vitellifermmacular dystrophy），又称 Best 病。EOG 完全正常不能表明视网膜没有疾患，因为 EOG 是大部视网膜的综合电反应。

（三）视诱发皮层电位

视诱发皮层电位（visual evoked cortical potential，VECP）又称视诱发电位（VEP）或视诱发反应（VER），是指视网膜受闪光或图形刺激后，在枕叶视皮层诱发出的电活动。由于枕叶皮质对线条轮廓及其变化非常敏感，对闪光刺激相对不敏感，因而选用棋盘格刺激更符合枕叶皮层的生理特性。黄斑纤维终止于视皮层的后极部，因而 VECP 也是检测黄斑功能的一种方法。VECP 不是一种特异性检查。从视网膜到视皮层任何部位神经纤维病变，都可产生异常的 VEP。

广泛用于临床诊断的是瞬态图形 VEP，它有两个负相波和两个正相波。振幅的大小及潜伏期长短受刺激条件影响。较小的棋盘格产生较大的振幅和较短的潜伏期。刺激的平均亮度和对比度增加时，产生较大的振幅和较短的潜伏期，因此记录时应选用合适的刺激条件。由于正常人 VECP 振幅变异较大，因此，振幅难以作为诊断参数，而潜伏期的变异小，是比较可靠的诊断参数。

随着科学研究的深入和检测手段的进步，视觉电生理检查越来越多地用于眼底病、视神经或视路疾患的诊断和研究，提高了对一些疾病的认识，推动了视觉研究的进展。

第二章　眼科检查技术

第一节　眼外部一般检查

对所有眼病患者，都应先做眼外部一般检查。眼外部检查，也就是眼前部检查，包括用肉眼可以观察到的眼前方各部分，如眼睑、泪器、结膜、角膜、巩膜、前房、虹膜、瞳孔、晶状体、眼球、眼眶、眼肌、眼压等。

进行眼部检查时，要养成先右后左、从外到内的习惯，以免在记录左右眼时混淆或遗漏。再有，检查时，应两侧对照，如两眼不同，应先查健眼，再查患眼，尤其在患传染性眼病时，更应如此，以免两眼间交叉感染。

一、眼睑

一般在患者面向自然光线下用望诊即可，必要时则需要用触诊以协助检查。检查眼睑时应同时检查眉毛、睫毛、睑缘和睑板是否正常。

首先应注意有无先天异常，如眼睑缺损、睑裂缩小、内眦赘皮、下睑赘皮、上睑下垂等。有下睑赘皮时，应想到可以因下睑皮肤皱褶压迫睫毛使其倒向后方而摩擦角膜。有上睑下垂时，应鉴别其是真性或假性、部分性或完全性；真性完全性者，应当用两手的拇指分别用力横压在患者两眉弓上方之处，并嘱患者用力睁眼，此时可以发现患侧因不能利用额肌协助提起上睑而完全不能睁开该眼；部分性者，则此时仍可稍微睁开；在有眼睑痉挛或患严重外眼病以后，特别在患有重沙眼的患者，并非由于上睑提肌的损害而发生的暂时性上睑下垂，则为假性上睑下垂，在患有面神经麻痹的患者，为检查患者眼轮匝肌的肌力时，检查者可将双侧上睑各放一只手指，嘱患者用劲闭眼，由于各手指的感觉不同即可比较出两眼睑肌力的不同；再嘱患者似睡眠状轻闭两眼时测量其闭合不全的睑裂大小。如要测量其确切肌力，则须用眼睑肌力测量计检查。额肌或上睑提肌活动幅度检查，可用尺测出毫米数。

继之再观察眼睑皮肤有无异常，如皮下出血、水肿或气肿（炎性或非炎性）、皮疹、瘢痕、肿瘤等。怀疑有气肿时，用一手之食指和中指轮替轻轻压迫眼睑，可以发出捻发音。如上睑有初起之肿物时，可令患者向下看，在将上睑铺平在眼球上以后，则易于触出；检查下睑时，则令其向上看以后触之。同时应注意肿物之硬度及有无压痛，并检查有无耳前或颌下淋巴结的继发炎症或转移。

检查眼睑有无位置异常，应比较双侧睑裂的宽窄以确定有无上睑下垂或睑裂开大，单纯测量睑裂宽度并不可靠，应在嘱患者向前方直视时检查上睑缘遮盖角膜的宽度（正常情况下，上睑约遮盖角膜上缘 1~2 mm，睑裂宽约 10 mm），观察上、下睑有无内翻倒睫，倒睫是否触及角膜，观察眼睑有无外转或外翻，并应同时发现各种眼睑位置异常的原因。

令患者向下看，同时检查者可用拇指轻轻向上牵引上睑，就可以显示出上睑缘，在向上看时以拇指轻轻向下牵引下睑，就可以显示出下睑缘；检查睑缘有无红肿、肥厚、钝圆等现象，观察有无分泌物、痂皮或新生物；注意睑缘间部睑板腺开口处有无阻塞或睫毛生长；检查睫毛的数量、粗细、行数和生长位置，有无过多、过少和过粗、过长现象，或受睑缘疾病影响而脱掉成睫毛秃。注意睫毛颜色，在交感性眼炎、原田病和 Vogt-Koyanagi 病时，睫毛可全部变成白色；更应注意检查睫毛生长的方向和倾斜度的大小，有无倒睫和睑内翻，平视时上睑睫毛倾斜度多为 110°～130°，下睑多为 100°～120°。并应检查睫毛根部有无湿疹、鳞屑、痂皮或脓肿。用拇指和食指可以触知上睑板的宽度（正常约为 3～4 mm）和厚度，以确定有无炎症等现象。

二、泪器

1. 泪腺检查

正常情况下，泪腺是不能被触知的。令患者向鼻下方看，以相对侧手的拇指尽量将上睑外眦部向外上方牵引，就可以将因炎症或肿瘤引起肿胀的睑部泪腺暴露在外眦部上穹隆部结膜下，以便于检查。在检查泪腺的泪液分泌量是否正常时，可用 Schirmer 试验。其方法是在正常无刺激情况下，用一张宽 5 mm、长 35 mm 的条状滤纸，一端 5 mm 处折叠放在下睑外或内 1/3 处的结膜囊内，其余部分就自睑裂悬挂在眼睑之外，眼可睁开，在不要使滤纸条掉出眼外的条件下患者也可以随意瞬目。泪液分泌正常时，5 分钟后，滤纸条可被浸湿 10～15 mm。

如反复试验少于此数，甚至仅边缘部湿润，则为分泌减少。如 5 分钟湿及全长，则可为分泌过多。

在疑为眼干燥症患者时，还应进行泪膜破裂时间（BUT）试验，这是测定泪膜稳定性最可靠的方法。检查前患者先在裂隙灯前坐好，1%荧光素滴眼，嘱患者适当延长睁眼时间。用较窄的钴蓝光往返观察角膜前泪膜，当被荧光素染色的泪膜出现黑洞（常为斑状、线状或不规则干斑）时，即表示泪膜已经破裂，在瞬目后至出现泪膜破裂，用秒表记录下来，这时间即为泪膜破裂时间。

正常人泪膜破裂时间为 15～45 秒，小于 10 秒为泪膜不稳定。因检查结果经常变异很大，宜测 3 次，取其均值。

当瞬目后泪膜不能完整地遮蔽角膜表面，而出现圆点形缺失（干斑），此种情况表示破裂时间为零。

2. 泪道检查

先用食指轻轻向下牵引下睑内眦部，同时令患者向上看，即可查见下泪点的位置和大小是否正常，有无泪点内转、外转、外翻、狭小或闭塞；在泪囊部无红肿及压痛时，令患者向上看，可在用食指轻轻牵引下睑内眦部的同时，转向内眦与鼻梁间的泪囊所在部位加以挤压，如果泪囊内有黏液或脓性分泌物，就可以看见由上或下泪点流出。若泪点正常，泪囊部也未挤压出分泌物，但患者主诉为泪溢，则可在结膜囊内滴一滴有色液体，如荧光素溶液或蛋白银溶液等，然后再滴数滴硼酸溶液或生理盐水，使之稀薄变淡；令患者瞬目数次，头部稍低，并于被检眼同侧的鼻孔中放一棉球或棉棍；1～2 分钟后，令患者擤鼻，如泪道通畅，则鼻孔中的棉球或棉棍必能被染出颜色。用荧光素等有色溶液试验阴性时，则可用泪道冲洗试验（syringe test）以检查泪道有无狭窄或阻塞。方法是用浸有 1%地卡因或其他表面麻醉剂和 1/1000 肾上腺素液的棉棒，放在欲检查眼的内眦部，即上、下泪点处，令患者闭眼，挟住该棉棒 5～10 分钟，然后以左手食指往外下方牵引下睑内眦部，令患者向外上方看；以右手用圆锥探子或 Bowman 探子将泪点扩大；再将盛以生理盐水的泪道冲洗器的钝针头插进泪点及泪小管，慢慢注入生理盐水，在泪道通畅时，患者可感觉有盐水流入鼻腔或咽喉；若由下泪点注水而由上泪点溢出，则证明为鼻泪管阻塞，或为泪囊完全闭塞而仅有上、下泪小管互相沟通，若水由原注入的泪点溢出，则证明阻塞部位在泪小管，在注入盐水以前，应嘱患者头稍向后仰，且稍向检查侧倾斜，并自己拿好受水器，以免外溢的液体沾湿衣服。如果想确知泪囊的大小和泪道的通畅情况，可将泪囊照上法冲洗以后，注入碘油，然后作 X 线摄片检查。

注意操作要轻巧，遇有阻力切勿强行推进，以免造成假道。所用 Bowman 探针，应先从 "0～00" 号开始，逐渐增加探针号数，直到 4 号为止。

如果泪囊部有急性炎症，应检查红肿及明显压痛区域，并检查有无波动或瘘管。

三、结膜

结膜的检查最好在明亮自然光线下进行，但必要时仍需要用焦点光线和放大镜检查。应按次序先检查下睑结膜、下穹隆部、上睑结膜、上穹隆部，然后检查球结膜和半月襞。

检查睑部和穹隆部结膜时，必须将眼睑翻转；下睑翻转容易，只以左或右手拇指或食指在下睑中央部睑缘稍下方轻轻往下牵引下睑，同时令患者向上看，下睑结膜就可以完全暴露。暴露下穹隆部结膜则须令患者尽量向上看，检查者尽量将下睑往下牵引。

翻转上睑方法有二：一为双手法，先以左手拇指和食指固定上睑中央部之睫毛，向前和向下方牵引，同时令患者向下看；以右手食指放在相当睑板上缘之眉下凹处，当牵引睫毛和睑缘向前向上并翻转时，右手指向下压迫睑板上缘，上睑就能被翻转。如果用右手指不能翻转上睑，可以用玻璃棍或探针代替右手食指，就易于翻转。另一法为单手法，先嘱患者向下看，用一手的食指放在上睑中央眉下凹处，拇指放在睑缘中央稍上方的睑板前面，用这两个手指挟住此处的眼睑皮肤，将眼睑向前向下方牵引。当食指轻轻下压，同时拇指将眼睑皮肤往上捻卷时，上睑就可被翻转。

检查上穹隆部结膜时，在将上睑翻转后，再向上方牵引眼睑。用左手或右手之拇指将翻转的上睑缘固定在眶上缘处，其他各指都固定在患者的头顶，同时令患者强度向下方注视，并以另一手之食指和中指或单用拇指，由下睑外面近中央部的睑缘下面轻轻向上向后压迫眼球，做欲将下睑缘推于上穹隆之后面的姿势，上穹隆部结膜就可以完全暴露。也可以用 Desmarres 牵睑钩自眼睑皮肤面翻转出穹隆部。

小儿的眼睑常因紧闭不合作而不容易用以上方法翻转，可用双手压迫法。即当由协助检查者将小儿头部固定之后，用双手的拇指分别压迫上下眼睑近眶缘处，就可将眼睑翻转，睑和穹隆部结膜即能全部暴露。但此法在怀疑患有角膜溃疡或角膜软化症的小儿禁用，以免引起严重的角膜穿孔。

球结膜的检查很容易，可用一拇指和食指在上下睑缘稍上及下方分开睑裂，然后令患者尽量向各方向转动眼球，各部分球结膜即可以露出。

分开睑裂后在令患者眼球尽量转向颞侧时，半月襞和泪阜即可以全部被看到。

按次序暴露各部分结膜以后，检查结膜时应注意其组织是否清楚，有无出血、充血、贫血或限局性的颜色改变；有无结石、梗塞、乳头增生、滤泡、瘢痕、溃疡或增生的肉芽组织，特别注意易于停留异物的上睑板下沟处有无异物存在。检查穹隆部结膜时，应注意结膜囊的深浅，有无睑球粘连现象和上述的结膜一般改变。检查球结膜时应注意其颜色及其表面情况。

1. 颜色

有无出血、贫血或充血、色素增生或银沉着。球结膜充血有两种，深层者名睫状充血，又称角膜周围充血；浅层者名结膜充血，又称球结膜周边充血；应注意两者的不同点。

2. 表面情况

有无异物、水肿、干燥、滤泡、结节、溃疡、睑裂斑、翼状胬肉、淋巴管扩张或肿瘤。检查半月襞的时候，应注意有无炎症或肿瘤。

四、角 膜

1. 一般检查

应先在光线好的室内作一般肉眼观察。首先注意角膜的大小，可用普通尺或 Wessely 角膜测量器测量角膜的横径和垂直径。正常角膜稍呈横椭圆形。应先测量角膜的透明部分。我国男女角膜平均的大小，横径约为 11 mm，垂直径约为 10 mm。一般应同时测量上角膜缘的宽度，我国成人上角膜缘约宽 1 mm，因为我国成人的上角膜缘较宽，所以一般多只以其横径决定角膜的大小。若横径大于 12 mm 时，则为大角膜；若小于 10 mm 时，则为小角膜。在弥散的自然光线下尚可观察角膜弯曲度之情况，若怀疑呈圆锥形，则可令患者向下看，此时角膜的顶点就可将下睑中央部稍微顶起（图 2-1），由此更可以证明是圆锥角膜。同时也应注意是否为球形角膜、扁平角膜、角膜膨隆或角膜葡萄肿。

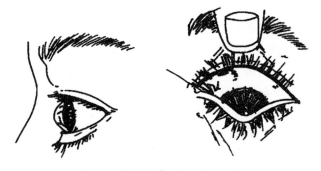

图 2-1　圆锥角膜顶起下睑中央部

2. 照影法和利用 Placido 圆盘检查

用照影法检查时，令患者对窗而坐，并且固定其头，检查者与患者对坐，用一只手的拇指和食指分开被检眼的睑裂，使该眼随着检查者另一只手的食指向各方向转动。注意观察照在该眼角膜表面上的窗影像是否规则。

Placido 圆盘（placido disc）是一个直径为 20 cm 的圆板，在其表面上有数个同心性黑白色的粗环（图 2-2），中央孔的地方放一个 6 屈光度的凸镜片；检查时令患者背光而坐，检查者一只手拿住圆盘柄放在自己的一只眼前并坐在患者对面，相距约 0.5 m，用另一只手的拇指和食指分开被检眼的睑裂，由中央圆孔观察反射在患者角膜上的同心环，并令患者向各方向注视，以便能够检查全部角膜（图 2-3）。

如果角膜表面正常，那么应用以上两种检查方法都可以看出清晰而有规则的窗棂和环形的影像。如果看到各种不同光泽和形状不规则的影像，就可判断角膜表面是否有水肿、粗糙、不平等现象；此外，还可以检查出有无散光，并且可知散光为规则性抑或为不规则性；也可查出角膜有否混浊和异物。这种检查虽然操作简单，但非常实用。

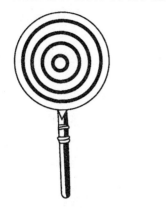

图 2-2　PIaeido 圆盘

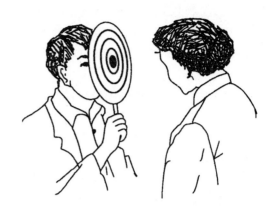

图 2-3　PIaeido 圆盘检查法

3. 角膜染色法

由于结膜囊内不能容纳 10 μL 以上的液体，也就是不能容纳一滴的1/5，因此，如果在结膜囊内滴入一滴染色液时，染色液即会溢出结膜囊而流到下睑和颊部皮肤上，只用玻璃棍的一端蘸少许 2% 荧光素溶液放于结膜囊内，然后再滴 1～2 滴 3% 硼酸水或生理盐水轻轻冲洗结膜囊，一般正常角膜不能被染色，但有时在 60 岁以上的人的正常眼的角膜鼻下方可见有不超过 5～9 个很小的染色点，有时在年龄更大的人的眼角膜表面也可以见到更多的分布在整个角膜的染色点，这可能与角膜上皮的不断新生有关系，如果角膜表面有上皮剥脱、浸润或溃疡等损害时，即可明显地被染成绿色，应该记录着色处的部位、大小、深浅度、边缘情况和染色的深浅。这种染色法也可以用虎红溶液代替荧光素溶液。另有双重染色法，就是用 2% 荧光素溶液和 0.5%～1% 亚甲蓝水溶液先后各滴少许于结膜囊内，然后用生理盐水冲洗，在有角膜溃疡时，真正的溃疡部位被染成蓝色，其周围之上皮溶解区域则被荧光素染成绿色，在疱疹性树枝状角膜炎时，表现得最为典型。

如果怀疑有角膜瘘存在时，也可用荧光素溶液染色法以确定之，即用拇指和食指分开上下眼睑，同时令患者向下看，将荧光素溶液滴在角膜上缘处，当溶液慢慢流在角膜表面时，注意观察在可疑部位有无房水将荧光素冲出一条绿色小河现象；若同时轻轻压迫眼球，则房水由瘘孔流出更为明显。

4. 集光检查法

又叫斜照法或焦点映光检查法。现在最常用的是将光源和高度凸镜片放在一起的锤形灯，或为聚光灯泡的手电灯，在明室中就可以得到焦点光线，用时非常方便。这种检查法设备虽然简单，但效果很大，再加用一个 10 倍放大镜做仔细检查，当将被检组织像扩大 10 倍时，更可以看出病变的详细情况。方法是用另一只手的拇指和食指持放大镜，放在被检眼之前，可随意调节放大镜与被检眼间的距离，用中指分开上睑，食指分开下睑而将睑裂开大，以便于检查角膜。

这种集光检查法也适用于结膜、前房、虹膜、瞳孔和晶状体等组织的检查。

用集合光线和放大镜的检查可以检查出角膜的细微改变，如角膜有无混浊，混浊为陈旧之瘢痕抑为新鲜之水肿，浸润或溃疡。还应注意角膜有无异物或外伤，有无新生血管，为深层者抑或为浅层者，有无后弹力膜皱褶、撕裂或膨出，或角膜后壁沉着物。记录以上各种改变都应注明它的形状、深浅度和所存在的部位等，普通角膜病变的部位可按以下的记录法，例如位于周边部或中央部；周边部者应以时钟上各钟点的位置为标准；中央和周边部之间的角膜部位，又可分为鼻上、鼻下、颞上、颞下四个象限的位置来表示。

关于精确决定角膜病变的深浅部位的检查方法，则须利用裂隙灯和角膜显微镜。

5. 角膜知觉检查法

为证明角膜溃疡区与非溃疡区是否有知觉的不同，或证明三叉神经功能有无减低或麻痹现象，应作角膜知觉检查。树枝状角膜炎是角膜知觉减退最为常见的局部原因之一，带状疱疹也是角膜知觉减退的原因之一。检查时可将一小块消毒棉花搓成一尖形，用其尖端轻触角膜表面；要注意应从眼的侧面去触，最好不要使患者从正前面看到检查者的动作，以免发生防御性的眨眼而混乱正确结果。如果知觉正常时，当触到角膜后，必然立刻出现反射性眨眼运动。如果反射迟钝，就表示有知觉减低现象，如果知觉完全消失，触后全无任何表现。两眼应作同样的试验，以便于比较和判断。

6. 小儿角膜检查法

在有严重羞明和眼睑痉挛的患者或小儿，可先滴一次 1% 地卡因表面麻醉剂，然后用开睑器分开上下睑而检查角膜，但应绝对注意避免使用任何暴力，以免可能使有深溃疡的角膜发生人工穿孔。

小儿的眼睛常不容易检查，因其不会合作，且不能令小儿安静不动。检查者和助手最好对坐，令小儿仰卧在助手的膝上，助手用肘挟住小儿的两腿，用手紧握住小儿的两手，检查者用两膝固定住小儿之头，用手或开睑器分开眼睑后进行检查。在角膜病状的许可下，如果用手分开眼睑时，最好用两手的拇指将其上下睑缘紧贴角膜表面轻轻分开，这样可以避免结膜将角膜遮盖而不能对角膜做仔细检查。如果用开睑器时，小儿的眼球常往上转，这时可将下睑的开睑器尽量拉向下穹隆，因可以使眼球稍微向下牵引，而便于做角膜的检查。

在检查或治疗 1～2 岁小儿眼时，可用毛毯或床单将小儿紧紧包裹，使其颈部与毯或床单的上方边缘相平，另由一位助手固定小儿的头，再依照上法做检查。

角膜的检查除了以上检查方法外，还有一些特殊的检查方法，在第九节专门阐述。

五、巩膜

先用肉眼在自然光线下观察睑裂部巩膜，然后用左或右手拇指和食指分开被检查眼的睑裂，令眼球向上、下、左、右各方向转动而检查眼前部的各部分巩膜。也可用集合光线加放大镜以检查更细微的改变。首先应注意巩膜是否有变色改变，正常为白色，可发生黑色素斑、银染症、贫血或黄疸；老年人的巩膜稍发黄，小儿者稍发蓝，蓝色巩膜乃表示巩膜菲薄，透见深部色素所致。此外，尚应注意有无结节样隆起，在巩膜炎时，结节一般发生在角膜周围，并呈紫蓝色充血。由于巩膜组织变薄，可以出现巩膜葡萄肿。有高眼压的患者应特别注意有无前部或赤道部隆起的葡萄肿。前部者应鉴别是睫状部的葡萄肿或是间插葡萄肿。眼部受过穿孔性或钝挫性外伤后，应仔细检查有无巩膜破裂；挫伤后引起破裂的部位常是发生在对着眼眶滑车所在部位的巩膜鼻上侧部分。

检查睫状血管时，在正常眼球前部只能看到很细的睫状前血管，它构成角膜周围毛细血管网的上巩膜分支的扩张所致的充血，叫作角膜周围充血或睫状充血。有眼内压长期增高的患者和有动脉硬化的患者，常可以看见睫状前血管高度扩张和过度弯曲。检查睫状前血管时，可以用明亮的自然光线，用一手之拇指和食指分开睑裂，令患者的眼球随着另一只手的食指向上、下、左、右四个方向转动即可。

六、前房

检查前房应注意其深浅和内容，更应注意前房角的情况。初学者对前房深度的准确认识需要有一定时间的学习。一般须用集合光线由正前方观察，估计角膜中心的后面与瞳孔缘部虹膜表面间的距离，但是如果部分角膜有混浊时，就需要避开混浊部由侧面查看，正常前房深度（指中央部）约为 3 mm，应注意年龄不同（过幼或过老的人前房较浅）和有屈光不正（远视者前房较浅，近视者较深）时前房深浅会各有不同；前房变浅可以是由于角膜变扁平、急性闭角型青光眼、虹膜前粘连或因患肿胀期老年性白内障使虹膜变隆起所致；前房变深可以是由于角膜弯曲度增大（如在圆锥角膜、球形角膜、水眼或牛眼时）或晶状体后脱位及无晶状体时虹膜过于向后所致。前房各部分深浅不同时，应仔细检查有无虹膜前后粘连，或晶状体半脱位。

为观察前房深浅，常可用手电侧照法来决定，即以聚光手电筒，自颞侧角膜缘外平行于虹膜照射。如虹膜平坦，则全部虹膜被照亮；如有生理性虹膜膨隆，则颞侧虹膜被照亮，根据虹膜膨隆程度不同，而鼻侧虹膜照亮范围不等。如整个虹膜均被照亮，则为深前房；亮光达虹膜鼻侧小环与角膜缘之间为中前房；如亮光仅达虹膜小环颞侧或更小范围，则为浅前房。

正常的前房内应充满完全透明的房水，但在眼内发生炎症或外伤以后，房水可能变混浊，或有积血、积脓或异物。轻度的混浊不能用肉眼看出，若有相当程度的混浊，则可致角膜发暗，甚至可用集合光线和放大镜看到前房内混浊物质的浮游而出现 Tyndall 征，或可直接见到条状或团絮状的纤维性渗出，积血和积脓可因重力关系沉积在前房的下方，且形成一个水平面，可随患者头部的转动方向而变换液面位置；检查时应注明水平液面的起止终点。

七、虹膜

检查虹膜要利用集光检查法，另加放大镜。要注意虹膜的颜色，有无色素增多（色素痣）或色素脱失（虹膜萎缩）区。在虹膜有炎症时，常可因虹膜充血而色变暗，但在虹膜异色性睫状体炎时，患侧虹膜则色变浅，这时一定要作双侧颜色的对比。正常时虹膜组织纹理应极清晰，但在发炎时，因有肿胀充血而可以呈污泥状；在正常情况下，一般是不能见到虹膜血管的，但当虹膜发生萎缩时，除组织疏松，纹理不清外，虹膜上原有的血管可以露出；在长期糖尿病患者及患有视网膜中央静脉阻塞后数月的患眼上，常可见到清晰的新生血管，外观虹膜呈红色，称虹膜红变或红宝石虹膜（rubeosis iridis），血管粗大弯曲扩张，呈树枝状分支。在虹膜上也常易发现炎性结节或非炎性的囊肿或肿瘤，位置和数量不定。也应注意有无先天性异常，如无虹膜、虹膜缺损、永存瞳孔膜等。还应检查虹膜的瞳孔缘是否整齐，如果稍有不齐或有虹膜色素外翻时，应返回再检查，对照该处之虹膜有无瞳孔缘撕裂瘢痕或萎缩等改变。瞳孔缘撕裂和虹膜根部解离多是由外伤引起；在不能很好检查出有无虹膜后粘连的时候，必要时可以滴 2% 后马托品一次，或结膜下注射 1/1000 肾上腺素溶液 0.1 mL 以散大瞳孔，此法需要在测验瞳孔反应之后应用，以作最后证明。如在虹膜瞳孔缘与晶状体一面发生环形后粘连时，房水循环发生障碍，并聚集在虹膜后方，致使后房压力增高，即可引起虹膜膨隆现象，又称虹膜驼背，此时前房即呈一尖端向瞳孔方向的漏斗形。检查虹膜有无震颤，须令患者固定其头，用一只手的拇指和食指分开睑裂，再令患者眼球向上、下、左、右迅速转动，然后向直前方向看，此时则注意观察虹膜有无颤动现象；轻度震颤须在放大镜或裂隙灯下方能看出。

八、瞳孔

检查瞳孔首先可用弥散性或集合光线观察，应注意它的大小（两侧对比）、位置、形状、数目、边缘是否整齐和瞳孔的各种反应如何。瞳孔的大小与照明光线的强弱、年龄、调节、集合等情况有关，所以检查出的结果也各有不同。在检查一位患者的瞳孔大小时，应在弥散光线下令患者注视 5 m 以上远距离的某一目标，可用 Haab 瞳孔计（Haab pupillometer，图2-4）放在内外眦部，与被检眼的瞳孔大小相比较，测出被检瞳孔的横径大小；或用Bourbon 设计的一种瞳孔计（为直径 5 cm 的黑色金属盘，其上有一圈不同大小直径的圆孔，由各孔旁画出有平行的白线，直达盘的边缘）。放于紧挨近眼球的部位，以测量瞳孔的大小（图 2-5）。

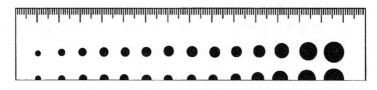

图 2-4　Haab 瞳孔计

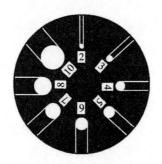

图 2-5　Bourbon 瞳孔计

正常情况下，瞳孔是一个位于虹膜中央稍偏下鼻下方、直径约为 2～4 mm，且双侧等大、边缘整齐的圆形孔，对于光线及调节集合等作用都有灵敏的缩小反应。在检查比较细致的改变，如有无瞳孔缘虹膜后粘连、瞳孔缘虹膜撕裂、瞳孔区是否为机化膜所遮盖（瞳孔膜闭）、迟钝不明显的瞳孔反应等时，都可利用集光灯加放大镜做检查。

检查瞳孔的反应，无论对于发现眼局部情况，或了解中枢神经系统各部光反射径路的损害，都具有重要的临床意义。

临床上常用的检查方法有三种：①直接对光反应。患者面向检查者而坐，双眼注视 5 m 以外远处目标。检查者以锤状灯或聚光手电灯，从侧方照射一眼，瞳孔正常时当光线刺激时应立即缩小，停止照射后随即散大。正常人双眼瞳孔的收缩与扩大反应，应是相等的，若一眼反应迟钝或不能持久，则该侧瞳孔属于病态。②间接对光反应或称同感反应。患者面向检查者而坐，在眼注视 5 m 以外远处目标。检查者用聚光手电灯从侧方照射一眼，而观察另一眼瞳孔是否缩小。正常情况下，当光线投射于一侧瞳孔时，对侧瞳孔也同时缩小。③调节反应或称集合反应。先令患者注视远方目标（越远越好），然后再令其立刻注视距离患者眼前 15 cm 左右处竖起的检查者或患者手指，观察瞳孔情况。正常人由远看近时，双侧瞳孔应随之同时缩小。如发现异常情况，应再做进一步检查。

九、晶状体

检查晶状体时应注意晶状体是否透明，也就是观察其有无混浊存在。混浊是晶状体本身的改变抑为晶状体前或后面附着的其他混浊物，或为晶状体内之异物。例如，虹膜后粘连所遗留的色素、不规则形的机化物或炎症后渗出物的机化薄膜，或为晶状体后面的睫状膜。也应注意晶状体的位置是否正常，有无脱位或半脱位；此外尚应注意检查晶状体是否存在。

检查以上各种情况，可以利用集光检查法、透照法（检眼镜检查法）、Purkinje-Sanson检查法和裂隙灯检查等方法。

实行集光检查法检查晶状体是否有混浊时，应注意与老年性核硬化时瞳孔区所显示的灰白色反射相鉴别，此时必须用透照法作进一步的证明，透照时如瞳孔区呈现出弥漫性红色反射，则并非是晶状体混浊，而为老年性晶状体核硬化。

为了详细检查晶状体的全面情况，于检查前应散瞳，目前常用的散瞳剂为 2.5％新福林液、复方托品酰胺等快速散瞳剂，也可用 2％后马托品溶液。对晶状体鼻下方周边部进行细致的检查，可避免遗漏初发期老年性白内障。为观察晶状体是否已完全混浊。可做虹膜投影检查，即用集光光线，以 45°倾斜度自瞳孔缘投向晶状体，晶状体上即可看出虹膜所造成的阴影。如混浊已位于前囊下，则不能看到虹膜影，表示晶状体已全部变混；如果出现一窄虹膜影，表示晶状体前皮质尚有少量未变混浊；在晶状体混浊位于深层而前皮质尚透明时，出现较宽之虹膜阴影，以上两种情况都说明白内障尚未达到成熟期。

在检查晶状体有无向一侧倾斜的半脱位时，应用焦点光线注意观察瞳孔缘内能否看到灰白色圆形但边缘稍呈锯齿状的晶状体赤道部，并且应注意前房各部位的深浅改变及有无虹膜震颤，如果怀疑有全脱位，可进一步用 Purkinje-Sanson 法证明晶状体是否仍存在于瞳孔区。可在暗室内，将一个烛光放于被检眼的侧前方 30°处，检查者在对侧 30°处观察被检眼瞳孔区的角膜表面。在正常眼，此时可以出现三个烛光像，其中较明亮的中等大直立虚像是角膜表面所形成的，可随烛光作相同方向移动；中央直立最大而较模糊的虚像是晶状体前面所形成，最小而倒立的清晰实像是晶状体后面所形成，与烛光移动方向相反移动，如果看不到这最小的倒像，就可以确定晶状体不存在于原来的位置。

在眼球受外伤后，晶状体可全脱位至前房或玻璃体内，一般都同时伴有严重的继发性青光眼，如发生巩膜破裂时，晶状体也可能全部脱位至结膜下。

透照法检查能有效诊断晶状体有无混浊及位置异常。

通过裂隙灯检查，可更精确、细致地观察到晶状体的病变。

十、眼球及眼眶

一般是在自然光线下用望诊方法检查。检查眼球时，应注意其大小、形状、有无突出或后陷，并应注意眼球的位置，有无不随意的眼球震颤。在检查大小和形状时，用两手的拇指和食指分别将两眼的上、下眼睑分开，比较两眼球的大小，并同时观察眼前部角膜有无相应的大小改变，为先天性小眼球或牛眼、水眼的诊断辅助。令眼球尽量向各方向转动，以观察眼球是否呈球形，各方向的弧度是否大致相等。在眼球萎缩时，常见眼球变小，由于受四条直肌的压迫而变成四方形。

眼球在眼眶内可向前或向后移位，可沿眼球的矢状轴用眼球突出计测量眼球的位置；眼球向前移位可能由于眼球后方的肿物或其他占位性病变所引起，或是与内分泌有关。眼球后陷可能由于眶骨骨折或交感神经的损伤所引起。

眼球突出度可以分为绝对性、相对性和比较性三种。绝对性眼球突出度是指仅一次的单侧眼的测量值，这对临床观察无何重要性；相对性是指对比双侧眼的测量结果，如右眼为12 mm，左眼为14 mm，则可能患者为左眼球的突出或右眼球的后陷；比较性是指在一定时间的间隔后，比较同一只眼所测量出的结果，例如第一次测量结果为12 mm，相隔一段时间以后，结果为14 mm，则可怀疑该眼可能有进行性眼球突出。相对性和比较性眼球突出度的测量，在临床工作中很重要。

检查眼球突出度的方法，可用一两面有刻度的透明尺，尺的一端水平并准确地向直前方向放在颞侧眶缘最低处，检查者由侧面观察。当尺两侧的刻度和角膜顶点完全重合时，记录眶缘至角膜顶点之间的距离，注意点为检查时透明尺必须保持准确的向直前方向，否则容易发生误差。

另一种常用的测量法为使用 Hertel 眼球突出计（exophthalmometer）测量，检查时将突出计平放在两眼前，并将两侧的小凹固定在两颞侧眶缘最低处，令患者两眼向直前方看，观察突出计上反射镜里角膜顶点影像的位置。相当于第二反射镜中尺度上的 mm 数，即为眼球突出的度数。同时应当记录两颞侧眶缘间的距离，以作为下次再检查时的依据。我国人的眼球突出度平均为13.6 mm，如果高于或低于此数时，可考虑为突出或后陷，但必须在相当时间间隔内测量数次作为比较。突出计的测量对单侧的突出或后陷意义较大。突出计上两个固定的小凹施加压力的大小，突出计上的两侧装置是否平行且放在同一水平都可以影响测量突出的结果，如两侧装置放得过近或过远，同样可使所测出的结果不够准确。所以应注意每次测量时所用的手劲都应当相同，并应注意突出计放置的部位力求准确。

眼球位置的异常对了解眶内肿瘤发生的部位很有意义。有斜视的患者应注明斜视的方向。如果发现有眼球震颤，应注明是引出的还是自发的，并注意震颤的方向，是垂直性、水平性、旋转性、振幅和频率等。

十一、眼肌及眼压

眼球的运动是由六条不同的眼外肌相互配合而成。正常眼球运动范围，向颞侧时，角膜外缘可达外眦处；向鼻侧时，瞳孔内缘可与上下泪点连接成一直线；向上时瞳孔上缘可被上睑遮盖；向下时瞳孔一半被下睑遮盖。在门诊进行一般外眼检查法时，为检查六条肌肉的功能是否同时、等力、平行和协调。检查者与被检查者相对而坐，嘱被检查双眼跟随检查者手指向六个基本方位转动，即内转、外转、鼻上、颞上、颞下及鼻下，如有异常就可发现。注意在检查颞下及鼻下方位时，检查者的另一手须同时把双眼上睑抬起，方能观察清楚。

如发现异常，疑为眼外肌麻痹，则应在暗室内行复视试验；有隐斜或共同性斜视时，则应进一步做其他必要检查。

眼压的检查方法，常用的是指测法和眼压计测量法。指测法虽不能十分准确，但在取得经验后，是非常有意义的。临床眼科医师决定是否对患者要进行眼压计测量，常取决于指测法的结果。（指测法和眼压计测量法详见第三章第五节）

第二节　眼部功能检查

眼功能检查主要是检查患者对事物的认识和分辨能力。眼功能检查包括形觉、色觉和光觉检查。形觉检查就是视力检查，视力可分为中心视力和周边视力。中心视力指视网膜黄斑部的视力。周边视力指黄斑以外的视网膜功能（即视野）。色觉检查是检测眼的辨色能力。光学检查是检测眼辨别明暗的能力。

一、视力检查

测量视力是用视力表上的字形或图形。每一字形或图形的构成都是根据视角来计算。由一个物体两端发出的光进入眼内，在眼的结点形成的角度称为视角。视角愈大在视网膜上成像愈大。物体距眼愈近，所成视角与视网膜像愈大，距眼愈远，所成视角与视网膜像愈小，也就是视角大小与物体大小成正比，与距离远近成反比（图 2-6）。要分辨两点是分开的，则由此两点发出的光投射在视网膜上的视锥细胞必须是两个不相邻的。两个视锥细胞间要夹有一个不受刺激的视锥细胞，否则两点会融合为一个正视眼能辨识两点间在眼结点最小夹角称为一分（1′）视角。视力表是以 1′视角的标准而设计的，E 字形或缺口环形视标都是 5′视角，每一笔画是 1′视角（图 2-7）视力是视角的倒数，视力＝1/视角。

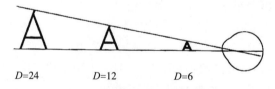

图 2-6　视标大小与距离的关系

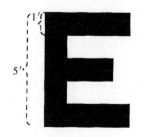

图 2-7　视力表字母各边按 5′视角构成

1. 远视力检查法

目前国内常用的有国际标准视力表和缪天荣教授采用数学原理设计的 5 分制对数视力表（1990 年国家颁布为我国第一个视力表的国家标准），用 E 字形，和航空驾驶员用的 Landolt 缺口环形视力表，都是以小数记录。还有适用于小儿用的图形视力表。国际上使用的 Snellen

视力表以 E 字形在 6 m 远看，以分数记录（如 6/60＝0.1，6/6＝1.0）。近年来国内多用投影仪视力表，日本 Nidek 投影器按国际标准视力表的小数记录法，可调出单个视标的视力表，没有一般视力表的字与字间的拥挤现象。

国际标准视力表和对数视力表距离为 5 m，在房间不足要求标准时，可将视力表置于被检者坐位的后上方，于视力表的对面 2.5 m 处放一平面镜，注视镜内所反映的视力表。视力表应有均匀一致，亮度恒定的人工照明（300～500 Lux）。必须单眼检查，检查时用挡眼板凹面遮盖一眼，常规先查右眼，后查左眼。如戴镜应先查裸眼视力，后查戴镜视力。

国际标准视力表分 12 行，看清第一行为 0.1，第 10 行为 1.0，第 11 行为 1.2，第 12 行为 1.5。如被检者不能认出表上最大视标时，可令其走近视力表，直至能看清最大视标时，记录下其距离。

如在 3 m 处方能读出 0.1，则该眼视力为 0.1×3/5＝0.06，余类推，即每减少 1 m，则减少 0.02。

如在 1 m 处仍不能辨认出最大的视标时，则令患者背光而坐，检查者伸手指在患者眼前，使光线照在手指上，让患者辨认手指数目，记录其能辨认指数的最远距离，如一尺半指数。若在最近距离仍不能辨认手指数，则可将手在患者眼前摆动，记录能辨认手动的最远距离。如两尺手动。

对只能辨认指数或手动的患者，为更进一步了解眼内部功能，应再检查光感及光定位。检查光感需在 5 m 长的暗室内进行。检查时，将患者一眼用手帕完全遮盖，检查者一手持点燃的蜡烛放在患者被检眼前，另一手做时盖时撤的动作，由近及远，记录下患者辨认光感的最远距离（正常者应在 5 m 远看到烛光）。然后再置蜡烛光在患者面前 1 m 远查光定位。令患者向正前方注视，眼球不动，查左上、左中、左下、正上、正下、右上、右中、右下，记录患者能否正确指出光源的方向。可在光定位好的方向记录"＋"，定位不好的方向记录"－"。如全无光感，即以"无光感"或"黑"记录。

对数视力表远视力安放在 5 m 距离。1′视角记 5.0，为正常视力 1.0。10′视角记 4.0，4.0 视力为 0.1。4.0 与 5.0 之间，增加一行视力记录相差 0.1，3.0 为 0.01，2.0 为手动，1.0 为光感，0 为无光感。最好的视力可测至 5.3，（同国际视力表的 2.0）目前已在体检、征兵、招工、学校、青少年视力检查及门诊广泛使用。

2. 近视力检查法

国际标准近视力表分 12 行，在每行侧有小数记法和正常眼检查时所用的标准距离。检查时光源照在表上，应避免反光，通常检查近视力表的距离可以不严格限制，令患者自己持近视力表前后移动，直至能看出最小号字的合适距离。正常者应在 30 cm 看清第 10 行字（即 1.0）。

远近视力配合检查有助于疾病的诊断，尤其是屈光不正，利用近视力表可测知调节近点。方法是检查近视力，若能看清 1.0 行，则令患者将近视力表渐渐移近，直至刚好能看清 1.0 行（再移近则模糊不清）之处，称为近点。视力表与角膜之距离即近点距离。近视眼的近点距离较正视眼近。而老视眼及高度远视眼近点距离延长。又交感性眼炎早期，交感眼的症状即表现近点距离延长。

John 仿 Jaeger 的近距离视力表制作出的近视力表，表上有大小不同 8 行字，即从 7 到 1 a 正常在 30 cm 能读出 1，仍延用 Jr 记录……Jr 1 字的大小相当于标准近视力表的 1.0 行的字迹。

Landolt 环用小数记录，最小一行为 2.0。儿童视力表以各种图像代替字母，用分数及小数记录，用于 2～3 岁儿童。投影仪视力表调整出单个视标也适用于幼儿弱视者检查，另外可消除对视力表的背诵，也可用于伪弱视者。因为他不会知道视标的大小，能看到 0.4 视标，而看不见 0.2 视标。

3. 激光干涉条纹测视力（laser interference fringes vis-ual acuity，IVA）

激光干涉条纹所测视力在一定范围内不受屈光间质的影响，故能真正反映出视网膜-大脑的视觉功能。

检查者取坐位，头部固定于颌架和额托上，用单眼向激光干涉测试仪的窥视孔内注视，此时可看到圆形红色图像，检查者旋转旋钮，改变空间频率，受检测者即可看到黑红相间的条纹，最大条纹间隔以视野 1.5 周/度＝0.05 开始，再继续旋转旋钮，受检者看到条纹由粗逐渐变细，直到刚好能辨认出条纹为止，再旋转旋钮就不能辨认出，记录能辨认条纹这一挡空间频率值，此时检查者可从荧屏上看出已换算好的视力值。条纹每挡的间隔为 0.05，最好视力可达 2.0。

4. Smart Ⅱ 视力表

若是以分数计算，以计算机为基础，整合视力评估系统，医生可以任意选用它所产生的不同的视标，包含有 E 字形，环形，图像，单个字，红、绿色等，在 6 米处检查，适用于各种年龄者。也可查对比敏感度，在暗光和明室都可做检查，可得出更准确的视力。

二、视野检查

眼睛注视某一物体时，不仅能看清该物体，同时也能看清注视点周围一定空间的物体，眼睛固视时所能看到的空间范围称为视野。视野的范围是由眼与注视目标的距离和被注视物体的大小决定的。视网膜的敏感度以黄斑中心凹为最高，距黄斑部越远则敏感度越降低。测量中心视力时采用大小不同的视标，测量周围视力亦一样。视力表的视标是按视角的大小制定的，根据视野检查所用视标的大小和检查距离也可同样计算出视角的大小，并借以测量周围视力的好坏。所用视标的大小不同，测量出的视野范围也有所不同。实验证明视标的视角最大限度为 9°，超过 9°也不会使视野再度扩大，但小于 9°则视野就随视标的减小而缩小。

如果用不同大小的视标测出不同大小的视野，按照大小顺序排列，堆积在一个空间内，就能形成一个"视野山"，Traquair 称之为盲海中的视岛。岛上任一点的垂直高度即表示为该点的视敏度，在同一垂直高度各点的连线表示视觉等高度的线圈，称为等视线（isopter）。正常视岛的顶峰相当于最敏感的黄斑中心注视点，由此点作一垂直线可将视岛分为鼻侧和颞侧两部分，鼻侧山坡是陡峭的，颞侧山坡是倾斜的。在顶峰附近有一深洞直达水平面，此洞相当于生理盲点区。海拔较低的视岛周边部对应于视野光敏度较低的周边视网膜。

测量视野不仅要测量岛的海岸线，也要测量岛内部的海拔高度。岛的海岸线是用最大视角的视标测出来的范围。顶峰是用小视角的视标测出来的范围而且只限于中心部。视野的大小是相对的，完全取决于视标的大小、颜色和检查距离，所以在检查时必须注意这几点。

周围视野非常重要，因它不仅能使人辨识周围的环境和物体的方位，并可辨识物体移动的速度。没有周围视野就看不清中心视野以外的人和物，这对生活有很大影响。在临床上有很多疾病其视野显示一定的改变，所以视野检查对于眼底病、视路和视中枢疾病的定位和鉴别诊断极为重要。

（一）正常视野

正常视野的大小可因视标的大小、颜色、检查距离、光线的强弱，以及背景的不同而有所不同。此外，生理解剖的不同，例如睑裂的大小、鼻梁和眼眶的高低以及瞳孔的大小等都可影响视野的范围。单眼的正常视野和双眼的正常视野不同。

1. 单眼视野（monocular field）

正常的单眼视野略近圆形，颞侧稍大于鼻侧。这种视野是视网膜有光感部分的投影，称为绝对视野。正常视野因受眼附近组织的影响而使其鼻侧视野显著减小，称为相对视野。一般视野系指相对视野而言。正常单眼视野的范围以下方为最大，上方最小。一般正常单眼视野外界上方为60°，下方75°，鼻侧60°，颞侧100°。用白色视标查得的视野最大，蓝色者次之，红色者更次之，绿色者最小。北京医学院（1964年）曾用电投影视野计以5 mm视标检查31 026只正常眼的视野，发现我国正常人的上方视野比日本人的稍窄，而鼻下视野则比欧美人的稍宽些。

2. 双眼视野（binocular field）

双眼同时注视一点所能看见的视野范围称为双眼视野。双眼视野较单眼视野为大，除双颞侧新月区外，其他部分均为双眼同时都能看见的区域（图2-8）。利用双眼视野可以识别伪盲。

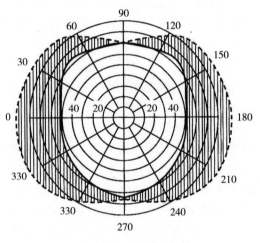

图2-8　双眼视野

3. 生理盲点（blind spot）

在中心注视点外约15°，水平偏下约3°处有一竖椭圆形的视野缺损，称为生理盲点，由于是Mariotte 1663年发现的，因此，又称为Mariotte盲点。生理盲点的横径为6°～8°，相当于视乳头的大小，因为视乳头处无视网膜，所以无感光功能，因此视野上呈现为绝对暗点。在生理盲点的上、下方仔细检查，可见一弧形弱视区，为视乳头附近大血管的投影，名为血管暗点（angioscotoma）。当眼压升高或压迫眼球时，血管暗点扩大而且更为明显。

（二）视野改变的类型

视野的改变主要是周边视野改变和视野中出现暗点：

1. 周边视野的改变

周边视野改变可根据视功能损伤的程度分为视野收缩和视功能低下（depression）。

视野收缩是指视野障碍从周边部开始，真正的收缩是指对所有的视标都是全盲，不管刺激的强弱如何，视野缺损都相同，边缘峻陡（steep），这是比较少见的。

大部分视野缺损是视功能低下，这要靠视野的定量检查才能发现，至少要查 2 个等视线或用定量视野计检查。刺激越大，视野越大，则等视线就越大。这种视野收缩的边缘是倾斜状的（sloping）。分析视野的收缩或低下对疾病的早期诊断和估计预后有重要临床意义，尤其是部分低下对分析疾病的性质更为重要。功能普遍低下可见于屈光间质不清的患者。

视野的收缩或低下根据缺损的部位又可分为向心性、不规则性、偏盲性和水平性缺损。

（1）向心性收缩或低下：视野形状不变，仅周围界限均等地收缩，患者常有一般性的视力减退，这是由于视网膜周边部的功能相应地丧失所致。轻度的向心性收缩患者并无感觉，高度的向心性收缩（视野呈管状）使患者感到行动极为不便。

（2）不规则收缩：视野周围的境界呈不规则收缩，形状不一，以尖端向中心扇形或三角形者较多见。不规则收缩性状有以下几种：①扇形尖端位于生理盲点，如中心动脉某一分支栓塞；②扇形尖端位于中心注视点如视路疾患；③象限盲为 1/4 视野缺损如视放射的前部损伤；④鼻侧视野显著收缩如青光眼；⑤颞侧视野显著收缩如视路疾患或视网膜鼻侧疾患。

（3）偏盲性收缩：偏盲是视野的一半缺损，通常为垂直中线所分。真正的偏盲多系双眼同时发生，为视交叉和视交叉以上视路病变所发生的视野缺损。由于病变的位置和程度不同，因而偏盲的形态也有所不同。因此，检查视野对脑部病变的定位诊断极为重要。偏盲性收缩或低下有以下几种：

1）同侧性偏盲：为一眼的颞侧偏盲和另一眼的鼻侧偏盲，多为视交叉以后视路的病变所引起，可分为右侧同侧和左侧同侧偏盲；有完全性、部分性和象限性同侧偏盲。部分性同侧偏盲最为多见，缺损边缘呈倾斜性，双眼呈对称性或不对称性。上象限性同侧偏盲见于颞叶或距状裂下唇的病变；下象限性同侧偏盲则为视放射上方纤维束或距状裂上唇病变所引起。

2）异侧偏盲：分为双颞侧偏盲和双鼻侧偏盲。双颞侧偏盲为视交叉病变所引起，程度可以不等，从轻度颞上方视野低下到双颞侧全盲。双鼻侧偏盲不是真正的偏盲，常由一个以上病变所致，为不规则不对称的视野缺损。

偏盲有完全性及不完全性，也可以是绝对性或相对性视力低下。双眼视野缺损的形状、大小完全相同者称为一致性缺损，不对称者称为不一致性缺损。前者多见于皮质性疾患。同侧偏盲中心注视点完全二等分者称为黄斑分裂，见于视交叉后视路的前部病变，检查时受检者必须充分合作，否则不易查出。偏盲时注视点不受影响者称为黄斑回避，见于脑皮质后部疾病也可能是缺损的早期，最后形成黄斑分裂。

（4）水平性缺损：为视野上半部或下半部缺损，有单侧或双侧，前者为视交叉前部病变所致，例如视网膜中央动脉的鼻下和颞下支阻塞或下方的缺血性视乳头病变可引起上方水平缺损。双上方或下方水平性偏盲见于距状裂的双侧下唇或上唇病变。

2. 暗点

暗点是视野中的岛状缺损，可发生于任何部位，但多位于视野的中心部。当暗点伸到视野的周边或与周边部缺损相连接时则称为"突破"（brokenthrough），如青光眼的进展期。

暗点按部位可分为五种。①中心暗点（central scotoma）：位于中心注视点；②中心周围暗点（pericentral scotoma）：缺损部位几乎均等地在中心注视点的周围；③旁中心暗点（para-central scotoma），亦位于中心部但大部分偏向中心点的一侧，有的接近中心注视点，也有的小部分和中心注视点相重合。由于偏向的方向不同，又分为上中心暗点、下中心暗点、鼻侧中心暗点和颞侧中心暗点；④周围暗点（peripheral scotoma）：位于视野的周边部，见于周边部视网膜脉络膜疾患或距状裂的前部病变；⑤盲点性暗点（caecal scotoma）：为包括生理盲点在内的暗点如生理盲点扩大，血管性暗点和中心盲点暗点（centrocaecal scotoma）。中心盲点暗点为中心注视点和生理盲点相连的视野缺损，见于轴性视神经炎和烟草中毒等。神经纤维束性暗点也属于盲点性暗点，从生理盲点开始随神经纤维走行分布。

暗点按形状可分为：①圆形；②椭圆形即中心盲点暗点，常呈哑铃形或不规则椭圆形；③弓形或弧形暗点及神经纤维束型暗点，由生理盲点或其附近伸向鼻侧。Bjerrum 区的上下纤维受影响则形成双弓形暗点，上下终止于鼻侧水平线上，此类型暗点见于青光眼。若视乳头鼻侧纤维发生病变，则视神经纤维型的视野呈楔形缺损；④环带型暗点，有的环形暗点的凹面向着中心注视点，但不符合神经纤维的走行。这种暗点可发生于视野的任何部位，典型者见于视网膜色素变性；⑤偏盲性或象限性中心暗点是中心部偏盲或为一象限尖端受影响的缺损，一般很小。半盲性暗点也与全视野的偏盲相同，分为同侧性偏盲和异侧性偏盲。

（三）视野分析的内容

检查视野除注意缺损和暗点的部位和形状外，还要分析它们的大小、致密度、均匀性、边缘、动态、单双侧和其他特殊性质。这些对于了解疾病的性质、定位和预后都是非常重要的。

1. 大小

视野缺损的大小在诊断上意义不太大，但对于预后是非常重要的。必须用不同的等视线来确定缺损和暗点的大小。若缺损边缘是倾斜的，则用小视标查得的结果比用大视标查出者大而清楚，例如 3/1000 等视线检查仅能发现小的中心暗点，而改用 1/1000 检查则出现中心盲点暗点。视野缺损和暗点的大小根据病情的进展和改善随时改变。密度高边缘陡峭的缺损的大小比较稳定，病变恢复也较困难；密度低边缘倾斜者（例如，用 5/1000 等视线查出的缺损很小，1/1000 者则很大）容易改变，病情恶化时则暗点进一步变为致密，病情好转时则暗点缩小或消失。

2. 浓度

这是由视野缺损区所在部位的视力确定的，程度不等。轻者仅有视力低下，最重者则缺损区完全失明，后者少见。大多数有一定视功能，例如用 1/330 检查是完全失明，但用 20/330 检查则缺损区消失。视野的浓度在自动静态定量视野检查的灰度图上显示得更明显。

高浓度的视野缺损说明神经纤维传导完全受阻。在一个暗点区内可能有一个或几个浓度高的核心，而在其周围有视力减低区。暗点可根据浓度分为绝对性和比较性：比较性者可以分辨一定大小的白色视标，但对较小的白色或其他颜色视标都不能辨识。记录时以平行线表示之。绝对性者对所有视标和光感完全看不见。临床上这种暗点少见，一般为对某一小视标呈绝对性，而对较大视标呈比较性；或者对白色为比较性，而对其他颜色则为绝对性。例如视神经病变患者的中心暗点对红绿色常为绝对性而对黄色则为比较性；相反视网膜疾患引起的中心暗点对黄色呈绝对性，而对绿色则呈比较性。生理盲点对各种颜色都是绝对性暗点。记录时以交叉线条或全涂黑色表示绝对性暗点。

3. 均匀度

视野缺损区内的均匀度可以是一致的，也可以是不一致的。凭借暗点的均匀度和核心的排列可以分析出它的组成部分。这对于了解病变的性质和定位是很重要的。例如，颞侧偏盲性暗点的颞上方比颞下方致密，则说明病变时为下方直接压迫黄斑部纤维的交叉处，这对诊断疾病性质就有了线索，同样地分析早期青光眼旁中心暗点的均匀度，则可以发现暗点核心的排列呈弓形。均匀一致的高密度暗点用视野计粗略检查即可测出，但有些暗点需要细致的定量方法才能查出它的真实情况。

检查方法：①增加检查距离或用小视标以减小视角，也可既减小视标又增加距离；②用滤光片减低光度或用电流量控制光度；③根据病情用不同颜色的视标检查。

4. 边缘

如果缺损的边界进退较宽和逐渐改变，用不同大小的视标产生不同的等视线，这一种称为"倾斜"边缘；如果可见区与不可见区的分界线很清楚，即所有的等视线都相同而且重叠在一个位置上，这种边缘称为"陡峭"边缘，见于生理盲点和偏盲的正中垂直分界线。分析边缘可以了解疾病进展的情况，例如倾斜边缘的暗点表示病情容易变化，可进展，可逆性也大；陡峭边缘时表示病情稳定，进展缓慢。必须用不同的视标或检查距离确定缺损边缘。

5. 动态

是指暗点的发生和疾病进展急剧或缓慢状态，从而反映出疾病的性质。例如烟草中毒的中心暗点的开始和进展都是缓慢的，而多发硬化症的中心暗点在几小时内即可出现，消失也比较快；又如血管性缺损开始快，压迫性缺损的开始和发展都慢。

6. 单双侧

单眼视野改变多见于视网膜脉络膜疾患和视交叉以前的视路疾病。发生在视交叉后的视路疾患、多发性硬化症、慢性球后视神经炎和中毒性弱视者多为双侧性。当然视网膜、脉络膜也可以双眼受累。

7. 特殊性质

有些暗点在某种情况下特别明显，例如视神经纤维损伤所致的视野缺损用红色视标容易显示出来，视网膜脉络膜疾患所致的暗点用蓝色视标容易检出；有些缺损如青光眼视野在暗光下明显。此外，有的暗点患者自己能感觉到者称为阳性暗点，多发生于视网膜脉络膜疾患。玻璃体混浊视野可发生阳性暗点。有的暗点必须经过检查时才发现，称为阴性暗点，多由于视乳头以后的视路传导的一部分或视中枢细胞一部分被破坏而发生。视网膜脉络膜疾病严重者也可出现阴性暗点。

（四）视野检查方法

检查视野时不仅要检查视野周边的界限，而且要检查其中有无缺损区即暗点。注视点30°以内的视野范围称为中心视野，30°以外称为周边视野。世界卫生组织规定无论中心视力如何，视野小于10°者属于盲。检查视野的方法分为动态视野检查和静态视野检查。

1. 普通视野检查方法

一般是动态视野检查（kinetic perimetry），即指用同一刺激强度光标从某一不可见区如视野周边部向中心移动，以检测视野可见范围的方法。常用的动态视野检查方法包括对照视野检查法、弓形视野计检查法、平面视野计检查法等。虽然有各种新型视野计，但这些普通视野检查法操作简单、易于掌握、视野计价廉，仍是常用方法。

（1）对照视野检查法：此法系将检查者的正常视野与受检者的视野做比较，以确定受检者的视野是否正常。这种方法只适用于下列情况：①初步视野测量；②急于求得结果；③不能做详细视野检查的卧床患者；④不能很好注视的患者，如小儿和精神病患者。

此法的优点是简单易行，不需要任何仪器且可以随时随地施行。对于有明显视野改变的视神经萎缩、视网膜脱离和偏盲患者，用此法能立即测知患者视野的大概情况。

检查方法：令受检者背光与医生对坐或对立，彼此相距约为 1 m，两眼分别检查，检查右眼时受检者闭合左眼（或用眼罩遮盖），医生闭合右眼，同时嘱受检者注视医生的左眼，然后医生伸出手指或持视标于检查者和受检者中间，从上下左右各不同方向由外向内移动，直到医生自己看见手指或视标时即询问受检者是否也已看见，并嘱其看见视标时立即告知。这样医生就能以自己的正常视野比较出受检者视野的大概情况。

（2）弓形视野计检查法：弓形视野计是比较简单的动态周边视野检查计，最常用的弓形视野计是由 Purkinje（1825 年）发明并由 Forster 用于临床的，以后又经过多次改进。目前常用电光投影弓形视野计，由一个半径为 33 cm 的半弧形的金属板、发光的照明管和头颏固定架组成。弧形金属板的背面有度数，中央为零度，左右各为 90°，半弧板的中央固定在一支架上，固定处有一方向盘，可随意向任何方向转动。照明管向弧板的内面照射出一圆形光点作为光标，在弧形板的中央有 X 形光点作为注视目标。视标的光度、大小和颜色均可随意调换。用手操纵转动方向盘使光标在弧板上移动。这种视野计的优点是视标的大小、颜色、亮度都有一定的规格，检查方便、迅速，也便于掌握。

检查方法：将视野计的凹面向着光源，受检者背光舒适地坐在视野计的前面，将下颏置于颏架上，先检查视力较好的眼，使受检眼注视视野中心白色固定点，另一眼盖以眼罩。一般开始用 3～5 mm 直径的白色或其他颜色的视标，沿金属板的内面在各不同子午线上由中心注视点向外移动，直到受检者看不见视标为止，或由外侧向中心移动，直至受检者能看见视标为止。反复检查比较，以确定视野或缺损的边界，并记录在视野表上。每转动 30°如此检查一次，最后把所记录的各点连接起来，就是该眼视野的范围。

（3）平面视野计检查法：平面视野计是比较简单的动态中心视野检查计，常用的视野计是 Bjerrum 屏，为一个 1 m 见方的黑色屏，在它上面以不明显的条纹按照视角的正切，每 5°画一向心性圆圈，其方法如图 2-9 所示。CD 为黑色屏面，O 为屏的中心，A 为眼的位置，AO 为 1 m 的检查距离，$\angle OAB$ 为 5°角，由 OAB 可求出 OB 的长度。$OB = OA \tan \angle OAB$，$OB = 100 \tan 5° = 8.75$（cm）。所以以 O 为中心，以 8.75 cm 为半径所画出的度数即 5°视角的度数，同样 10°视角的度数由 $\angle OAE$ 可得出。$OE = 100 \tan 10° = 17.63$（cm）。所以以 O 为中心，以 17.63 cm 为半径所画出圆圈为第二个圆圈，其他以此类推。此外再由中心向外画放射状的直线，每两根直线之间相隔 30°角。在视野计的中心放置一直径为 5 mm 的白色圆盘作为注视点。此法主要用于检查视野 30°以内有无暗点。

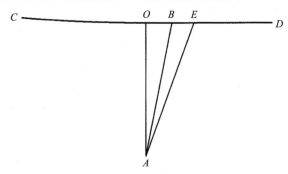

图 2-9　平面视野计度数说明图
$$OB = OA \tan \angle OAB = 100 \tan 5° = 8.75 \text{（cm）}$$

检查方法：令受检者坐在视野计的前面 1 m 处（个别情况下用 2 m 距离），受检眼注视视野计中央的固定点，另一眼遮以眼罩，置颏于持颏架上，先测出生理盲点，借以了解受检者是否理解检查和回答方法，以及会不会合作注视。然后用 2 mm 视标由视野计的正中向周边或由周边向正中移动，在各子午线上检查，同时询问受检者何处看见或看不见视标，随时用小黑头针记录暗点的界限，然后把所得的结果抄录在视野表上。

（4）Amsler 方格表检查法：Amsler 首先提出用此表做中心注视区的视野检查。方格表是 10 cm 见方的黑纸板，用白线条划分为 5 mm 宽的正方格 400 个，板中央的白色小圆点为注视目标（图 2-10），检查距离为 30 cm。这也是一种普通简单的检查方法。

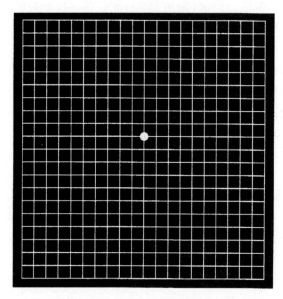

图 2-10　Amsler 中心视野检查表

检查时询问受检者以下几点：

1）是否看见黑纸板中央的白色注视目标。若看不清或看不见注视目标，则说明有比较性或绝对性中心暗点，令受检者指出看不清（比较性暗点）或看不见（绝对性暗点）区域的范围。若两者同时存在，则令受检者指出它们之间的关系，以便找出比较性暗点的"核心"（绝对性暗点）。

2）是否能看见整个黑纸板，若看不见，则令受检者指出哪一部分看不见。

3）方格有无变形，线条是否扭曲。

此法简单易行，方格表携带方便，可以迅速而准确地查出中心视野的改变。

（5）普通视野检查时的注意事项：在视野检查的全部过程中，注意受检眼必须始终注视中心固定点，此外应注意以下各项。

1）照明度：普通视野检查多用人工照明，也可在日光下进行，但天气变化容易影响检查结果，因此最好使用人工照明，把灯放在受检者头的后面，使光线均匀地照在视野上。最好设有可变异的照明装置，对某些疾病，例如青光眼，减低照明度更容易发现视野异常。

2）视标及其移动方向：视标大小不同，有 1～2 mm 的，也有 1～2 cm 的，对于视力严重减退患者可选用较大视标。不同疾病的患者对颜色的敏感度各不相同，因此除用白色视标外，对视网膜疾病患者检查应采用蓝色和黄色视标；对视神经疾病患者则采用红色和绿色视标。根据物理学原理，视标越小，视野越小。例如用 2 mm 视标查得的视野不仅比用 5 mm 视标查得的小 50～100，而且各子午线也相应地一致缩小。如果用 5 mm 视标查得的视野是正常的，而用 2 mm 时，可发现某一方向的视野不是相应地而是明显地缩小，就提示在这方向有病变；如果用 5 mm 视标检查时发现某一方向有缺损，但不能确定该缺损为病变抑或是为其他原因所致时，可用 2 mm 视标再检查一次。若在这一方向同样也发现有缺损，则表示该处确有病变。有时用强大刺激（大视标）不能发现轻微的视野改变，但用小而弱的刺激反而可以发现，所以必要时用大小不同的视标测量视野。TPOH 指出检查视路疾病时，需用三种视标检查，即 5 mm 白色、2 mm 白色和 5 mm 红色。视标的颜色必须保持原有的浓度，如果褪色就会影响视野的大小，检查也就不可能正确。

视标移动方法：移动视标要与进行方向垂直摆动，因为视网膜，特别是它的周边部，对断断续续的刺激最为敏感。白色视野以看见视标之处作为视野的边界。颜色视野以能明确分辨视标颜色之处为视野的界限。对于颜色视野，各医生检查结果常不相同，这是颜色视标由外向内移动时颜色逐渐改变的缘故。例如红色视标由周边向中心移动时，最初为灰色，继而为黄色、橙色，最后才是红色。如果预先不向受检者解释清楚，受检者往往在灰色时就认为已看见。所以再检查时应告知受检者，要在真正看见红色时才说看见，但其颜色的浓度和中心注视点不要求一样。

3）影响视野的因素

a. 受检者的合作：应先向受检者解释检查视野的方法及其重要性，以便争取其合作，在检查过程中不应分散受检者的注意力，如果受检者感觉太疲乏，可嘱其暂时闭眼休息片刻，否则将影响检查结果。

b. 面形：受检者的脸形、睑裂的大小、鼻梁的高低、眶缘的凹凸以及眼球在眶内的位置，均可影响视野的大小及形状。

c. 瞳孔的大小：缩小的瞳孔可使视野缩小，对青光眼患者尤为重要。若检查前瞳孔药物性缩小，则视野缩小，反之则视野增大。用药会改变瞳孔的大小影响视野，因此在观察病变过程中要注意到这一点。

d. 屈光不正：远视眼的视野比近视眼者稍大，但差别不大，无临床意义。用平面视野计检查未矫正的屈光不正时，常常使视野缩小。检查周边视野时，受检者最好不戴眼镜，以免镜框阻碍视线。如果受检者有高度屈光不正，可令其戴镜而用较小视标使测得的视野范围缩小，不受镜框的影响。

e. 屈光间质的改变：白内障可引起视野普遍缩小，手术前后有明显不同。如一例青光眼患者伴有白内障，视野极度收缩呈管状，待白内障摘除后视力矫正到正常，视野扩大，可见弓形暗点。

f. 对随访观察的患者，每次检查的条件必须一致，方可比较。

g. 检查者要技术熟练，认真负责，耐心做好解释工作，使受检者在检查的全部过程中能充分合作。

4）视野记录方法：视野表上必须注明受检者的姓名、检查的年月日、当时的视力和光源的种类。如果是在明室检查要记录天气阴晴和检查的时间，也要记录视标的大小、颜色和检查距离。视标的大小和检查距离可用分数记录，以视标大小为分子、距离为分母，例如

5/330 是视标为 5 mm，距离为 330 mm。最后检查者在记录表上签名。

2. Goldmann 动态定量视野计检查法

Goldmann 视野计是一种半定量的视野检查法。Goldmann 视野计检查背景为一半径为 300 mm 的半球壳，内壁乳白色，在其上方中间边缘处有背景光源光度调节器，每次使用前调节背景光度到 31.5 asb。背景的中心有注视点，距此 300 mm 处有受检者的固定头架。视野计背面右上方有调节视标亮度和大小的装置，有三个横行的槽穴和横杆。

第一横槽：即上方的横槽，为视标光度滤光器调节装置，根据检查的需要，横杆在 a、b、c、d、e 五个位置移动，分别代表各视标调节光度通过情况各为 40%、50%、63%、80%、100%，e 处无滤光片，光线可完全通过。各滤光片间阻挡光线的亮度相差 1.25 倍，即 0.1 log。

第二横槽：位于第一横槽下方，为视标光度，根据检查的需要，横杆可在 1、2、3、4 四个位置上移动，在 e 处分别代表光度为 31.5 asb、100 asb、315 asb、1000 asb。各滤光片间所阻挡光线亮度相差 3.15 倍，即 0.5 log。

第三横槽：位于一、二横槽的右侧，为调节视标大小（mm^2）的装置。根据需要，横杆可在 0、Ⅰ、Ⅱ、Ⅲ、Ⅳ、Ⅴ 六个位置上移动，分别各代表 1/16、1/4、1、4、6、64，各数间相差 4 倍，即 0.6 log。如将前述三个横杆推向最右侧时，视标面积与亮度均为最大，即 Ⅴ4e，面积为 64 mm^2，亮度为 1000 asb，调节滤光为 100%。又如检查时用的视标为 Ⅰ2e，即表示视标为 1/4 mm^2，亮度为 100 asb，调节滤光为 100%。

视野计背面上方中心部有望远镜筒，以便于观察受检者瞳孔是否是中心注视，并可测知瞳孔大小。背面左上方有视野操纵杆固定钮，操纵杆的一端活动在视野纸上，另一端视标光点反映在视野计的背景上，操纵杆按检查的需要来来回回在视野纸上移动，令受检者辨识。操纵杆在记录纸（视野纸）的左侧时是代表视标在受检者左侧视野半球上。如果想把视标从左侧移到右侧时，必须先将操纵杆小心地移向下方，经过视野纸的下边，才能转向右侧，完成右侧视野的检查。视野计背面下方是视野纸放置处，视野计右侧面有视野纸夹的螺旋，当拧松时露出夹间裂隙，可从此裂隙插入视野记录纸，轻轻移动，对准位置，然后拧紧两侧的固定螺旋。

视野计背面右下方有视标控制开关钮，向下压钮即在视野背景上显露小光点视标，放松时可自动关闭，光点消失。在开关钮附近还有矫正眼镜架座。

检查方法：通电源后校正视野计背景亮度，一般维持在 31.5 asb，即把第二横杆推向 0.315，视标在 Ⅴ 校正投射光源的亮度，然后安装视野纸。

装置矫正眼镜，特别是老年人要加用与年龄相应的眼镜。白内障摘除人工晶状体植入术后因丧失调节能力，需要在最佳远视力矫正后加用 +3.25 球镜。

使受检者下颌和前额舒适地紧靠在头部固定的下颌托及额带上。双眼检查先查视力好的眼。

训练受检者正确理解视野检查的方法，并积极配合是获得正确检查结果的关键。其方法是令受检者注视背景的中心点，可由望远镜监视之。先选用最大最亮的刺激物 Ⅴ4e 在注视点周围闪烁光亮，受检者手持回答电钮，嘱其看见光点出现即按钮，以示受检者对检查方法的理解。然后用 Ⅰ4e 最小最亮的光点检查生理盲点。

在常规视野检查中，Ⅰ 号视标为标准视标，从 Ⅰa 到 4e 有 20 个不同亮度。只有当 Ⅰ4e 看不到时才改用 Ⅱ-Ⅴ 号大视标。

视标移动每秒 3°～5°，由周边向中心移动。

在颞侧 25°水平线用 I 2e 视标选取中心阈值做中心视野检查，注意有无暗点。

在鼻侧 55°水平线用 I 4e 选取周边阈值，做周边视野检查。也可根据不同疾病有重点地检查，如青光眼注意鼻侧阶梯，偏盲注意垂直线的两侧。

做视野检查的整个过程中，检查者应通过望远镜观察受检者的眼位，特别应注意受检者回答时的眼位，若其眼球注视欠佳有轻微移动，则不做记录。

3. 自动静态定量视野检查方法

视野学的发展及其研究一直与视野计的更新换代和检查方法的改进有关。计算机自动视野计的应用已成为视野检查的划时代标志。自动视野计的主要特点是具有不同的检测程序，阈上值筛选检测能用来判定视野的范围是否正常，而阈值检测可以精确地定量视野的敏感。根据不同疾病及其可能受累视野而设计专用的检查程序，如青光眼程序、黄斑部疾病程序和神经性疾病程序等。检查者可根据不同疾病及其可能的视野特点选择相应检查程序有效地进行视野检查。

不断有新的视野计及统计方法和软件问世，最具代表性的自动静态视野计是 Humphrey 视野计和 Octopus 视野计。

（1）Humphrey 视野计：Humphrey 视野计是 Zeiss 公司设计制造的由电脑自动控制的投射型视野计。不断有新的机型更新换代，统计软件也由一般的视野分析选迭为多种统计软件的统计分析，如 Statpac、Statpac2、回归分析、多个视野检测结果分析、概率图分析及青光眼半视野对照分析等。以现在常用的 Humphrey（HFAⅡ）750 型全功能视野计为例进行说明。

Humphrey 视野计是一整体机型，由视野屏、光学系统、中央处理器和受检者部分组成，可进行人机对话。视野屏是一个非球面的屏幕，由计算机控制将光标投射到白色半球状的检查背景内的不同部位，光标的大小与 Goldmann 视野计的 I - V 号光标相同，Ⅱ号视标为常用光标，但在蓝/黄视野检测时应选用 V 号光标。通过滤光片调整亮度，产生的投射光标亮度在 0.08～10 000 asb，光标持续时间为 200 ms，背景亮度为 31.5 asb。通过彩色滤光片可以进行彩色视野检查。其前端有头颏固定装置。中央处理器不仅要控制光学系统，还配有一个程序和数据储存的硬盘、磁盘驱动器和显示屏，并连接有打印机。

检查方法：

首先输入受检者的一般资料（包括姓名、出生年月日、视力、矫正镜片、眼压值、C/D 值等）。受检者将头颏固定在视野计前，由检查者用光电笔或触摸屏根据受检者的病情选择合适的检测程序（筛选程序/阈值程序）。

给受检者做检测示范并进行检测训练。应确认受检者已完全理解检测方法再开始检测。检查时光标点将在视野计的半球壳内背景上自动出现，受检者看见光点则按钮回答。检查开始时，光标随机地投射到生理盲点区，若受检者按钮应答，则说明该受检者的固视情况不良。当错误应答次数超过规定标准时，则机内的报警系统就会发出铃声，提示检查者重新训练受检者怎样进行检查。

Humphrey 视野计采用生理盲点固视监测技术，受检者的眼被摄入后显示在显示器上，并可调节瞳孔的位置，使其位于显示器的十字中心以监视其固视状态。检测过程中应随时观察受检者的检测状况，如有固视丢失率过高、假阴性率过高等现象，应及时终止检测，重新开始。全部检测完成，有铃声提示，可进行存储并开始打印。

检查结果由 Humphrey 视野计的 Statpac 统计软件进行分析。Statpac 软件主要建立在广泛正常视野检测的基础上，自动地将视野结果与各年龄的正常视野模式进行比较。

Humphrey 视野计有三套检查程序：筛选程序、阈值检测程序和自动诊断程序。筛选程序包括 3 个青光眼检查程序，3 个中心视野检查程序，3 个全视野检查程序；还可以选择自定义检查程序随意增加检查位点，并可根据需要将增加的位点加入到上述各检查程序中。阈值程序包括 8 个标准检查程序，覆盖黄斑中心和视野 30°～60°及颞侧半月形视岛区。

打印形式：Humphrey 视野计阈值视野检测结果打印包括上方的患者姓名等资料、左上方的可靠性数据，和六个视野图，即数字图、灰度图、总偏差数字图、模式偏差数字图、总偏差概率图和模式偏差概率图。

（2）Octopus 视野计：Octopus 视野计是投射式电脑自动视野计，由半球形投射视野计和数据处理用电脑组成，可以提供不同的程序应用于普查及定量阈值测量。本视野计有不同的类型和不同的软件程序供不同临床需要，以 2000R 型专供青光眼早期视野检查的 G1 程序为例说明。由于青光眼早期损害多发生于中心和鼻侧视野区，在该检测程序中整个视野范围内安排 73 个光刺激点，其中 59 个位于中心 26°以内，其余 14 个点安置于中周部和周边区内，但在鼻侧视野内的刺激点比较密集。G1 程序的特点是对检查结果定量评价。视野检查结果不仅可用灰度图和数字表示，也可以通过计算机直接演算出一组视野指数。如下列 5 项：①平均光敏度（mean sensitivity，MS）。是代表所有检查点不同光敏感度的算术平均值，其病理含义是视野的弥漫性损害。②平均损害（mean damage，MD）。是各个检查点上测得的光敏感度数值与其正常值差数的平均值。此值增加则标志视野的弥漫性损害。③丢失差异（loss variation，LV）。此值的增加标志局限性视野损害，对早期小的视野缺损特别有意义。④矫正丢失差（corrected loss variation，CLV）。当 LV 较小且接近正常边界值时，则需继续检查此值。因为一个小的 LV 值可以是由视野检查过程中的扩散或一个小暗点所致，为了作出区别，则需做双相检查以计算 CLV。⑤短期波动（short-term fluctuation，SF）。此值代表一次视野检查期的扩散数值，亦需应用双相检查确定。其目的是为验证第一相检查结果的重复性。早期青光眼损害可出现 SF 值增高，患者不合作亦可导致类似结果。

检查方法：

1）检查分为三相（phase），首先检查第 1 相，即检查中心 59 个点的差异性光敏感度（dif-ferential light sensitivity），由计算机直接算出 MS、MD 和 LV。若得到的 MD 和 LV 在正常限内，或 LV 有明显病理范围，则直接进入第 3 相检查，对周边 14 个点进行测试；若 LV 为边界值，则用第 2 相，对中心 59 个点重复检查，计算出 CLV 和 SF 值。检查结束后，根据需要可用数字、符号或灰度图及视野指数进行显示。

2）结果判定：首先根据视野指数作出判定，假如 MD 超出正常范围，而 LV 或 CLV 在正常范围内，则为弥漫性视野损害，无暗点；若 LV 或 CLV 增加，则为局限性缺损；若 MD 正常，LV 或 CLV 增加，则有小暗点。当 LV 轻度增加时，则通过检查第 2 相，计算出 CLV 和 SF，以鉴别由真实暗点所致的离差和由扩散所致的离差，同时也可区别青光眼的早期损害与由于患者不合作所致的误差。在上述分析断定的基础上，再根据图示法，标出视野缺损的性质和形态。

4. 全视野三维计量法

视野检查结果是一个三维立体结构构成的视野山，视野缺损的数量也应该用一个体积单位来描述。病理性视野与正常人视野之间的差值是一个体积，对这一缺损体积如何计量，我国贺忠江等提出了一种全视野三维立体计量法，并研制出 TTT 两用全视野立体分析仪。它包括两部分内容，即中心视野总灰度值计量法和周边视岛分层立体角计量法。

三、光觉检查

光觉是视觉中的最基本机能，是从视觉系统接受外界光刺激开始，到最后视皮层得到光感知的整个生理过程。人眼所能感受到的光，仅是光波中 400～760 nm 可视光，当这种光波到达人眼视网膜，激发了视网膜上视锥细胞和视杆细胞两种感光细胞，使其产生兴奋，经过光化学和电生理活动，经视神经把光觉传达到脑皮层，其中视杆细胞主要对暗光起作用，视锥细胞则对亮光下各种颜色起作用。人眼视网膜视杆细胞量大，多分布在中央凹以外的视网膜上，而视锥细胞则量小多集中在中央凹部。所以正常人从明处进入暗处，无法辨认周围物体，随着在暗处停留时间的增加，逐渐觉察周围物体，增加了对光的敏感度，这种适应过程称为暗适应（dark adaptation）。测量暗适应能力和其过程，是光觉测定的基本方法。已暗适应的眼进到明亮处，也会发生视力障碍，但不久就可对光亮适应，称为明适应（photopic adaptation）。

对最小量光线引起光感觉的阈值，称为光刺激阈，光刺激阈的高低与光的敏感度强弱成反比。通过对暗适应过程中光刺激阈的变化的测定，就可得到暗适应曲线，从而可得知人眼光觉的情况。

暗适应过程大致分为两个主要阶段，即视锥细胞敏感度和视杆细胞敏感度。正常人最初 5 分钟对光敏感度提高很快，以后转为渐升，在 5～8 分钟时可见一转折点，即 a 曲，又名 Kohlrausch 曲，随后光敏感度又有较快上升，20 分钟后渐趋稳定，直到 50 分钟左右基本完成。在 Kohlrausch 曲之前的暗适应段为视锥细胞敏感段，称为快相期，其后段为视杆细胞敏感段，称为慢相期，通常至少测定 30 分钟暗适应阈值。

自 Aubert（1865 年）用暗适应过程测定光觉以来，有了许多新设备。现在比较认可的是 Goldmann-Weekers 暗适应计，现介绍其检查条件、步骤及正常标准曲线，作为参考。

暗适应计重点检查暗适应曲线及其阈值。其结果受多种因素影响，故检查条件必须固定，且必须有自己的正常标准曲线才能便于临床应用。检查步骤是先在明室内停留 10 分钟，后进入绝对暗室内，让患者面对 Goldmann-Weekers 暗适应计的球口，固定好下颌，双眼在自然大小瞳孔下注视球中央 2 分钟，后接受球面内 3000 asb 亮度的前曝光共 5 分钟；立即熄灭前曝光灯，在绝对黑暗下令患者注视球中央试盘中心上方 110 投射的红光点，让患者分辨试盘上的黑白条道。试盘直径 56 mm，距离 30 cm，相当于 11°，试盘的透过率为 0.52，黑白条道对比度为 100%，照在试盘上的暗适应灯照度为 6 lx，故试盘亮度为 6×0.52＝3.12 asb。检查前先将调节试盘亮度的旋钮转到最大，使打孔记录杆针尖对准记录图表对数 7 单位处。记录表安放在自动转鼓上，其旋转速度为 50 Hz 每分 4.5 mm，记录图表纵坐标为亮度，用对数单位表示，横坐标为时间单位，用分表示。当患者能分辨出黑白条道时，迅速转动旋钮减弱试盘的亮度到分不清黑白条道时为止，待其又分清黑白条道时在图表上打孔记其亮度，待患者又能明显分清黑白条道时再减弱试盘亮度到分不清黑白条道，待其又分清时再在图表上打孔，如此反复持续共 30 分钟。最后取下图表接连记录表上的针孔点即绘成暗适应曲线。

检查条件不同其暗适应曲线结果也不同。视杆细胞以在视网膜 10°～20°最密集，故采用

11°固视。现将冯葆华等用上述条件所检查的 60 例正常人的暗适应曲线结果及其正常上界介绍如下，见图 2-11 和表 2-1。

表 2-1 正常暗适应曲线及其上界

时间（分）	5	10	15	20	25	30	
正常曲线值	3.26±0.32	2.47±0.27	2.08±0.34	1.74±0.25	1.55±0.31	1.40±0.29	（均值±标准差）
正常上界值	3.89	3.00	2.75	2.24	2.16	1.97	（均值±1.98×标准差）

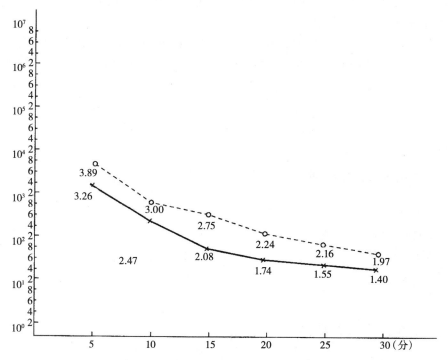

图 2-11 正常暗适应曲线及其上界 Goldmann-Weekers 型暗适应计 11°固视

暗适应曲线是视网膜视杆细胞功能的检查方法。我们在大量临床实践中证实 11°固视最敏感。正常上界 30 分阈值如超过 2 对数单位即有夜盲现象，如超过 3.9 对数单位即说明已无视杆细胞功能，此曲线即为单相曲线。暗视功能减退可依 30 分钟阈值将其分成四级：2.0～3.0 对数单位者为轻度（＋）；3.1～4.0 对数单位者为中度（＋＋），4.1～5.0 对数单位者为重度（＋＋＋），5.1 对数单位以上者为极度（＋＋＋＋）。

暗适应曲线用于确诊有无夜盲现象，评价夜盲程度的轻重及夜盲治疗效果。

如不具备 Goldmann-Weekers 暗适应计，也可用对比法或其他暗适应计。

对比法：检查者和被检查者从明处一起进入暗室，记录下时间，在微弱光线下，二人同时在同等距离上，以看清视力表第一个大字的时间作为对比。此法仅可粗略了解被检查者的暗适应情况。检查者的暗适应必须正常。

Forster 光觉计（1875 年）：为一箱式结构。在具有由旋钮调节光强度的暗箱里，贴有黑白条纹纸，经 15 分钟暗适应后，令患者由视孔窥视黑白条纹，能辨别条纹时，旋钮的刻度（直径）Pmm 与正常者刻度 Nmm 比较，患者的光觉可用 N^2/P^2 相对地表示出来。

此外还有 Nagel、Zeis Hatinger 暗适应计等。

有暗适应障碍（夜盲）的疾病有先天性停止性夜盲，如小口病；有先天因素但出生后出现夜盲的，如视网膜色素变性、白点状视网膜变性、先天性梅毒性视网膜脉络膜炎、高度近视眼等。后天性者有特发性夜盲（维生素 A 缺乏症），症候性夜盲，如开角型青光眼晚期、糖尿病性视网膜病变、肝功能障碍等。

附亮度单位名词：

cd［candle，坎（德拉），烛光］：是发光强度单位。

lm［lumen，流（明）］：1 烛光置于 1 m 直径圆球中心，投射在圆球面积上的光流称 1 lm，是光通量单位。

lx［Lux，勒（克斯）］：每平方米面积上有 1 lm（m/m²），是光照度单位。

asb（apostilb，阿熙提）：由散射发光面而来的亮度，其单位为 asb，是光亮度单位。

第三节　瞳孔反应检查

一、瞳孔光反应检查

（一）适应证

（1）普通眼科就诊的患者。

（2）健康体检。

（二）禁忌证

无。

（三）操作方法及程序

1. 直接光反应

（1）受检者面对检查者，双眼注视远方。

（2）检查者用手电筒从侧方照向一眼，同时观察被照眼瞳孔的反应情况。

（3）正常时瞳孔被光照后即缩小，停止照射即散大。

（4）分别检查两眼，以比较双侧瞳孔反应的程度和速度。

2. 间接光反射

（1）受检者面对检查者，双眼注视远方。

（2）检查者用手电筒照射一眼瞳孔，观察另一眼瞳孔反应。

（3）正常时当照射一眼时另一眼瞳孔缩小，不照射时另一眼瞳孔散大。

（4）分别检查两眼，以比较双侧瞳孔反应的程度和速度。

（四）注意事项

（1）检查瞳孔应该在暗光下进行。

（2）照射瞳孔的光线不应太强或太弱。

（3）检查时应保证光源只照射一侧眼，对侧眼不应受到光的照射。

（4）检查时应让患者注视远处目标，光线自下而上照入，避免与近反射引起的瞳孔改变相混淆。

（5）检查儿童时，请家长或他人帮助在远处设置一目标。

二、相对性瞳孔传入障碍检查

（一）适应证

（1）怀疑单侧或双眼不对称的前段视路（视网膜、视神经、视交叉）病变。

（2）功能性瞳孔检查。

（二）禁忌证

无。

（三）操作方法及程序

（1）通常检查者与受检者面对面，采取坐位。

（2）令受检者双眼注视远距离目标。

（3）分别记录双眼瞳孔大小。

（4）检查者选择明亮的光线，如卤素光或间接检眼镜，分别照双眼。光线照射健眼 3 秒时，可见双眼瞳孔缩小，随后移动光线照患眼 3 秒，若出现双眼瞳孔不缩小，再以 3 秒间隔交替照射双眼，可见健眼瞳孔缩小，患眼瞳孔扩大。

（5）上述结果为相对性瞳孔传入阻滞，也称 Marcus Gunn 瞳孔阳性。

（四）注意事项

（1）检查时，照射的角度和位置必须保持一致。

（2）检查时，照明要求明亮均匀、只照一眼而照不到另一眼。

（3）检查时，光源应来回摆动照射，两眼照射时间应一致，且不宜过长。

三、瞳孔近反射检查

（一）适应证

普通眼科就诊的患者。

（二）禁忌证

无。

（三）操作方法及程序

（1）检查时先嘱受检者向远方注视，然后突然令其注视近处 15 cm 的物体。

（2）可见受检者双眼向内集合，瞳孔同时缩小。等瞳孔开始收缩，再让患者注视逐渐远离的目标，观察瞳孔是否开大。

（四）注意事项

（1）检查瞳孔近反射时应首先检查其随意的瞳孔近反射，然后再检查由视觉刺激引起的集合运动的瞳孔收缩。

（2）瞳孔的近反射不同于光反射，没有反复变化的情况，如果眼球集合程度不变，瞳孔的收缩程度也不变。

四、偏盲性瞳孔反应检查

（一）适应证

怀疑视网膜、视神经、视束或视中枢病变所致的视野偏盲性缺损。

（二）禁忌证

无。

（三）操作方法及程序

（1）用点光源分别自鼻侧及颞侧对双眼进行斜照或用裂隙灯之柱状光束斜照，观察瞳孔反应的灵活度。

（2）若光线自一侧照射时瞳孔反应灵敏，而自另一侧照射时反应迟钝，则为偏盲性瞳孔反应。

（四）注意事项

注意使用的光源大小和照射的角度。

第四节　裂隙灯显微镜检查

裂隙灯显微镜（slit lamp microscope）简称裂隙灯（slitlamp），是 Gullstrand 于 1911 年发明的，主要由两部分器械构成，一为裂隙灯，是为照明之用，一为双目显微镜，是为检查时把物体放大并使其具有立体感。由于这种检查法是检查活人眼，因此又名活体显微镜检查法（biomi croscopy）。

一、应用技术

检查前的准备为了对病变有较全面的了解和减少裂隙灯检查的时间，在进行本检查前应先对被检眼做一般检查，包括焦点集光放大镜的检查等。

裂隙灯检查须在暗室中进行，但为便于操作，仍以室内有微光为佳。检查者应先有暗适应，以保证对检查现象的敏感。室内空气应流通。患者坐位应舒适，能够升降。

除非眼部刺激症状特重的病例，一般不必滴用表面麻醉剂，但在检查晶状体周边部、后部玻璃体和眼底时，应先用 2.5%～10% 新福林、复方托品酰胺或 2% 后马托品散瞳。

患者坐在检查台前，先把下颏放在下颏托上，前额顶住托架的前额横挡，然后调整下颏托，使眼所在位置与托架上的黑色标记相一致。令患者闭眼，开灯，先在眼睑上进行焦点调节，然后令患者睁眼向前注视指标或注视检查者的前额。一般光线均自颞侧射入，这样既便于检查，也不致给患者过度刺激，这是因为鼻侧视网膜的敏感度较颞侧黄斑区低的缘故。光源与显微镜的角度一般成 40°，但在检查眼深部组织如晶状体、玻璃体等，应降至 30° 以下；在检查玻璃体后 2/3 和眼底时，除需加用特制接触镜或 Hruby 前置镜外，光线射入角度也应减小至 50～13° 或更小。

兹介绍六种照明方法如下：

（1）弥散光线照明法（diffuse illumination）：本法是利用非焦点的弥散光线对眼前部组

织形态学进行直接观察的一种方法。在检查时使用裂隙灯的宽光、钝角或加用毛玻璃，对结膜、角膜、虹膜和晶状体等进行照明，然后用双目显微镜进行观察，所得影像既较全面又立体，所以颇有实用价值。

（2）角巩膜缘分光照明法（corneoscleral scatter illumination）：本法利用光线通过透明组织内的屈折，来观察角膜的不透明体。

使用的方法：把光线照射在巩膜角膜缘上，由于光线在角膜内屈折反射，在整个角膜巩膜缘上形成一光环。此环在照射对侧之角膜缘最为明亮。正常角膜除在角巩膜缘呈现一光环和因巩膜突起所致之暗影环外，角膜即无所见，但角膜上如果有不透明体，如云翳、角膜后壁沉着物和小的角膜穿通性瘢痕等，虽然这些不透明体本身遮光力不大，但由于内部光线折光的关系，再加低倍放大，甚至肉眼就能清楚地看到，因此本法对检查角膜的细微改变，甚为适宜。

（3）直接焦点照明法（direct focal illumination）：这是一种最基本的检查方法，也是临床上最常用的方法，其他方法多是由这种方法演变而来。其原理是在检查时把光的焦点调节至与显微镜的焦点完全相合为止。用本法检查眼部组织时，因组织透明度不一，故出现不同情况。若被检查区为不透明组织，如巩膜、虹膜等，则出现一整齐光亮的区域。若被检查区为一透明组织，如角膜和晶状体等，则出现一种乳白色的平行六面棱体，即所谓光学切面（optical section）。其为乳白色之原因，是角膜和晶状体在弥散光线下观察虽然是透明的，但实际并非完全透明，而是由复杂的细胞所构成的生体胶质组织。光线通过时，由于组织内部反射、屈折，因而使通过的光线部分穿透，部分反射回来，使光亮逐步减弱，因而出现乳白色。这一现象名曰分散性。光学切面之发生，也是同一道理，即光线经过某一透明组织后受反射、屈折，也就是分散的影响，密度逐渐减弱，减弱的程度以分散性的大小而定，因此形成光学切面。

光线斜穿角膜所形成的光学切面有内、外二弧。弧度之大小，以投入光线与角膜轴间的角度而定。当有病变发生时，光学切面就发生不同改变，如果密度增大，如在角膜白斑时即呈现灰白色；密度降低，如大泡性角膜炎的病变部位即呈现黑色等。

（4）后部反光照明法（retro-illumination）：本法也名透照法（trans-illumination）。这种方法是借后部反射回来的光线检查透明的、半透明的、正常的和病理的组织。最适于应用在角膜和晶状体。其特点就是光焦点与显微镜焦点不在一平面上。例如欲检查角膜病变，光线的焦点反而照射在后面不透明的组织如虹膜或混浊的晶状体上，但显微镜的焦点仍然在所要检查的角膜组织上；又例如欲检查晶状体前囊，反而把光线焦点照射在后囊上等。常用这种方法来检查角膜上皮或内皮水肿、硬化的角膜新生血管、角膜后壁沉着物、云翳、血管翳和晶状体空泡等。上述这些病变，由于在显微镜下所呈现的形态不同，可分为遮光体和分光体。前者如色素及充满血液之角膜血管等，在使用后部反光照明法时，与一般所见不同，色素呈黑棕色，血管呈粉红色。后者如角膜水肿、云翳和浸润等，均呈淡灰色。此外还有所谓屈光体即能使背景缩小或改变形状者，如不含有血液的角膜血管、晶状体空泡等。

这种照明法，常用者有以下三种形式：

直接后部反光照明法：这时被检查的物体恰居于返回光线的路线上。

间接后部反光照明法：被观察的物体，恰居于返回光线的一侧，而以无光线的区域为背景进行观察。

直接、间接后部反光照明法与角膜巩膜缘分光照明法的联合应用，把光线照射在角巩膜缘上，用来检查近角膜缘部的病变，可兼有三种方法的效果。

在使用后部反光照明法对病变进行定位时，须靠显微镜焦点的改变与周围正常组织的比较来进行定位。

（5）镜面反光带照明法（zone of specular reflection）：是利用光线在射入眼球时，于角膜或晶状体表面所形成的表面反光区，用直接焦点照明法检查这一光亮的反光区的方法。因所利用者为光亮增强的镜面反光区，故名镜面反光带照明法。这种方法的原理是光线进入不同屈光指数的间质时，在二间质的邻近面都要形成所谓不衔接面，这种不衔接面能发生镜面反射。若物体表面为完全光滑者，循反光路线进行观察时，则为一完全光亮区，刺目不能查看。若是非完全光滑者，则一部为规则反光，使该区亮度增加，一部为不规则反光，就可借以观察其表面之组织形态。人体组织构造并非完全光滑者，故可使用此法进行观察。

（6）间接照明法（indirect lateral ilumination）：此法的主要意义是把光线照射在组织的部分上，而观察其邻近的同一组织的另一部分。例如把光线照射在邻近于瞳孔缘的鼻侧虹膜上而观察其邻近的组织，这样瞳孔括约肌就可被发现，虹膜上的细小出血也可看见，如果使用直接焦点照明法反而看不见。同样情形，对角膜上皮新生血管等，也可使用这一方法。

除前所述者外，在检查时应灵活运用各种方法，例如移动光线照明法（oscillatory illumi-nation），即上述各方法的综合应用，利用光线移动，对易于遗漏的细微变化，也可查见。例如用直接焦点照明法显微镜和光线的焦点都可照射在虹膜的表面上。为检查同一物体而改用间接照明法时，就必须把光线的位置稍加移动，这时由于光线的一明一暗，就在对照的情况下，发现细微的改变。同时在移光过程中，发现细小物体也似在移动一样，这对发现病变也有帮助。

此外还要注意投影问题。在使用直接焦点照明法时，在光学切面的前面，如有黏液、小异物、角膜小面、角膜云翳、血管翳或血管等，在物体后面的角膜、虹膜或晶状体上都能形成投影。检查时一定要注意这一现象，往往可借此发现细微改变。另外在照明装置上如有灰尘，也能造成相似的情况，但黑影随光源移动而改变位置，因此也易于鉴别。

定位法对确定病变的位置，对眼科疾病的诊断、预后和治疗，都有密切的关系。例如角膜发生浸润，发生在角膜深层或浅层有不同的诊断和预后。因此定位法是一个很有重要意义的步骤。常用方法如下：

（1）直接焦点照明法：使用窄光宽角容易辨清病变所在位置。同时在检查时需慢慢移动光源，直至所要检查的病变在光学切面中出现，这对了解病变所在位置的深浅和角膜厚度的变化很有帮助。

（2）改变显微镜焦点距离的方法：利用已知病变的位置，测量其他病变。由转动显微镜螺旋的多少，可知其他病变所在的位置。

（3）镜面反光带照明法的利用：可测知病变所在的层次。

（4）平行移位定位法的利用：在检查时移动光源，则在视野内可见细小物体也在移动。如果已知某点的地位，再以其与病变的地位相比较，可用其相对运动的方向定位，而决定病变在已知点之前或后。

二、裂隙灯显微镜下眼部正常组织的情况

1. 结膜

结膜组织用一般焦点聚光放大镜检查，就可得知其概况。但有特殊需要时，则需进行裂隙灯的检查。球结膜检查较易，睑结膜和穹隆部结膜检查时，则需翻转和固定眼睑方能检查。

加用活体染色法，例如在结膜囊内滴入 0.5% 亚甲蓝溶液后，可以查出神经和淋巴管。

利用裂隙灯对结膜微血管进行检查，对某些全身病的诊断和预后很有意义。例如退行性动脉病变患者的球结膜微血管可有管径粗细不匀，血管扭曲，局限性扩张及血液流动异常（如血细胞凝集、血流停滞或中断现象），少数病例还可查出患有血管周围水肿及小出血等。

2. 角膜

用裂隙灯检查角膜缘时，发现巩膜与角膜之移行部位，不像一般肉眼所见透明与不透明组织之间清楚易辨，而在移行部位有栅栏状之不透明组织自巩膜伸入角膜实质内，同时在角膜周围有血管网的存在。由于正常情况下变异很大，诊断核黄素缺乏眼部症状时应加以鉴别。

正常角膜组织显微镜下可分为 5 层。在使用裂隙灯检查时，使用宽的光学切面，就不能分出层次，只能分辨出由角膜实质分开的前明后暗的两个光带。但若使用窄光宽角进行检查，则层次易于分辨。

上皮组织：由于光线变窄，使光学切面的两侧缘相互接近，几成一条细线，则前一光带即上皮组织所在，光带又分为两层，前一层为角膜表面的泪膜，后一层是 Bowman 膜，中间所夹较透明的组织，即上皮组织。正常者整齐、透明、光亮，无特殊构造。一旦发生病变，就可见到明显的变化。例如在角膜发生水肿、水泡等改变时，使用窄光宽角进行检查，可以发现上皮组织内出现空泡样改变。如果使用后部反光照明法，看得更清晰，状如在玻璃窗上出现的哈气水珠；利用这种照明法检查角膜表层新生血管，不仅可以看清血管走行方向，还可看清血细胞在血管内循环的状态。此外，如角膜上皮剥脱、浸润、浅层溃疡等都可清楚地查出，特别是在 2% 荧光素染色下，看得更是明显。对于小的角膜异物，不仅可以看出是在角膜表面或是嵌在上皮内，还可估计出穿入的深浅以及对周围组织损害的状况。

Bowman 膜：如前所述之后一条白线即 Bowman 膜（前弹力层），如无病变，则所见仅为一白线，但在角膜炎症或穿通性外伤时，则可出现皱褶或裂纹。

主质层：几乎占角膜全层的最大部分。与组织学所见呈板层构造者不同，裂隙灯下所见是白色颗粒状组织，于其中可见神经纤维，主要分布在主质层的中层，前层、后层很少。初学者常误认其为硬化的新生血管，须加鉴别。神经纤维须用直接焦点照明法非焦点部分方能看见，用后部反光照明法则不能看见，同时其分支呈锐角，多为两支，在分支部有时可看到结节。硬化的血管则与此不同，多为角膜主质炎后遗留者，用后部反光照明法清楚可见，呈毛刷状或扫帚状，密集存在，与神经纤维迥然不同。在主质层发炎时，主要改变是发生混浊、增厚以及血管新生等，可由浸润所在位置、局限性或弥漫性等不同特点，做出正确诊断。

Descemet 膜：在宽角窄光的光学切面最后一个光带，即相当于 Descemet 膜（后弹力层）与内皮细胞层。因其为透明组织，故用一般方法不能看见，但如果发生病变即可明显看出。例如在角膜基质炎、球内手术后等可见到皱褶，在圆锥形角膜、眼球挫伤后等可见到破裂。此外在某些疾病，例如铜屑沉着症、肝豆状核变性（Wilson 病），在角膜周围部可见特殊的黄绿色或青绿色色素沉着环，后者名为凯-佛（Kayser-Fleischer）环。

内皮细胞层：为一单层多角形细胞，平铺在 Descemet 膜之内面，用一般照明法不能看见，必须使用镜面反光带照明法方能看清，呈青铜色花砖地样之细胞镶嵌状，中有散在之点，名 Hassall-Henle 体。在角膜基质炎和早期虹膜睫状体炎时，要出现内皮细胞水肿，其特点是在镜面反光带照明法检查下，内皮细胞边界模糊不清，由于水肿使角膜后壁沉着物易于形成。详细检查要靠角膜内皮细胞镜检查。

3. 前房

在角膜后光带与晶状体前光带或虹膜之间即为前房，其深度约为 3.5 mm。在暗室中用小孔（点）或圆柱形光线检查，正常人之前房液也可查出所谓生理性房水闪光，这种现象切勿误认系早期葡萄膜炎之症状。生理性与病理性虽无明显界限，但一般病理性者除在前房内见有多数微粒游动外，且可因浆液性渗出质之存在而出现乳白色光带，这与生理性者不同。生理性者虽有时在老年人可见极少数色素颗粒，于儿童可偶见 1～2 个白细胞，但绝无乳白色光带出现。如果出现乳白色光带，并见有多数微粒运动，即属 Tyndall 征阳性，这种现象是诊断虹膜睫状体炎的重要体征之一。裂隙灯下还可见到温差对流现象，即不停运动的微粒呈定向游动。靠近虹膜的房水，因温度较高而上升，近角膜部分因温度较低而下降，由于这种运动关系，一部分炎症微粒黏附在角膜后壁上，形成所谓角膜后壁沉着物。典型位置在角膜下半部后壁上，排列成三角形，尖向瞳孔区，底向角膜下缘，底部微粒较尖部为大。病情严重时房水中渗出质增多，对流现象减慢，等病情好转，对流加速。

4. 虹膜

在裂隙灯下虹膜为一较复杂组织，就像指纹一样，每个人具有不同特点。主要不同是颜色、表面凹陷之数目、分布、大小和深浅、瞳孔缘部色素突出的多少、瞳孔区与睫状区的排列以及虹膜色素痣等，并因此形成各种不同形象。所以用裂隙灯检查眼部，随时可发现特殊形态。

用直接焦点照明法，对虹膜表面的变化进行观察，可以看得十分详细，例如当虹膜发炎时，组织纹理和色素都出现模糊不清，甚至褪色；当炎症过后可能发生萎缩，使虹膜组织变薄，色素脱失以及虹膜后粘连等。临床上要注意永存瞳孔膜与晶状体前囊星状色素沉着，两者都系先天异常，并非虹膜睫状体炎后遗症，这种异常在正常眼发生率可达 20%。对虹膜色素痣疑有恶性病变可能时，应缜密观察，随时照相或画出形状，测出大小，以备参考。

虹膜实质是富有神经和血管的。其中神经组织是不能用裂隙灯检查到的，血管也看不见，但在有虹膜发炎、萎缩、血管扩张或新生血管时，血管组织就可以看清了。

使用间接照明法，可以把瞳孔括约肌、虹膜出血、肿瘤或囊肿，明显地投照出来，但在棕色虹膜、色素丰富者，瞳孔括约肌不易看见。使用由晶状体后囊反射回来的光线，对虹膜进行投照检查时，可以比较容易地发现虹膜孔及虹膜后层断裂。此外，如虹膜上有细小异物，根部解离，炎性结节等都可观察得十分清楚。

5. 晶状体

用裂隙灯检查晶状体是确定有无白内障的重要方法之一，但由于晶状体本身构造较复杂，故首先应对晶状体在裂隙灯下的正常情况彻底了解，方可不致造成误诊。由于晶状体纤维的不断增长，晶状体的正常构造是随着人的年龄变化而有所不同的。晶状体前囊在窄光下是分层的，还有其他副光带出现在皮质和成人核之间，往往因情况复杂在临床上易造成误诊，现把基本情况介绍于下。

检查前先散瞳，这样可看清楚晶状体周边部的改变。为了能了解到混浊变化的位置，应先使用宽光对不同焦点进行观察，同时也应使用镜面反光带照明法。在做进一步检查时，还必须应用窄光形成光学切面。这样才能对晶状体缝、晶状体裂隙灯下各个光带等都看得清楚。

通过裂隙灯窄光、直接焦点定位，在成年人透明晶状体的光学切面上，由前向后所出现的各光带如下：前囊、前皮质、前成人核、前婴儿核、前胎儿核、前及后胚胎核、后胎儿核、后婴儿核、后成人核、后皮质和后囊。所有各层光带因年龄关系在一个晶状体内不一定都能见到，但前、后光带成人核和婴儿核，一般是可以看见的。

胎儿核：由中央空隙和由前边以正 Y、后边以倒 Y 为界的两个半月形光带所构成。在可能情况下，如对新生儿进行裂隙灯检查，就可发现 Y 字形缝合几乎就在囊皮下。中央空隙是胎生 3 个月前所形成的部分，也就晶状体最早生成的部分，名为胚胎核。胎儿核的其他部分也都是在出生前形成的。

婴儿核和成人核：婴儿核是由出生前至青春期所形成的，检查时常不明显；成人核则是从青春期至成年期（35 岁）所形成的，以后逐渐发展。从光学切面上看，成人核表面不易很光滑，有时表面有空泡，起伏不平。

皮质：是位于前囊下透明间隔下的晶状体皮质，是晶状体最后形成的部分，厚度随年龄不同而有改变。20 岁的青年人，皮质约为核的 1/4 厚，而 70 岁高龄的老人，皮质约等于核的一半厚，这是由于晶状体纤维不断增生的结果。

晶状体囊：用一般检查方法是不能分辨出它为一独立组织的。但在使用窄光直接焦点照明法时，由于光带的出现，可以把它与囊下组织分开。如果使用镜面反光带照明法，在晶状体前后囊均可出现一种有光泽的、表面粗糙不平、状如粗面皮革的所谓鲨革（sha-green）。在前囊是由于晶状体前囊表面、晶状体上皮和晶状体纤维之间的起伏不平所形成的多数小反射面所致。在后囊则系由晶状体后囊和晶状体纤维之间起伏不平形成的多数小反射面所致。

在晶状体前囊表面常有棕黄色的星状细胞沉着，这是一种具有几个突起的色素细胞。有时单一，也有时多数。由于裂隙灯的使用，发现有很多的正常人具有这种改变。

6. 玻璃体

玻璃体是位于晶状体后面的组织。裂隙灯下可分为原始玻璃体和玻璃体两部分。晶状体后间隙即原始玻璃体所在地，其前界是玻璃体的前境界膜，称为玻璃样膜，此膜极薄，平时和晶状体囊不能分开，在白内障囊内摘除术后才能看到。晶状体后间隙呈漏斗状，并非完全透明，在强光下观察可见其中有纤细的网状结构。后界是皱襞膜，呈有皱褶的透明膜状结构，也就是玻璃体主体（次级玻璃体）的开始。在皱襞膜后的玻璃体主体，似为一透明的光学空间，但在裂隙灯强光照射下，可以看到其中有由疏松的支架组织所构成的复杂而变化多端的假纤维及假膜，形态多样，像悬挂的薄纱幕，纱幕的褶皱随眼球运动而飘动。在玻璃体的深部由于照明亮度逐渐减弱，构造也就显得更不规则。裂隙灯下玻璃体的病理变化，主要是在假纤维和假膜间出现棕黄色或灰白色的细小如尘埃状、丝状或片状混浊物，有时也可见到闪闪发光的结晶体。其次是假纤维的吸收、粘连、膜样形成或呈致密的波浪状带束。由于玻璃体结构有随眼球移动而运动的特点，故可以借此诊断玻璃体是否液化。在正常情况下裂隙灯观察可见假纤维在半固体的凝胶中向前后波动，然后返回原来位置，如系明显液化，则不能返回原来位置。在葡萄膜炎时，玻璃体内可见灰白色渗出质及色素团块。玻璃体出血时，则光线被遮蔽不能照人，但可借血液红色反光而得出明确诊断。

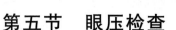

第五节　眼压检查

眼压是眼内容物对眼球壁及内容物之间相互作用所产生的压力。

正常人的眼压值是 10～21 mmHg（1 mmHg＝133.3 Pa）。眼压是青光眼诊断和治疗中必需的临床资料。眼压测量的方法有指测法和眼压计测量法。

一、指测法

检查方法及步骤：

（1）测量时让被检者两眼尽量向下注视。

（2）检查者将两手中指、小指置于被检者前额作支撑，示指指尖放在上睑板上缘的皮肤面。

（3）检查者两示指向眼球中心方向交替轻压眼球，当一指压迫眼球时，另一指即可感触波动感。

（4）根据指尖感觉到的眼球波动感，来估计眼压的高低。

（5）眼压正常记录为 Tn；眼压轻度、中度和高度减低分别记录为 T-1、T-2 和 T-3；眼压轻度、中度和高度增高分别记录为 T＋1、T＋2 和 T＋3。

临床上多用于不能用眼压计测量眼压的情况，如角膜白斑、角膜葡萄肿、圆锥角膜和扁平角膜等引起角膜曲度明显改变者。此方法只能粗略地了解眼压，注意不可过度用力压迫眼球。

二、眼压计测量法

应用眼压计来测量眼压，可分为压陷式眼压计、压平式眼压计和非接触式眼压计。

（一）Schiotz 眼压计测量法

Schiotz 眼压计（schiotz tonometer）属压陷式眼压计，放在角膜上的底板中轴以一定重量的砝码压迫角膜中央，根据角膜被压陷的深度间接反映眼内压。

1. 准备眼压计

（1）在眼压计的试板上测试眼压计的指针是否指向零位，并检查指针是否灵活。

（2）眼压计的足板部分先用 75％乙醇棉球擦拭，再以消毒干棉球擦干。

2. 麻醉

被检眼滴入表面麻醉药，如用 0.5％丁卡因滴眼液滴眼 2 次。

3. 体位

嘱被检者仰卧直视上方，并举起左手伸出示指作为注视点，双眼通过此注视点直视上方，角膜切面保持水平位。一般先测右眼，后测左眼。

4. 测量

（1）检查者右手持眼压计持柄,左手指轻轻分开被检者上、下眼睑,分别固定于上、下眶缘。

（2）缓慢地将眼压计足板放置于角膜中央，保持垂直。

（3）可见眼压计指针随着眼球搏动在刻度尺前微微摆动。

（4）先用 5.5 g 砝码读指针指示的刻度，如读数小于 3，则需换 7.5 g 的砝码，再行检测；依此类推，用 10 g 的砝码测量，再以 15 g 的砝码测量。

（5）每眼同一砝码连续测量 2 次，其读数差值应不超过 0.5 格刻度数。

5. 换算记录眼压值

（1）根据测量眼压时所用的砝码重量，从眼压计所附的换算表中查出对应的眼压值。

（2）记录值：砝码重量/指针偏转刻度数＝换算后眼压值，单位为 mmHg。

6. 测量结束

测完眼压，用抗菌药物眼药水滴被检眼。用乙醇棉球立即将眼压计足板清洁干净，放回眼压计盒内。

7. 检查的注意事项

（1）检测者不要人为地向被检眼加压。

（2）测量眼压时，眼压计足板压陷角膜的时间不宜过长，否则会引起眼压下降或角膜上皮损伤。

（3）如发现角膜擦伤，应滴用抗菌药物眼膏后遮盖，一天后复查是否痊愈。

（4）考虑异常巩膜硬度的影响，必要时测校正眼压。用两个不同重量的砝码测量同一眼所得的指针偏转刻度值，对照专用"校正眼压与眼壁硬度负荷读数"表查找，得出眼球壁硬度和校正眼压值。

（二）Goldmann 眼压计测量法

Goldmann 眼压计（goldmann tonometer）属于压平式眼压计，其原理为用可变的重量将一定面积的角膜压平，根据所需的重量与被检测角膜面积改变之间的关系判定眼压。受眼球壁硬度和角膜弯曲度的影响甚小，是目前准确性较可靠的眼压测量方法。

眼压计有裂隙灯上装附式的压平眼压计以及手持式压平眼压计。手持式压平眼压计的优点是不需裂隙灯显微镜，被检者坐卧位均可测量。

检查方法及步骤：

（1）对测压头进行清洗和消毒，先用手指蘸少许软肥皂溶液擦洗测压头，然后以自来水流水冲洗干净，最后以 75％乙醇棉球或 3％过氧化氢棉球擦拭。

（2）将消毒后的测压头放置于眼压计测压杠杆末端的金属环内。

（3）将测压头侧面轴向刻度 0°或 180°置于水平方位，即对准金属环的白线。若被测眼有 3 D 或以上的散光时，则需将散光的弱主径线刻度置于 43°轴向方位，与金属环的红线对准。

（4）将裂隙灯显微镜的钴蓝滤光片置于裂隙灯光前方，并将控制灯光的裂隙充分开大，使蓝光照射在测压头部。裂隙灯置于显微镜一侧，呈 35°～60°角。

（5）被检眼滴表面麻醉药，如用 0.5％丁卡因滴眼液滴眼 2 次。

（6）被检眼结膜囊内滴 0.25％～0.50％荧光素钠溶液或以消毒荧光素纸条放置于被检眼下穹隆结膜囊内，使角膜表面泪液染成黄绿色。

（7）测量。

1）嘱被检者坐在裂隙灯显微镜前并调好位置。

2）一般先测右眼，后测左眼。

3）将测压头置于显微镜前方。

4）嘱被检者放松，向前注视，尽量睁大睑裂。必要时检查者用手指轻轻牵拉上睑，帮助被检者开大睑裂。

5）将眼压计的测压旋钮转至 00 刻度位置。

6）调节裂隙灯显微镜操纵杆，缓慢地将裂隙灯显微镜向前移动，使测压头刚刚接触被检眼的角膜。

7）此时在钴蓝光照射方向的对侧角膜缘会出现蓝光，停止向前推进裂隙灯显微镜。

8）用裂隙灯显微镜低倍目镜观察，可见两个黄绿色半圆环。左右、上下调节裂隙灯显微镜操纵杆，使两个半圆环位于视野中央，并使其左右、上下对称，宽窄均匀。缓慢转动测压旋钮，直到两个半圆环的内界刚好相切，此时为测压终点。

9）从测压螺旋上读出至测压终点时所用压力的刻度数，乘 10，即得眼压值，单位为毫米汞柱（mmHg），1 mmHg＝133.3 Pa。如以眼压值再乘 0.133，则单位为千帕（kPa）。

10）重复测量 2～3 次，所得结果相差值不超过 0.5 mmHg，可取平均值。

（8）测量完毕后清洁测压头，用抗菌药物眼药水滴被检眼。

（9）检查的注意事项。

1）测压头与角膜接触时间不宜过长，否则可引起眼压下降，或引起角膜上皮损伤。

2）滴用荧光素不宜过多过浓，荧光素半环太宽，测出的眼压可能比实际偏高，此时应吸除过多泪液后再测量。

3）异常角膜厚度和曲度会影响测量结果。

（三）非接触眼压计测量法

非接触眼压计（non-contact tonometer）测量法的原理是利用一种可控的空气脉冲，气流压力具有线性增加的特性，将角膜中央部恒定面积（3.6 mm）压平，借助微电脑感受角膜表面反射的光线和压平此面积所需的时间测出眼压计数值。其优点是避免了通过眼压计与受检者角膜直接接触引起的交叉感染，无须表面麻醉。

检查方法及步骤：

（1）让被检者坐于非接触眼压计之前，嘱其将头部固定于眼压计头架上，向前注视，尽量睁开睑裂。

（2）调节调焦手柄，将眼压计测压头对准待测眼角膜，此时眼压计监视屏上自动显示待测眼眼别。

（3）测量。

1）在眼压计控制板上选择"auto"系统进行启动测压。

2）嘱被检眼注视测压头内的绿色注视灯，调节焦点至适当时，监视屏上两个方框重叠，系统自动发出一阵气体压平角膜，监视屏上自动显示出眼压值和几次测量的平均值。

3）如果被检者欠合作，或测量方法有误，所显示的数值自动标上"＊"号或不显示数值。

（4）测量完成后在控制板上按"print"，可将测量结果打印出来。

（5）检查的注意事项。

1）非接触眼压计与 Goldmann 压平眼压计相比，在正常眼压范围内的测量值更可靠，但在高眼压时其测量值可能出现偏差，角膜异常或注视困难的被检者中可能出现较大误差。

2）测压时非接触眼压计不直接接触眼球，因而减少了应用其他眼压计测压可能引起的并发症，如角膜擦伤、对表面麻醉药过敏和播散感染。

3）对角膜异常者应慎用，因为不但测量值可能不准确，而且还可能引起角膜出现皮下气泡。

第六节　屈光检查

屈光检查是使用不同的方法检测眼屈光不正的性质及程度，以了解眼屈光状态的方法。主要包括主觉检查法与他觉检查法。随着医学验光这个概念的提出，电脑验光仪逐步在临床使用。

一、主觉检查法

主觉检查法指被检者在自然调节状态下，依其诉说视力情况选择最适宜的镜片，根据所用矫正透镜的性质与屈光度值（D）来测被检眼之屈光异常状态及其矫正视力的方法。

这种方法完全是以被检者主觉的知觉能力、判断能力为依据，因此在使用上有一定的局限性。

1. 插片法

（1）根据被检者的裸眼视力，以试镜求得最佳视力。

（2）测裸眼视力。

（3）如远视力不能达到 1.0，而能看清近视力表的 1.0，则可能为近视眼。检查眼底，结合病史选用镜片度数，镜片度数从 −0.25 D 开始递增，直至被检者能清楚看到 1.0。

（4）如远、近视力都不好，或者近视力小于 0.9，远视力正常者，则可能为远视眼，可试"＋"球镜片。如果为近视眼加"＋"球镜片，视力肯定下降，若是远视眼则视力提高或不变，逐渐增加"＋"镜片至视力增加到最好。

（5）如只用球镜片不能满意地矫正视力，再加用凹凸柱镜片，并转动柱镜的轴位，直至达到最佳视力。

（6）如果所选择的球镜片和柱镜片已将视力矫正到 1.0 或 1.2，仍需用下述六步法加以证实：①＋0.25 D 球。②−0.25 D 球。③＋0.25 D 柱轴相同。④＋0.25 D 柱轴垂直。⑤−0.25 D 柱轴相同。⑥−0.25 D 柱轴垂直。逐渐将以上六步法循序加于镜片的前面来增加其屈光度，直至患者不再接受任何镜片为止。

（7）老视眼的矫正法，在近距离用主观验光法获得近用度数，再按近距离视觉需求及年龄情况来计算，开出眼镜处方。

2. 雾视法

将一大于 2.0 的高度凸球镜片置于受检眼前，形成人为近视，此时视力明显下降、视物模糊不清，有如处于云雾之中，又称之为云雾法。

检查方法及步骤：

（1）先给被检者戴高度凸球镜（＋2.00～＋3.00 D）造成近视状态。

（2）嘱被检者看远视力表，开始感觉很模糊，过数分钟后即觉较清晰，说明睫状肌的调节逐渐松弛。

（3）此时可加凹球镜片，以 −0.25 D 递增，必要时加凹柱镜片，直到获得最佳调节视力。

（4）从原加凸镜片度数中减去所加凹镜片度数，即为患者屈光不正度数。

临床上适用于远视或远视散光患者，也可用于假性近视的诊断，对因各种原因不能使用睫状肌麻痹剂或对麻痹剂过敏者尤宜。但不适用于估计有近视或近视散光的患者。

3. 针孔检查法

在被检眼前放置针孔片，可阻止周围光线干扰，将瞳孔人为缩小，消除眼屈光系统中周边部分的光学作用，克服部分散光，并可增加所观察外界物体的景深。如果为屈光不正者，其中心视力会有所提高。若为屈光间质病变、眼底病变等，则视力不能提高。

检查方法及步骤：

（1）被检者与视力表相距为 5 m。

（2）选用镜片箱内的针孔片为孔径 1 mm 的圆孔黑片。

（3）在被检眼前加一针孔片进行视力检查。

临床上可对屈光异常和屈光介质病变、眼底病变进行定性鉴别。但仅依此点不能确定屈光异常的性质及度数。

4. 散光的主观测定法

检查方法及步骤：

（1）选用交叉柱镜进行测定，鉴别有无散光，调整散光度数和轴位。

（2）检查者旋转交叉柱镜把柄，改变散光轴方向，也可以翻转正面、负面。镜柄放在 45°位置，"＋"轴在垂直位称第 1 位，在水平位为第 2 位。

（3）测定有无散光：①在已矫正的球镜前放置交叉柱镜，如果第 1 位、第 2 位的视力相同，比不加镜片模糊，表明原矫正镜片已准确。②如果放置交叉柱镜某方向清楚，其反转后模糊，说明有散光存在。③如果"＋"轴在 90°位置清楚，就在 90°位加"＋"柱镜，或在 180°位加"－"柱镜。

（4）矫正散光轴位法：①将交叉柱镜放置于已矫正镜片前，使其"＋"与"－"轴分居在原散光轴左右各 45°的位置。②迅速翻转交叉柱镜，以决定在哪个位置上可增加视力。③将试用柱镜片的轴向所用交叉柱镜上同符号之轴的方向转动。④根据第 1 位及第 2 位视力好坏来移动矫正镜片的轴向，直至视力不因交叉柱镜的反转而改变时为止。

（5）矫正原用散光度的准确性：①将交叉柱镜轴位加放在已矫正镜片原来的轴位上，使"＋""－"号轴交替重叠于原柱镜轴向。②嘱被检者注视散光表或视力表。③分别根据放置第 1 位好还是第 2 位好，增加或减少原有的柱镜屈光度，使视力达到最好的水平为止。

（6）检查的注意事项：①矫正中要增加某一方向柱镜度时，应同时增加与其符号相反的半量球镜度数。②先告知被检者，应用交叉柱镜试验不一定能增进视力，不一定能多读视力表上一行字，而只需感觉比较模糊或比较清楚即可。③交叉柱镜加于被检眼前，每一位置只可保持数秒钟。④交叉柱镜试验时，镜柄的转动当力求迅速，被检眼才能比出哪一位置清楚，哪一位置模糊。⑤选用多大的交叉柱镜，应根据被检者的视力而定，视力好者用低度交叉柱镜；视力差者用较高度交叉柱镜。

临床上在进行以上主观屈光检查时应注意，此为高度个性化的检查，要结合多方面因素给予最合适的矫正度数。且其易受调节作用的影响，不够准确，但 40 岁以上者调节力已减退，可用插片法。进行主观屈光检查之前，一般先进行眼底常规检查。雾视法的主要目的是减少调节的影响，主要用于远视、远视散光或混合散光的患者。应用雾视法采用递减镜片测量远视性屈光不正时，注意在未换低一级"＋"球镜片以前，不要撤掉原先加载眼前的较高度数的"＋"球镜片。小孔检查是一种粗试检查，主要用以鉴别视力低下的原因。

二、他觉检查法

他觉检查法不需患者诉说，只由检查者根据检查的状况来测知屈光状态。也可用于主觉检查法不可能或不可信赖时，如儿童、聋哑、精神迟钝的成人等。

（一）电脑自动验光

为目前最常用的方法，操作简单、快捷，可测定屈光状态、屈光不正的性质和程度。

检查方法及步骤：

（1）首先开启电源，预热仪器。

（2）嘱被检者就座，调整适宜高度，固定头位。

（3）被检查者睁开双眼，注视仪器前孔中的视标。

（4）调节仪器高度及左右方位，使被检眼位于视屏环形光标区。

（5）调节仪器焦距使视屏上的角膜影像清晰。

（6）进一步细调移动环形光标至瞳孔中央。

（7）按动记录键，打印结果。

（8）验光时每眼连续测三次。

（9）检查的注意事项。

1）检查者要熟练掌握操作技术，尽量缩短测试时间。

2）被检者保持头、眼位相对不动，尽量处于松弛状态，配合检查。

3）注意仪器的保养和定期测试。

（二）检影法

检影法俗称视网膜检影法（retinoscopy），为最常用的一种较准确的他觉屈光检查法，此法是用检影镜观察眼底反光的顺动和逆动，客观测量眼屈光状态的一种方法。

本检查方法的原理是根据透镜的共轭焦点理论来确定被检眼的远点位置。对正视眼而言，5 m 以外发出的平行光线，经过处于调节静止状态的眼屈光系统后，在视网膜上形成清晰的像，此时无限远处的发光点与视网膜是互为共轭焦点的，即将视网膜成像的位置作为一个发光点，它向外发射的光线由屈光指数较高的屈光介质（眼内）向屈光指数较低的介质（空气）中进行，因此，光线射出眼外也成平行光线。同理，近视眼视网膜上一发光点向外发射光线为向远点聚合的光线，而远视眼视网膜上发光点向外发射的光线为散开光线，即视网膜与其远点互为共轭焦点。

最常用的检影法为静态检影法，其是使被检眼的调节作用处于完全松弛状态下的屈光检影法，有点状光检影和带状光检影两种方法。下面以点状光检影法为例来说明。

检查方法及步骤：

（1）青少年用睫状肌麻痹剂（如阿托品、后马托品、复方托吡酰胺等）散瞳，成人可用小瞳孔检影。

（2）在暗室内进行，检查者与被检者相距 1 m 对面而坐。

（3）检查者手持检影镜（直接或间接检影镜），将光线投射到被检者的瞳孔区内，轻轻转动镜面，观察由视网膜反射到瞳孔区的光影运动情况是顺动还是逆动，及光影移动的速度。

（4）判断光影移动情况：

1）如果光影为顺动，即瞳孔区光影运动的方向与检影镜运动的方向相一致，表明被检眼的远点位于检查者眼的后方，该眼的屈光状态可能是正视眼、－1.00 D 以内的近视或远视眼，可在眼镜架上放正球镜片，逐渐增加度数至瞳孔区的光影不动，即达到中和点，由此可得出该眼的远点。

2）如光影为逆动，即瞳孔区光影运动的方向与检影镜运动的方向相反，表明被检眼的远点位于 1 m 以内，即表示该眼为－1.00 D 以上的近视，可将负球镜片放在试镜架上，逐渐增加度数，直至光影不动，达到中和点。

（5）确定屈光度数：

1）在出现反转点时的镜片度数上再加上检查距离造成的－1.00 D"人为近视"，即为被检眼的实际屈光不正度数。

2）如在检影中两主径线上的中和点不同，表明有散光。两条主径线是互相垂直的，则可分别找出两个主径线上的中和点，其屈光度数之差即为散光的度数。用相应的柱镜片，将轴位置于低屈光度的径线上即可矫正散光。或根据影动中出现的散光带的方向确定散光轴位，在平行于轴的方向上放置不同的柱镜片，如果是顺动散光带，就放"＋"圆柱镜片；如果是逆动散光带，就放"－"柱镜片。

3）根据散光带影动的速度及宽窄不断改变圆柱镜的度数，直到散光带消失，则此时的圆柱镜为散光的度数。

（6）试镜：

1）根据检影结果进行试镜，将镜片放在试镜架上，纠正检影 1 m 距离的误差。

2）可小量增减屈光度异并结合交叉柱镜校正散光轴位获取最佳矫正视力。

3）小瞳孔检影者要试戴眼镜 10～30 min，感觉舒适方可开具处方。

4）散瞳检影者需当睫状肌麻痹剂的药效完全消失后、瞳孔已完全恢复时，做第 2 次复验后再开眼镜处方。

三、综合验光仪

综合验光仪首先是用来检查眼外肌功能的仪器，从 20 世纪 70 年代开始大量用于屈光不正的检查。随着医学验光这个概念的提出，综合验光仪的使用越来越普遍了。

综合验光仪的结构由 4 个控制部分组成：

1. 镜片控制部分

（1）球镜控制。

（2）柱镜控制。

2. 各种辅助镜片控制部分

3. 外置补充系统控制部分

（1）交叉圆柱系统（JCCs）

（2）旋转棱镜系统。

4. 调整控制部分

（1）瞳距旋钮。

（2）水平旋钮和平衡指示。

（3）后顶点距调整旋钮。

（4）视轴倾斜调整。

检查方法及步骤：

以用综合验光仪进行远距离主观验光为例。

（一）验光使用的仪器

（1）投影视力表。

（2）投影屏。

（3）标准综合验光仪。

（二）综合验光仪功能转盘符号

（1）O：Open，无任何镜片。

（2）OC：遮盖片。

（3）±0.50 D：交叉圆柱镜，用于检测调节幅度。

（4）6△U：底朝上的 6 度棱镜测双眼平衡。

（5）PH：针孔镜，检查屈光不正。

（6）+0.12 D：用于检测红绿表。

（7）RL/GL：红/绿色滤色片，检测双眼视功能及融合力。

（8）R/WMH：红色水平马氏杆镜，用于检测隐斜视。

（9）R/WMV：红色垂直马氏杆镜，用于检测隐斜视。

（10）P135°：偏光片，用于检测立体视觉或双眼平衡测试。

（11）P45°：偏光片，用于检测立体视觉或双眼平衡测试。

（12）R－+1.50：用以抵消检影工作 67 cm 距离所产生的屈光度。

镜片度数范围：

（1）负镜片范围：−0.25～−19.00。

（2）正镜片范围：+0.25～+16.75。 （3）负柱镜片范围：−0.25～−6.00。

（4）三棱镜范围：1△～20△。

（三）检查前准备工作

（1）被检者舒适地坐在椅子上。

（2）调整综合验光仪上瞳距旋钮使窥孔与受检者的远距离瞳距相匹配。

（3）将综合验光仪置于被检者眼前，保持综合验光仪的水平状态。

（4）调整投影视力表，投射出带有"1.2"等细小视标的整行视标。

（5）可将静态视网膜检影的结果置入到综合验光仪上，作为主观验光的起始度数。

（四）验光具体步骤

1. 初步球镜确认阶段

（1）雾视：①雾视右眼的视力达到 0.3～0.5。②根据屈光性质，视力小于 0.3 者加度数，视力大于 0.5 者减度数。③球镜片调整幅度在 0～1.50 D，以"减负加正"为原则。

（2）右眼球镜矫正。

（3）红绿视标：①绿色字清晰则表示近视过矫；远视欠矫。②红色字清晰则表示近视欠矫；远视过矫。③加减±0.25 D 或以上至红绿一致。

（4）MPMVA：即最好视力的最高正镜最低负镜，若视力达到 1.0 或以上，可做下一步：红绿表测试、双眼平衡等；如视力不达 1.0，可能存在散光，需再做散光检查。

2.散光矫正精确阶段

（1）雾视。

（2）散光线图：①判断线图清晰度。②线图上是否有一条线特清晰，若有则表明有散光，无则没散光。③若 90°线清晰，则表示散光轴在 180°，若 180°线清晰则表示散光轴在 90°。

（3）回复球镜度。

（4）交叉圆柱镜精确柱镜轴位和度数：①把 ±0.25 交叉圆柱镜"柄轴重叠"摆好，翻转并询问"1"或"2"好。②在水平轴看红点上下，在垂直轴看红点左右。③根据此调整轴向"进 10°退 5°"至"1""2"一样清，来精确柱镜的轴位。④把 ±0.25 交叉圆柱镜"轴轴重叠"摆好，翻转并询问"1"或"2"好。⑤观察与轴向重叠的是红点"1"还是黑点"1"清，注意"红加黑减"。⑥据此调整柱镜度至"1"和"2"一样清，来精确柱镜的度数。

3.球镜的最终确定阶段

（1）红绿视标。

（2）加减球镜度。

左眼重复上述步骤。

4.双眼平衡和双眼镜度最后确认阶段

（1）双眼平衡：①嘱被检者闭上眼睛，在被检者右眼前加 3Δ 或 4Δ 底向上的三棱镜，左眼前加 3Δ 或 4Δ 底向下的三棱镜，是否看到两行模糊的视标，调整球镜度数，直到两行视标一样的模糊。②在被检者双眼前插偏振光片，双眼同时看视标，看二幅图，交替遮盖，了解是否一样清，哪幅图清即表示哪眼清，将清眼镜片减度数至双眼调节平衡。

（2）红绿视标。

（3）双眼同时加减球镜度。

（4）写出配镜处方。

第七节　眼底血管造影

一、荧光素眼底血管造影

荧光素眼底血管造影（fundus fluorescein angiography，FFA）用于观察视网膜的血管及血液循环状态。其原理是将能进入视网膜、脉络膜血管，且具有荧光特性的造影剂荧光素钠注入受检者静脉内，经血液循环至眼底血管，受到特定蓝色波长光激发后产生黄绿色荧光，同时，用高速眼底摄影机连续拍摄荧光素钠在眼底血液循环的动态过程，及在组织中扩散的形态。

造影剂荧光素钠（sodium fluorescein）有荧光特性，其分子式为 $C_{20}H_{10}O_5Na_2$，分子量为 37 627，在 pH 为 8 的情况下荧光最强。静脉注射常用量为 10～20 mg/kg。一般机体对荧光素有较好的耐受性，少数人有轻微的恶心、呕吐等反应，个别病例会发生过敏反应，乃至休克死亡。事先一定得取得患者或其法定监护人知情同意。

设备主要由快速连续拍摄的照相机或摄像机、照相机和计算机影像处理系统组成。

适应于视网膜及脉络膜疾病、前部视神经的检查；辅助眼底病的诊断；为某些眼底病的分期分型提供依据；有助于了解某些眼底病的病情程度；判断眼底病治疗的效果。

（一）检查方法及步骤

（1）被检者的准备：

1）给被检者造影前常规做血、尿、血压及心电图检查，并详细询问有无过敏史。

2）对有严重高血压、心血管疾病、肝肾功能不全者慎用。

3）向被检者介绍造影的要点和可能的并发症，征得同意，并签署同意书。

（2）充分散大瞳孔。

（3）常规做荧光素过敏试验：

1）一般采用皮肤试验法：①在前臂腕部内侧皮肤消毒后，划痕至皮肤少许出血。②滴上未经稀释的荧光素钠液。③观察15分钟。④如出现局部发红、水肿隆起等皮肤反应，视为阳性。

2）稀释荧光素钠静脉注射法：①将已经抽吸完了的荧光素钠的空安瓿注入10 mL生理盐水。②将此微带黄绿色的液体抽吸入注射器中。③由静脉缓缓注入带有极少量荧光素钠的10 mL黄绿色液体。④仔细观察患者有无过敏反应，如有不适，应立即停止注射，取消造影。

（4）确认无过敏反应再注入造影剂：注入静脉内用的荧光素钠剂量为10～20 mg/kg。一般成人用20％荧光素钠3～5 mL，用4～5秒注射完毕。儿童或不宜静脉注射的成人，可口服含2％荧光素钠的水溶液或氯化钠溶液，剂量为25～30 mg/kg，只适合于照晚期眼底像。

（5）嘱被检者坐在眼底照相机前，固定头部、调整焦点。首先拍摄彩色眼底照片和无赤光眼底照片，以及未注射荧光素前的对比照片。

（6）将被检者上臂置于小桌上，常规消毒后，进行静脉穿刺。将已配制好的荧光素钠于5秒内快速注入静脉内。在开始注荧光素钠的同时，开动照相机的计时器，记录造影时间。

（7）荧光素钠注入静脉6～7秒后，开始拍摄眼底照片。在头30秒内，每秒拍摄1～2张照片，以观察视网膜中央动脉和静脉的显影时间，然后间断拍摄，但最后应当拍摄15～30分钟的眼底后期像。标准的眼底相片应按顺序拍摄，尽量包括全部眼底。一般拍摄7～9个视野，其次序为后极部、颞侧、颞上、上方、鼻上、鼻侧、鼻下、下方和颞下。

（8）造影过程中尽可能穿插拍另一眼的照片。

（9）整理和保存眼底血管造影的资料。

（10）检查的注意事项：

1）注意术前询问有无药物过敏史。

2）检查室内应当备有常规抢救的设备和药物，如血压计、消毒的针头和注射器、肾上腺素和糖皮质激素等，以备急救所需。

3）如果被检者晕倒、昏迷、休克，应当立即停止造影，即刻进行抢救，必要时请麻醉复苏科医师或内科医师进行会诊，共同抢救。

4）造影完毕后嘱被检者多喝水，并告之不必介意24小时内皮肤和尿色发黄。

（二）正常荧光素眼底血管造影表现

1. 臂-视网膜循环时间（arm-retina circulation time，A-RCT）

荧光素从肘前静脉注射后到达视网膜动脉的时间。通常为10～15秒。

2. 分期

各期有一定的循环时间及空间的荧光表现。

（1）视网膜动脉前期或脉络膜期：荧光素注射后首先为睫状后短动脉系统，表现为视盘朦胧荧光和脉络膜地图状分布的背景荧光。如有睫状视网膜动脉存在，在视盘上可以看到睫状动脉与视盘朦胧荧光与脉络膜荧光同时充盈。

（2）视网膜动脉期：从视网膜中央动脉开始充盈至视网膜小动脉全部充盈即为视网膜动脉期，一般为1~2秒。从静脉注射荧光素到视盘上动脉充盈的时间为10~15秒。

（3）视网膜动静脉期：视网膜小动脉充盈之后到微静脉充盈之前，为视网膜毛细血管充盈。一般为1~2秒，此期毛细血管网最清晰，包括视盘周围的辐射状的毛细血管和黄斑部毛细血管形成的拱环。

（4）视网膜静脉期：从任何一支视网膜静脉出现层流现象至静脉荧光衰减为视网膜静脉期。静脉层流出现到全部充盈，一般为7~10秒，可持续15~20秒。

（5）晚期：从静脉注射荧光素10分钟后，染料大部分从视网膜血管中排空，只能看到微弱的脉络膜背景荧光和视盘边缘淡荧光弧。

3. 黄斑暗区

黄斑区无血管，故背景荧光淡弱。

4. 视盘荧光

（1）在动脉前期出现深层朦胧荧光和浅层葡萄状荧光。

（2）在动脉期出现表层放射状荧光。

（3）晚期沿视盘边缘呈环形晕状着色。

5. 脉络膜背景荧光（background fluorescence）

在动脉前期脉络膜毛细血管很快充盈并融合形成弥漫性荧光。

（三）异常荧光素眼底血管造影表现

1. 强荧光（高荧光）

（1）透见荧光（transmited fluorescence）：俗称窗样缺损（window defect）。

（2）荧光素渗漏（fluorescein leakage）：表现为组织着染（staining）或染料积存（poo-ling）。

（3）血管结构异常：血管的结构发生变化。

（4）背景荧光增强：背景荧光逐渐增强。

2. 低荧光或弱荧光

（1）荧光遮蔽（blocked fluorescence）。

（2）视网膜或脉络膜无灌注区。

（3）背景荧光减弱。

3. 循环动态异常

血管狭窄或阻塞，血流缓慢或中断。表现为：（1）充盈迟缓。（2）充盈缺损。（3）充盈倒置。（4）逆行充盈等。

二、吲哚菁绿血管造影

吲哚菁绿血管造影（indocyanine green angiography，ICGA）是根据脉络膜结构和循环特点，利用吲哚菁绿的大分子结构特点及其显色特点进行的脉络膜造影检查技术。其原理是运用造影剂吲哚菁绿大分子结构并能充分和蛋白结合的性质及荧光特性，注入被检者静脉内，经血液循环至脉络膜血管中，在一定波长光（近红外光波）的激发下产生黄绿色荧光，与此同时用眼底摄像机摄像获得脉络膜循环图像。

造影剂吲哚菁绿（indocyanine green，ICG）呈暗绿色结晶状粉末，水溶液呈深绿色，分子式 $C_{43}H_{47}N_2O_6S_2Na$，分子量为 775 000。眼科静脉注射剂量为 0.5 mg/kg。少数人可能有恶心、呕吐等，严重者偶尔有休克。产生不良反应的原因主要在于碘过敏（制剂中含碘），对于肝肾功能不全者要慎用或忌用。

设备包括红外眼底摄像机和激光扫描检眼镜、图像监视及计算机处理系统等。

适用于检查脉络膜、色素上皮、视网膜下新生血管等。

具体操作参见荧光素眼底血管造影的操作步骤。

造影前需做 ICG 过敏试验，无过敏反应者可将已备好的 ICG 在 3～5 秒内迅速注入静脉，同时启动计时器，开始摄像并由监视器监视造影过程。采用计算机图像处理系统对所检结果分析处理图像打印。

（一）正常 ICGA 表现

1. 臂-脉络膜循环时间

约为 14.74±4.52 秒。

2. 脉络膜动脉充盈时态

后极形部睫状后短动脉相继被造影剂充盈，表现为束状分支样态。

3. 眼底后部强荧光时态

动脉充盈后 3～5 秒，脉络膜血管充满脉络膜造影剂色素，荧光最强。

4. 脉络膜荧光减弱时态

染料开始排空，荧光辉度下降。

5. 脉络膜荧光消退时态

眼底为均匀的灰白色纱状，视盘表现为圆形弱荧光，黄斑部亦为弱荧光暗区。

（二）ICGA 的异常表现

1. 持续性异常强荧光

脉络膜新生血管形成、染料渗漏等。

2. 持续性异常强荧光

（1）荧光遮蔽，如大面积出血、色素增殖等。

（2）血管延迟充盈或呈现无灌注。

（3）脉络膜毛细血管萎缩表现出纱状荧光减弱或消失。

第八节　斜视检查

一、斜视的一般性检查

（一）适应证

（1）判断有否斜视。

（2）明确隐性斜视或显性斜视。

（3）鉴别共同性斜视与麻痹性斜视。

（4）明确斜视的方向。

（5）判断交替性斜视与单侧性斜视。

（6）进一步明确外斜视、内斜视的分类。

（7）了解注视眼。

（8）检查是否 A-V 型综合征。

（9）指导手术治疗。

（二）禁忌证

无。

（三）操作方法及程序

（1）询问病史，进行眼部常规检查。

（2）进行知觉状态检查，包括视力、屈光状态、注视性质、双眼视功能。

（3）斜视定性检查。有否斜视；真斜视、假斜视；隐性斜视、显性斜视；共同性斜视、麻痹性斜视；斜视的方向：内斜视、外斜视、垂直斜视（上斜、下斜）；交替性斜视、单侧性斜视；间歇性外斜视、恒定性外斜视；调节性内斜视、部分调节性内斜视、非调节性内斜视；注视眼；A-V 型综合征。

（4）斜视定量检查。

（5）眼球运动检查。

（6）集合功能检查及调节性集合与调节比率测定（AC/A）。

（四）注意事项

（1）详尽的病史询问对于正确的诊断非常重要。

（2）斜视检查常需要多次重复和全面分析，以最终得出正确结果。

（3）儿童斜视与调节、融合关系密切，会影响眼位。必须戴眼镜检查，比较裸眼及戴镜的斜视度数的差别。

二、隐性斜视检查

（一）适应证

需要判断隐性斜视、显性斜视、间歇性斜视的患者。

（二）禁忌证

无。

（三）操作方法及程序

1. 遮盖试验法

（1）交替遮盖法：先遮盖一只眼，迅速将遮眼板移到另外一只眼。交替遮盖两只眼反复几次，如果两只眼均不动，说明是正位，没有斜视。若出现运动，根据方向判断是哪种斜视。

（2）单眼遮盖检查（又称遮盖-去遮盖法）：嘱患者注视前方 33 cm 处的光点视标，遮盖一只眼破坏融合，观察未遮盖眼有没有运动，以及运动方向。去遮盖后观察被遮盖眼的运动及方向，若去遮盖后被遮盖眼表现为偏斜或偏斜一段时间才回到正位则为间歇性斜视，若去遮盖后被遮盖眼马上回到正位则为隐性斜视。然后再对另一只眼进行检查。

（3）遮盖共同试验（又称间接遮盖法）：主要用于婴幼儿的斜视和弱视的定性检查。遮盖板离被遮眼距离要比上述两种方法远，置于眼与注视目标之间 5～10 cm 处，检查者可以同时观察双眼的运动状态，判断是否斜视、弱视。

2. 马氏杆加正切尺检查法

（1）被检者注视前方正切尺上的点光源。

（2）马氏杆横向或竖向置于一只眼前。

（3）根据垂直或水平光带与点光源的位置变化加以判定。

（4）分别在 33 cm 和 6 m 处进行检查。

（四）注意事项

（1）注意应用马氏杆加正切尺检查时，应在半暗室环境中进行。

（2）马氏杆加正切尺检查法还可以用于检查微小斜视。

三、斜视角测量

（一）角膜映光法

1. 适应证　适用于婴幼儿及纯美容手术的检查。

2. 禁忌证　无。

3. 操作方法及程序

（1）嘱患者注视 33 cm 处点光源，观察斜视眼上光点的位置。

（2）配合交替遮盖法暴露斜视角。

（3）需要查 6 m 远斜视角时，嘱患者注视放在 6 m 远处的光源，检查者用另一个光点投射到注视眼的中央，看斜视眼的光点位置。

4. 注意事项角膜映光法只能够对斜视角进行大致估计，若要较精确测量斜视角，还应该结合其他方法。

（二）棱镜片加遮盖法

1. 适应证　适用于交替注视者。

2. 禁忌证　无。

3. 操作方法及程序

（1）分别在远、近距离对被检者每只眼进行注视检查。

（2）检查者一手持遮盖板，交替遮盖双眼，另一手持棱镜片置于斜视眼前。

（3）逐渐增加棱镜片度数直到未遮盖眼不再移动为止，棱镜片度数即为患者的斜视度。

4. 注意事项　内斜棱镜片基底向外，外斜棱镜片基底向内，即棱镜片尖指向斜视方向。

（三）棱镜片角膜映光法

1. 适应证　适用于单眼注视者。

2. 禁忌证　无。

3. 操作方法及程序

（1）嘱患者双眼注视 33 cm 处的点光源视标。

（2）置棱镜片于注视眼前，并逐渐增加度数。

（3）当斜视眼上的光点位置移到瞳孔中央时，棱镜片度数即为斜视角。

（四）注意事项

内斜棱镜片基底向外，外斜棱镜片基底向内，即棱镜片尖指向斜视方向。

四、同视机角膜映光法

（一）适应证

评价斜视程度及疗效。

（二）禁忌证

无。

（三）操作方法及程序

（1）选用同时知觉画片，置两侧画片筒里，注视眼注视同侧的画片，观察斜视眼光点的位置。

（2）调整、转动镜筒直至反射光点位于瞳孔中央，交替熄灭光源，双眼不再移动。

（3）刻度盘上的指针所指的度数为患者的斜视度。

（4）此法的结果往往比用上述其他方法检查的结果所得的斜视度小。

（四）Kappa 角检查法

1. 适应证　进行功能性斜视手术的设计准备。

2. 禁忌证　无。

3. 操作方法及程序

（1）同视机测定：将 Kappa 角测量画片置于画片槽内，画片一行数字标识"EDCBA012345"。令患者注视中央的"0"，观察角膜映光位于鼻侧（正 Kappa 角）还是颞侧（负 Kappa 角）。依次注视其他数字直至角膜发光点正对瞳孔中央，此时的度数就是 Kappa 角的度数。每个数字为 1 度。

（2）视野弓法：令患者下颌置下颌托上，前额顶住额托。遮盖一只眼，另一只眼对准视野弓中央的视标。检查者持点光源置视野弓的"0 度"位置，观察患者角膜映光点的位置。移动光点直至角膜映光点和瞳孔中央重合，该处视野弓上的度数即为 Kappa 角的度数。

4. 注意事项　分别对两只眼进行检查。

（五）隐斜计检查法

1. 适应证　测量隐性斜视度数。

2. 禁忌证　无。

3. 操作方法及程序

（1）被检者注视前方点光源。

（2）马氏杆置于一只眼前。

（3）根据垂直光源与点光源的位置变化加以判定。

（4）调节旋转棱镜片的旋钮，直至光线穿行点光源。

（5）读取指针所指度数。

（6）分别在 33 cm 和 6 m 处进行检查。

4. 注意事项　利用隐斜计检查时应在暗室中进行。

第九节　角膜特殊检查

一、角膜内皮镜检查法

角膜内皮镜面反射显微镜（comeal specular microscope，CSM）简称角膜内皮镜，系利用镜面反射的光学原理，将显微镜改装而成的。1919 年，Vogt 最早描述在裂隙灯下用高倍镜看到镜面反射的活体角膜内皮细胞，但在临床上未被眼科医师们充分利用。1968 年由 David Maurice 设计和试制成功，并命名为镜面反射显微镜。此后，又经 Bourne、Laing 等加以改进和完善，终于能对放大到 100 倍以上的活体角膜内皮细胞进行形态观察、密度计算、图像拍摄、录像而获得重要资料。近年来，角膜内皮镜与计算机技术相结合，功能增多，并可自动对角膜内皮细胞状态进行数据处理和分析，已成为临床上研究正常和病理条件下角膜内皮细胞的变化及其规律的有力手段。

（一）基本原理

当一束光射入一个非同质性介质时，多数光线能被传送过去，但有一定比例的少量光束会在界面处被反射回来，即镜面反射原理。如光线由空气射入眼内时，遇到第一个非同质界面是角膜上皮层，经角膜进入前房水时，所遇第二个非同质界面是角膜内皮细胞层。因此，在这两个界面处可以出现镜面反射现象。在检查角膜内皮细胞层时，照明的角度一定要避开反光的上皮细胞层，而将焦点稍向后移至内皮细胞层。

（二）临床意义

（1）角膜内皮层由位于角膜最后面的单层六角形细胞镶嵌连接而成。它具有被动的屏障功能和主动的生物钠泵功能，可以将按压力梯度进入角膜基质内的前房水泵出角膜再回至前房中，以维持角膜恒定的含水量。因此，角膜内皮细胞是保持角膜透明的重要因素之一。

（2）角膜内皮细胞较脆弱，极易受低氧、年龄衰老、代谢障碍、炎症侵袭以及眼内手术干扰等各种物理和化学因素的损害，从而导致角膜内皮细胞的气泡形成、形态变异和数量缺失。

（3）人类角膜内皮细胞缺失后一般不能再生。正常情况下，角膜内皮细胞数目在两岁以后大约以 0.5%～1% 的年下降率下降，因而其细胞密度从出生时的 6000^+ 个/平方毫米下降到老年时的 2000^+ 个/平方毫米。年龄与角膜内皮细胞密度呈负相关。但由于个体间的差异较大，角膜内皮细胞密度并不能反映确切的年龄。

正常角膜中央与周边各区间的细胞密度无差异，双眼间或孪生子（女）间的角膜内皮细胞密度亦高度一致。

（4）由于角膜内皮细胞不能再生，缺失后要依靠邻近细胞的伸展、扩大与滑行来完成修复工作，因而角膜内皮细胞受损伤后不仅细胞数量减少，而且形态变异、面积不一的现象也将增多，致使正常六角形内皮细胞所占百分比下降。六角形镶嵌模式是几何学和热力学上最稳定的模式，角膜正常六角形内皮细胞数目减少意味角膜内皮细胞的功能减退。

(5) 维持角膜内皮细胞正常功能的细胞密度最低值（阈值）一般认为是 300～500 个/平方毫米，如低于此阈值角膜将发生失代偿，角膜出现水肿，甚至出现大泡性角膜病变。一般来说，角膜内皮细胞密度低于 800 个/平方毫米者应尽量避免行内眼手术。

（三）检查方法

应先行常规裂隙灯检查，如角膜有大面积擦伤、基质层水肿、角膜混浊或结膜、角膜感染等情况时，不宜进行此项检查。

1. 非接触型角膜内皮镜

适于儿童、心理紧张或角膜有新鲜伤口的患者。此型角膜内皮镜放大倍数较低，照相范围较大，见到的内皮细胞数目多，但分辨率较差，仅可宏观了解角膜内皮细胞密度及有无气泡或滴状赘疣（guttata）。

2. 接触型角膜内皮镜

检查前应先行角膜表面麻醉，滴 0.5％丁卡因或盐酸奥布卡因滴眼液（倍诺喜）2 次。将患者头部置于固定托架上，物镜须接触患者角膜，调节焦点使图像清晰，进行摄影或录像，每次检查在角膜上取 3～5 个点，内皮图像存入计算机，再将所得结果进行分析。检查时焦点不易移动、影像清晰，分辨率较好，便于分析和诊断。目前国内多采用该类型角膜内皮镜。

（四）结果分析

1. 定性分析

角膜内皮细胞的结构和形态保持正常是其具有良好生物泵功能的物质基础。正常的角膜内皮细胞多数为六角形，且边长一致，直径约 18～20 μm。进行角膜内皮镜检查时，要注意观察以下各项：

（1）细胞大小是否一致：如有的细胞伸展变大、变长，有的未变。这种细胞大小出现异常差异的现象称为大小不均（polymegathism），它预示角膜内皮细胞具有发生功能失代偿的高危因素。

（2）细胞形态是否一致：如细胞形态发生变异，有的变成七角形、八角形，有的变成四角形、五角形，而六角形细胞减少。这种细胞形态异常变异称为形态不均（多形性，pleomorphism）。六角形细胞百分比下降，预示角膜内皮细胞的稳定性减弱。

（3）细胞内或细胞间有无异常结构出现：如有无暗区或亮区出现，有无炎性细胞或色素附着，细胞间镶嵌处有无缺损等。暗区表明该处的角膜内皮细胞已不出现，可能由于某些角膜内皮病变，如后弹力膜结节增生或油滴状角膜营养不良，有些原因不明；亮区可能为细胞核的反光。

2. 定量分析

（1）细胞密度：即每平方毫米含有的角膜内皮细胞个数。计数时为减少样本小的误差，一般须在同一区域内至少数角膜内皮细胞 100 个，再根据平方毫米面积进行计算。如用已知面积的方格标尺计数，至少要计算 5 个方格内的细胞数，取其均值，再除以方格面积。

内皮细胞密度＝方格内细胞数（均值）/已知方格面积
＝细胞数/平方毫米

（2）平均细胞面积：由于角膜内皮细胞丢失后不能再生，依靠邻近细胞的伸展、移行、扩大进行修复。因此当角膜内皮细胞密度下降时，平均内皮细胞面积随之增大。其计算方法如下：平均内皮细胞面积（平方微米/个内皮细胞）＝方格面积×10^6/方格内细胞数。

（3）细胞面积变异系数：此参数较平均内皮细胞面积的临床意义更大，它直接反映内皮细胞大小不均的程度，预示角膜功能贮备状况，是表示角膜内皮细胞稳定与否的敏感指标。其计算方法如下：细胞面积变异系数（Cv）＝平均内皮细胞面积的标准差（SD）/平均内皮细胞面积。

正常情况下此值应小于 0.30，约为 0.25。

（4）六角形细胞百分比：此参数亦是常用以表示角膜内皮细胞结构是否正常的重要指标。正常为 70%～80%，愈大愈好，至少要大于 50% 才能维持角膜内皮细胞的稳定性。

（5）其他：此外尚有报道以细胞边数（number of sides）、顶角数（number of apices）以及细胞的边长、细胞的直径等作为分析指标者。

（五）实用价值

1. 诊断某些眼病

对后部多形性角膜营养不良和虹膜角膜内皮综合征以及 Fuchs 角膜内皮营养不良的早期诊断有重要的辅助价值。

2. 评估某些疾病对角膜的侵害

如患虹膜炎或青光眼时，由于虹膜的炎症或眼内压升高，可对角膜内皮细胞造成一定程度的损伤，应用角膜内皮镜检查可了解并评估对角膜内皮损伤的程度。其他如圆锥角膜、眼外伤等所引起的角膜内皮细胞损伤也采用角膜内皮镜来观察。

3. 指导角膜接触镜的质材选用和配戴方式

由于低氧可使角膜内皮细胞出现急性一过性的气泡，因此配戴角膜接触镜时应尽可能选用透气性能良好的硬性接触镜或含水量高的软性接触镜，并减少配戴时间，睡眠时应取下接触镜，以避免角膜内皮细胞受到持久的缺氧损害。长期戴透气性差的角膜接触镜可使内皮细胞密度下降，六角形细胞数目减少，细胞面积变异系数增大。

4. 评估并改善眼内手术技巧

由于眼内手术中很多因素都可直接对角膜内皮细胞引起损伤，以致术后角膜内皮细胞有所丢失，因而改进手术技巧、保护角膜内皮以减少内皮丢失率是临床上评价和监测眼内新手术、新技术的重要手段。白内障手术中，手术方式、熟练程度、灌注液及人工晶状体类型与质量等，都对角膜内皮细胞产生不同的影响。据报道，白内障囊内摘除术角膜内皮细胞损失约 8%，白内障囊外摘除＋人工晶状体植入术角膜内皮细胞损失约 12%，白内障超声乳化摘除术约 18%，加人工晶状体植入者约 29%。

5. 指导前房内给药

在眼内手术中或眼内感染时常需向前房内注入平衡盐液、缩瞳剂、散瞳剂或抗菌药物等，这些液体或药物均可能对角膜内皮细胞有一定损害。通过角膜内皮镜检查可观察到这些因素对角膜内皮细胞的影响，据此规定合理的药物浓度和剂量，尽量减小对角膜内皮细胞的损伤。

6. 为穿透性角膜移植术优选高质量供体材料

一般来说，穿透性角膜移植术可使角膜内皮细胞损失 15%～20%。为了提高穿透性角膜移植术的成功率，选用的供体角膜内皮细胞密度应大于 2000 个/平方毫米，没有滴状赘疣，无明显大小不均和形态不均现象，六角形镶嵌应良好。

二、角膜曲率检查法

(一) 基本原理

1. 光学原理

物体的大小与物体从凸面镜反射出的影像大小存在一定的关系，影像的大小又与凸面镜的曲率半径存在函数关系，其公式如下：

$$r = 2db'/b$$

r 为凸面镜的曲率半径。

d 为物体至凸面镜的距离。

b 为物体大小。

b' 为物体反射的影像大小。

2. 成双原理

由于眼在固视静态物体时常常出现不自觉的颤动，在测量角膜上的影像时比较困难。Ramsder 采用三棱镜移位的方法将影像成双，测量时沿光轴移动三棱镜，使两个影像相遇即可读数。一旦角膜前表面曲率半径 r 测知，角膜的屈光力即可由下列公式求出：

$$F = (n' - 1)/r \times 1000$$

F 为角膜前表面屈光力（屈光度 D）。

n' 是角膜屈光指数（1.376）。

r 是角膜前表面曲率半径（mm）。

因为角膜后表面曲率半径小，角膜的总屈光力是小于前表面屈光力的，为求大体上更接近于总角膜屈光力值，很多角膜计用的角膜屈光指数 n' 是 1.3375，而不是 1.376。

(二) 临床意义

角膜曲率检查法是应用角膜曲率计客观地检测角膜屈光力或角膜前曲率半径，此种检查对眼科临床的某些病理情况的诊断和治疗可以提供重要帮助。

1. 判定散光性质

通过检测角膜散光的量和方向，可以判定散光的性质。如最大屈光力的轴向与最小屈光力的轴向相差 90°者为规则散光。最大屈光力的轴向位于垂直子午线（60°～120°）者为顺规性散光，最大屈光力的轴向位于水平子午线（150°～180°或 0°～30°）者为逆规性散光，最大屈光力的轴向位于 30°～60°或 12°～150°者为斜轴散光。

2. 用于某些疾病的诊断

某些角膜病如圆锥角膜、扁平角膜或大散光，都需借助角膜曲率的检查作为诊断的依据。

3. 追踪观察某些疾病

可应用此种方法追踪观察圆锥角膜和各种角膜手术后的角膜曲率变化。

4. 指导配戴角膜接触镜

配戴适宜的角膜接触镜，接触镜的背曲应与角膜曲率一致。角膜曲率检查可以提供需要的参考数据。

5. 指导角膜屈光手术

角膜曲率检查的结果是各种角膜屈光手术的设计和效果分析的必要参数。

6.角膜曲率测定的结果是人工晶状体植入术前，测算植入晶状体度数的必要参数。

（三）检查方法

（1）分别测双眼。

（2）被检者将下颌置于托架上，前额顶住头架，被检眼直视镜筒。

（3）调整眼位，使仪器上图像的光投照在被检眼角膜的正中。

（4）观察者通过目镜观看被检眼角膜上的影像，调试旋钮使影像清晰。

（5）为主子午线定位按不同角膜曲率计的设计，影像有的是红色方格与绿色台阶（如 Javal）、也有的是轴向垂直的带"＋""－"符号的三个圆圈，还有的是空心十字与十字标。测量时应在目镜观察下转动镜筒，先确定接近水平位的第一主经线，即将图像水平位（或接近水平位）对齐，再旋转微调，使两水平影像恰相接触或重合（按仪器设计要求）。

（6）记录：①轴向度数（150°～180°）或 0°～30°；②屈光力（度）；③曲率半径（mm）。

（7）再将镜筒转到与第一主子午线成 90°的垂直位，或直接由镜筒内看到轴向垂直的两圆圈，旋转微调至垂直影像恰相接触（红方格与绿台阶）或重合（两十字）。

（8）记录垂直轴向及标尺上的屈光力和曲率半径值。

（四）结果分析

（1）角膜曲率计所测的结果，习惯上称为"K"读数，以屈光力度数表示之。记录方法为先记屈光度数小的轴向 K 值，再记屈光度数大的轴向 K 值，同时标以屈光力大的轴向。

例 1：$K=42.50/43.50×900$ 为顺规性散光。

例 2：$K=42.50/43.50×1800$ 为逆规性散光。

（2）正常角膜的 K 值多为 43.00～44.00 D。

（3）由于所测结果仅为角膜前表面曲率，不能作为矫正散光的依据，须用 Javal 公式对散光度数进行矫正。矫正散光度＝所测角膜散光度×1.25＋（－0.50 D，ax90°）

上述例 1 与例 2 同为 1 D 角膜散光，例 1 为顺规性散光，经矫正后，散光度＝1.25－0.50＝0.75（D）；例 2 为逆规性散光，经矫正后，例 2 的散光度＝1.25＋0.50＝1.75（D）。

（五）实用价值

（1）目前，眼科临床上推出的电脑辅助角膜地形图仪虽然对角膜前表面屈光力的检测具有多数据、直观、准确等优点，但因价格昂贵，不易推广使用。而角膜曲率计检查法则具有简便、快速、无创、价廉等优点，能为圆锥角膜等角膜病的诊断、角膜散光及屈光力的测定、指导角膜接触镜的配戴、人工晶状体度数的测算等提供重要参数，仍不失为眼科临床诊治工作中一种经常使用的重要检查方法。

（2）因为所测的角膜面积较小，仅限于角膜中央 3 mm 范围（约占角膜面积 7%），对于目前眼科临床上盛行的屈光性角膜手术（包括 PRK、LASIK 等）的疗效，仅以角膜曲率计检查是不能全面对其进行评估的。

三、角膜地形图检查法

角膜地形图仪是从 Placido 盘衍变产生的。它采用计算机图像分析系统，对投射到角膜表面上的影像进行摄影，经程序软件处理后将影像数字化，再用彩色编码绘制出地形图。它可以直观、详尽而准确地获得角膜前表面曲率的定性和定量信息。

（一）基本原理

角膜地形图仪由四部分组成：

1. 投射系统

一种是以 Placido 环为基础，将同心圆环投射到角膜的前表面上。1992 年后又有一种 PAR 角膜地形图测绘装置，向角膜表面投射光栅图形。

2. 实时图像监测系统

对投射到角膜上的圆环图像进行实时观察、监测和调整，当角膜表面图形处于最清晰状态时进行摄像并储存于电脑中。

3. 计算机图像分析系统

计算机将储存的图像数字化，并按一定的程序软件进行处理分析。

4. 彩色编码系统

将分析结果（角膜不同的曲率和屈光力总值）转换为编色地形图并显示出来。

（二）临床意义

（1）对角膜曲率的评价更为充分、准确，它可以对角膜中央 3 mm 以外及非球面或不规则平面的曲率改变进行检测。不仅获得的信息量大、详尽、准确，而且可以迅速直观地看出编色地形图上区域的变化。

（2）监测各种类型眼部手术后角膜的变化。如上睑下垂矫正术、翼状胬肉切除术、斜视矫正术、巩膜手术、视网膜脱离的外加压和环扎术、白内障手术、角膜成形术等角膜的前表面曲率均可发生一定的改变。可以多个图形同时显示同一眼手术前后或疾病前后的改变，利于直观比较，有助于手术改进或疗效观察。

（3）指导角膜屈光手术［包括光性屈光性角膜切削术（PRK）、准分子激光原位角膜磨镶术（LASIK）、准分子激光角膜上皮下磨镶术（LASEK）等］。包括对入选患者的筛选，避免在禁忌眼（如圆锥角膜）上手术；根据术前地形图像，设计合理手术方案；术后进行追踪，监测分析地形图可予以适当的补充治疗。不规则散光、角膜移植和外伤后所致的角膜不规则、角膜屈光手术后的偏心等可采用地形图引导的"个体化"准分子切削来矫正。

（4）研究某些角膜膨隆性疾患的早期诊断特点，如可疑圆锥角膜、早期圆锥角膜、角膜屈光手术后发生的圆锥角膜或角膜后膨隆，其共同特点为角膜中央曲率增加、下方角膜变陡、角膜中央变薄、双眼角膜曲率及厚度差值增加。观察角膜地形图的改变可深入了解圆锥角膜的发展过程，明确诊断，并可指导治疗。

（5）设计和指导配戴角膜接触镜和 OK 镜，以及评估它们的配戴效果。

（6）观察干眼症患者角膜表面较差的规则性及使用人工泪液后的改善情况，对于干眼症的程度评估和疗效评估也有量化意义，并可能在干眼症的用药选择方面有指导意义。

（7）了解外伤后角膜表面地形的改变及尽可能地恢复其正常形态以提高患者的视力。

（三）检查方法

（1）指导患者检查时要坚持注视 Placido 盘的靶心，否则会出现假性圆锥角膜的不对称图像。

（2）患者坐位，下颌置于托架上，额头顶住头架，分别测双眼。

（3）选择适宜的角膜镜镜头投影。

（4）调试焦点，嘱患者眨眼数次后睁大双眼，当监视器屏幕上影像最清晰时摄影。

（5）选用已设定的计算机程序将影像转换为数字，结果可用绝对等级（absolute scale）图和标化等级（normalized scale）图来显示地形图形态。

（四）结果分析

目前临床上应用的角膜地形图仪有很多种，但以 TMS-1 及 EyeSys 系统为主。TMS-1 可从角膜表面测到 6400（25 环）或 7680（30 环）个数据点，EyeSys 从角膜表面可测到 5760 个数据点。它们经计算机处理后，所显示的地形图表现如下：

1. 彩色显示

每个角膜以 15 种色泽（或称 15 个级阶）区分其屈光程度，将中数屈光度标为深绿色，陡区（屈光力大者）以暖色（如红、黄色）标示，扁平区（屈光力小者）以冷色（如深浅不同的蓝色）标示。正常角膜彩色编码图从中央到角膜缘颜色由暖色逐渐过渡到冷色。绝对等级图跨越范围从 9 D 至 100 D，标化等级图的跨越范围从 28 D 至 65.5 D。Klyce 与 Wilson 设置的标化图间距为 1.5 D。

2. 形态识别

角膜地形图的图形可以分为 5 种：①圆形；②椭圆形；③对称蝴蝶结形；④不对称蝴蝶结形；⑤不规则形。另外，在 PAR 和 Orbscan 角膜地形图系统中，角膜的高度地形图图形可分为 5 种：①对称嵴形；②不对称嵴形；③不完全嵴形；④岛形；⑤未分类。Orb-scan 角膜地形图系统的全角膜厚度图形又可分为圆形、椭圆形、偏心圆形及偏心椭圆形 4 种。

3. 其他参数

①图形位置；②最陡点位置；③最平点位置；④散光度及轴向；⑤最陡点距视轴中心距离；⑥K 值等。

4. 角膜表面的分区（4 区划分法）

（1）中央区：为角膜中心 3 mm 范围，近似球面，为光学区。

（2）旁中央区（中间区或中周区）：为角膜中央区外 2 mm 环形区。

（3）周边区（过渡区）：为旁中央区外 2 mm 环形区。

（4）角膜缘区：角膜缘周边 0.5～1.0 mm 宽的环形区。

5. 角膜地形图常用的几种描述的含义

（1）SAI（surface asymmetry index，表面不对称指数）：10 环内各环相距 180°的两个相应屈光度差值的总和。理论上，正常角膜中央区附近近似球面，屈光力呈高度对称性分布，SAI 应接近于 0 小于 0.3。刘祖国报道我国正常眼为 0.3±0.1。SAI 值愈大表示角膜表面愈不规则，当角膜呈高度不对称性（如圆锥角膜）时，SAI 可达 5.0 以上。

（2）SRI（surface regulating index，表面规则指数）：为 10 环内表面规则情况。理论上亦应接近于 0，SRI 值愈小角膜表面愈规则，刘祖国报道我国正常人为 0.2±0.2。

（3）SimK（simulated keratoscope reading，模拟角膜镜读数）值：为子午线上最大屈光力在第 7、8、9 环上的平均值，以及距离此子午线 90°方向的相同 3 环的平均值，同时标出所在轴向。

（4）MinK（mininum keratoscope reading，最小角膜镜读数）值：为最小屈光度子午线上第 7、8、9 环的平均值以及轴向。

（5）PVA（potential visual acuity，角膜预测视力）：指眼的屈光、视网膜、视神经及屈光间质正常时，此角膜可获得的视力。PVA 与 SAI 和 SRI 明确相关，通过比较 PVA 与患者实际矫正视力，可分辨出视功能障碍是否角膜源性。

（五）实用价值

角膜地形图能客观地记录全角膜前表面状态，有助于对某些角膜病的诊断，对角膜接触镜配戴状况的评估、了解各种眼科手术对角膜曲率的影响，尤其是在角膜屈光手术中进行患者的筛选、设计手术方案、追踪评价手术效果、地形图引导 LASIK 手术等方面，都起到重要的作用。目前我国已较普遍地应用于临床。

四、角膜共聚焦显微镜检查法

角膜共聚焦显微镜（confocal microscopy through focusing，CMTF）全称为扫描裂隙角膜共聚焦显微镜，简称共焦显微镜，是近年来发展起来的一种活体显微检查技术。

（一）基本原理

角膜共聚焦显微镜的原理是利用共轭焦点技术，运用光扫描对活体组织进行三维空间的显示和实时的观察，其获得图像的扫描范围为 $300\,\mu m \times 400\,\mu m$，厚约 $5\,\mu m$，放大倍数 1000 倍，X、Y、Z 轴由三轴机器杆控制，移动范围可精确到小于 $1\,\mu m$。与普通的光学显微镜相比，它具有高分辨率和图像高对比度的特点，能够在细胞水平对活体角膜进行无创伤的动态观察。临床主要有两种类型：Tandem scanning 共焦显微镜和 Confoscan 裂隙扫描型共焦显微镜。

共焦显微镜由三大部分组成。①主机：由一个一维的扫描裂隙装置和一个与图像光路相一致的物体聚集盘组成，在一维的光切面上做三维的点状分层扫描。②光学传输系统：把连续、同步的光扫描信号传到计算机屏幕和录像机磁带上。③计算机分析系统：对记录在录像带上的图像进行分析、处理得到较清晰的图片资料。对角膜的各层细胞数、大小、面积进行统计和数据分析。

（二）临床意义

（1）快速无创伤地诊断角膜感染、营养不良、变性等角膜疾病。

（2）观察屈光性角膜手术、角膜缘和角膜移植术后角膜各层细胞和神经纤维等组织结构的变化。

（3）观察泪液膜和角膜各层细胞的变化及角膜缘干细胞是否缺乏。

（4）随访配戴不同接触镜后的角膜结构状态的改变。

（5）观察不同眼药水在角膜各层组织中的渗透。

（6）动态观察新生血管在角膜内的增生变化过程、角膜上皮和内皮损伤的修复。

（7）储存受检者的角膜资料，利于将来的对照观察和研究。

（三）检查方法

（1）先行角膜表面麻醉，滴 0.5％地卡因 1～2 次，嘱睁大眼，对配合欠佳者可行开睑器开睑。

（2）摄像镜头用 75％酒精浸泡、擦拭消毒，对可疑感染性角膜病变患者要严格消毒，避免交叉感染。

（3）下颌置于托架上，额部顶紧托架上方的头带，保持头与显微镜的镜头相垂直。

（4）镜头上覆以适量的黏弹剂做介质（过多易流失，过少影响图像清晰）。

（5）对准中心区或有选择地对病变处进行扫描。至少测 2 个点，以提高阳性率。

（6）扫描图像通过计算机显示屏幕快速显示，并被记录在录像机或计算机系统（整个过程约1分钟）。

（7）结果处理对角膜各层的细胞形态、神经生长情况、病原体的大小、形态进行计算分析，图像资料可经数字化处理存于磁盘，随时打印。

（四）结果分析

1. 正常角膜结构

共焦显微镜下所见到的正常角膜结构分5层：上皮细胞、基底上皮、前基质、后基质和内皮细胞层。一般情况下，角膜前、后弹力层不能被显示，前弹力层只见神经纤维丛，呈一白线状。正常人角膜表层上皮为扁平细胞，有高亮度的细胞核。角膜基质细胞在正常条件下仅能见到排列整齐、反光强的基质细胞核，暗背景光下能见到基质细胞的内部联结，前基质较后基质细胞密度高，形态略不规则；内皮细胞则为均匀规则的高反光六角形细胞。

2. 感染性角膜病的表现

共焦显微镜下，棘阿米巴感染的角膜上皮下和浅基质中可发现棘阿米巴包囊，直径12～25 μm，圆形白点状，较炎性细胞大，滋养体较难发现，在异常的角膜前基质内留有嵴、沟和腔，一些腔内是单个包囊或多个包囊；真菌性角膜炎的病灶中可清晰地显示出菌丝，综合分析真菌的直径、长度、分支的角度等，可粗略鉴别真菌感染的菌属，谢立信等报道共焦显微镜下真菌性角膜炎的诊断率为98％以上；疱疹性角膜炎的特点是在病毒侵袭的角膜处有比正常扩大的上皮细胞，前基质层纤维化，上皮下神经丛消失，可能与单疱病毒性角膜炎角膜的敏感性下降有关；细菌感染性角膜炎，目前在共焦显微镜下尚不能区别何种细菌感染，可见上皮或基质层感染灶内有大量的炎性细胞聚集，病灶周围角膜基质细胞密度增大。

3. 角膜变性和营养不良的表现

在共焦显微镜下，Fuchs角膜内皮营养不良可见多种形态的角膜内皮黑区和不规则或扩大的角膜内皮细胞，常伴有不完整的角膜上皮和基质的混浊；地图-点状-指纹状角膜营养不良，可见角膜上皮基底膜有皱褶和代表小囊肿的上皮下的小的高反射圆点；颗粒状角膜营养不良显示角膜基质细胞密度增高，纤维排列紊乱；虹膜角膜内皮综合征发现角膜内皮呈上皮样外观，而且是多层细胞；Meesmann角膜营养不良仅有点状囊肿样改变；圆锥角膜的后期可见角膜中央表皮脱落，上皮变形，前弹力层下的基质内胶原排列紊乱，深基质可见皱褶，部分区域后弹力层和内皮剥脱。

4. 屈光性手术后共焦显微镜下角膜的特点

PRK术后角膜变化显示在前基质层，不同时间细胞数目变化不同，1周内基质细胞明显减少，10天、1个月基质细胞数目增加，3个月减少，6个月后逐渐恢复正常。共焦显微镜可发现haze及亚临床haze。PRK术后上皮下的神经再生是从切削区的周边部开始的，术后1个月能观察到纤细的少量上皮下神经，术后6～8个月神经再生基本停止，但结构仍不正常。

LASIK术后各时间点角膜细胞及角膜厚度变化很小，上皮细胞层保持完整，基质的反应明显较PRK术后轻微，细胞反应主要表现在基质板层切口前后面，并可见层间残留的微小颗粒和杂质。LASIK术后神经的再生过程基本上同PRK。

5. 角膜移植术后伤口愈合和神经再生以及免疫排斥反应

Richter发现PKP术后8周植片周边可见神经长入，7个月时角膜中央基质出现粗大的神经干，2年后分支达到上皮下，3年时分布尚不正常；移植术后免疫排斥反应的早期可见渗入角膜基质层的白细胞，大部分围绕在缝线和新生血管的周围，并伴有周围角膜基质细胞的减少，这些炎症细胞主要是来自于新生血管的渗出，部分沿缝线来自于植床。角膜上皮排斥线表现为大量的炎性细胞和被破坏的上皮细胞，上皮下浸润表现为细胞外间质大量反光的炎性细胞，在基质排斥中，可见水肿的角膜基质内大量炎性细胞，KP表现为突出于前房的炎性细胞的积聚，而内皮排斥线则表现为被破坏的、核反光强的内皮细胞和炎性细胞的积聚。出现移植片的混浊，是由于白细胞的浸润，加上角膜基质细胞的变性所致。无论急性或迟发排斥，应用抗排斥药物后，炎性细胞逐渐消失。

（五）实用价值

共焦显微镜是提高角膜疾病的基础研究和临床诊断水平的重要工具，是目前其他活体检查技术所不及的。但它也有其不足的方面，如不易获得清晰的图像，强光刺激给患者带来眼部不适感，临床疾病诊断方面也尚需进一步积累资料等。相信随着科技的进步，共焦显微镜对屈光性角膜手术后的观察、角膜缘和角膜移植术后的观察、角膜感染等疾病的无创快速诊断、配戴角膜接触镜后的角膜状态随访等有着广阔的发展前景。

五、角膜测厚检查法

（一）基本原理及检查方法

1. Haag-Streit 角膜厚度计

是目前常用的光学角膜测厚仪，其原理是在显微镜的物镜和角膜之间安装两片平行的玻璃片，下片固定，上片可以转动。当旋转上片玻璃时就出现移动的光学切面，使移动的角膜的内表面和固定的角膜前表面衔接成一直线，根据旋转玻璃片的角度计算出角膜厚度，其精确度是 0.02 mm，装置安装在 Haag-Streit 900 型裂隙灯上。

测量方法：①将裂隙灯显微镜换上分影目镜；②调整裂隙灯成 $40°\sim50°$ 角，使裂隙光束通过裂隙，聚集于瞳孔中央的角膜表面；冷患者看光，调整裂隙灯显使分裂影像分成相等的两半，且位于瞳孔内，再将刻度表恢复到"0"位；③轻轻转动刻度表，从 0 点开始，使分裂影像的下半的前表面正好与上半的后表面衔接，刻度表的读数，即为角膜的厚度。

该仪器简单、精确、价格低、实用、无须接触角膜，便于普及，临床应用已很久，但由于其固有的缺点已渐被超声测厚仪所取代。由于光学角膜厚度测量仪是一种带有主观因素的测量方法，因而对于同一个被测眼各个测量者和各次测量的结果都有差别。又由于 Kappa 角的原因使左右眼的测量数值常不一致，通常左眼偏高，右眼偏低。另外，这种方法不能进行复制性记录，也不能在手术中应用。

2. 超声角膜厚度仪（ultrasonic pachymeter）

以其准确性高、重复性强，检测数据客观不受观察者的个人因素影响，受到眼科工作者的欢迎，超声角膜厚度仪可检测角膜各个部位的厚度，还可以测量混浊的角膜，特殊情况下可在手术中应用。其精确度达到 $0.005\sim0.01$ mm。

（1）结构原理：当声波脉冲撞击一个界面时，部分声波被反射，另一部分声波则穿透折射界面继续前进，角膜超声测厚仪就是利用声波脉冲从角膜后面反射回来的时间进行角膜厚度测定的。

（2）检查方法：

1）被检眼表面麻醉，0.5％的地卡因或倍诺喜1～2次。

2）患者取仰卧位，注视正上方，检查者一手分开患者眼睑，一手持超声检查探头，测量各点角膜厚度，探头与角膜保持垂直接触，勿对角膜加压，压力过大将导致检测角膜厚度偏薄，过小则不显示结果。

3）根据临床需要测量角膜厚度，一般为5个点（中央、上、下、鼻、颞）。

4）所测数据可打印储存，并可重复进行。

5）滴抗生素眼液。

临床常用的超声角膜厚度测量仪有：

Kreme Ⅱ Comeometor，Cilco 55 Villaxenor，Cooper Vision Pachymeter（A/B），Jedmod Pachysonicall Ⅲ，Storz. cs1000，DGH 1000 等。更先进的测量角膜厚度的激光干涉仪也已用于临床。

（二）临床意义

1. 正常角膜厚度

一般中央角膜厚度为 0.510±0.030 mm，周边厚度为 0.66±0.070 mm。每个人的角膜厚度并不相同，大部分人在 0.48～0.54 mm。周边角膜比中央角膜厚，厚度为 0.66～0.76 mm，并随年龄增加而减少。角膜厚度与角膜曲率有关，但其影响甚微。

2. 评价角膜内皮细胞损害的程度

如眼内和眼局部用药对角膜内皮细胞的毒性反应。

3. 评价内眼手术的效果

如果角膜中央厚度大于 0.65 mm，提示可能内皮功能失代偿。

4. 应用于角膜移植手术

板层角膜移植术前测厚，以制定手术方案；穿透性角膜移植术后观察内皮细胞功能及移植术后内皮型排斥反应。

5. 屈光手术前精确的角膜厚度测量十分重要

放射状角膜切开术（RK）、准分子激光角膜切削术（PRK）及准分子激光角膜原位磨镶术（LASIK）术前必须精确测量角膜厚度，否则将大大影响手术安全性和准确性。

6. 判断眼压测量值的准确性

眼压的测量值与角膜厚度呈正相关，LASIK 术后所测眼压值普遍偏低。

7. 角膜厚度测量对于指导配戴接触镜和观察配戴接触镜后的早期并发症有重要意义。

六、印迹细胞学检查

印迹细胞学（Impression cytology）检查是一种简单、无创伤、可重复进行的眼表细胞学检查方法，常代替组织活检来了解疾病的进程，是由 Egbert 等 1977 年发现并介绍的。

（一）基本原理

当用一种具有微孔的滤膜贴覆于眼表面片刻后，能够得到杯状细胞、上皮细胞和粘蛋白等的印迹，染色后可以观察细胞和蛋白的变化。印迹细胞学技术是用醋酸纤维素滤纸或生物孔膜获取角、结膜细胞标本，经固定染色或行免疫组织化学染色，来研究细胞形态结构等用以早期诊断眼表疾病的可靠方法。其结果与角结膜活检类似，可称为一种简单的活检。

（二）临床意义

（1）主要用于各种干眼病的诊断（敏感度100％、特异性87％）及其病情进展和治疗效果的观察。是诊断干眼病的重要实验室检查方法。

（2）用于一些眼病的辅助诊断，如干燥性角结膜炎、春季卡他性角结膜炎、睑缘炎、眼天疱疮、Steven-Johnson综合征、Sjogren综合征（SS）、异位性皮炎、甲亢性眼病等。角膜缘干细胞缺乏症的诊断以角膜表面发现有杯状细胞的存在为依据。

（3）观察一些滴眼液、眼部手术或配戴接触镜对眼表的影响。如用0.5％噻吗心安一个月后，结膜杯状细胞显著减少。

（4）快速测定眼表病毒感染（HSV、VZV及腺病毒）。

（5）眼表面肿瘤的活检病理诊断。

（三）检查方法

1. 表面麻醉

0.5％地卡因或倍诺喜5 min×2次。

2. 取材

用镊子将修剪好的4 mm×3 mm半梯形、孔径为0.025 μm的乙酸纤维素滤膜置于眼表，毛面朝下，轻压四角，10～30秒后揭下，置于含固定液（96％乙醇）的培养槽中。4℃保存至染色。

3. 记录采集标本的日期、患者姓名、眼别及采集区域。

4. 染色

目前一般有两种染色方法，Nelson法（即PAS法）和Tseng法。在染色的全过程中，保证滤纸片毛面完全染色。

5. 镜下观察和临床评定

在光镜下观察杯状细胞密度、上皮细胞核形态、核/浆比例（N/C值）及胞浆颜色等并分级。Nelson将鳞状上皮化生分为4个级别（1989），即0级（正常）、1级（轻度）、2级（中度）、3级（重度）。Tseng将结膜上皮鳞状角质化从0到5共分为6级（1987）。

（四）结果分析

Egbert等发现，人类结膜杯状细胞的密度以鼻侧睑结膜为最高，依次递减为颞侧睑结膜、穹隆结膜、睑裂部球结膜。一般认为球结膜中杯状细胞密度小于350个/平方毫米时即提示眼表异常。

几种眼表疾病印迹细胞学特点

1. 干眼病

病变程度与鳞状化生程度一致，与蛇行染色体细胞的量成正比，与炎症反应程度有关。外源性干眼先影响球结膜及角膜，然后是下睑结膜；内源性干眼睑球结膜同时受累。泪液分泌试验结果与鳞状化生程度无关。

2. 干燥性角结膜炎

核/浆比及杯状细胞数量自下睑结膜到上球结膜下降，炎性细胞自上球结膜到下睑结膜下降，上球结膜可出现蛇行染色体细胞，严重病变可出现双核、固缩核及无核细胞。

3. 眼天疱疮

睑缘间结膜、下球结膜核/浆比下降，杯状细胞数下降，下方睑球结膜少量炎性细胞。

4. 局部点眼药

睑裂间结膜、下球结膜核浆比下降，各区域杯状细胞数下降，下方球睑结膜出现炎性细胞。

5. Sjogren 综合征

球结膜区及下睑区出现明显的鳞状上皮化生及杯状细胞数下降。出现蛇行染色体细胞、固缩核细胞、双核细胞、无核细胞及炎性细胞。

6. 其他

维生素 A 缺乏的早期即能引起结膜干燥、杯状细胞减少和上皮细胞鳞状化生；配戴角膜接触镜患者的结膜印迹细胞学检查结果显示其上皮细胞形态、杯状细胞密度和核染色质均发生了不同程度的改变。

第十节　眼外肌检查

一、眼睑及睑裂

在正常情况下上眼睑随眼球的转动而移位，当眼球上转时，上眼睑随之上升，眼球下转时，上睑随之下落。故而垂直斜视患者的双侧睑裂不等大。在这种情况下，首先应凭借内外眦连线来判断上睑的位置，然后令患者分别用左右眼注视来鉴别是真性下垂还是假性下垂。先令患者用高位眼注视，此时低位眼的上睑呈下垂状，再令其用低位眼注视，若低位眼的睑裂开大至正常，说明其为假性下垂，反之则为真性。上直肌麻痹时常常伴有真性上睑下垂。在双上转肌麻痹而导致的假性上睑下垂者，当患者用麻痹眼注视时，大脑需发放出更强的神经冲动，根据 Hering 法则，健眼也接受到同样强的神经冲动而使眼球上转更加明显，睑裂过度开大，对于假性上睑下垂患者施行提上睑肌手术是错误的，只有行眼外肌手术矫正垂直斜视后，才能纠正上睑下垂。

Marcus Gunn 现象患者在咀嚼或移动下颌时，下垂的上睑抬起，睑裂开大。Duane 综合征患者在眼球内转时，出现眼球后退的同时还表现出上睑下垂，睑裂变小。

二、异常头位

麻痹性斜视患者常用代偿头位来促进融合避免复视，少数患者因融合无望而采取相反头位来加大复像距离，减少干扰。代偿头位包括三方面：头颅的倾向，颜面的转向以及下颌的上抬或下收。例如，在右眼内直肌麻痹时，患者常将脸转向左侧，双眼转向右侧，以避开麻痹肌的作用方向，从而避免复视；在右眼上斜肌麻痹时，患者常将头倾向左肩，同时脸也向左转，下颌内收，采取这种头位便能避开麻痹的上斜肌的作用方向。

眼球震颤的患者也常有异常头位，例如当水平震颤患者在右侧有一中间带时，患者就会表现出面向左转，双眼向右注视的异常头位。

三、眼位检查

(一)遮盖去遮盖试验

是用来检查眼位,如果存在斜视,还能判断斜视的性质。令患者注视前方 33 cm 或 6 m 处目标,检查者用挡眼板遮盖患者的注视眼,观察非注视眼的表现。若其不动,为正位视;若眼球由外向内移动,则表示患者有外斜视,反之为内斜视,同样道理可以检查垂直斜视。如果斜视角很小,难以判断注视眼时,应分别对双眼做遮盖去遮盖试验。

(二)交替遮盖试验

在做遮盖去遮盖试验除外显斜后,可进一步做交替遮盖试验检查隐斜。首先令患者注视前方 33 cm 或 6 m 处目标,然后用挡眼板交替遮盖患者的双眼,观察双眼在去除遮盖的瞬间的运动情况。若双眼完全不动,表明无隐斜,这种情况比较少见;双眼均由外向内移动者为外隐斜,反之则为内隐斜,垂直隐斜较为少见。

(三)角膜映光

是一种检查眼位和测量斜视角的简单方法,由于其方便易行,在临床中广为使用。检查者与患者对面而坐,令患者注视前方 33 cm 处点状光源,然后观察光点映在患者角膜上的部位。若光点落在双侧瞳孔中心,表明无显斜,若光点落在瞳孔中心的鼻侧表明有外斜视,在颞侧则为内斜视,上斜视和下斜视以此类推。判断斜视角大小的方法如下:光点位于瞳孔缘内为 15°,瞳孔缘外为 25°,角巩缘处为 45°,瞳孔缘与角巩缘连线的中点处为 35°,角巩缘外为大于 45°。

此外,使用角膜映光法不能打破患者双眼的融合,例如间歇性外斜视,就常常可能漏诊。在检查看远时的斜角时,由于双眼外展,检测不可能十分准确。

(四)三棱镜中和法

用三棱镜可以准确地检查斜视角的大小。令患者注视前方 33 cm 或 6 m 处的目标,将三棱镜置于偏斜眼前。外斜视须将镜块底向内,内斜视底向外,上斜视底向下,下斜视底向上,然后做遮盖去遮盖试验,逐渐加大棱镜度数,直至遮盖注视眼时,偏斜眼不再移动为止,此时三棱镜的度数即为斜视角的大小。所测得的斜视角以三棱镜度表示。

用三棱镜中和法检测斜视角能充分去除双眼融合,也不须考虑 Kappa 角,是一种能准确测量斜视角的方法,但对那些一只眼为盲眼或者是重度弱视而不能注视的患者难以采用。Krimsky 试验可在一定程度上解决这个问题。令被检查者注视前方 33 cm 处的点状光源。此时光点在注视眼角膜中心,在非注视眼的偏斜位。检查者将相应的三棱镜块置于注视眼前,例如外斜者底向内,逐渐加大度数,同时密切观察光点在非注视眼位置的移动,当光点移至其角膜中心时,此时所用的三棱镜度数即为患者的斜视度,单位为三棱镜度,意义与角膜映光法相同。

使用三棱镜时,应尽量将镜块靠近患者的眼睛,并尽可能避免将镜块叠加使用,以减少误差。

(五)弓形视野计法

所测得的斜视角同角膜映光法一样为弧度。检查时患者端坐于视野计后,斜视眼对准中心，注视眼注视 6 m 处目标或视野弓中心，检查者持一点光源沿视野弓移动，当光点落在偏斜眼瞳孔中心时视野弓上所示度数即为斜视角的大小。这种方法较为麻烦，又不准确，且目前手术设计多以三棱镜度计算，故已少用。

（六）马氏杆法

主要用来检查隐斜，如加用三棱镜还可准确测定隐斜度数。将马氏杆横放于非注视眼前，另一眼注视前方 6 m 处点光源，此时非注视眼透过马氏杆看到的是一条垂直亮线。如无隐斜，灯线重叠，当灯不在线上时，表明患者有隐斜。外隐斜时灯线交叉，内隐斜时二者为同侧分离。检查垂直隐斜时，将马氏杆垂直放于非注视眼前，看到的是一条水平直线，如果注视眼所看的光点与这条线不重叠，表明患者有垂直隐斜。光点在线上方，非注视眼为高位眼，反之为低位眼。若在检查时，在非注视眼前同时加三棱镜，还可准确测出隐斜度数。装有旋转三棱镜的马氏杆就是这个原理，只是使用起来更加简便。

（七）同视机

可以测量看远时的主观与客观斜视角。令患者坐在同视机后，双眼通过镜筒分别注视前方，检查者将一套Ⅰ级画片分别插入两个镜筒内，然后移动镜头角度，直至患者将两张画片重合为一个画面，此时同视机刻度盘上所示的度数即为患者的主观斜视角。有些患者没有双眼同时视，或者有异常视网膜对应，则需要测定客观斜视角。令患者注视其中一张画片，检查者移动斜视眼前的镜头，至光点正落于斜视眼角膜中心时，交替点灭双侧镜头内的光源，注意眼球有无转动，如仍有转动，可稍加调整镜头角度，至双眼完全静止时，刻度盘上所示的数字即为客观斜视角。

四、异向运动检查

（一）集合近点检测

将一把小尺置于患者一眼的眼眶外侧缘，0 点对准外眦角，检查者手持一只削尖的铅笔，在患者前方由远向近缓慢向其鼻尖移动，要患者双眼注视笔尖，检查者注意观察患者双眼的表现。患者双眼随着笔尖的移近而逐渐向鼻梁靠拢，当其中一只眼不再向内转动而是向外转时，此时铅笔尖所对尺的部位即为患者的集合近点。集合近点在 5~10 cm 为正常，大于 10 cm 为集合不足，小于 5 cm 为集合过强。

（二）分开测定

有两种方法，一种是三棱镜法，将三棱镜底向内置于患者一只眼前，令患者双眼注视远处目标，逐渐加大三棱镜度数，至前方目标分开时的度数即为患者的分开力。为了方便起见，常用三棱镜串镜。第二种方法是同视机法，用Ⅱ级画片测定患者向外展的幅度。

五、AC/A 的测定

（一）隐斜法

由于其简便易行而最为常用。首先要矫正患者的屈光不正，然后用三棱镜和遮盖试验先后测定患者看远及看近时的斜视角，将所得数值代入公式 AC/A＝瞳孔距离（cm）＋△近－△远/3。公式中外斜用"－"，表示，内斜用"＋"，表示。举例：

看近斜视角为−30Δ，看远斜视角为−45Δ，瞳距为 6 cm，则

$$AC/A=6+（−30）−（−45）/3=11$$

（二）梯度法

利用凸、凹透镜对调节的作用，分别测定患者在加镜片前后的斜视角，然后代入公式 $AC/A=Δ后−Δ前/D$。公式中 D 为所插镜片的度数。举例：

给患者双眼前加−2 D 镜片后测得斜视角为＋8Δ，其原来的斜视角为−2Δ，则

$$AC/A=+8−（−2）/2=5$$

（三）同视机法

用Ⅰ级画片，首先测定患者的自觉斜视角，然后在患者眼前加−3 D 的凹透镜。重复前一检查，然后将两次的结果代入公式 $AC/A=Δ2−Δ1/3$

六、眼球运动检查

通过检查眼球运动可以判断眼外肌的功能。

（一）双眼运动（version）

首先检查双眼运动，令患者双眼追随目标，先后向两侧做内转、外转，然后做鼻上、颞上及鼻下、颞下方向的转动。检查双眼在眼外肌的六个单一作用方向上的运动是否同时、等力、平行和协调，各条肌肉有无功能亢进或减弱的现象。

（二）单眼运动（duction）

在双眼运动检查发现异常后，还应进行单眼运动的检查，特别是在怀疑两根或两根以上的肌肉麻痹时，更是如此。当眼球内转时，瞳孔内缘到达上、下泪小点连线为内直肌功能正常，超过者为亢进，未达到则为力不足。眼球平行外转时，外侧角膜缘到达外眦角者为外直肌功能正常，不到位或跳跃到达者均为外直肌肌力不足。眼球做水平运动时出现向上或向下的趋势，则表示相应的垂直肌肉有病变。例如上斜肌麻痹时，患眼在内转时同时还有向上的运动；在上直肌麻痹时，患眼在外转时同时伴有下落现象。

（三）Bielschowsky 歪头试验

在检查垂直性麻痹性斜视时，常需要用这一体征来做鉴别诊断。当头向一侧肩部倾斜时，由于前庭反射，双眼发生旋转，同侧眼内旋，对侧眼外旋。无论是内旋还是外旋，都是由两条肌肉协同完成的，因而当某一条垂直肌发生异常，在头向肩部倾斜时，其协同肌的作用就会表现得十分突出而暴露出麻痹肌。以右上斜肌麻痹为例，当令患者头向右肩倾斜时，右眼发生内旋，此时参与这一动作的肌肉为右眼上直肌和上斜肌，由于上斜肌的麻痹，而使上直肌占有优势，上直肌的主要功能为上转眼球，因此右眼在内旋的同时还表现出上转。

七、复视检查

麻痹性斜视患者常有复视，准确检查和分析复视像有助于正确诊断麻痹肌肉。

（一）烛光检查法

这是一个比较古老的方法，但方便易行，器材简单，临床仍在使用。令患者端坐，头位固定，双眼注视，一只眼前配戴红色镜片。检查者在前方 1 m 处持一点燃的蜡烛，按照眼

外肌的作用方向顺序将烛光置于不同位置，让患者描述所见：看见几个烛光。两个烛光相隔的距离和性质。检查者按其所述记录或绘图，然后按以下要点进行分析：复视是水平还是垂直的，若是水平的还须进一步弄清是同侧还是交叉的；复视像有无倾斜，在哪个方向的复视像距离最大，哪一种颜色的在最外边。

（二）Hess 屏检查法

令患者端坐在屏前50 cm处，头位固定，双眼分别配戴红绿互补颜色的镜片，一般右眼先戴红镜片，手持绿色投射灯去追踪屏上的红灯，使二灯重叠。屏上红灯由检查者控制，按照眼外肌的诊断方位顺序开亮。将绿灯所示图形描在图纸上，记录的为左眼眼外肌状况。然后令患者交换双眼镜片，进行同样检查并记录下右眼眼外肌状况。在图形上向内收缩表示此方向的肌肉功能低下，向外扩张则表示肌肉功能增强。

八、牵拉试验

共有三个内容。首先在患者双眼结膜囊内滴以0.5％地卡因眼液进行表面麻醉，然后进行检查。

（一）预测患者在行斜视矫正手术后是否可能出现复视

令患者平卧，注视上方点状光源。检查者用有齿镊夹住非注视眼角膜缘外3 mm以内处的结膜，将眼球牵拉至正位，此时询问患者是否有复视。如果有复视，还应询问复视的性质，患者能否分清真假及能否耐受。如果无复视，应该进一步牵拉眼球至过矫位，检查耐受范围。必要时可缝一牵引线，将眼球牵拉至正位，然后用胶布将线固定在面部皮肤上，令患者起身走动，进一步观察是否有复视及对复视的耐受程度。若患者出现不能耐受的复视，则手术不宜施行。

（二）被动牵拉试验

用有齿镊夹住靠近角膜缘处的结膜，依次向各个方向牵拉眼球，如眼外肌有抗力，眼球不能到位，说明眼外肌发生挛缩，或有嵌顿等机械性牵制因素存在。

（三）主动收缩试验

检查者用有齿镊夹住结膜后不要施力，令患者转动眼球，通过镊子来感受眼外肌收缩力的强弱。检查时令患者顺序向眼外肌作用的6个方向扫视，以检查各条眼外肌的功能，并应做双眼比较。

九、双眼视功能检查

（一）Worth 四点试验

这是利用红绿互补的原理粗略判断双眼视功能的一种检查法。令患者配戴一副红绿眼镜，右红左绿，双眼同时注视前方的四点，上方的一点是红色，下方是白色，左右两点为绿色。查近时，检查者手持四点电筒置于患者眼前33 cm处，查远时将专门配置的四点光屏置于6 m处。检查结果若是：①同时看见4点，有双眼单视；看见两红两绿者右眼是主视眼，三绿一红者左眼是主视眼。②只看见两个红点，表明左眼发生抑制。③只看见三个绿点为左眼单视，右眼抑制。④看见五个点，三绿二红，表明患者有复视。

（二）Bagolini 线状镜试验

这也是一种粗略判断双眼视功能的方法。检查时患者须配戴一种磨制有密集细条纹的特殊镜片，透过这种镜片注视前方的光点，光点变成为一条与镜片条纹相垂直的光线，双侧镜片的条纹的方向分别为 45°和 13.5°。①同时看见两条在中点相交叉的光线，表明患者有双眼同时视。②看见两条光线相交叉，但其中一条中央有中断，表明一只眼有中心抑制。③看见两条光线，但不呈中央交叉状，表明患者有复视。④只看见一条光线，表明无双眼同时视（图 2-12）。

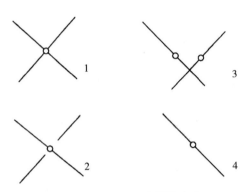

图 2-12　BagoIini 线状镜试验

（三）同视机检查

用同视机检查双眼视功能的状况，可以准确地查出患者具备双眼单视功能的哪一级及其范围。检查时首先测出患者的瞳距，然后令其坐在同视机后，调整好两镜筒的间距和高度，并注意将患者的下颌落实在镜筒下方的颌托上，前额顶紧镜筒上方的额托，以便在检查过程中能使患者的双眼位置保持固定。然后顺序使用Ⅰ、Ⅱ、Ⅲ级画片检查。

Ⅰ级功能为双眼同时视功能，双眼能同时视物。所用画片为两张完全不同的画面，例如狮子和笼子，拖拉机和房屋。两张画片分别置于双眼的镜筒内，推动扶手如果能使狮子进入笼子或将拖拉机放入房子、两张完全不同的画片融合成一个画面，即表明具有Ⅰ级功能，此时刻度盘上所示即为重合点。如果两张画片不能融合为一，狮子在逐渐靠近笼子时，却一下跳至笼子的另一侧，此为交叉抑制现象，表明一只眼有抑制。有时两张画片虽然融合为一。例如狮子进入了笼子，但画面上某些细节，像笼子上的栏杆，患者就看不见，这表明有异常视网膜对应。

Ⅱ级功能为双眼融合力的检测。用两张大体相同，细节部位不同的画片，此细节部位被称作控制点。分别置于患者双眼前，检查患者是否能将两张画片看成一张完整画面，若能便是具有融合功能。然后移动镜筒，先向外后向内，分别记下患者在外展和内收时控制点丢失的位置，二者相加即为他的融合范围。以猫、蝶画片为例，两张均有一只猫，两只猫完全相同。但一只没有尾巴，前方有一只蝴蝶，另一只猫有尾巴而没有蝴蝶，蝴蝶和尾巴即为这一组画片的控制点。把两张画片分别插入并把镜筒放在重合点上时，可看到一张完整画面，即一只有尾巴的猫扑蝴蝶。然后缓缓向外移动镜筒，至两像分开或控制点丢失，记下此时位置，再向内推移镜筒，同样方法得到辐辏范围，二者相加就是患者的融合范围。

Ⅲ级功能是立体视觉。用两张完全相同，但水平有偏差的画片分别置于双眼前，这种视差经大脑视皮层处理后产生立体视觉。例如画片火车和桥洞，由于视差的作用产生深度感，被检查者可以看出火车是否已通过桥洞在桥的前面，还是尚待过洞在桥的后面。没有立体视觉的人看见的画面为火车在桥下方。

同视机还能检查视网膜对应状况。斜视患者为了克服视觉紊乱，除可能发生一眼的视网膜功能抑制而外，还可能产生异常视网膜对应。在同视机检查时表现为主客观斜视角不一致。用Ⅰ级画片例如狮笼画片，当狮子进入笼子后此为主观斜视角，然后检查者交替或间断关闭一只眼前的灯，若患者眼球转动，即为主客观斜视角不一致，此为这种患者常常看不见画片上的某些细节，例如笼子上的栏杆。

（四）立体视锐检查

检查立体视锐的方法很多，国内使用较多的有 Titmus 立体试验图谱、Frisby 立体试验图、颜少明立体视觉检查图等。

第十一节　视觉电生理检查

视觉电生理检查是通过视觉系统的生物电活动检测视觉功能，是一种无创性、客观性、视功能检查方法，包括眼电图（EOG）、视网膜电图（ERG）以及视觉诱发电位（VEP）检查法。

外界物体在视网膜成像，经光电转换后以神经冲动的生物电形式经由视路传导到视皮成视觉。视觉电生理检查适用于检测不合作的幼儿、智力低下患者及诈盲者的视功外层，形能；可分层定位从视网膜至视皮层的病变；在屈光间质混浊时亦可了解眼底有无严重病变；选用不同的刺激与记录条件，还可反映出视网膜黄斑部中心凹的局部病变，对视杆细胞和视锥细胞的功能状况进行检测。

（一）眼电图法

眼电图（EOG）是测定随着明适应和暗适应状态改变或药物诱导而使眼球静息电位发生改变的规律性变化，主要反映视网膜色素上皮和光感受器的功能，也用于测定眼球位置及眼球运动的变化，及黄斑部营养障碍性疾病的诊断和鉴别诊断，药物中毒性视网膜病变的诊断和视网膜变性疾病的诊断、用于眼球运动障碍的检查。

1. 基本技术

（1）使用带有局部光源的全视野球，水平注视点夹角为 $30°$。

（2）电极使用非极性物质，如氯化银或金盘皮肤电极。电极电阻小于 $10k\Omega$。

（3）光源为白色，光的亮度用光度计（Photometer）在眼球所在位置的平面测量。

（4）使用交流电放大器时，高频截止为 $10Hz$ 或更高（但要低于 $50\,Hz$ 或 $60\,Hz$），低频截止为 $0.1\,Hz$ 或更低。

（5）放大器应和被检者隔开。

（6）记录信号时，监视器显示原始波形，以此判断信号的稳定和伪迹等。

2. 检查前准备

（1）可以散大被检者瞳孔或保持自然瞳孔。

（2）电极置于被检者每只眼内外眦部的皮肤。接地电极置于其前额正中或其他不带电的位置。

（3）向被检者说明检查过程，嘱其跟随两个固视点的光的交替变换而往返扫视。

（4）变换频率在 0.2～0.5 Hz（每 1～2.5 s 变换 1 次），不能坚持的少数被检者可将扫视放慢到每分钟 1 次，每分钟测定 1 次电位的谷和峰。

3. 检查步骤

（1）预适应：被检者开始暗阶段检测前 30 min 应避免日光、检眼镜或荧光血管造影灯光的照射，并在自然的室内光线下至少适应 15 min，预适应光保持在 35～70 cd/m² 。

（2）暗适应阶段

1）暗谷：测量暗谷电位时，关闭室灯，在暗中记录 15 min EOG 值。最小的电位值为暗谷，常发生在 11～12 min，也可稍前或稍后些。

2）暗基线：建立暗基线要求暗适应至少 40 min，在进入明适应前 5 min 开始测量 EOG 值。

（3）明适应阶段：打开刺激光直到出现光峰、信号振幅开始下降时记录 EOG。如果光峰不出现，记录应持续 20 min，以免丢失延迟出现的光峰。背景光照明依据瞳孔状态不同而调整：自然瞳孔时，刺激光强固定在 400～600 cd/m² 范围内；瞳孔散大时，刺激光强固定在 50～100 cd/m² 范围内。

4. 测量

（1）扫描振幅：测量 EOG 振幅波时，要注意识别信号伪迹，过度注视会引起过大的信号伪迹，使用交流电会引起衰减的信号伪迹。建议取稳定值。

（2）光峰/暗谷比（Arden 比）：测量明适应阶段的最高值（光峰）与暗适应阶段的最低值（暗谷）的比值，对于常发生的无规律变化值，通过对曲线"平滑"处理，确定真正的谷值和峰值。

（3）光峰/暗基线比：暗基线值为暗适应过程中稳定基线的平均值，光峰为测量明适应阶段的最高值。光峰/暗基线比低于 Arden 比。

（4）检查的注意事项：

1）各实验室应建立自己设备的正常值范围。

2）不使用过大的电极，避免其对被检者皮肤的影响。

3）在电极置放皮肤前用乙醇或导电膏清除皮肤上的油性物质。

4）使用完毕后要清洗电极。

临床上视网膜色素变性、维生素 A 缺乏性病变、全色盲、药物性病变、视网膜脱离、脉络膜病变等，其色素上皮、感受器组织受到损害，EOG 光峰可降低，Arden 比降低，严重者可为平坦波形。

（二）视网膜电图法

视网膜电图（ERG）是视网膜受光刺激后，在视网膜上节细胞电冲动之前从角膜电极记录到的视网膜电反应。它代表了视感受器到无长突细胞的视网膜各层的电活动。将一接触镜式的特制电极置于被检者角膜上，另一皮肤电极放置于靠近其眼球后部的眶缘部分。当视网膜受到瞬间的闪光刺激时，通过适当的放大装置将视网膜的电位变化记录下来，即为视网膜电图。

ERG 又分为闪光视网膜电图（Flash-ERG，FERG）图形视网膜电图（Pattern ERG，PERG），闪辉视网膜电图（Flicker ERG）和多焦点视网膜电图（Multifocal ERG，mERG）。

闪光视网膜电图以闪光作为刺激，主要反映神经节细胞以前的视网膜细胞状态；图形视网膜电图以图形作为刺激，主要反映视网膜神经节细胞层的状态，二者结合起来会更加全面地反映视网膜各层细胞的功能状态。多焦点视网膜电图（mERG）是采用伪随机的二进制m-序列的输入-输出系统，在同一时间内对视网膜多个部位进行高频刺激，由体表电极记录反应，经过计算机程序处理与分析，得到对应于每一被刺激区域的局部反应波形，而且可用立体三维伪彩图像反映视网膜的功能。进一步分析 mERG 的时间和空间非线性成分，可以了解视网膜不同层次的状态。

1. 闪光视网膜电图检查

（1）基本技术

1）闪光 ERG（FERG）必须用全视野球刺激。

2）记录电极采用角膜接触电极，皮肤电极用银-氯化银脑电图电极。

3）参考电极可装配在接触镜—开睑器内，接地电极必须放在无关点上接地，如额部或耳部。

4）记录选用的标准刺激光（standard flash，SF）强度为在全视野凹面上产生 1.5～3.0 cd/（s•m²）的亮度。标准化要求将 SF 按 0.25 log 梯度减弱 3 log 单位范围。明适应的背景照明要求在全视野内产生至少 17～34 cd/（s•m²）或（5～10 fl）的照明度。

5）放大器和前置放大器的通频带范围为 0.3～300 Hz。前置放大器输入阻抗至少为 1 m。放大器导线必须与受检者保持一定距离。

（2）检查前准备

1）充分散大瞳孔：用托吡卡胺或去氧肾上腺素（新福林）滴眼液滴眼至瞳孔直径为 8 mm。

2）在暗室中适应至少 20 min。

3）在暗红光下放置 ERG 电极。

4）滴用表面麻醉药，放置角膜接触镜电极。

5）嘱被检者向前注视指示灯，保持眼位。

（3）测量：一个完整的闪光 ERG 检查应包括暗适应状态和明适应状态两个状态，先测暗适应状态，后测明适应状态。

1）暗适应状态：是记录视杆细胞反应、最大反应和 OPs。①视杆细胞反应：低于白色SF2.5 log 单位的弱刺激反应。②最大反应：由 SF 刺激产生，为视网膜视锥细胞和视杆细胞综合反应。③OPs：由 SF 刺激获得，将高通（high-pass）放在 75～100 Hz，低通（low-pass）选择 300 Hz，刺激间隔 15 s，取第 2 个以上的反应或叠加反应。

2）明适应状态：记录单闪光视锥细胞反应和 30 Hz 闪烁反应：①单闪烁视锥细胞反应：背景光为 17～34 cd/（s•m²）（5～10 fl），可抑制视杆细胞，经 10 min 明适应后，用白色SF 刺激即获得视锥细胞反应。②30 Hz 闪烁反应：在记录单次闪光视锥细胞反应后，使用相同的背景光和 SF 刺激，每秒钟闪烁 30 次，弃去最初的几个反应，在稳定状态时测量振幅，30 Hz 闪烁反应用于测定视锥细胞功能。

（4）ERG 各波的振幅和峰时值：

1）a 波和 b 波：a 波振幅是从基线测至 a 波的波谷；b 波振幅是从 a 波的波谷测至 b 波的波峰。a、b 波的峰时值是从闪光刺激开始到波峰的时间。

2）OPs：OPs 振幅测量方法较多，目前绝大多数方法是在 ERG 的 b 波上先画出每个 OPs 小波的基线，再测量其高度，称"两脚规测量法"。较准确的测量是将 ERG 波形用傅里叶变换进行频谱分析，根据 OPs 在频域的分布，采用滤波技术去掉 a、b 波后再测量。

（5）将检查结果存盘并打印。

（6）摘下所有电极，予被检者眼部滴用抗菌药物滴眼液。

（7）检查的注意事项：

1）各实验室要建立自己仪器的正常值。

2）先用乙醇清除被检者皮肤的油脂后，再安放皮肤电极。

3）散大瞳孔至 8 mm 以上，如瞳孔不够大会影响 a 波和 b 波振幅的大小。

4）放置角膜电极后，务必保持角膜与电极之间无气泡。

5）每次检查完成后，应将所用的电极及时清洁。

临床上如 Leber 先天性视网膜发育不全、视网膜色素变性、视网膜脱离等疾病时 ERG 可有不同类型的改变。

2. 图形视网膜电图检查

（1）基本技术：

1）选用 DTL 角膜电极。

2）将 DTL 电极置于被检者下穹窿部。

3）参考电极置于检测眼外眦部或颞部皮肤。

4）作单眼记录，叠加次数大于 100 次，以减少噪声干扰和伪迹。

（2）检查前准备：

1）检查前，嘱被检者全身放松，但要精力集中。

2）记录 PERG 时被检者瞳孔保持自然状态。

3）矫正屈光不正，使其能看清刺激器。

4）PERG 从视网膜中心凹和中心凹旁引出，刺激图形如果在视网膜上聚焦好，引出的振幅就大。

（3）测量

1）P_{-50} 波振幅高度的测量是从基线或从一个负相波谷（N_{-95}）向上到波峰。

2）N_{-95} 波振幅高度可从基线或 P_{-50} 波峰向下到波谷。

3）各波潜伏期均从光刺激开始到各波的波峰或波谷的时间，称峰时间。

4）稳态反应测量峰谷值，或用傅里叶变换测量功率。

（4）将检查结果存盘并打印。

（5）摘下所有电极，予被检者眼部滴用抗菌药物滴眼液。

（6）检查时注意事项

1）各实验室应建立自己的正常值。

2）结果的变异较大。

3）如被检者角膜和结膜有急性炎症时不能进行检查。

4）电极安放在皮肤前用乙醇清除皮肤的油脂。

3. 多焦视网膜电图检查

（1）检查前准备：

1）用托吡卡胺或去氧肾上腺素滴被检眼以充分散大瞳孔至直径 8 mm。

2）滴用表面麻醉药。

3）安放角膜接触镜双极电极。地电极置于被检者耳垂或额正中。

4）嘱被检者在检查时注意力集中，注视屏幕中央标记。

（2）测量：

1）振幅：所选定区域（六环、四象限、多位点等）a、b 波的振幅（nV），a、b 波单位面积的平均振幅（nV/deg^2）。

2）潜伏期：所选定区域 a、b 波的潜伏期（ms）。

（3）记录和保存检查结果。

（4）摘下所有电极，予被检者眼部滴用抗菌药物滴眼液。

（三）视觉诱发电位检查

视觉诱发电位（VEP）是在视网膜受闪光或图形刺激后，在视皮层枕叶视觉中枢诱发出来的生物电。反映了视网膜、视路、视觉中枢的功能状态。分为闪光视觉诱发电位（flash-VEP）和图形视觉诱发电位（pattern-VEP）。图形视觉诱发电位是最常用的检查方法。

1. 基本技术

（1）电极：使用 ERG 盘电极。记录电极放置在被检者枕骨粗隆上方 2.5 cm 处的 O$_z$ 位，参考电极放置在鼻根上 12 cm 处的 Fz 位、耳垂或乳突处，地电极放置在另一侧耳垂或乳突处。如用双通道或多通道测定，记录电极也可置于 O$_1$ 和 O$_2$ 位（分别在 O$_z$ 位左右各 2.5 cm 处）。

（2）刺激方式：

1）图形刺激：使用瞬态翻转图形 VEP。记录系统的带通为 0.2～1.0 Hz、200～300 Hz 分析时间为 250 ms，也可用 500 ms 叠加次数 100～200 次。刺激野大于 20°，方格为 50，对比度大于 70%，平均亮度接近 30 cd/m^2，翻转间隔时间为 0.5 s。平均亮度取刺激屏中心和周边几个位置亮度的平均值。

2）闪光刺激：使用氙光或发射二极管作刺激光源，亮度 5 cd/（s·m^2），如屈光间质混浊时亮度可达 50 cd/（s·m^2）。背景光亮度为 3 cd/（s·m^2），如屈光间质混浊时亮度可达 30 cd/（s·m^2）。刺激间隔为 1 s。对于屈光间质混浊的患者，闪光刺激常选用 7.5 Hz 以上的稳态反应。

2. 检查前准备

（1）保持瞳孔自然状态。

（2）矫正被检者屈光不正。

（3）在电极安放的皮肤部位用乙醇去脂。

（4）测量安放电极处皮肤的电阻，要求电阻小于 10 Ω。

（5）嘱被检者全身肌肉放松，注意力集中。

3. 测量

（1）潜伏期：从刺激开始到反应波峰的时间。临床研究的主要参数是 P$_1$ 波潜伏期，由

于正常情况 P_1 波潜伏期接近 100 ms，故称 P_{100} 波。

（2）振幅：即峰谷电位高度，临床主要测定 P_{100} 波振幅。

（3）方格视角计算公式为：

$$小于 1° 视角时，B＝（3450×W）/D$$
$$大于 1° 视角时，B＝（57.3×W）/D$$

式中 B 为视角，单位为分，W 为格子宽带，单位为 mm，D 为格子到角膜的距离，单位为 mm。

（4）空间频率计算公式为：

$$F＝60/1.4\ W$$

式中 F 为周/度，W 是图形的宽度，单位为分。

（5）对比度计算公式：

$C＝（Lx＋Lm）×100$

式中 C 为对比度，Lx 为最大亮度，Lm 为最小亮度。

4. 检查的注意事项

（1）给被检者佩戴合适镜片，矫正视力到最佳状况。

（2）提醒被检者检查时注意力集中，注视视标。

（3）置放皮肤电极前用乙醇或导电膏清除皮肤上的油性物质，电极用后要清洗。

（4）检测 VEP 应在未用缩瞳药或散瞳药下进行。

（5）矫正视力低于 0.3 者应查闪光 VEP，矫正视力高于 0.3 者应查图形 VEP。

（6）检查环境应安静，避免分散被检者的注意力。

（7）针状电极应当一次性使用，或经高压灭菌后重复使用，银盘电极均应氯化以防止伪迹。

临床上用该检查判断视神经、视路疾患；鉴别伪盲；监测弱视治疗疗效；判断合并皮质盲的神经系统病变的婴幼儿的视力预后；判断婴儿和无语言能力儿童的视力；对屈光间质混浊患者预测手术后视功能。

第三章　眼睑与泪器病

第一节　眼睑充血、出血、水肿

一、眼睑充血

眼睑充血（congestion of the eyelids）可因眼睑皮肤的炎症、睑腺炎症、睑周围组织炎症的蔓延，虫咬、化学物质刺激、物理性刺激，如热、辐射等均可造成。睑缘充血为睑缘炎、屈光不正、眼疲劳、卫生条件差等均可引起。充血一般为亮鲜红色。

暗红色的充血为血液回流障碍，凡是血液回流障碍的疾病均可引起，常同时伴有眼睑水肿。

治疗：根据发病的原因治疗。

二、眼睑出血

眼睑出血（hemorrhage of the eyelids）：造成眼睑出血的全身原因如咳嗽、便秘、高血压动脉硬化、败血症、有出血素质者、胸部挤压伤等，一般出血较局限。

局部原因造成的眼睑出血多为外伤，可以是眼睑直接外伤引起，也可以是眼眶、鼻外伤或颅底骨折引起，出血渗透到眼睑皮下，可以沿着皮下疏松的组织向四周蔓延，一直跨过鼻梁侵入对侧眼睑。严重的是颅底骨折所致的出血一般沿着眶骨底部向鼻侧结膜下和眼睑组织渗透，多发生在受伤后的数日。眶顶骨折所致的出血沿提上睑肌进入上睑，眶尖骨折沿外直肌扩散，眶底骨折出血进入下睑。

随血量的多少，出血可为鲜红色、暗红色、紫红色或黑红色。

治疗：

（1）少量浅层出血无需治疗，数日后可自行吸收。

（2）出血多时，于当时立即作冷敷以停止出血，同时可使用止血药物如止血敏、维生素 K、止血芳酸、三七粉或云南白药等。数日后不再出血时可作热敷促进吸收。

（3）用压迫绷带包扎。

（4）有眶顶、眶尖、颅底骨折需请神经外科会诊，治疗。

三、眼睑水肿

眼睑水肿（oedema of the eyelids）系眼睑皮下组织中有液体潴留，表现为皮肤紧张、光亮感。

（1）炎性水肿：为局部原因，眼睑炎症或附近组织炎症如眼睑疖肿、睑腺炎、睑皮肤炎、泪囊炎、眶蜂窝织炎、丹毒、严重的急性结膜炎、鼻窦炎等。眼睑皮肤肿、红、局部温度升高，有时有压痛，可伴有淋巴结肿大，严重者全身畏寒、发热。

（2）非炎性水肿：为血液或淋巴液回流受阻。局部原因见眶内肿物。全身病见于心、肾病、贫血，非炎性者皮肤色为苍白。

治疗：根据病因进行治疗。

第二节　眼睑炎

一、睑腺炎

睑腺炎（hordeolum）也称麦粒肿，俗称"挑针眼"，是化脓性细菌侵入眼睑腺体而引起的一种急性炎症。眼睑皮脂腺或汗腺被感染者称外睑腺炎；睑板腺被感染者称为内睑腺炎，多由金黄色葡萄球菌感染引起。

（一）诊断步骤

1. 病史采集

（1）起病情况：起病急骤。

（2）主要临床表现：患眼局部有红、肿、热、痛等典型急性炎症表现，内睑腺炎炎症较局限，有硬结、疼痛和压痛。睑结膜面充血肿胀，2～3天后中心形成一黄色脓点，可自行穿破睑结膜而痊愈。外睑腺炎炎症集中在睫毛根部的睑缘处，初起眼睑红肿范围较弥散，剧烈疼痛，有硬结，压痛明显，同侧耳前淋巴结可肿大。如感染靠近外眦部，可引起反应性球结膜水肿，2～3天后局部皮肤出现黄色脓点，硬结软化，可自行溃破排出脓液，红肿迅速消退，症状缓解，多在1周左右痊愈，也可自行吸收消退。如炎症反应剧烈，可发展成眼睑脓肿，整个眼睑红肿，并波及同侧颜面部，球结膜反应性水肿剧烈，可脱出睑裂外，伴有体温升高、寒战、头痛等全身中毒症状，如不及时处理，有可能引起败血症或海绵窦血栓而危及生命。

2. 体格检查

（1）一般情况：感染严重时有不同程度发热。

（2）眼睑皮肤：红肿、硬结和压痛，外睑腺炎可有脓肿形成。

（3）结膜：睑结膜充血肿胀，内睑腺炎可有黄色脓点。严重时球结膜有水肿。

（4）淋巴结：同侧耳前淋巴结肿大。

（二）诊断对策

1. 诊断要点

（1）一个眼睑的部分红肿；（2）明显压痛；（3）硬结；（4）病变不在泪囊和泪腺部位。

2. 鉴别诊断要点

（1）与眼睑蜂窝织炎鉴别：睑腺炎严重时整个眼睑红肿，皮肤面无脓点显露，易误诊为蜂窝织炎。睑腺炎眼睑红肿并不均匀一致，在肿块处充血及肿胀明显，压痛明显，而在其他部位压痛不明显。蜂窝织炎红肿比较弥漫，上、下眼睑均可累及，毒血症状较重。

（2）与睑板腺囊肿鉴别：内睑腺炎与睑板腺囊肿同样是睑板腺的炎症，应注意鉴别。

睑板腺炎是急性炎症，红肿、疼痛症状明显，在睑结膜上有脓点出现。睑板腺囊肿在睑结膜上有一个暗红色斑点，穿破后该处有半个米粒大的肉芽组织。化脓性睑板腺囊肿也呈急性炎症表现，但炎症不及睑腺炎剧烈，先有包块，而后继发感染，手术切开可见胶样内容物。

（三）治疗对策

1. 治疗原则

（1）热敷：每日 3～4 次，每次 15～20 分钟。

（2）局部用抗生素眼水和眼膏。

（3）有发热、炎症反应剧烈者口服抗生素。

（4）脓肿形成后切开引流。

2. 治疗方案

（1）手术适应证：睑腺炎局限，化脓并有黄白色脓点时。

（2）手术禁忌证：睑腺炎未化脓局限时。

（3）术前准备：无特殊要求。

（4）麻醉：外睑腺炎无需麻醉，内睑腺炎可用表面麻醉。

（5）手术要点：

1）外睑腺炎切口在皮肤表面，与睑缘平行；内睑腺炎切口在睑结膜面，与睑缘垂直。

2）脓肿较大时应放置引流条。

3）内睑腺炎有肉芽组织形成时应带蒂剪除。

4）术毕涂抗生素眼膏后盖眼垫。

（6）手术注意事项：

1）切开排脓后切勿挤压排脓，以免感染扩散。

2）切口应足够大，使排脓通畅，否则可能形成肉芽组织。

3）放置引流条不宜太紧使切口阻塞。

（四）术后观察和处理

（1）术后第一天换药，放置引流条者，如引流的脓液较多应更换引流条，如脓液较少可拔除引流条。

（2）局部应用抗生素药物。

（3）有全身症状者或伴有其他部位的感染者，应全身给予抗生素药物。

二、睑板腺囊肿

睑板腺囊肿（chalazion）又称霰粒肿，是睑板腺出口阻塞、腺体的分泌物潴留在睑板内对周围组织刺激引起的一种炎性肉芽肿。有一纤维结缔组织包囊，囊内含有睑板腺分泌物及包括巨噬细胞在内的炎症细胞浸润。

（一）诊断步骤

1. 病史采集

（1）起病情况：病程缓慢。

（2）主要临床表现：表现为眼睑皮下类圆形的硬块，边界清楚，通常与皮肤无粘连，大小不等。较大的睑板腺囊肿可使局部皮肤隆起，无压痛，自觉无疼痛不适，可引起上睑下垂。睑结膜处呈暗紫色。小的囊肿可自行吸收消退，多数长期不吸收或逐渐变大变软，最后自行破溃，在睑结膜面形成肉芽肿。继发感染形成化脓性睑板腺囊肿，临床表现与内睑腺炎相同。

2. 体格检查

（1）眼睑皮肤：皮下类圆形的硬块，边界清楚，通常与皮肤无粘连，无压痛。如继发感染皮肤红肿，有压痛。

（2）结膜：睑结膜面呈暗紫色，破溃后在睑结膜面形成肉芽肿。

（二）诊断对策

1. 诊断要点

多见于青少年或中壮年；眼睑皮下类圆形硬块，无压痛；睑结膜面呈暗紫色，破溃后在睑结膜面形成肉芽肿。

2. 鉴别诊断

（1）与睑板腺癌鉴别：睑板腺癌肿块坚实，常见于中老年女性，因此老年人眼睑一个部位反复发生的霰粒肿应怀疑睑板腺癌，病理检查可确诊。

（2）与睑腺炎鉴别：当睑板腺囊肿继发感染时与内睑腺炎临床表现一样，但睑板腺囊肿在发生内睑腺炎前已存在无痛性包块。

（三）治疗对策

1. 治疗原则

（1）较小的囊肿早期热敷，局部应用抗生素药物。

（2）一般需手术刮除，应将囊肿内容物与囊壁一起清除干净。

2. 术前准备

（1）眼部滴抗生素眼水 1～3 天。

（2）检查凝血功能，女性避开月经期。

（3）洗脸，清洁面部。

3. 治疗方案

（1）非手术治疗：抗生素眼液滴眼，热敷，较小的囊肿可以完全吸收。

（2）手术治疗：

1）手术指征：①囊肿较大在眼睑皮肤明显隆起者。②囊肿溃破在睑结膜面形成肉芽组织时。

2）手术时机：非手术治疗无效，眼睑、结膜和角膜无急性炎症者。

3）麻醉：表面麻醉，囊肿周围皮下及结膜下浸润麻醉。

4）睑板腺囊肿摘除手术：①检查囊肿位置、数目、避免遗漏。②用睑板腺囊肿夹夹住囊肿后翻转眼睑。③从结膜面以尖刀刺入并切开囊肿，切口与睑缘垂直。④用小刮匙伸入切口，彻底刮除囊肿内容物。⑤用有齿镊夹住囊壁，用尖头剪剪除囊壁。⑥如囊肿的囊壁靠近皮肤面，皮肤很薄，可从睑皮肤面做平行于睑缘的切口，进入囊腔。去除囊壁后缝合皮肤。⑦如囊肿破溃后形成肉芽肿，应先剪除肉芽组织后再在破口处扩大切口刮除囊肿内容物。⑧术毕手掌按压 15 分钟，确认无活动性出血后涂抗生素眼膏包眼。

（四）术后观察和处理

1．一般处理

（1）术毕时可有少量出血，加压包扎后嘱患者用手掌压迫眼睑切口部 15 分钟止血。

（2）术后次日换药，涂抗生素眼膏包眼。

（3）有皮肤缝线者，术后 5 天拆除缝线。

2．手术并发症的观察及处理

（1）出血：如术后数小时发生大出血，除外全身心血管或血液病，主要是术中损伤了睑动脉弓。如有活动性出血，应翻转眼睑，用霰粒肿夹压迫切口周围，以压迫止血。如压迫无效，应清除切口内腔的积血块，仔细寻找活动性出血点，先电凝止血，再在切口直接缝合，亦可在切口一侧或两侧做缝合压迫止血。皮下淤血斑可自然吸收。术后全身可适当予以止血药。

（2）皮肤穿破：术前应认真检查霰粒肿的特征及其与周围组织的关系，以选择睑结膜或皮肤切口。一旦皮肤穿破较大应缝合修补。

（3）泪小管断裂：靠近内眦部囊肿切除时，可在泪小管内滞留泪道探针再手术，以免术中伤及泪小管。

（4）术后皮下遗留硬结或囊肿复发：多由于深层哑铃状霰粒肿清除不彻底，较小霰粒肿被遗漏，残留肥厚囊壁或内容物所致。术前认真检查避免遗漏，术中尽量剪除干净囊壁。如术中切开霰粒肿发现内容物为实性肿物，或老年人发生睑板腺囊肿，特别是复发性囊肿，应行病理检查排除睑板腺癌。

（5）睑缘变形：近睑缘的霰粒肿在睑结膜面作切口时，常损伤睑缘后唇和前唇，造成睑缘瘢痕或损伤睫毛根部。对于睑缘霰粒肿，如位于睑板下沟附近或在睑板腺开口处，应作睑缘间灰线切口。如从皮肤面穿破形成肉芽组织，术后睑缘皮肤也可能变形，此时可待半年后瘢痕稳定，再行修整。

三、睑缘炎

睑缘是眼睑皮肤和睑结膜汇合处，其上有睫毛毛囊和睑板腺的开口，容易导致细菌感染而发生炎症，分鳞屑性、溃疡性和眦部睑缘炎三种类型。

（一）诊断步骤

1．病史采集

（1）起病情况：缓慢。

（2）主要临床表现：自觉痒、痛、异物感等不适症状，长久不愈者睑缘肥厚变形，有睑外翻、溢泪等。

（3）既往史：屈光不正、营养不良、贫血等。

2．体格检查

（1）睑缘充血、肿胀、糜烂、有鳞屑覆盖，睫毛可脱落或倒睫。

（2）睑缘肥厚变形，可有睑外翻、结膜充血。

（3）荧光素染色检查显示角膜点状上皮染色。

（二）治疗对策

（1）治疗全身慢性病、矫正屈光不正等。

（2）生活规律，减少刺激性食物及烟酒等刺激。

（3）清洁、热敷、按摩眼睑。

（4）抗生素药物及皮质类固醇药物的应用。

四、接触性皮炎

接触性皮炎（contact dermatitis）是眼睑皮肤对某种致敏原或化学物质所产生的过敏反应或刺激反应。过敏引起的接触性皮炎是眼睑皮肤对致敏原的免疫反应，以瘙痒为特点。刺激引起的接触性皮炎是眼睑皮肤对化学物质的非免疫反应，以烧灼感或刺痛等感觉为特征。

（一）诊断步骤

1. 病史采集

（1）起病情况：一般起病急骤。

（2）主要临床表现：急性期眼睑红肿，皮肤出现丘疹或疱疹，主觉痒及烧灼感，有渗液。急性期后，渗液减少，红肿减轻，但皮肤表面变得粗糙，有痂皮及脱屑，睑结膜肥厚、充血。有时在开始用某种药物时并无不良反应，但当连续使用一个阶段后才出现过敏反应。

2. 体格检查

（1）眼睑皮肤：急性期眼睑红肿，皮肤可见丘疹或疱疹，急性期后，红肿减轻，皮肤表面粗糙，有痂皮及脱屑。

（2）结膜：睑结膜可显著肥厚及充血。

（二）诊断对策

1. 诊断

有局部用药史及接触化学物品病史；局部瘙痒或刺痛；眼睑皮肤湿疹样皮损，充血水肿明显，但没有疼痛感或压痛。

2. 鉴别诊断

主要应与睑腺炎鉴别：睑腺炎疼痛感觉明显，并有局部硬结和压痛，皮肤没有皮损。接触性皮炎以瘙痒感或烧灼感明显，没有硬结，伴有皮损。

（三）治疗对策

（1）立即中断与致敏原或刺激原的接触。

（2）局部用氯化钠溶液或 3％硼酸溶液湿敷。

（3）短期使用地塞米松眼水，皮肤面涂皮质类固醇类眼膏。

（4）全身应用维生素 C 和抗组织胺药，严重时口服皮质类固醇类药物。

（5）戴深色眼镜减少光线刺激。

五、单孢病毒性睑皮炎

单孢病毒性睑皮炎（herpes simplex palpebral dermatitis）是常见的病毒性睑皮炎之一，是由人单纯疱疹病毒 I 型感染所致的急性眼周皮肤疾病。易复发，常在高热、上呼吸道感染、紧张和劳累之后，也可见于孕妇及衰弱的老年人。

（一）诊断步骤

1. 病史采集

（1）起病情况：急性起病。

（2）主要临床表现：病变可侵犯上、下睑，下睑多见。疱疹呈多个或簇状，半透明，周围充血、水肿、有刺痒、疼痛与烧灼感。初起水泡内含有透明黄色液体，一周左右可吸收结痂，一般不化脓，不留瘢痕，少数可由睑缘向眼球蔓延，累及角膜。

2. 体格检查

（1）眼睑皮肤：眼睑皮肤疱疹呈多个或簇状，半透明，周围充血、水肿。不化脓，不留瘢痕。

（2）眼表：可有结膜充血，角膜可有上皮病变。

（3）可有耳前淋巴结肿大。

（二）诊断对策

1. 诊断

多见于年老体弱者；眼睑皮肤疱疹，愈合后不留瘢痕；睑结膜可有充血，角膜可有病变。

2. 鉴别诊断

与带状疱疹病毒性睑皮炎鉴别：带状疱疹病毒性睑皮炎疼痛明显，皮疹不超过中线，愈合后有瘢痕，并有色素沉着。

（三）治疗对策

1. 局部

皮肤面用 0.1% 无环鸟苷（阿昔洛韦）眼膏或疱疹净（碘苷）眼膏，结膜囊滴 0.1% 无环鸟苷眼水以防角膜受累。

2. 全身

严重者全身应用无环鸟苷。

六、带状疱疹睑皮炎

带状疱疹睑皮炎（herpes zoster palpebral dermatitis）是常见的病毒性睑皮炎之一，是由于水痘—带状疱疹病毒感染了三叉神经的半月神经节或三叉神经的第一支或第二支引起。正在接受放射治疗或免疫抑制剂治疗的患者易发生。

（一）诊断步骤

1. 病史采集

（1）起病情况：急性起病。

（2）主要临床表现：先有三叉神经分布区剧烈疼痛，数日后皮肤上出现簇状疱疹。有畏光、流泪。

2. 体格检查

（1）眼睑皮肤：疱疹局限在面部一侧，绝不超过中线为特点。眼神经受累时疱疹分布在患侧头皮、额部及上睑皮肤，如眶下神经受累时疱疹同时分布在下睑、颊部和上唇皮肤。

（2）结膜充血，角膜上皮或基质炎症。

（3）如疱疹出现在鼻翼等处时说明鼻睫状神经受累，发生角膜炎和虹膜炎的可能性更大。

（4）可有耳前淋巴结肿大。

（5）炎症消退后皮肤留有瘢痕，并有色素沉着。

（二）治疗对策

（1）休息、避光、止痛、镇静。

（2）局部应用抗病毒眼药，应用抗生素药物预防继发感染。

（3）严重患者全身应用抗病毒药物。

（4）合并角膜炎或虹膜炎者需积极治疗。

第三节　眼睑皮肤病

一、眼睑湿疹

（一）概述

眼睑湿疹又称眼睑湿疹性皮炎，是由于眼睑部慢性炎症或致敏物质引起的急性或慢性眼睑皮肤炎症。也可为全身或面部湿疹的一部分，可单独出现在眼睑。

（二）临床表现

（1）有致敏物质接触史。

（2）患处奇痒、烧灼感。

（3）急性者眼睑突然红肿，继而出现丘疹、水疱、糜烂、结痂、脱屑等。

（4）亚急性者表现为眼睑皮肤暗红斑块，伴有结痂、鳞屑、少量丘疹、渗出等。

（5）慢性者起病缓慢，眼睑皮肤增厚，表面鳞屑脱落，也可伴有结膜和角膜炎症表现。

（6）多见于过敏体质者。

（三）诊断

根据致敏物质接触史、患处奇痒，以及临床表现可以诊断。

（四）鉴别诊断

1. 眼睑疱疹

常发生于感冒、高热或身体抵抗力下降时。病变多发生在下眼睑三叉神经眶下支分布的范围内，患处刺痒和烧灼感，出现多个或成群的针尖大小、半透明的疱疹，结痂脱落后通常不留痕迹。严重者耳前淋巴结肿痛。

2. 眼睑脓疱病

金黄色葡萄球菌或溶血性链球菌感染引起的眼睑皮肤脓疱病。眼睑出现鲜红色丘疹、水疱、黄色脓疱，脓疱破溃后形成一层黄色的痂皮，脱落后不留瘢痕。

（五）治疗

（1）仔细询问病史，寻找致敏原，去除病因，避免接触外界刺激因素。

（2）急性期可应用生理盐水或 $2\% \sim 3\%$ 硼酸溶液湿敷，每次 30 分钟。待炎症控制后改用糖皮质激素软膏、氧化锌油剂或糊剂局部涂用，每日 $3 \sim 4$ 次。

（3）全身应用抗组胺药物，如口服苯海拉明、阿司咪唑（息斯敏）、特非那定（敏迪）等，可减轻局部反应。

（4）严重病例可口服或静脉给予糖皮质激素，以便迅速控制症状。

（5）如有继发感染应给予敏感的抗生素治疗。

（六）临床路径

1. 询问病史

注意过敏史、特殊物质接触史。

2. 体格检查

注意眼睑部湿疹形态、分布、大小等。

3. 辅助检查

一般不需要。严重或复发病例可进行过敏原检查，如有继发感染，应进行细菌培养和药物敏感试验。

4. 处理

根据病情及病变严重程度选择治疗，主要措施为避免过敏原、抗过敏治疗，必要时应用糖皮质激素。

5. 预防

积极寻找过敏原。避免接触外界刺激因素。

二、单纯疱疹病毒性睑皮炎

（一）概述

本病是由单纯疱疹病毒感染所引起的眼睑部病变。多发生于感冒、高热或身体抵抗力降低时，易复发，也可并发单纯疱疹病毒性角膜炎。

（二）临床表现

（1）常有感冒发热史。

（2）自觉眼睑患处刺痒和烧灼感。

（3）病变多发生在下眼睑的三叉神经眶下支分布的范围内。

（4）眼睑或睑缘部出现多个或成群的针尖大小、半透明的疱疹，多在 7 日后结痂脱落，通常不留痕迹。

（5）鼻翼皮肤以及口唇部也可出现疱疹。

（6）严重者耳前淋巴结肿痛。

（三）诊断

（1）根据病史和典型的眼部表现，可做出诊断。

（2）实验室检查，如疱液涂片检查、疱液病毒培养与接种、间接荧光抗体检查、血清抗体测定等，有助于诊断。

（四）鉴别诊断

1. 眼睑脓疱病

金黄色葡萄球菌或溶血性链球菌感染引起的眼睑皮肤脓疱病。眼睑出现鲜红色丘疹、水疱、黄色脓疱，脓疱破溃后形成一层黄色的痂皮，脱落后不留瘢痕。

2. 眼睑湿疹

急性或慢性过敏性睑皮炎症。多有过敏史。局部皮肤潮红、水疱、奇痒、皮肤增厚。

（五）治疗

（1）保持局部清洁，防止继发感染。

（2）结膜囊内滴用抗病毒滴眼液如阿昔洛韦。皮损处涂敷更昔洛韦眼膏。

（3）支持疗法。多饮水，适当休息。

（4）可酌情选用干扰素。

（六）临床路径

1. 询问病史

注意眼部症状是否出现于受凉、感冒、上呼吸道感染后。

2. 体格检查

全身检查，尤其是呼吸系统检查。测量体温。注意眼睑的改变。

3. 辅助检查

一般不需要。如不能确定诊断，可进行实验室检查，以便确定是否是单纯疱疹病毒感染。

4. 处理

主要为眼部抗病毒治疗。

5. 预防

预防病毒感染。

三、带状疱疹病毒性睑皮炎

（一）概述

本病是由带状疱疹病毒感染三叉神经半月神经节或三叉神经第一支所致。多见于老年人或体弱者。

（二）临床表现

（1）多有发热、乏力、全身不适的前驱症状。

（2）随后病变区出现剧烈的神经痛和皮肤知觉减退或消失。

（3）数日后可出现相应部位额部和眼睑皮肤潮红、肿胀，出现成簇的透明小泡。小泡基底有红晕，疱疹间可见正常皮肤。随之水疱破溃、结痂、色素沉着及皮肤永久性瘢痕。

（4）病变通常局限于单侧，以颜面正中为分界线。

（5）带状疱疹除侵犯眼睑前额皮肤外，常合并角膜炎、虹膜炎等。

（6）炎症消退后，皮肤感觉数月后才能恢复。

（三）诊断

根据病史和典型的眼部表现，可做出诊断。

（四）鉴别诊断

1. 单纯疱疹病毒性睑皮炎

为单纯疱疹病毒感染所引起的眼睑部病变。多发生于感冒、高热或身体抵抗力下降后。

眼睑或睑缘部出现多个或成簇的针尖大小的疱疹，多在 7 日后结痂脱落，通常不留痕迹。

2. 眼睑湿疹

为急性或慢性过敏性睑皮肤炎症。多有过敏史。局部皮肤潮红、水疱、奇痒、皮肤增厚。

（五）治疗

（1）适当休息，提高机体抵抗力，必要时给予镇痛剂和镇静剂。

（2）疱疹未溃破时，局部无需用药治疗。

（3）疱疹破溃无继发感染时，患处可涂敷 3％阿昔洛韦眼膏或 0.5％疱疹净眼膏。

（4）患处如有继发感染，加用抗生素滴眼液湿敷，每日 2～3 次。

（5）滴用 0.1％阿昔洛韦滴眼液，防止角膜受累。

（6）对重症患者应全身应用阿昔洛韦、抗生素及糖皮质激素。

（7）伴有角膜炎、虹膜睫状体炎患者，除抗病毒治疗外，应滴用睫状肌麻痹剂。

（六）临床路径

1. 询问病史

重点注意全身情况，有无发热、乏力、不适等前驱症状。患处是否有明显的神经痛。

2. 体格检查

患处是否有成簇水疱，是否单侧性，病变是否沿三叉神经分布区域分布。

3. 辅助检查

一般不需要。如对诊断有怀疑，可在皮损处刮片查细胞核内包涵体。

4. 处理

对症处理，以及眼部抗病毒治疗。

5. 预防

增强体质，预防病毒性感染。

四、眼睑丹毒

（一）概述

眼睑丹毒是由溶血性链球菌感染所致的眼睑皮肤及皮下组织的急性炎症。常因眼睑擦伤、伤口感染、面部或其他部位丹毒蔓延而来。常同时累及上下眼睑。

（二）临床表现

（1）眼睑局部剧烈疼痛和压痛。

（2）常有高热、寒战、乏力等全身中毒症状。

（3）眼睑皮肤呈鲜红色，充血、肿胀、隆起、质硬，表面光亮、紧张，病灶边缘与正常组织之间分界清楚，周围有小疱疹包围。严重者皮肤呈黑色，深部组织坏疽。

（4）炎症可向眶内或颅内蔓延，导致蜂窝织炎、视神经炎、海绵窦炎或脑膜炎。

（5）耳前和颌下淋巴结常肿大。

（6）血常规检查可见白细胞特别是中性粒细胞升高。

（三）诊断

根据急性发病过程和临床表现，可以确诊。

（四）鉴别诊断

1. 眼睑麻风

是麻风杆菌感染的眼部表现。皮肤主要累及眉部及眼睑。皮肤涂片可查到麻风杆菌。

2. 鼻窦炎

眼睑丹毒合并有眶蜂窝织炎患者应拍 X 线片除外鼻窦炎。

（五）治疗

（1）积极抗感染治疗，早期、足量、有效使用敏感的抗生素。

（2）眼部热敷或理疗，涂抗生素软膏，局部紫外线照射。

（3）炎症控制 1 周后，皮肤颜色逐渐恢复正常，但仍需继续给药，以防复发或转为慢性。

（4）支持疗法尽量卧床休息，补充维生素。

（5）寻找眼睑附近的原发病灶，如鼻窦炎、咽炎、口腔疾病等进行治疗。

（六）临床路径

1. 询问病史

眼睑有否擦伤和伤口感染，面部或其他部位丹毒史。

2. 体格检查

重点注意眼睑皮肤的改变。

3. 辅助检查

进行血常规检查，可发现中性粒细胞升高。

4. 处理

选择敏感的抗生素进行眼部和全身早期、足量的治疗。

5. 预防

积极治疗眼睑擦伤，防止伤口感染，治疗眼睑附近病灶如鼻窦炎、咽炎、口腔疾病等。

五、眼睑脓疱病

（一）概述

眼睑脓疱病是由金黄色葡萄球菌或溶血性链球菌感染所致的眼睑皮肤脓疱病。病变位于真皮内，为广泛的皮肤表层化脓性炎症。

（二）临床表现

（1）眼睑出现鲜红色丘疹及水疱，水疱很快变成黄色脓疱，破溃后形成一层黄色的痂皮，脱落后不留瘢痕。

（2）新生儿的脓疱病称为新生儿脓疱病，多发生在颜面并常伴有全身症状。

（3）成人眼睑脓疱病常波及眉弓部、面部、头部等。

（三）诊断

根据临床表现可以诊断。

（四）鉴别诊断

1. 单纯疱疹病毒性睑皮炎

是由单纯疱疹病毒感染所致的眼睑病变。多发生于感冒、发热之后。在下睑三叉神经眶下支分布的范围内出现成簇的半透明疱疹，1周左右结痂脱落，不留痕迹。严重者伴有耳前淋巴结肿大及压痛。

2. 眼睑湿疹

是由于致敏物质引起的急性或慢性眼睑皮肤炎症。眼睑红肿、丘疹、水疱、糜烂、结痂、脱屑或眼睑暗红斑块等。

（五）治疗

1. 局部治疗

用 3％～4％ 硼酸溶液或 1∶5000 高锰酸钾溶液清洗局部，除去皮痂，涂抗生素眼药膏。

2. 全身治疗

选择敏感的抗菌药物进行治疗。较大的脓疱可切开排脓。

（六）临床路径

1. 询问病史

有无全身或眼睑感染史。有无糖尿病等易导致机体抵抗力下降的疾病。

2. 体格检查

注意眼睑和全身的感染情况。

3. 辅助检查

一般不需要。

4. 处理

选择敏感的抗菌药物进行早期、足量的治疗。

5. 预防

增强体质。

六、眼睑疖

（一）概述

眼睑疖是由葡萄球菌感染所致的眼睑毛囊及毛囊周围的急性或亚急性化脓性炎症。皮肤有轻微擦伤或体质虚弱者容易发生。

（二）临床表现

（1）毛囊口处发炎，其周围逐渐形成硬结。

（2）硬结周围皮肤肿胀充血，数日后疖的顶端形成脓栓。

（3）脓栓和坏死组织脱落、溃疡形成、结疤。

（4）眼睑患病处局部明显触痛。

（4）可伴有全身发热、耳前淋巴结肿大。

（三）诊断

根据临床表现可以做出诊断。

（四）鉴别诊断

1. 单纯疱疹病毒性睑皮炎

是由单纯疱疹病毒感染所致的眼睑病变。多发生于感冒、发热之后。在下睑三叉神经眶下支分布的范围内出现成簇的半透明疱疹，1周左右结痂脱落，不留痕迹。严重者伴有耳前淋巴结肿大及压痛。

2. 眼睑湿疹

通常有致敏物接触史。急性起病者眼睑突然红肿，继而出现丘疹、水疱、糜烂、结痂、脱屑等。亚急性者表现为眼睑暗红斑块，伴有结痂、鳞屑、少量丘疹、渗出等。

（五）治疗

（1）局部热敷或理疗。大脓点可切开排脓，避免挤压以免感染扩散。局部涂抗生素眼膏。

（2）全身应用抗生素、磺胺药物。

（3）给予支持疗法及局部超短波治疗。

（六）临床路径

1. 询问病史

眼睑局部皮肤擦伤史。

2. 体格检查

毛囊口处发炎、硬结，硬结周围皮肤肿胀充血。

3. 辅助检查

一般不需要。

4. 处理

以抗感染治疗为主。

5. 预防

注意皮肤清洁。

七、眼睑炭疽

（一）概述

眼睑炭疽是炭疽杆菌经损伤的皮肤或黏膜进入眼睑皮下组织所引起的急性、无痛性皮肤坏疽性炎症。患者多为畜牧、屠宰场等工作人员。

（二）临床表现

（1）有畜牧类接触史，潜伏期2～3天。

（2）眼睑皮肤炎性丘疹迅速发展为含脓或血的大疱，周围组织红肿，很快中央坏死形成黑色结痂，周围有珍珠样透明紫色水疱。

（3）数日后，轻者水疱结痂、痂皮脱落、遗留瘢痕，重者焦痂腐烂、化脓、肉芽性溃疡，逐渐缓慢愈合，形成较大瘢痕，常导致眼睑畸形、外翻，甚至眼睑闭合不全。

（4）耳前淋巴结肿大、疼痛，发热、乏力等全身不适症状。

（三）诊断

（1）根据畜牧类接触史、发病急和临床表现，可以诊断。

（2）局部病变组织或水疱涂片检查可找到炭疽杆菌。

（四）鉴别诊断

1. 眼睑丹毒

由溶血性链球菌感染所致的眼睑皮肤及皮下组织的急性炎症。眼睑部剧烈疼痛和压痛。

常有高热、寒战、乏力等全身中毒症状。眼睑皮肤呈鲜红色，充血、肿胀、隆起、质硬，表面光亮、紧张。严重者皮肤呈黑色，深部组织坏疽。耳前和颌下淋巴结常肿大。血常规检查可见白细胞特别是中性粒细胞升高。

2. 眼睑脓疱病

由金黄色葡萄球菌或溶血性链球菌感染所致的眼睑皮肤脓疱病。病变位于真皮内，为广泛的皮肤表层化脓性炎症。眼睑出现鲜红色丘疹及水疱，水疱很快变成黄色脓疱，破溃后形成一层黄色的痂皮，脱落后不留瘢痕。

（五）治疗

（1）充分休息，隔离治疗。

（2）局部双氧水或 1：5000 高锰酸钾溶液洗涤，以保创面清洁，涂抗生素油膏。

（3）严禁切开、挤压，以防炎症扩散。

（4）全身抗生素治疗，如应用青霉素或磺胺类药物。原则为足量、长期（10 天以上），待全身症状消失且皮肤局部反复查菌阴性后方可以停药。

（5）病情严重者同时可加适量糖皮质激素治疗。

（六）临床路径

1. 询问病史

有无病畜接触史。

2. 体格检查

病变部位多个含脓血的水疱，黑色坏死的溃疡。

3. 辅助检查

病变组织涂片检查找到炭疽杆菌。

4. 处理

清洁皮肤，以药物来清洗。全身应及时、足量应用敏感抗生素。

5. 预防

注意工作环境卫生。早期发现皮肤受损处并及时治疗。

八、眼睑麻风

（一）概述

眼睑麻风为麻风杆菌感染所致的一种慢性全身性传染病的眼部表现，主要累及眉部及眼睑。

（二）临床表现

（1）全身性麻风感染可分为结核样型、界限类偏结核样型、中间界限类、界限类偏瘤型和瘤型五种。

（2）眼睑皮肤出现对称性边界不清的淡色斑或红斑。以后斑疹可转变为浅黄色或浅褐色圆形的疙瘩或肥厚斑块。晚期皮肤增厚，凹凸不平，使面貌丑怪，呈假面具状。

（3）眉毛发白、脱落，甚至脱光。

（4）早期眼睑感觉敏感，晚期感觉消失。

（5）瞬目运动减少。

（6）眼轮匝肌麻痹，眼睑闭合不全，睑外翻。

（7）可发生眼球萎缩。

（8）伴有面神经麻痹时可出现暴露性角膜炎，甚至角膜穿孔等。

（9）眼睑及附近可有粗大的皮神经。

（三）诊断

（1）根据典型的皮肤改变、感觉障碍等临床表现，可以诊断。

（2）皮肤涂片查出麻风杆菌，可以确诊。

（3）组织病理的典型改变及发现麻风细胞。

（四）鉴别诊断

1. 眼睑结核

由结核杆菌感染所引起的慢性眼睑皮肤疾病。溃疡灶直接涂片找结核杆菌。

2. 丹毒

全身症状明显，周围血白细胞增多，周围浅神经不粗大，检查抗酸杆菌阴性。

3. 结节病

无感觉障碍，周围浅神经不粗大，病损处查不到麻风杆菌。

（五）治疗

1. 原则

终止麻风传播，有效治疗，防止耐药，减少复发。

2. 应用抗麻风药物

如氨苯砜、醋氮苯砜、氯苯酚嗪、利福平等，通常两种以上联合用药。

3. 免疫治疗

如麻风疫苗、转移因子等。

4. 局部治疗

清洁眼睑，局部涂抗麻风药物。必要时清创、引流以清除溃疡组织。

5. 面神经麻痹者应做上下眼睑缝合。

（六）临床路径

1. 询问病史

有否麻风患者或环境接触史。

2. 体格检查

注意全身情况，皮肤结节状或结核样变化。

3. 辅助检查

胸部 X 线检查，皮肤涂片查菌，麻风病免疫学检查。

4. 处理

全身联合抗麻风药物治疗；局部对症处理。

5. 预防

预防为主，避免与麻风病患者及环境接触。

九、眼睑结核及眼睑寻常狼疮

（一）概述

眼睑结核及眼睑寻常狼疮均是由结核杆菌感染所引起的慢性眼睑皮肤疾病。

（二）临床表现

（1）眼睑结核表现为结核性溃疡，多发生于睑缘，呈小结节，逐渐形成溃疡。溃疡底部凸凹不平，疼痛，溃疡逐渐愈合，形成瘢痕，导致睑外翻。

（2）眼睑寻常狼疮初期表现皮肤小而软的结节，红色或褐色，半透明，周围有红圈，表面有细小鳞屑的苹果酱样软性结节。结节逐渐扩大形成狼疮红斑，最终导致严重的瘢痕性眼睑外翻，甚至失明。

（三）诊断

（1）根据其缓慢的病程、典型的临床表现，可以诊断。

（2）溃疡灶直接涂片找结核杆菌。

（3）结核菌素试验阳性可辅助诊断。

（四）鉴别诊断

1. 眼睑麻风

为麻风杆菌感染的眼部表现。皮肤主要累及眉部及眼睑。皮肤涂片可查到麻风杆菌。

2. 睑板腺囊肿

结核性溃疡的初发期眼睑极小的结节，类似睑板腺囊肿。应注意结节周围及全身情况加以鉴别。

3. 睑板腺癌

眼睑结核性溃疡表现为睑缘逐渐扩大的结节及边界不整齐的溃疡，类似睑板腺癌的溃疡，必要时需要溃疡灶直接涂片找结核杆菌进行鉴别。

（五）治疗

（1）全身抗结核药物治疗。

（2）辅助治疗：口服或肌内注射维生素 D，特别是维生素 D_2。可服用钙制剂。

（3）病变周围皮下注射链霉素及普鲁卡因混合液。局部涂抗结核药物如 5% 的链霉素软膏。

（六）临床路径

1. 询问病史

有无眼睑皮肤外伤史，全身其他部位结核病史。

2. 体格检查

注意眼睑皮肤的改变。

3. 辅助检查

拍摄 X 线胸片，进行细菌学检查、结核菌素试验。可应用聚合酶链反应（PCR）鉴别皮肤损伤处结核杆菌的 DNA。

4. 处理

及时、足量、规则、联合、全程抗结核药物治疗。

5. 预防

增强机体抵抗力，预防结核菌感染。

十、眼睑真菌感染

（一）概述

眼睑真菌感染是指由真菌引起的眼睑皮肤病变，由于真菌类型不同，临床表现也有差异。临床上分为浅层型和深层型。浅层感染多由念珠菌、小孢子菌等引起。深层感染多由孢子丝菌引起。

（二）临床表现

（1）有眼部长期应用抗生素、糖皮质激素史或全身长期应用糖皮质激素史。

（2）皮肤表层感染时，表现为睑缘充血水肿、眼睑部皮癣，病变逐渐扩大，病灶互相连接成环行。炎症大多限于表层，个别病例也可由化脓转为溃疡。睫毛脱落，逐渐再生。患处皮肤瘙痒、烧灼感。

（3）皮肤深层感染时，表现为逐渐扩大的炎性结节，肉芽组织增生，溃疡形成。疼痛症状往往不明显。但感染可向深层如眼眶骨、眼球发展。

（4）刮取鳞屑直接镜检可发现大量菌丝。真菌培养可鉴定出菌种。

（三）诊断

根据临床表现和实验室检查，如直接刮片或涂片检查，真菌培养、真菌荧光反应，免疫试验及组织病理检查等，可以诊断。

（四）鉴别诊断

眼睑湿疹是由于致敏物质引起的急性或慢性眼睑皮肤炎症。表现为眼睑红肿、丘疹、水疱、糜烂、结痂、脱屑或眼睑暗红斑块等。

（五）治疗

（1）尽可能停用抗生素及糖皮质激素。

（2）局部涂碘酊及抑制真菌的软膏，0.05％氯己定溶液局部湿敷后以0.01％克霉唑霜涂患处。必要时全身抗真菌治疗，两性霉素B对于念珠菌有较强的抑制作用，伊曲康唑或酮康唑对深浅部真菌都有抑制作用。

（3）支持疗法：加强营养，适当休息，增强抵抗力等。

（六）临床路径

1. 询问病史

有无眼部或全身长期应用抗生素或糖皮质激素史。

2. 体格检查

注意眼睑部皮肤有无鳞屑、癣。

3. 辅助检查

刮片镜检可发现菌丝。

4. 处理

眼睑部抗真菌治疗为主。反复发作的眼睑感染或合并全身症状者可联合全身抗真菌药物治疗。

5. 预防

注意合理应用糖皮质激素。保持皮肤清洁卫生。

十一、眼睑寄生虫感染

（一）概述

眼睑寄生虫感染少见。可通过蚊虫叮咬传播或毛囊蠕螨造成眼睑感染，也可因阴虱侵犯而致眼睑感染。

（二）临床表现

（1）多无自觉症状。但少数患者可有眼睑红肿、奇痒、皮肤丘疹、眦部结膜充血、溃疡或泪道受累等。

（2）病程缓慢。

（3）镜下可见蠕螨或成虫阴虱。

（三）诊断

根据临床表现和镜下可见寄生虫，可以诊断。

（四）鉴别诊断

1. 眼睑湿疹

是由于致敏物质引起的急性或慢性眼睑皮肤炎症。眼睑红肿、丘疹、水疱、糜烂、结痂、脱屑或眼睑暗红斑块等。

2. 睑缘炎

睑缘皮肤、结膜、睫毛毛囊及其腺组织的炎症。睑缘充血、肿胀或肥厚，分泌物增多或糜烂或鳞屑。

（五）治疗

（1）针对感染寄生虫治疗。

（2）去除病因，局部清洁。

（六）临床路径

1. 询问病史

有无寄生虫感染史。

2. 体格检查

局部检查发现丘疹或寄生虫。

3. 辅助检查

病灶组织直接镜检。

4. 处理

注意睫毛根部的清洁，必要时拔掉病变睫毛。针对感染的寄生虫治疗。

5. 预防

讲究卫生。

第四节　眼睑肿瘤

眼睑肿瘤分为良性与恶性两大类。

一、良性肿瘤

（一）色素痣

眼睑色素痣（naevus pigmentosus）多为出生时即有，少数为青春期出现。婴儿期生长较快，而1岁后生长缓慢，到成年逐渐停止发展，还有一部分可自行消失，仅有极少一部分可以恶变成黑色素瘤。色素痣的大小，色素量多少各不一致，根据表面形态而分为：

（1）斑痣。表面平滑而不隆起，没有毛发长出。

（2）毛痣。高出于皮肤表面，其上有毛发长出。

（3）乳头状痣。突出乳头状，色深黑，小至米粒，大至绿豆大小。

（4）睑分裂痣。在上、下眼睑皮肤上，包括睑缘有色素痣，大小范围各人不同，当闭眼时两者合而为一，有的可侵犯结膜。此系胚胎时期睑裂尚未分开时即已形成。

（5）先天性眼皮肤色素细胞增多痣。又称太田痣（nevus of ota），常于出生时或稍晚在眼及上颌部皮肤出现淡褐色、青灰色或蓝褐色无浸润不隆起的斑片，在巩膜上也可见到蓝色斑块，有时见于结膜、葡萄膜或视网膜。罕有恶变。

色素痣治疗：

（1）色素痣无症状，为良性肿物，一般不需治疗。但注意避免搔抓，以免刺激发生恶变，如一旦增大，色素加重，表面粗糙，毛细血管扩张，且有出血倾向者，应考虑恶变的可能性，应尽早全部彻底的切除，送病理检查。

（2）为美容可用冷冻，二氧化碳激光治疗或整形治疗，也应治疗彻底，不残留以免激发恶变。

（二）黄斑瘤

黄斑瘤（xanthelasma）是黄色瘤的一种，并非真正的肿瘤。多见于老年人，女性更常见，双上睑和（或）双下睑皮肤内侧，对称性，扁平稍隆起于皮肤表面的橘黄色斑块，略作椭圆形或长三角形，病理为真皮内多数泡沫状组织细胞，本病为脂肪代谢障碍性皮肤病。原发性者常有家族高脂蛋白血症，继发者常有某些血清蛋白升高疾病，也有不伴有血脂异常者。

黄斑瘤治疗：

（1）本病无自觉症状，因与脂肪代谢有关，因此应注意饮食调配。

（2）肝素有促进脂肪代谢，消除血脂的作用，在无出血素质和不伴有凝血迟缓各种疾病的患者，可用肝素注射液注射，取0.1 mL（含625单位），注射于黄色瘤的下方，每周1次，较小者注射5～6次，大的需注射10次左右，瘤的范围可缩小，甚至消失。

（3）皮肤松弛者可作黄斑瘤切除，但不能防止附近皮肤再发。

（三）血管瘤

血管瘤（hemangioma）较常见，是由新生血管组成的良性肿瘤，属于血管发育畸形。多发生于婴幼儿。临床上分为鲜红斑痣、草莓状血管瘤、海绵状血管瘤。

1. 鲜红斑痣（naevus flammeus）

又称火焰痣。出生时或出生后即发生，为淡红色或暗红色斑片，边缘不整，境界清楚，压之褪色，有时其表面有小结状增生。随年龄增长而扩大，但成年期可停止生长，无自觉症状，有的在两岁时自行消退。

2. 脑三叉神经血管瘤综合征

即 Sturge-Weber 综合征。本病为眼、皮肤、脑血管瘤，眼部表现有眼睑紫葡萄红色斑或火焰痣、结膜和巩膜有血管瘤、虹膜颜色变暗、青光眼（可能是房角结构异常和上巩膜压力增加所致，可呈水眼或牛眼，也可表现为后天性高眼压）、可伴有脉络膜血管瘤，视力减退甚至失明。面部血管瘤循三叉神经分布区发病，有火焰痣或葡萄酒样色斑。全身表现因颅内血管瘤可致癫痫发作、对侧半身麻痹、智力低下，X 线颅内可能看到特殊的线状钙化斑。

3. 草莓状血管瘤（strawberry hemangioma）

一般在出生后数周内出现，初发为粟粒或绿豆大的半球形丘疹，色红，境界清楚，质软，表面光滑。生后数月内生长较快，逐级增大呈桑葚状或分叶状如草莓，压之不褪色，无自觉症状。1 岁内长到最大限度，约 3/4 皮损在 7 岁前自行消退。

4. 海绵状血管瘤（eavernous hemangioma）

于出生后不久即出现，病变区为暗红色或青紫色，隆起性皮下结节状肿块，由血窦组成，质软、易于压缩、形状不规则、大小不等、色紫蓝，哭泣时肿瘤增大，无自觉症状。病变生长较快，但多数在 5 岁左右由于瘤内血栓或炎性纤维化而萎缩消退。

血管瘤治疗：

（1）鲜红痣。可用冷冻、同位素^{32}磷或^{90}锶敷贴于患处，早期效果显著。

（2）Stuger-Weber 综合征。应及早治疗青光眼，降低眼内压。

（3）草莓状血管瘤。多数消退不必治疗，长期不退且面积大者，可用 X 线照射，激光，CO_2 或液氮冷冻，但可能留有瘢痕。据国外有报道对大而影响视线者，肿瘤内注射激素（triamcinolone 氟羟脱氢皮质甾醇），按婴儿体重计算给最大量，注射后生长缓慢，效果良好。

（4）海绵状血管瘤。在瘤内注射硬化剂鱼肝油酸钠，每两周 1 次，共 5～10 次，对局限性者可做手术切除。

（四）皮样囊肿

皮样囊肿（dermoid cyst）又称皮样瘤。为先天发育异常，源于胚胎，常于出生时即有，婴幼儿时期缓缓增大，部分在 5 岁内发现，所以就诊较早。囊肿主要在骨缝附近生长，多以眶外上角（从颞额骨缝发生），也见于眶外上角（鼻额骨缝处起源）或眶内部。囊肿大小不一，初起时小，坚实如豌豆，逐渐长大可达乒乓球大小，呈圆形或椭圆形，表面光滑，界限清楚，与皮肤无粘连，有弹性。因与骨壁相近，可压迫骨壁凹陷。

组织学检查：为复层鳞状上皮构成囊壁，可有汗腺、皮脂腺，囊腔可为单房或多房，囊腔内含有皮脂腺样油脂、角化物质，还有毛发。

穿刺时如抽出黄色酸臭如牛油样液则称之为油囊肿。

鉴别诊断：本病应与脑膜膨出相鉴别。脑膜膨出多发于眶内角骨缝，不能移动，有波动，压迫时可缩小，在无菌操作下穿刺出为透明的脑脊髓液。

皮样囊肿需手术摘除。

二、恶性肿瘤

(一) 基底细胞癌

基底细胞癌（basal carcinoma）是眼睑皮肤恶性肿瘤常见的一种。好发部位为眼睑皮肤，罕见从黏膜起源，以下睑内眦部为多见，男性比女性多发，老年人多于年轻人。

病变初起为微小，轻度隆起的半透明的结节，如含有色素则类似黑痣。结节外围可有曲张的血管围绕，表面有痂皮或鳞屑覆盖，经数年或数月缓缓增大，表面破溃成浅溃疡，边缘参差不齐，变硬、隆起、内卷，是因为溃疡边缘部皮肤鳞状上皮向下高度增生所致，溃疡边缘常带色素，周围充血，溃疡呈潜行在皮下穿掘，向四周扩展。因此溃疡底部较表面皮肤范围要大，故亦称侵蚀性溃疡。溃疡继续进行才使表面皮肤溃烂，溃疡较浅，其基底在一平面上，易出血，如不治疗或治疗不当，癌扩大常改变其原来的面貌形成菜花状，可能会误诊为鳞状细胞癌或黑色素瘤。患者早期多无自觉症状，很少淋巴结转移。但继发感染，严重破坏组织后可引起剧烈疼痛，甚至可侵及鼻窦或颅内而死亡。

基底细胞癌治疗：以早期治疗预后较好，未能确诊前应作组织活检，确诊基底细胞癌后应彻底切除，但作活检时取材应在溃疡穿掘区，因溃疡基底有坏死肉芽组织，又如太浅易误诊为鳞状细胞癌。基底细胞癌对放射治疗敏感，但放射治疗并发症较多，故仍以手术切除为主，或先行放射治疗为手术创造条件，然后再手术治疗。

(二) 鳞状细胞癌

鳞状细胞癌（squamous cell carcinoma）是起自皮肤或黏膜上皮层的一种恶性肿瘤。皮肤黏膜交界处的睑缘是好发部位，发病率较基底细胞癌少，但其恶性程度却较基底细胞癌为重，发展也快，破坏力也大，可破坏眼组织、鼻窦或颅内而死亡，淋巴结常有转移。男性较女性多，老年人多于年轻人。

鳞状细胞癌好发于下睑，围绕睑缘，病变初起为局限性隆起如疣状、乳头状、结节状或菜花状，基底为蒂状或较宽，无自觉症状。逐渐长大，外观与基底细胞癌不易区别，但病变发展快，一面向浅层组织发展，一面向深部进行，表面破溃形成溃疡、出血、感染，有奇臭，能区别于一般良性的乳头瘤。也有的一发病即以溃疡形式出现，溃疡的特点是以边缘高起，参差不齐，有时可有潜行边缘，外观似基底细胞癌，但溃疡深，基底不在一平面，而是深浅不一，溃疡可呈火山喷口状，边缘甚至外翻较饱满，最后破坏眼球，蔓延至颅内死亡。通过活检能与基底细胞癌相鉴别。

鳞状细胞癌的治疗：鳞状细胞癌中为高度未分化的梭形细胞对放射治疗较敏感。离睑缘较远者可用放射治疗，而分化好的则对放射治疗不敏感，因此以手术治疗为主。手术切除的范围要较基底细胞癌大，切除后可做整形手术。如病变已累及穹隆结膜、球结膜，则要考虑作眶内容摘除术，对肿大的淋巴结要作清扫，也可考虑术后转肿瘤科进行化疗。

(三) 睑板腺癌

睑板腺癌（meibomian gland carcinoma）是原发于睑板腺（麦氏腺）的恶性肿瘤。发病率介于基底细胞癌和鳞状细胞癌之间。由于分化程度不同，有的历时几年，有的则发展迅速，对放射治疗不敏感。临床上女性较男性多，老年人多，上睑较下睑发病多，病变位置在睑板腺，无自觉症状，仅在皮肤面上摸到小硬结，相应的结膜面显得粗糙，可见到黄白斑点，形似睑板腺囊肿。早期不破溃，肿瘤发展后可至睑板以外，此时在眼睑皮下则可摸到分叶状的肿块，表面皮肤血管可扩张。进一步发展，可有乳头状瘤样物从睑板腺开口处脱出。少数肿瘤弥漫性发展，使睑板变厚，眼睑变形，皮肤结膜不破。也有肿瘤坏死，结膜破溃显露出黄白色结节状肿瘤组织，摩擦角膜引起角膜溃疡。

晚期睑缘受累，皮肤溃疡，黄白色癌瘤由破溃处露出，一部分还可以沿结膜向眼眶深部发展，引起眼球突出，可转移至淋巴结，尤其分化不好的鳞状细胞型睑板腺癌较基底细胞型睑板腺癌转移发生率高。

本病早期需与睑板腺囊肿相鉴别，如在切除睑板腺囊肿时，切开的内容物不是胶冻样物质，而是黄白色易碎的物质，应高度怀疑睑板腺癌，需送病理进一步检查以免漏诊。

睑板腺癌治疗：睑板腺癌为恶性肿瘤，不治疗则溃疡出血，感染或转移而死亡，放射治疗不敏感，以手术治疗为主。分化好的很少转移，仅局部切除即可。分化不良的可转移至耳前、颌下或颈淋巴结，如有淋巴结转移，除应切除局部病灶外，更应作眶内容剜除术，还需要做淋巴结清扫术，以挽救生命。

（四）恶性黑色素瘤

恶性黑色素瘤（malignant melanoma）部分来源于黑痣恶变，部分来源于正常皮肤或雀斑，各年龄都可发生，但老年人多见，儿童罕见。黑痣恶变原因不详，外伤或外来刺激（搔抓、紫外线等）可能是诱因。恶性黑色素瘤发展过程变异性很大，有的发展迅速，短期内即增大破溃，广泛转移，有的多年静止缓缓增大，也有的病灶很小而早已转移到内脏（肝、肺等）。黑色素瘤好发于内外眦部，向皮肤和结膜两个方向发展，初起似黑痣或大小不等，高低不平的黑色素结节，表面粗糙，色素可浓淡不一，有的甚至无色素（无色素性黑色素瘤），在大的结节的外围还有卫星小结节，附近色素弥散，血管充盈，有的迅速发展成肿块，也有发展成菜花状被误诊为鳞癌。患者疼痛不明显，但终究病灶形成溃疡，易出血，合并感染可以引起疼痛。病程长短不一。

恶性黑色素瘤需与黑痣鉴别。黑痣表面光滑，色素浓，质软，有的有毛。而黑色素瘤表面粗糙，色素不等，质硬，表面有裂隙，形成溃疡，基底不平，易出血，早期即可有淋巴结或内脏转移。有毛痣脱毛也应考虑恶变的可能性。

因本病为高度恶性肿瘤，一经确诊应立即治疗，对放射治疗不敏感，故应手术切除。切除范围要大，距离病变区需 5 cm 以上，如有睑及球结膜受累应作眶内容剜除术。如有淋巴结转移，应进行清扫，预后不良。

第五节　泪腺病

一、急性泪腺炎

（一）概述

急性泪腺炎为泪腺的急性炎症，临床较少见，多为单侧发病。主要由于细菌或病毒感染所致，以金黄色葡萄球菌或淋球菌常见。感染途径可由眼睑、结膜、眼眶或面部化脓性炎症直接扩散，远处化脓性病灶转移或来源于全身感染。流行性腮腺炎、流感、传染性单核细胞增多症和带状疱疹时可合并急性泪腺炎。

（二）临床表现

（1）上睑颞侧泪腺区红肿、疼痛，可有溢泪。有时出现复视。

（2）上睑水肿、下垂，以颞侧明显；患侧面部肿胀。

（3）颞侧结膜充血、水肿，有黏液性分泌物。

（4）泪腺区可扪及包块，压痛明显。

（5）眼球活动受限，甚至眼球突出。

（6）同侧耳前淋巴结肿大。可有发热、头痛等全身不适症状。

（7）外周血中性粒细胞计数升高。

（三）诊断

根据病史、临床表现，特别是病变的部位，可明确诊断。

（四）鉴别诊断

1. 睑腺炎

位于上睑近颞侧的睑腺炎易与局限发生急性泪腺炎相混淆。睑腺炎时可触及眼睑皮下结节，有明显的限局性疼痛，一般无发热，外周血中性粒细胞计数不高。

2. 急性结膜炎

腺病毒所致的结膜炎时眼睑肿胀、发红，有黏稠分泌物。耳前淋巴结肿大。典型表现为双侧下睑结膜滤泡。

3. 眶隔前蜂窝织炎

眶周皮肤有裂伤或感染灶，眼睑及周围软组织红肿、发热。

4. 眶蜂窝组织炎

常有眼睑红肿，球结膜水肿，眼球突出，眼球运动障碍。

5. 眼眶假瘤所致的泪腺炎

无耳前淋巴结肿大。常有眼球突出、向下移位、运动受限。一般不发热，外周血中性粒细胞计数可正常，但嗜酸性粒细胞计数升高。对抗生素治疗不敏感，全身应用糖皮质激素后症状明显好转。

6. 泪腺恶性肿瘤

眼球向前下方移位，眼球突出，部分患者可出现疼痛，眼球上转受限，于眶内泪腺窝部可触及质地中等硬度肿物，CT扫描可显示肿物。

（五）治疗

1. 细菌性

（1）眼部和全身应用敏感的抗生素：眼部滴用抗生素滴眼液，每日6～8次，或结膜下注射抗生素每日或隔日1次，全身静脉滴注或口服抗生素。

（2）局部热敷：若有脓肿形成可局部切开引流（眶部泪腺炎从上睑外侧皮肤切开，睑部泪腺炎则从上穹隆外侧结膜切开）。

2. 病毒性

（1）冷敷病变区。

（2）给予止痛药。

（六）临床路径

1. 询问病史

是否突然发病，全身有无细菌或病毒感染，有无发热。

2. 体格检查

注意颞上眶缘是否触及肿物，是否明显触痛，有无眼球突出和眼球运动障碍。

3. 辅助检查

血常规进行白细胞计数和分类检查。将分泌物进行涂片和细菌培养。如有眼球突出或运动障碍时应行颅脑和眼眶 CT 扫描检查。

4. 处理

对细菌感染者积极全身应用抗生素治疗。

5. 预防

预防细菌或病毒感染。

二、慢性泪腺炎

（一）概述

慢性泪腺炎为病程进展缓慢的一种增殖性泪腺炎症，多为原发性，常见于双侧。它可为急性泪腺炎的后遗症（多见单侧发病），也可由局部结膜慢性炎症，如沙眼所引发，但多数是由全身炎症病变的继发患病，如有结核、梅毒等原发病。

（二）临床表现

（1）多为双侧，泪腺部肿大，一般无疼痛，可伴有上睑下垂。向外上方看时可有复视。

（2）外上眶缘缘下可扪及质硬的包块，但多无压痛。

（3）眼球可向鼻下方偏位，活动受限，但眼球突出少见。

（4）X 线检查泪腺区可发现钙化、液化等病灶区。

（三）诊断

（1）根据有无急性泪腺炎或全身慢性病（如结核、梅毒等病史）和临床表现而诊断。

（2）必要时进行 X 线检查、B 超检查、活组织病理检查，有助于诊断。

（四）鉴别诊断

（1）Mikulicz 综合征慢性泪腺炎伴有唾液腺炎症时，称为 Mikulicz 综合征。

（2）甲状腺相关性眼病大多有甲状腺功能的改变。

（3）泪腺肿瘤眼球向前下方移位，眼球突出，部分患者可出现疼痛，眼球上转受限，于眶内泪腺窝部可触及质地中等硬度肿物，CT 扫描可显示肿物。

（五）治疗

（1）抗炎治疗。

（2）针对病因及原发疾病治疗。

（六）临床路径

1. 询问病史

有无急性泪腺炎或全身慢性病的病史，如结核、梅毒等疾病。

2. 体格检查

注意颞上眶缘是否触及肿物，有无眼球突出和眼球运动障碍。

3. 辅助检查

血常规进行白细胞计数和分类检查。如检查眼球突出或运动障碍时应行颅脑和眼眶 CT 扫描检查。

4. 处理

主要针对病因或原发病治疗。

5. 预防

及时治疗原发疾病。

第六节　泪道病

一、泪道阻塞

（一）概述

先天因素、创伤、烧伤、炎症粘连、异物、肿瘤或手术后瘢痕等均可造成泪道阻塞，可发生于泪点、泪小管、泪囊、鼻泪管等部位。

（二）临床表现

（1）流泪，由于流泪可造成内眦部皮肤潮红、粗糙，甚至出血糜烂。

（2）常伴有慢性结膜炎、湿疹性皮炎、下睑外翻。

（3）泪道冲洗不通或不畅，冲洗液反流，一般无泌物。

（4）泪道造影　泪道完全不显影，或节段性显影，可发现堵塞部位。

（三）诊断

根据临床表现，及冲洗泪道的结果，可以明确诊断。

（四）鉴别诊断

1. 泪小管炎

流泪，眼红，结膜囊多量分泌物，泪道冲洗多通畅，泪点充血，肿胀。轻压泪小管处，有黏液脓性分泌物或颗粒状分泌物自泪点溢出。

2. 慢性泪囊炎

流泪，压迫泪囊区有较多黏液脓性分泌物自泪点溢出。

3. 泪道肿物

可触及肿物。

4. 泪道周围组织结膜睑缘等炎症

有炎症的表现。

（五）治疗

1. 泪点阻塞

可用泪点扩张器反复扩大泪点。若无效可行泪点切开成形术。

2. 泪小管阻塞

先滴用抗生素滴眼液后用泪道探针探通，开始时可用较细探针，以后逐渐使用粗的探针，直到泪小管通畅。亦可采用泪道激光探通术。必要时泪小管内留置塑料管支撑，保留 3～6 个月。

3. 泪囊鼻泪管狭窄阻塞

在滴用抗生素滴眼液后用泪道探针探通，开始时可用较细探针，以后逐渐使用粗的探针，直到泪管通畅。或采用激光泪道疏通术治疗。如仍无效可再次激光治疗疏通，通畅后留置硅胶管 3～6 个月。

（六）临床路径

1. 询问病史

有无溢泪病史。

2. 体格检查

应冲洗泪道，根据冲洗液反流的情况判断阻塞部位。

3. 辅助检查

必要时做 X 线平片检查或 X 线泪道造影检查。

4. 处理

根据泪道阻塞的部位，选择治疗方法。

5. 预防

预防泪道部位的创伤、炎症，可减少泪道阻塞。

二、泪小管炎

（一）概述

主要是由于细菌、真菌或病毒从结膜囊下行或泪囊炎上行感染泪小管所致，可与泪囊炎同时存在。

（二）临床表现

（1）流泪、眼红，有分泌物，且拭之不尽，偶有血性分泌物，上睑或下睑鼻侧轻触痛。

（2）泪点发红、凸起，泪小管周围皮肤发红。可发生于上、下泪点，或上下均受累。

（3）压迫泪囊区，尤其是压迫泪小管区时，有黏液脓性分泌物或颗粒状结石从泪点溢出，可伴有出血。

（4）可发生局限于鼻侧的复发性结膜炎。

（5）用泪道探针探测泪点时有沙砾感。

（6）泪道冲洗可完全通畅，也可出现反流。

（7）泪道造影可发现泪小管扩张呈憩室状。

（三）诊断

根据病史和临床表现可以诊断。为确定致病菌需进行涂片或细菌培养。致病菌多为兼性厌氧菌，因此要增加厌氧菌培养的申请，否则可能导致阴性结果。

（四）鉴别诊断

1. 急性泪囊炎

鼻侧泪囊区明显肿胀、触痛。疼痛和皮肤的肿胀比泪小管炎明显。

2. 鼻泪管阻塞

溢泪明显，泪小管周围皮肤有轻度或没有红肿和触痛。

3. 结膜炎

睑结膜有滤泡和乳头，有分泌物。无泪点隆起及分泌物溢出。

（五）治疗

（1）去除堵塞泪小管的结石。先在裂隙灯下试行挤压，促使结石从泪点排出。一般一次挤压不能将结石完全排出，需每隔1～2天挤压一次，直至完全没有结石排出。一旦没有结石和分泌物排出，泪点周围充血和肿胀情况立即好转。如要挤压无法彻底清除泪小管结石，则需行泪小管切开术。

（2）挤压泪小管或切开泪小管后，应用抗生素滴眼液冲洗泪道。

（3）涂片或细菌培养发现有细菌者，应用敏感的抗生素滴眼液滴眼，每日4～6次。如致病菌为真菌者，以1∶20 000的制霉菌素滴眼，每日3次；或用相同浓度的药液每周冲洗泪小管数次。是单纯疱疹病毒时，可用阿昔洛韦滴眼液，每日4～6次，持续数周。

（4）热敷泪小管区，每日3次。

（5）如有大量脓液时，需进行泪小管切开治疗。

（六）临床路径

1. 询问病史

有无眼红、溢泪、眼部分泌物的病史。

2. 体格检查

仔细检查泪小管和泪囊部。有无泪点发红、凸起，泪小管周围皮肤发红。

压迫泪囊区时，有黏液脓性分泌物或结石从泪点溢出。

3. 辅助检查

必要时做X线平片检查或X线泪道造影检查。

4. 处理

去除泪道结石，用抗生素溶液冲洗泪道，或行泪小管切开术。

5. 预防

预防和及时治疗泪道炎症。

三、慢性泪囊炎

（一）概述

慢性泪囊炎因鼻泪管狭窄或阻塞，致使泪液潴留于泪囊内，伴发细菌感染所致。常见的致病菌为肺炎双球菌、链球菌、葡萄球菌等。多见于中老年女性。其发病与沙眼、泪道外伤、鼻炎、鼻中隔偏曲、下鼻甲肥大等有关。

（二）临床表现

（1）溢泪，并有黏液或脓性分泌物自泪点溢出。

（2）挤压泪囊区有分泌物溢出，该区可有局部肿胀，轻度压痛或不明显；泪小管阻塞者有时可扪及囊性肿物即黏液性囊肿。

（3）冲洗泪道不通畅，并有黏液或脓性分泌物反流。

（4）可见结膜充血，下睑皮肤出现湿疹。

（5）X 线泪道造影检查可了解泪囊的大小及阻塞部位。

（三）诊断

根据病史及临床表现可以明确诊断。

（四）鉴别诊断

1. 泪小管狭窄阻塞

主要表现为溢泪，但无黏液脓性分泌物溢出。

2. 泪小管囊肿

主要累及泪小管部位。

3. 泪囊肿物

可触及实性肿物。泪囊炎的肿胀区在内眦韧带之下，如果内眦韧带之上出现肿块，应怀疑泪囊肿物，必要时泪囊造影，CT 或 MRI 检查以鉴别。

（五）治疗

（1）眼部滴用抗生素滴眼液，每日 4～6 次。滴药前应先挤出分泌物。

（2）可用生理盐水加抗生素滴眼液冲洗泪道，每周 1～2 次。

（3）在上述治疗基础上，待泪囊冲洗干净后可用泪道探针试探通鼻泪管，或采用激光泪道疏通治疗。

（4）上述治疗无效时可行手术治疗，常采用泪道置管术，泪囊鼻腔吻合术，或鼻内镜下鼻腔泪囊造口术。若患者高龄，或有泪囊鼻腔吻合术的禁忌证时可改行单纯泪囊摘除术。

（六）临床路径

1. 询问病史

有无溢泪、内眦部分泌物及泪囊区局部肿胀的病史。

2. 体格检查

挤压泪囊区或冲洗泪道有大量黏液或脓性分泌物溢出。

3. 辅助检查

为确定致病菌可将分泌物涂片进行细胞学和细菌学检查。为确定泪囊大小可行 X 线泪道造影检查。如行泪道置管术或鼻腔泪囊吻合术，应先请耳鼻喉科医师会诊。

4. 处理

先用抗生素滴眼液抗感染治疗。但药物治疗仅能暂时减轻症状。应尽快行手术治疗，以便去除眼部感染病灶，否则结膜囊会长期处于带菌状态。

5. 预防

及时治疗沙眼和鼻炎、鼻中隔偏曲等鼻部疾病，可预防慢性泪囊炎的发生。

四、急性泪囊炎

（一）概述

急性泪囊炎大多是在慢性泪囊炎的基础上发生，与致病细菌的毒力强或机体抵抗力弱有关。最常见的致病菌为链球菌。

（二）临床表现

（1）患眼充血、流泪，有脓性分泌物。

（2）泪囊区红肿、坚硬、疼痛、压痛明显。

（3）炎症可扩展到眼睑、鼻根和面额部，甚至会引起泪囊周围蜂窝组织炎。

（4）可伴有耳前淋巴结肿大。严重时出现畏寒、发热等全身不适。

（5）数日后红肿局限，出现脓点，脓肿可穿破皮肤，脓液排出，炎症减轻。

（6）有时可形成泪囊瘘管，经久不愈，泪液长期经瘘管溢出。

（7）外周血中性粒细胞数升高。

（三）诊断

根据慢性泪囊炎病史、突然发病和泪囊部急性炎症表现，可以明确诊断。

（四）鉴别诊断

1. 内眦部外睑腺炎或皮脂腺囊肿继发感染

病变部位不在泪囊部。

2. 急性泪囊周围炎

挤压泪囊区无分泌物自泪小管溢出。

3. 急性上筛窦炎

鼻骨表面疼痛、肿胀，红肿区可蔓延至内眦部，前额部头痛、鼻塞，患者常有发热。

（五）治疗

（1）眼部抗生素滴眼每日 6～8 次。全身静脉滴注或口服敏感的抗生素。

（2）局部热敷。

（3）若有脓肿形成可局部切开引流，放置橡皮引流条，同时行细菌培养和药敏试验。

（4）待急性炎症完全消退后，行泪囊鼻腔吻合手术、泪道置管术或泪囊摘除术。

（六）临床路径

1. 询问病史

有慢性泪囊炎病史，突然发病。

2. 体格检查

泪囊部有急性炎症的表现。

3. 辅助检查

为确定致病菌可将分泌物涂片进行细胞学和细菌学检查。

4. 处理

积极全身应用抗生素治疗，待急性期消退后行手术治疗。

5. 预防

及时治疗慢性泪囊炎。

第七节 泪器肿瘤

一、泪腺多形性腺瘤

（一）概述

泪腺多形性腺瘤又称泪腺混合瘤，是泪腺的良性肿瘤。它由上皮和间质成分组成。多数来源于泪腺的眶叶，也可来源于泪腺睑叶。

（二）临床表现

（1）多见于青壮年，单侧发病，病程进展缓慢。

（2）患侧眼眶前外上方相对固定、无压痛的包块。

（3）眼球向前下方突出，向颞上转动受限。

（4）患侧上睑肿胀，沿眶外上缘下可扪及肿物，质地有软有硬，或呈结节状，无明显压痛。

（5）肿物压迫眼球，可引起屈光不正，或视网膜水肿、脉络膜皱褶，视力下降。

（6）CT扫描显示泪腺窝内有近圆形、边界清楚、均质或不均质的高密度团块影，可被增强剂增强，可发现泪腺窝有压迫性骨凹陷及眼眶扩大。B超检查可见近圆形病变区，边界清楚，中等或强回声，透声性较强等典型声像。X线平片可见眶外上方软组织密度增加，眼外上角变锐并向外上方隆起。

（三）诊断

根据缓慢发病史、肿物部位、没有疼痛、眼球运动障碍和骨质破坏，以及影像学检查结果，可做诊断。

（四）鉴别诊断

1. 慢性泪腺炎

X线检查泪腺区可发现钙化液化等病灶区。其影像学特征与泪腺混合瘤明显不同。

2. Mikulicz综合征

除慢性泪腺炎外还伴有唾液腺炎症。

3. 甲状腺相关眼病

常双眼发病，大多有甲状腺功能的改变。

4. 泪腺囊肿

多为单侧，触之软，有波动，穿刺可抽出液体。

5. 泪腺脱垂

上睑外半皮肤饱满，眼睑皱褶消失，上睑轻度下垂。在皮下可触及一较硬如杏仁大小分叶状、可移动肿物。可用手还纳到泪腺窝内，但松手后又自动脱出。

（五）治疗

（1）对无明显眼球突出和眼球运动障碍、视力正常者可临床观察。

（2）对有明显临床症状和骨质破坏者，做完整的肿瘤切除并做病理检查。

（六） 临床路径

1. 询问病史

有无缓慢发展的泪腺区肿胀。

2. 体格检查

发病部位可扪及泪腺肿物。注意眼球运动障碍。

3. 辅助检查

做眶部影像学检查，包括 CT 扫描、X 线拍片、B 超检查。

4. 处理

因为是良性肿瘤，一般预后良好，可根据病情决定是否手术治疗，手术务必完整切除肿瘤。

5. 预防

无预防发生的措施。预后一般良好，如能完整切除肿瘤，减少肿瘤复发和恶变的机会。

二、泪腺多形性腺癌

（一） 概述

泪腺多形性腺癌又称泪腺恶性混合瘤，是泪腺的一种原发性恶性上皮癌。

（二） 临床表现

（1） 多见于中青年患者。

（2） 可由泪腺多形性腺瘤转化而来。常为泪腺多形性腺瘤不全切除后复发，或泪腺区肿胀多年、近来短期内症状体征明显加重。

（3） 肿瘤生长较快。

（4） 单侧进行性眼球突出，上睑下垂和复视。

（5） 肿瘤生长使眼球向内下方突出。

（6） 颞上方眶缘处可触摸到坚硬的肿块，压痛。

（7） 肿瘤可向颅内或淋巴结转移。

（8） 影像学检查 CT 扫描可见肿物形状不规则，边界不清楚，不均质的眶骨破坏，肿物向鼻窦、颞窝或颅内扩展。X 线检查可见骨质破坏。

（三） 诊断

根据泪腺多形性腺瘤不全切除后复发，或泪腺区肿胀多年、近来短期内症状体征明显加重的病史，以及临床表现，影像学检查所见，可以诊断。

（四） 鉴别诊断

1. 泪腺多形性腺瘤

一般无眶骨骨质的破坏。

2. 慢性泪腺炎

X 线检查泪腺区可发现钙化、液化等病灶区。其影像学特征与泪腺腺样囊性癌明显不同。

3. Mikulicz 综合征

除慢性泪腺炎外还伴有唾液腺炎症。

4. 甲状腺相关性眼病

常双眼发病，大多有甲状腺功能的改变。

（五）治疗

（1）一经确诊立即行眶内容摘除术彻底根治。

（2）切除受累的眶骨。

（3）术后辅以放射治疗。

（六）临床路径

1. 询问病史

注意有泪腺多形性腺瘤不全切除后复发，或泪腺区肿胀多年、近来短期内症状体征明显加重的病史。

2. 体格检查

发病部位有坚硬的实体肿块，局部有压痛。

3. 辅助检查

做眶部影像学检查，包括 CT 扫描、X 线拍片，注意有眶骨骨质的破坏。

4. 处理

确诊后立即行眶内容摘除术彻底根治。

5. 预防

无预防发生的措施。

三、泪腺腺样囊性癌

（一）概述

泪腺腺样囊性癌又称泪腺圆柱瘤，是泪腺原发性上皮性肿瘤之一。其高度恶性，易向周围骨质、神经及软组织浸润生长。易于复发，预后差。

（二）临床表现

（1）多见于中青年女性。

（2）发病缓慢。

（3）常有眼部疼痛，头痛等。

（4）肿瘤生长使眼球向前下方突出，眼球运动受限。

（5）颞上方眶缘处有坚硬的实体固定肿块，局部有压痛。

（5）影像学检查：CT 扫描可见泪腺负密度影不规则、边界不清、质地不均，骨质有破坏。X 线平片可发现泪腺窝骨质破坏。超声显示病变区内为不规则回声，透声性较差。

（三）诊断

根据患侧泪囊区坚硬、固定的肿块，眼球向前下方突出和运动受限的临床表现，以及影像学检查所见，可以诊断。

（四）鉴别诊断

1. 泪腺的良性肿瘤

一般无眶骨骨质的破坏。

2. 慢性泪腺炎

X线检查泪腺区可发现钙化、液化等病灶区。其影像学特征与泪腺腺样囊性癌明显不同。

3. Mikulicz综合征

除慢性泪腺炎外还伴有唾液腺炎症。

4. 甲状腺相关性眼病

常双眼发病，大多有甲状腺功能的改变。

（五）治疗

（1）一经确诊立即行眶内容摘除术彻底根治。

（2）术后加局部放射治疗，防止复发。

（3）术后选择敏感的抗肿瘤药物化疗。

（六）临床路径

1. 询问病史

一般为中青年女性，多在发病1年内就诊。

2. 体格检查

发病部位有坚硬的实体固定肿块，局部有压痛。有眼球运动障碍。

3. 辅助检查

做眶部影像学检查，包括CT扫描、X线拍片、B超检查，注意有眶骨骨质的破坏。

4. 处理

确诊后立即行眶内容摘除术彻底根治。

5. 预防

无预防发生的措施。

四、泪囊肿瘤

（一）概述

泪囊肿瘤多为原发性，以恶性居多，多见于中老年，易扩展到周围组织。也可继发于邻近的睑结膜、眼睑、眼眶等组织器官。良性泪囊肿瘤较少见。

（二）临床表现

（1）溢泪。

（2）内眦部或泪囊区肿块，一般较硬，不可压缩，无触痛。但泪囊恶性肿瘤后期可有疼痛、鼻出血、眼球突出或全身症状。

（3）冲洗泪道通畅、部分通畅或可以探通，可伴有血性或黏液性分泌物反流。

（4）泪囊挤出分泌物后仍饱满，有弹性和波动感。

（5）如泪道阻塞后继发感染，可表现为急性泪囊炎或泪囊脓肿。

（6）影像学检查X线平片及泪道造影均显示泪囊不规则扩张、充盈、缺损，泪囊囊壁变形，周围骨质有破坏。

（三）诊断

泪囊肿瘤生长缓慢，初期常误诊为慢性泪囊炎或急性炎症。如抗炎治疗无效，可触及肿块时应怀疑为泪囊肿瘤。泪囊造影可有助于诊断。活组织病理检查可提供可靠的诊断依据。

（四）鉴别诊断

1. 慢性泪囊炎

泪囊肿瘤的早期可有慢性泪囊炎的表现，容易误诊。泪囊造影可有助于鉴别诊断。X 线平片可显示泪囊周围的骨质破坏。

2. 泪小管肿物

泪点肿物位置偏向外侧。

3. 内眦部炎性病变

有急性炎症的表现，但无溢泪。

（五）治疗

（1）对良性肿瘤可手术切除，行泪小管鼻腔吻合术或泪囊单纯切除术，后期再行泪道重建手术。

（2）对恶性肿瘤应尽可能完全切除瘤体。手术后辅以放射治疗加化疗。

（六）临床路径

1. 询问病史

有无慢性或急性泪囊炎的病史。

2. 体格检查

内眦部或泪囊区有较硬的不可压缩的肿块。

3. 辅助检查

泪囊的影像学检查有助于进一步明确肿瘤的性质。

4. 处理

主要是手术治疗。

5. 预防

无预防发生的措施。

五、泪小管肿瘤

（一）概述

临床上泪小管肿瘤极少见，可分为良性肿瘤和恶性肿瘤。在良性肿瘤中以乳头状瘤最常见，其次是血管瘤。恶性肿瘤多为邻近组织扩散而来。

（二）临床表现

（1）溢泪，血泪。

（2）肿瘤可见有细蒂连接泪小管内，菜花状，呈红色或粉红色。

（3）泪小管睑缘部肿胀可触及肿物，质地柔软。

（4）冲洗泪道早期通畅，晚期狭窄阻塞有分泌物。

（5）晚期可向周围组织浸润转移。

（6）X 线泪道造影检查泪小管占位性扩张，或狭窄、阻塞，管壁粗细不均。

（三）诊断

根据临床表现可以诊断。泪道影像学检查有助于诊断。

（四）鉴别诊断

1. 泪道狭窄阻塞

有溢泪，但无肿瘤可见。

2. 慢性泪小管炎及泪囊炎

有炎症的表现，有时可见泪点充血，凸起，肿胀外翻，类似肿瘤，但是挤压泪囊区会出现脓性分泌物或结石溢出，触诊无实体感。

（五）治疗

（1）良性肿瘤一般行手术切除治疗；术中尽量避免泪小管、泪点损伤。

（2）恶性肿瘤要根据肿瘤的类型、有无扩散转移等决定治疗方法。对较局限的可手术切除治疗；对周围浸润较大的肿瘤，不宜手术治疗，可采用直接放射治疗或术后放射治疗加化疗。

（六）临床路径

1. 询问病史

有无溢泪和血泪的病史。

2. 体格检查

泪小管区域有无肿物。

3. 辅助检查

泪小管的影像学检查有助于进一步明确肿瘤的性质。

4. 处理

主要是手术治疗。

5. 预防

无预防发生的措施。

第四章 结膜、角膜、巩膜病

第一节 结膜炎

结膜炎（conjunctivitis）类型繁多，致病原因较繁杂，可分为许多类型，通常可分感染性和过敏性。

临床上各型各类结膜炎的共同特点是结膜充血和分泌物增多。充血在程度上和分布上可有不同，分泌物的性质和量亦有差异。

结膜炎诊断通常是根据发病急缓，临床表现，但要确定病原诊断则需要作细菌学检查、分泌物涂片、结膜上皮刮片、血清学检查来确定，尤其在特殊感染中，细胞学检查更为重要。

一、临床表现

根据结膜充血、结膜局部病变、分泌物、症状和邻近组织改变，通常可以明确诊断。

（一）眼睑

各类急性结膜炎都伴有眼睑充血、水肿，严重者甚至上睑不易翻转。睑缘变化对某些结膜炎的病原诊断可有参考价值。溃疡性睑缘炎者或曾患过睑腺炎者常表明为葡萄球菌感染。合并有眦部睑缘炎的慢性结膜炎通常是摩-阿（Morax-Axenfeld）双杆菌感染，睫毛粘着脂溢性鳞屑者可能为睑腺分泌过多性结膜炎，结膜炎合并面部皮肤脓疱病者可能是葡萄球菌感染，口、鼻、眼睑有疱疹者表明其结膜炎可能为疱疹病毒感染。

（二）结膜

急性结膜炎充血、水肿明显，慢性结膜炎则程度轻。除充血、水肿外，结膜改变主要有乳头增生、滤泡形成、分泌物增多、假膜形成、出血、溃疡、瘢痕等。

1. 结膜炎的充血水肿

轻者和慢性时充血水肿多局限于睑及穹隆结膜。急性者睑及穹隆结膜一片赤红，由于水肿渗出而失去透明度，球结膜周边充血水肿。淋菌性结膜炎，球结膜水肿可覆盖角膜周边部，甚至突出于睑裂之外。

2. 乳头增生、滤泡形成

乳头由结膜上皮细胞增生及炎性细胞为淋巴细胞。浆细胞，嗜酸性细胞浸润形成，中央有血管通过。乳头多位于睑结膜睑板上缘和近内、外眦部的睑结膜，呈红色天鹅绒状，细小隆起。多见于慢性单纯性结膜炎、沙眼。春季卡他结膜炎的乳头为乳白色，大而扁，呈多角形。滤泡是由淋巴细胞集聚而成。较乳头大，位于睑结膜者较小，呈微黄色，位于穹隆结膜者大而呈圆形或不规则形，不透明。多数滤泡可互相融合呈岗状，见于沙眼、各类病毒性结膜炎、一些特殊综合征和细菌感染。

正常小儿有时在穹隆部可以有少量小滤泡，但滤泡出现于睑结膜者则为异常。沙眼的滤泡多见于穹隆部及睑结膜。而发生在小儿的结膜滤泡症通常都在下穹隆部。

3. 结膜下出血

结膜炎早期在网状充血之间有小点状、片状结膜下出血，炎症增重充血明显时，在穹隆部及球结膜下可有大片状出血。柯—魏双杆菌感染时，常可见点状、小片状出血，流行性出血性结膜炎时常伴有大片结膜下出血。

4. 分泌物

分泌物可为水样（浆液）、黏液、黏液脓性和脓性。水样分泌物状如泪液，见于麻疹等急性热性传染病引起的结膜炎之早期，病毒性结膜炎的分泌物量中等，多为黏液性，较稀。细菌性感染时分泌物量多且黏稠，为黏液脓性或脓性。葡萄球菌感染时分泌物呈淡黄而稠的脓性。分泌物呈乳白色者见于春季结膜炎。

5. 膜和假膜

结膜表面的假膜在很多情况下都可发生。由炎性渗出纤维蛋白沉积形成。春季卡他结膜炎在扁平的乳头表面可以形成假膜，膜薄而白，易消失。肺炎球菌，柯—魏杆菌性急性结膜炎也常形成假膜，特点是色灰白而不透明，易剥离，消失快。真膜厚而污秽，灰白，不易剥离。见于白喉杆菌性结膜炎。

6. 结膜瘢痕

弥漫性结膜瘢痕见于膜性结膜炎（白喉杆菌性）、类天疱疮、多型性红斑、严重化学及热烧伤之后。沙眼瘢痕多发生在上睑结膜及穹隆部，呈线状、网状和片状。

（三）耳前淋巴结

急性滤泡性结膜炎，伴有肿大、质软、无压痛的耳前淋巴结时是病毒性感染的特征，这种情况很少见于细菌性感染。在疱疹病毒和腺病毒感染时耳前腺压痛。结膜结核、梅毒感染的耳前腺肿大、压痛，有时可形成瘘管。

（四）并发症

结膜炎多属于良性、自限性眼病，通常并发症不多，且多不影响视功能。也有些类型结膜炎可合并有眼睑、角膜、前葡萄膜、眼肌等的损害，造成不同程度的视力受损。急性细菌性结膜炎在角膜缘内可有细小点状、灰白色浸润点，排列成行，小点状浸润相互融合，形成线形，平行角膜缘的浅层溃疡，主要见于柯—魏杆菌感染。流行性出血性结膜炎角膜多合并浅层点状上皮炎，发病率高。流行性出血性结膜炎可合并前葡萄膜炎、眼肌麻痹和神经系统损害。流行性角结膜炎的角膜病变为浅点状角膜炎，点状浸润波及上皮细胞及上皮下组织，呈大小不一的混浊，多集中在角膜中央部，持续数月或经数年后方消失，视力影响不大。沙眼的角膜并发症主要是血管翳前端新月形溃疡，血管翳之间的小圆形溃疡和角膜中央部的浅层圆形溃疡。角膜血管翳、睑内翻倒睫可造成角膜混浊、视力影响严重。

二、结膜炎的细胞学

结膜炎细胞学检查有分泌物涂片、结膜刮片及滤泡挤压物涂片等。可以用来作为区别细菌性、病毒性或过敏性疾患的重要参考。

正常结膜刮片中上皮细胞的胞核较大，位于中央，胞质颗粒纤细。结膜炎之刮片中则可见到许多炎性渗出细胞，包括多形核白细胞、淋巴细胞、嗜酸性粒细胞、嗜碱性粒细胞、浆细胞以及渗出纤维和黏液。刮片中还可见到一些特殊细胞如杯状细胞，上皮细胞内包涵体。下述细胞学所见是值得注意的。

（一）多形核白细胞

见于急性细菌性感染。亚急性期则相对减少，同时出现单核细胞，分泌物中黏液增多，纤维素减少。

（二）单核细胞

病毒性感染疾患的刮片中，以出现大量单核细胞为特点。在慢性感染性炎症和慢性刺激性炎症，结膜刮片中淋巴细胞增多。

（三）嗜酸性粒细胞

变态反应性结膜炎，如春季卡他性结膜炎，多出现大量嗜酸性粒细胞。但在细菌性过敏和泡性眼炎时则不见。

（四）浆细胞

除了在沙眼刮片中可见到较多的浆细胞外，其他类型结膜炎中很少见到。

（五）上皮细胞的变化

1. 角化

在维生素 A 缺乏的结膜干燥症刮片中，上皮细胞角化明显。上皮细胞质染为淡红色，含有角蛋白颗粒、胞核变性或消失。长期暴露的结膜干燥症刮片中，也能见到上皮细胞角化。

2. 变性

上皮细胞扁平，形状不规则，细胞核染色不良，见于沙眼和一些慢性结膜炎。

3. 多核上皮细胞

是病毒性感染的表现，疱疹病毒感染时尤为显著，而细菌性感染中则见不到这种变化。

（六）滤泡挤出物涂片

滤泡挤出的内容物涂片对鉴别沙眼和滤泡性结膜炎很有价值。沙眼滤泡中多为未成熟的淋巴母细胞，少量淋巴细胞、浆细胞和巨噬细胞，细胞有变性和坏死的变化。结膜炎的滤泡中为淋巴细胞，没有巨噬细胞，也没有细胞变性和坏死。

细胞内包涵体对沙眼、包涵体结膜炎诊断有重要价值。

三、预防和治疗

结膜炎多为传染性炎症，加强预防工作，对于避免发病和控制蔓延流行十分重要。微生物感染性结膜炎的传播方式是接触传染。要控制并消灭传染源和加强个人卫生，切断传播途径是最重要的方法。在结膜炎暴发流行的情况下，特别要对公用服务事业（浴池、理发店、游泳池、公用车辆等）加强卫生管理和流通货币的消毒处理，以及加强个人卫生等是十分重要的。

预防为主和积极治疗是控制结膜炎蔓延，解除患者痛苦，相辅相成的两个方面，缺一不可。治疗是消灭传染源的重要手段。

结膜炎的治疗主要是局部用药治疗，严重或特殊感染的情况下需要全身用药。局部药物有滴剂、眼膏、冲洗溶液等。

滴剂有各种抗生素和磺胺类药的溶液。抗菌药物应选用对微生物针对性强，敏感度高者。但在通常情况下，临床上很少作细菌学检查，故以选用广谱抗生素或磺胺类药物为佳。皮质激素药物对变态反应性结膜炎效果较好。对于细菌性结膜炎可以与抗生素合并应用，以减少炎症渗出，降低炎症反应。对于病毒性结膜炎不用或慎用。

眼膏剂所含的药物与滴剂相同，作用较缓而较持久。宜于每晚睡前使用，除抗菌作用外，同时还可避免分泌物使上下睑及睫毛粘在一起。

四、细菌性结膜炎

细菌性结膜炎是指结膜因遭受致病细菌感染而致。从临床观点可分为急性、亚急性和慢性三种。

（一）急性卡他性结膜炎

急性卡他性结膜炎（acute catarrhal conjunctivitis）是常见的细菌感染性眼病。特点是明显结膜充血，脓性或黏液脓性分泌物，有自发痊愈趋势。

1. 病因

传染来源各有不同，多以手帕、毛巾、手、水等为媒介。在集体单位、公共场所、家庭之中不讲究卫生的情况下最易蔓延，尤以春秋两季为甚。在这两季节中由于呼吸道流行病较为普遍，所以患急性卡他结膜炎者，同时也可能患有呼吸道流行病。在鼻腔分泌物中也可能含有与结膜炎相同的细菌，借助咳嗽、喷嚏传播。

通常最常见的细菌有四种。即柯—魏杆菌、肺炎球菌、葡萄球菌和流感杆菌。这些细菌在发病三四日内繁殖旺盛，晚期则不易找到。柯—魏杆菌性结膜炎多在春季发生，而肺炎球菌者以冬季为多。

2. 临床表现

本病发病急速，可单发，有时引起暴发流行。初起感干涩、痒感、异物感。病变发展、眼部灼热感、眼睑沉重、异物感加重和畏光。异物感和分泌物于清晨较轻，由早至晚逐渐加重，晚间尤甚。本病对视力无影响，但当分泌物附着在角膜表面时，也可视物模糊，如将分泌物除去，则视力立即恢复。

发病初期和轻型者，眼睑轻度充血、水肿。睑及穹隆结膜充血呈红色、网状，球结膜轻度周边充血。角膜、前房正常。结膜囊有少量浆液或黏液性分泌物。较重者眼睑红肿明显，睑及穹隆结膜充血一片赤红，球结膜中度周边充血，分泌物为黏液性，量较多。严重者眼睑水肿，充血显著。睑及穹隆结膜血管高度扩张充血。由于充血、水肿、渗出，使其失去透明度，不见正常纹理。球结膜重度周边充血及水肿。肺炎球菌、柯—魏杆菌感染者，穹隆部及其附近球结膜下常见有点、片状结膜下出血。分泌物量增多，为黏液脓性，分布在结膜囊、内眦部及睑缘。有时分泌物黏附于角膜表面瞳孔区，以致一时影响视力，因分泌物的三棱镜作用使患者在夜晚看灯光周围有虹晕围绕。这种虹晕应与青光眼所致者有所区别。分泌物经一夜的蓄积，在睑缘、睫毛处变干，结成黄痂，使患者在翌晨醒来时上下眼睑黏合在一起。

肺炎球菌感染的结膜炎通常水肿更为明显，结膜表面可形成假膜。本病多为双侧性，双眼同时或先后发病，轻症和无角膜并发症者，通常在 3～4 天内发展到最高峰，8～14 天消退。肺炎球菌所致者，持续8～10天开始消退，而后立即好转。重者为柯—魏杆菌所致，潜伏期36小时，3～4天达炎症高峰。葡萄球菌所致者常侵犯下睑及角膜下部点状染色，伴有睑缘炎或睑腺炎，易复发或转为慢性。急性结膜炎重要的并发症是角膜溃疡，其主要症状为疼痛和畏光。开始在角膜缘内侧出现灰色小点状混浊，排列成行，名为卡他性点状角膜浸润。数日后灰色浸润点增大，互相融合，最后表面坏死脱落，形成新月形浅层溃疡，这种溃疡称为卡他性角膜溃疡，为结膜卡他的特殊病变。若及时治疗可迅速痊愈，仅留一弓形角膜云翳。肺炎球菌性结膜炎如果发生角膜损害，可能发展成为前房积脓性角膜溃疡。

婴幼儿有时并发泡性结膜炎，多见于葡萄球菌感染者。

3. 预防

本病虽然预后良好，但传染性极强，常造成广泛流行，所以预防工作十分重要。一旦发现患者，个人和集体单位都要作好严密消毒隔离工作。本病通过接触传染，所以对患者日常用品如毛巾、手帕、脸盆、玩具、文化用品等应予消毒。医务人员接触患者后及检查用具都应注意消毒，以免扩散传染。

4. 治疗

急性发作较重者可用冷敷以减轻不适症状。脓性分泌物较多者可用3％硼酸溶液或生理盐水眼浴法或冲洗法除去。眼部严禁包扎，以利于分泌物排出。如畏光可带黑色眼镜。

最重要的治疗是选用药物控制感染。最理想的有效方法是选用细菌敏感的抗菌药物局部滴用。由于需要作细菌敏感试验，这在临床上难以做到。最常用的是选2～3种广谱抗生素，同时交替频繁滴用。晚间结膜囊内涂用眼膏，这可保持结膜囊内药物浓度，又预防分泌物存留，免除上下睑被粘在一起而睁眼时有疼痛之苦。

在急性期过后，要继续滴用抗菌眼液，直至结膜逐渐恢复正常状态，以避免迁延成慢性。治疗细菌性结膜炎的常用抗菌眼液有10％～15％磺胺醋酰钠、0.1％利福平、0.25％氯霉素、0.2％庆大霉素、0.3％环丙沙星（CPLX）、诺氟沙星（NFLX）、氧氟沙星（OFLX）等。

（二）膜性结膜炎（membranous conjunctivitis）

又称白喉性结膜炎（diphtheritic conjunctivitis）。病原为白喉杆菌。在我国由于白喉疫苗的广泛接种，本病目前已极为少见。特点是急性化脓性结膜炎，结膜表面覆盖灰白色不易剥脱的厚膜。患者多为儿童。

1. 临床表现

为急性化脓性炎症，似淋病性结膜炎。通常双眼发病。患者体弱不安，多合并鼻、咽部白喉。有体温升高和昏迷等全身中毒症状。

临床分为深、浅或轻、重二型。

轻型：眼睑轻度充血水肿，分泌物为黏液脓性，翻转眼睑后可见睑结膜表面有一层灰白色膜覆盖，此膜与睑结膜浅层组织粘连，较易剥脱。膜下面结膜充血水肿，无组织缺损及出血。此膜约在发病1～2周后逐渐消退，而结膜仍显充血水肿等炎症反应。愈后不留瘢痕。此型很少造成角膜损害。

重型：病变侵犯结膜深层组织。表现为眼睑高度充血水肿、硬韧、难以翻转。睑及穹隆结膜表面覆以灰黄色类固体的厚膜，此膜与其下结膜、结膜下组织连接牢固，不易分离，强行剥离则造成组织损伤及出血，此膜部分或全部覆盖睑结膜，通常起始于睑缘部，很少见于球结膜。由于炎症浸润渗出深及睑板，且渗出物在组织内凝结，眼睑变硬，压迫血管，更兼白喉毒素造成血管栓塞，妨碍正常血液供应而使结膜、角膜坏死。

约在发病6～10天时，角膜形成溃疡，且多伴继发感染。大约在此时膜开始脱落，分泌物增多。结膜呈鲜红色，愈后结膜瘢痕形成，且易发生睑球粘连。

2. 治疗

此病为法定传染病，要及时作传染病报告。严格消毒隔离，单眼患者应特别注意防止另眼发病。

治疗要局部和全身治疗并重。局部可按急性卡他结膜炎、淋病性结膜炎治疗方法。更需要涂较大量抗菌眼膏，以预防睑球粘连及保护角膜。有角膜并发症时应滴阿托品散瞳。此外，眼局部滴白喉抗毒血清。全身疗法应注射抗白喉血清，用药愈早效果愈好，血清用量宜大，以减少角膜受损害的危险性。轻者可注射2000单位，严重病例首量用4000单位、6000单位，甚至10 000单位，且于注射12小时后重复给药。同时局部全身联合应用抗生素。

（三）假膜性结膜炎

假膜性结膜炎（pseudo-membranous conjunctivitis）是以在睑结膜、穹隆结膜表面形成灰白色不透明假膜为特点的急性化脓性结膜炎。假膜易剥离。多见于学龄前儿童及青年人，新生儿及老年人少见。

病原菌主要是肺炎球菌、链球菌、葡萄球菌、柯-魏杆菌，常为混合感染。链球菌中溶血性链球菌为病原菌、非溶血链球菌为腐生菌。链球菌性假膜性结膜炎是非常严重型，主要发生在伴有麻疹、猩红热、百日咳等热性传染病的小儿。老年人多见于面部、眼睑皮肤丹毒者。非微生物感染原因可见于化学物质，如氨、石灰、硝酸银等腐蚀，以及热、创伤、手术等，假膜只在上皮细胞缺失处形成。

本病自觉症状与急性卡他性结膜炎相似，除结膜充血水肿、分泌物外，在睑及穹隆结膜附有一较薄的灰白色假膜，此膜由渗出的纤维蛋白、黏液、炎性细胞等组成，易于剥离，但假膜又迅速形成。炎症约在第5天达高峰，2～3周后消退。链球菌性结膜炎常引致角膜感染坏死，造成视力损害。

治疗与急性黏液脓性结膜炎相同，但需要局部和全身联合应用抗生素，按细菌敏感度来选用抗生素。

（四）淋菌性结膜炎

淋菌性结膜炎（gonococcal conjunctivitis）是急性化脓性结膜炎，是急性传染性眼病中最剧烈的一种，病情严重，常造成严重视力危害。

病原菌是奈瑟淋球菌，为面包型双球菌，在结膜上皮细胞、炎性细胞内存在。革兰染色阴性，形态上与脑膜炎球菌不易区分，二者需通过凝集试验鉴别。

1. 成人淋病性结膜炎

淋球菌直接来自性器官或通过传染的手或衣物等作为传染媒介间接传播到眼部。男多于女，右眼多先发病。潜伏期从几小时到三天。初起眼睑和结膜轻度充血水肿，继而症状迅速加重。眼睑高度水肿、痉挛。睑及球结膜高度水肿充血，有小出血点及薄层假膜。高度水肿的球结膜可掩盖角膜周边部。分泌物初起时为血水样，耳前淋巴结肿大，3～4天后眼睑肿胀渐消，但分泌物剧增，呈黄色脓性，不断从结膜囊排出，俗称脓漏眼。2～3周后分泌物减少转为亚急性，1～2月内眼睑肿胀消退。睑结膜充血肥厚，表面粗糙不平，呈天鹅绒状，球结膜轻微充血，持续数月之久，此时淋菌仍存在。

角膜并发症常导致失明。最初角膜表面轻度混浊，继则形成灰色浸润，迅即变灰黄，坏死，破溃，穿孔。角膜溃疡可发生在角膜各部位，由角膜上皮坏死，细菌直接侵入引起。最终形成粘连性角膜白斑、角膜葡萄肿或全眼球脓炎。淋菌性关节炎、败血症、心内膜炎也是重要并发症。

细菌学检查对诊断十分重要。在分泌物涂片和结膜刮片中可见到上皮细胞内外聚集成对的革兰阴性（红色）奈瑟淋球菌。

本病为接触传染。患淋病性尿道炎者尤应注意保持清洁，经常用肥皂洗手，对用品消毒，并积极治疗尿道炎。倘一眼已罹病，必须设法避免波及健眼和传染他人。在为患者检查治疗时应戴防护眼镜，接触患者后应认真消毒双手。用以拭眼的棉花纱布等物须焚毁，脸盆毛巾等煮沸消毒。发现淋病患者应进行病源追查，对传染源给予抗淋病治疗。

治疗要局部与全身用药，以下药物可供选用，青霉素钠盐或氨苄青霉或阿莫西林，肌内或静脉给药。近年抗药菌株较多疗效欠佳。先锋霉素 Ⅳ（cephalexin）、先锋霉素 Ⅴ（cephazoline）每日 2 g，肌内注射，头孢曲松（ceftriaxone）0.5 g 肌肉注射。大观霉素（spectinomycin）2 g 肌肉注射，伴服丙磺舒 1 g。有良好疗效。

局部用 1:10 000 高锰酸钾、氯己定、生理盐水等冲洗结膜囊。用 2000～5000 单位/mL 青霉素液、氯霉素，杆菌肽眼药，红霉素、四环素眼膏。

2. 新生儿眼炎

原因是胎儿出生时被患淋菌性阴道炎的母体分泌物污染，也有时被污染淋菌的纱布、棉花等所污染。

潜伏期一般少于 48 小时，双眼发病，轻重程度不同，症状与成人淋病眼相同，但不像那样猛烈。特点是球结膜高度水肿，脓性分泌物中常有血，有些结膜有假膜形成。角膜并发症发生较迟而轻，但多发生在角膜中央，严重影响视力。

诊断可根据产妇的淋病史，典型脓漏眼症状及结膜刮片细菌检查而确诊。

新生儿眼炎，除淋菌性外，也可有衣原体、链球菌、肺炎球菌或其他微生物引起，通常较轻。由于新生儿出生后无泪液，当新生儿出生后第一周内任何眼部分泌物都应怀疑有新生儿眼炎。

对于全部新生儿应常规滴用 1% 硝酸银溶液（Crede 法）或 2000～5000 单位/mL 青霉素眼溶液预防。治疗与成人淋病相同，全身用药按体重计算。有报道用头孢噻肟（cefotaxime）效果良好。

3. 转移性淋病性脓漏眼

患淋病性尿道炎数月后，双眼突然发炎，睑结膜球结膜充血水肿，分泌物为黏液性或脓性。此病为淋球菌通过血行转移到眼部，患者常伴有淋病性关节炎。无并发症时 1～2 周可痊愈。治疗与成人淋病脓漏眼同。

五、滤泡性结膜炎

结膜上发生滤泡不论是急性、亚急性、慢性都是结膜病最常见体征。滤泡形成是由于炎症刺激在结膜上皮下、腺层有淋巴细胞集聚。小儿出生后 2～3 个月内，由于淋巴系统不健全，所以不发生滤泡，而只发生乳头性结膜炎。临床很多情况下可发生。

（一）急性滤泡性结膜炎

这是指由一组各种原因引发的急性结膜炎，同时，在睑、穹隆结膜出现滤泡。这种情况最常见的原因见于单纯疱疹病毒、腺病毒感染。某些化学品或毒素刺激也可产生滤泡，最常见于长期局部应用毒扁豆碱、阿托品，而毛果芸香碱和异氟磷（DFP）则相对较轻。起病急，多同时或稍先后侵犯双眼。眼灼热感、异物感、眼睑沉重、有大量黏液脓性分泌物。有些病例伴有耳前腺肿大，压痛不明显。

眼部改变除充血、水肿、分泌物增多等急性结膜炎体征外，结膜有滤泡形成。滤泡大小不一，呈圆形或不规则形，不透明，凸起于结膜面，数量一般较多，可互相融合排列成行，以下睑结膜及下穹隆部为多。滤泡由淋巴细胞组成，有少量多形核白细胞、单核细胞。结膜复原后滤泡也随之消散，不留痕迹。微生物感染者应给予抗感染的药物治疗。由于阿托品等药物所致者，应立即停止用药，局部用3%硼酸水湿敷，滴用可的松、地塞米松等眼药水。

（二）Beal 综合征

又称 Beal 型急性滤泡型结膜炎，是 Beal（1907）首先提出的。其特点是起病急，症状轻、耳前腺肿大、滤泡很快完全吸收等。

本病多侵犯成年人，先单眼发病，2～5天内另眼发病。眼睑充血、水肿，下睑较显著。球结膜轻度周边充血，穹隆部充血较重。滤泡形成，下穹隆部较上穹隆之滤泡数量多且大，睑结膜滤泡较小而少。泪阜部也有滤泡形成。分泌物少，为浆液纤维素性，常在睑结膜表面形成假膜。分泌物中含有多量单核细胞。病变3～6天达最高峰，2～3周内完全吸收，不留瘢痕。在结膜炎的同时，耳前腺无痛性肿大。部分病例合并有角膜损害及虹膜炎。有时因呼吸道感染引起发热及全身不适。

本病可能是病毒感染，临床上颇似单纯疱疹病毒和腺病毒感染。可滴用抗病毒药物，如磺苷、盐酸吗啉胍和阿糖胞苷等，同时应用广谱抗生素以预防继发感染。

（三）Parinaud 眼-腺综合征

本病甚为少见，由 Parinaud 在 1889 年首先描述，并认为是动物传染所致。特点是单眼发病，有急性滤泡性结膜炎，耳前淋巴结和腮腺肿大。

临床主要症状为眼睑肿胀而硬，睑结膜和穹隆结膜有大而密集的滤泡，初为半透明，继则混浊，形成浅灰色溃疡。分泌物为黏液纤维素性。初期就有耳前淋巴结和腮腺红肿，可延及颈部。有不规则体温升高。睑结膜病变约在4～5周自行消退。但淋巴结肿大发展成为化脓性炎症，可迁延达数月之久。

六、病毒性结膜炎

（一）流行性角膜结膜炎

流行性角膜结膜炎（epidemic keratoconjunctivitis）是一种曾在全世界广泛流行的眼部传染病。散发病例遍及世界各地，也常造成流行。临床特点是急性滤泡性或假膜性结膜炎及角膜上皮细胞下浸润。

1. 流行病学

本病由腺病毒感染所致，目前世界各地所分离出的腺病毒已有数十种，其中以腺病毒Ⅷ

最多，常造成暴发流行。其他型者多为散发病例。通过接触传染，在家庭、学校、工厂很易流行，在医疗单位通过医务人员的手传染者也非罕见。

发病多见于 20～40 岁的成人，男多于女。除腺Ⅷ型常见于夏季外，无明显季节性差异。

2. 临床表现

潜伏期为 5～12 天，以 8 天为最多。常双眼发病，开始单眼，2～7 天后另眼发病。初起结膜突然充血水肿，特别在半月皱襞处更为明显，有异物感、烧灼感和水样分泌物。通常在发病第三天睑结膜出现滤泡，迅速增加，以上、下穹隆部为最多，有时由于结膜表面覆有薄层假膜而不能看清。此时耳前淋巴结肿大，有压痛，甚至颌下腺和锁骨上淋巴结也被侵犯。结膜炎发病 8～10 天后，出现角膜损害并伴有明显畏光、流泪和视力模糊。角膜病变为浅层点状角膜炎，侵及上皮细胞及上皮下组织。点状损害数量多少不等，多位于角膜中央部，少侵犯角膜周边部，故对视力有不同程度的影响。混浊点大小不等，腺Ⅷ型病毒所致者较大，可达 0.4～0.7 mm，呈圆形或多角形。偶尔病变较深，引起后弹力层皱褶，虹膜充血，但无虹膜后粘连。角膜不形成溃疡，无新生血管翳。角膜知觉减退。角膜损害可持续数月或数年后消失。较重患者可遗留圆形薄层云翳，对视力影响不大。

3. 预防和治疗

同流行性出血性结膜炎。

（二）咽-结膜热

本病多为急性高度传染性结膜炎。特点有三：发热、咽炎和非化脓性急性滤泡性结膜炎。可同时发病或单独出现。多伴有耳前淋巴结病变。常流行发病，侵犯年轻人和小儿。病原主要是腺Ⅲ型病毒。

潜伏期 5～6 天。直接接触传染，也可由游泳传染。

发病可逐渐或突然开始。体温升高，可突然升高达 39 ℃以上，约持续 3～7 天。伴有肌肉酸痛、头痛、胃肠不适或腹泻。咽炎的特点是咽部不适、咽后壁充血、散在透明滤泡。有无痛性淋巴结肿大。

发病最初几天传染性最强。可单眼或双眼同时发病，有痒感、烧灼感和流泪。结膜充血、弥漫性水肿，以下穹隆部尤为明显。滤泡形成主要在下睑及下穹隆部结膜，可融合成横行堤状。分泌物为典型浆液性，很少为黏液脓性。本病有时合并角膜炎，开始为浅层点状，最后可扩展到上皮细胞下组织。病程一般 2～3 周，平均 7～10 天。连同角膜损害逐渐消失，预后良好。

预防和治疗与流行性出血性结膜炎同。感染有免疫作用。

（三）流行性出血性结膜炎

流行性出血性结膜炎（epidemic hemorrhagic conjunctivitis）是一种暴发流行的、剧烈的急性结膜炎。1971 年曾在我国流行。特点是发病急、传染性强、刺激症状重、结膜滤泡、结膜下出血、角膜损害及耳前淋巴结肿大。

1. 临床表现

本病潜伏期短，根据国内外的观察，接触传染源后，大部分在 24～48 小时内发病。起病急速，有时在稍感眼部不适 1～2 小时内就开始眼红。自觉症状明显，有剧烈异物感、刺痛以及畏光、流泪和分泌物。

本病多同时侵犯双眼，也可先后发病。主要表现为眼睑红肿、睑及球结膜高度充血、水肿，球结膜水肿严重时可高出于角膜面，睑及穹隆结膜有大量大小不等的滤泡，尤以下睑结膜及穹隆部较多，大约 80％的患者发病第一天即有结膜下出血。发病早期裂隙灯下即可观察到细小点状出血，继之结膜下出血扩大呈点、片状，严重者可遍及全部球结膜。角膜损害发病率高，早期即可出现，最常见的是上皮细胞点状脱落，荧光素染色后裂隙灯下为绿色细小点，呈散在、群集或排列成线状和片状。重症病例可发生小片状上皮细胞下及实质浅层混浊。个别严重病例也可发生轻度前色素膜炎。此外可有病毒性上呼吸道感染和神经系统症状。多伴有耳前或颌下淋巴结肿大。

根据病情严重程度和病程长短，可分为轻型、中型和重型。轻型病程约一周，无角膜损害，中型病程约 1～2 周，角膜有少许浅层点状染色，角膜损害常与结膜炎同时消退。重型病程在 2 周以上，症状重，角膜损害广泛而顽固。在结膜炎消退后，角膜损害仍持续数月或一二年，且常复发，但最终痊愈不留瘢痕。

2. 预防

预防的原则是控制传染源，切断传染途径。前者在于早期发现、严格隔离、积极治疗患者。后者应加强公共场所的卫生管理，禁止患者到公用浴池、游泳场所，加强个人卫生，不用手揉眼，不用公共面具及经常洗手等。集体单位如托儿所、学校、工厂等，不宜采用集体滴药方法预防。

3. 治疗

以局部用药为主。病情重、伴全身症状者加用系统给药。常用局部抗病毒药：4％吗啉胍、0.2％阿糖胞苷、安西他滨、0.5％无环鸟苷、0.1％磺苷等，每 30 分钟～1 小时用药一次。可选用 2～3 种药物交替滴用，直至炎症消退。为预防继发细菌性混合感染，也可适当加用抗细菌类药物滴眼液。口服药如吗啉胍、无环鸟苷、板蓝根冲剂等。根据病情酌情给予。

（四）急性疱疹性结膜炎（acute herpetic conjunctivitis）

为疱疹感染的原发表现。通常见于小儿，接触了病毒携带者而感染。可能伴有颜面部水疱性损害。耳前淋巴结肿大。眼部表现为急性滤泡性结膜炎，滤泡通常较大。可能合并角膜损害，常见的是树枝状角膜炎，伴有角膜知觉减退。

（五）单纯疱疹性结膜炎（herpes simplex conjunctivitis）

常呈典型急性滤泡结膜炎改变，但通常不伴有颜面、眼睑、角膜损害，临床表现似流行性角膜结膜炎，结膜损害的另一特点是在靠近睑缘内侧有针尖大小的局限性溃疡，荧光素染色可以见到。角膜可有小的树枝状损害。角膜知觉减退，角膜可有血管翳。

本病临床上在无角膜损害时难于与流行性角膜结膜炎区别，化验室试验上皮内病毒抗原只能通过荧光抗体测定或发病后 1～2 周时血清抗体滴度升高及病毒分离来证明。

（六）牛痘疫苗性结膜炎（vaccinial conjunctivitis）

本病系由减毒牛痘疫苗引起。在接种牛痘过程中疫苗溅入眼部或通过手指将疫苗带入眼部而发病。由于各人对天花病毒免疫力不同，局部反应不一。未接种过牛痘及多年前接种过牛痘，对天花病毒免疫力低下者都可能发病。

潜伏期约为三天。绝大多数患者伴有眼睑、睑缘部牛痘疱疹。眼睑水肿、充血。睑结膜充血，有多发性小溃疡，溃疡表面覆以坏死性假膜，边缘绕以增生的肉芽组织。病变约7～10天愈合。

发生角膜病变者预后较差。轻者出现浅层点状角膜浸润。重者可发展成树枝状、地图样、环形或盘状角膜炎，造成视力损害。

预防在本病发生中十分重要，防止被接种牛痘疫苗之婴幼儿搔抓接种部位。医务人员在接种过程中应戴眼镜。一旦疫苗溅入结膜囊，应立即冲洗，并滴用抗病毒药物。

治疗应尽早。局部滴抗病毒类眼液或天花免疫血清。全身治疗以注射抗天花病毒效价高的免疫血清最佳。丙种球蛋白、干扰素等亦有良好疗效。

（七）艾滋病患者结膜炎

艾滋病又称获得性免疫缺陷综合征（acquired immunodeficiencysyndrome AIDS），是由人类免疫缺陷病毒（HIV）引致的性传播疾病。眼部受侵可出现在本综合征各期，由于患者免疫系统受损，抵抗力极度低下，导致最易发生各种机会性感染。病原体为巨细胞病毒（CMV），单纯疱疹病毒（HSV），带状疱疹病毒。多种细菌，多形体原虫、霉菌等，以及由于营养吸收障碍和消耗而引起的营养缺乏病变，并可发生 Kaposi 肉瘤等恶性肿瘤。

结膜的改变主要是非特异性结膜炎，大约10％的 AIDS 患者有非化脓性结膜炎，10％～15％的患者有干燥性角膜结膜炎，也有发生 Reiter 病和淋巴肉芽肿性结膜炎的报道。结膜也可发生 Kaposi 肉瘤。

多数 AIDS 患者结膜有微血管改变。表现为毛细血管阶段性扩张，各段管径不一，血管呈逗号状或球形血管瘤样改变，这些变化常出现在狭窄的结膜血管两端或一侧，由于血球凝聚力增加，血纤维蛋白原水平增高，结膜血流淤滞呈球样外观或血柱消失，呈线状。

七、衣原体性结膜炎

（一）沙眼（trachoma）

沙眼最初源于埃及，后流传于中东和欧洲，现今广泛流行于世界各地，特别是亚洲各国及太平洋诸岛及南美各国。它不是种族民族性疾病，是由于沙眼衣原体引起的传染性眼病。其传播与环境卫生不良、居住拥挤、通风不良、尘埃、营养欠佳、医疗条件差等因素密切相关。所以在发展中国家和地区此病多盛行。

沙眼在我国曾广泛传播，发病率高且并发症亦多，新中国成立前是我国致盲的主要原因之一。新中国成立后由于经济发展，人民生活水平不断提高，居住条件改善，医疗卫生条件逐步改善，人民政府的重视，以及广大医务人员的努力，沙眼这一严重危害劳动人民健康的疾病，得到了有效的控制，发病率显著下降。

"沙眼"二字是以结膜表面的粗糙状态而得名，中医称为粟疮，英文名 trachoma，是由希腊字 trachys 而来，都是粗糙不平之意。病变侵犯结膜角膜。结膜有乳头增生和滤泡形成。这两种病变逐渐消失形成瘢痕而自愈。但也可引起各种并发症和后遗症，造成视力减退甚至失明。

1.临床表现

沙眼的自觉症状一般轻微，甚至无何不适，仅于体检时才被发现。少数病例有痒感、异物感、烧灼和干燥感等症状。当合并有睑内翻、倒睫、角膜溃疡时，则出现明显刺激症状。

视力也可同时减退。

沙眼自然感染起始于儿童时期，表现为急性、亚急性过程，以浸润、滤泡为主。通常临床所见者为慢性炎症过程。表现为弥漫性睑及穹隆结膜充血，乳头肥大，滤泡形成，瘢痕和角膜血管翳。

（1）乳头增生肥大：乳头的形成是由于慢性炎症刺激，使上皮细胞增生，淋巴细胞质细胞浸润，其下有扩张的新生毛细血管及少量结缔组织，呈细小颗粒状、成簇聚集，外观呈天鹅绒状。好发于睑结膜近穹隆部及内外眦部。此种改变任何慢性炎症刺激均可发生，非沙眼所特有。

（2）滤泡形成：滤泡是由结膜上皮细胞下，淋巴细胞、浆细胞浸润而成，滤泡中央部变性坏死呈胶样。发生在睑结膜处的滤泡较小。轻微隆起；发生在穹隆部者一般较大，呈圆形或椭圆形，色黄红，外观呈胶状不透明。滤泡多时，可互相融合呈平行岗状。多见于上下穹隆部。滤泡见于多种结膜炎，亦非沙眼的特异性病变。乳头、滤泡均为沙眼的活动性病变。

（3）瘢痕：沙眼是一种自限性传染性眼病，在炎症过程中，伴随有修复退行、瘢痕形成。沙眼瘢痕呈线状、网状、片状。灰白色线状、网状瘢痕穿行于乳头、滤泡之间，将其分割成岛状，是典型Ⅱ期沙眼的特有临床表现。瘢痕广泛者，呈白色片状，炎症消退，血管中断。由于瘢痕收缩，使穹隆部变浅，称为睑球后粘连。睑结膜、睑板纤维化，瘢痕收缩变形，使睑板呈舟状畸形，睑缘钝圆、内翻。睫毛毛囊处瘢痕使睫毛位置变化，形成倒睫，是沙眼重要并发症。

（4）角膜血管翳：沙眼性血管翳是沙眼衣原体侵犯角膜造成的原发损害，为沙眼特异性改变，具有诊断意义。新生血管形成开始于角膜上缘，呈垂帘状。位于角膜透明部分浅层，众多新生血管停留在同一水平线上。血管之间有细胞浸润，使角膜失去透明度。有时在血管翳之间形成小的隆起滤泡，这些滤泡经粗糙的上睑结膜机械性摩擦破溃形成浅的溃疡。当上皮修复后呈小凹状，称 Herbert 小窝。

角膜血管翳因其长入角膜的长短、伸入方向、充血浸润程度不同可分为血管性血管翳、肉样血管翳、干性血管翳等。因其侵入角膜范围不同，可分为4级。将角膜水平分为4等份，侵入上 1/4 以内者为（＋），达到 1/4～1/2 者为（2＋），达到 1/2～3/4 者为（3＋），超过 3/4 者为（4＋）。血管翳侵及部分或全部角膜，角膜混浊明显，可导致视力极度下降。

2. 沙眼分期

在国际上有多种分期法，现仅介绍 MacCalan 分期法、我国现行（1979 年）分期法及世界卫生组织分期法。

（1）MacCallan 分期法：分为四期。

第Ⅰ期（浸润初期）：睑及穹隆结膜充血、红肿、组织混浊粗糙。有乳头增生及胚胎滤泡，有短而稀疏的角膜血管翳。此期诊断的主要依据是穹隆部结膜血管模糊，睑结膜表面粗糙，有短小角膜血管翳。轻者可自行消退，多数转入第Ⅱ期。

第Ⅱ期（浸润进展期）：结膜充血，混浊增厚，乳头增生显著，结膜血管不复能见，同时滤泡形成。乳头多位于睑结膜，滤泡多见于穹隆部。乳头占大多数者称为乳头型沙眼（papillary trachoma），滤泡占多数者称为滤泡型沙眼（follicular trachoma），若两者数量相近则为混合型（mixed trachoma）。

第Ⅲ期（瘢痕形成期）：沙眼活动病变部分被吸收、破坏变为瘢痕。瘢痕可为白色线状、网状或片状。瘢痕之间仍有活动病变。

第Ⅳ期（痊愈期）：活动病变消失，完全结瘢呈淡灰白色，无传染性。

（2）1979 年 11 月，中华医学会眼科学会决定将沙眼分为三期（表 4-1）。

表 4-1　中华医学会眼科学会沙眼分期（1979 年）

期别	依据	分级	活动病变占上睑结膜总面积
Ⅰ	上穹隆部和上睑结膜有活动病变（血管模糊，充血，乳头增生，滤泡形成）	轻（＋） 中（＋＋） 重（＋＋＋）	小于 1/3 1/3～2/3 大于 2/3
Ⅱ	有活动性病变，同时出现瘢痕	轻（＋） 中（＋＋） 重（＋＋＋）	小于 1/3 1/3～2/3 大于 2/3
Ⅲ	仅有瘢痕，而无活动性病变		

（3）世界卫生组织（WHO）沙眼分期标准。

1）滤泡性沙眼（TF）：上睑结膜有 5 个以上滤泡，其直径大于或等于 0.5 mm。

2）浸润性沙眼（TI）：上睑结膜水肿、肥厚、弥漫性浸润，半数以上血管模糊不清。

3）瘢痕性沙眼（TS）：睑结膜出现瘢痕。

4）沙眼性倒睫（TT）：至少有一根倒睫摩擦眼球，包括新拔除者。

5）角膜混浊（CO）：混浊侵及瞳孔区，且视力低于 0.3 者。

（4）世界卫生组织沙眼分期标准意义：

1）TF 表明有沙眼性炎症和近期有感染，应采用局部治疗。

2）TI 表明有严重的沙眼性炎症和有严重的近期感染，并有形成瘢痕的危险，需采用局部加全身治疗。

3）TS 表明患者有或曾经有沙眼。

4）TT 表明患者可能出现角膜混浊和视力损害，需进行睑内翻矫正术。

5）CO 表明此患者有视力损害或已失明。

（5）世界卫生组织沙眼分期标准对评估沙眼严重性的关键性指标：

1）TF 和 TF＋TI 在 10 岁以下儿童中所占比例表明沙眼在该地区感染的广度。

2）TI 和 TF＋TI 在 10 岁以下儿童中所占比例表明沙眼在该地区的严重程度。

3）TS 所占比例表明过去该地区沙眼是否常见。

4）CO 在人口中所占比例表明该地区中由沙眼造成的视力损坏情况。

3. 诊断

典型的沙眼在临床上很容易做出诊断。轻型早期病例则较为困难，因为乳头滤泡并不是沙眼的特异性改变，在其他的结膜病中也可出现。按照中华医学会眼科学会（1979 年）决定，沙眼诊断依据为：

（1）上穹隆部和上睑板结膜血管模糊充血，乳头增生或滤泡形成，或两者兼有。

（2）用放大镜或裂隙灯角膜显微镜检查可见角膜血管翳。

（3）上穹隆部或（和）上睑结膜出现瘢痕。

（4）结膜刮片有沙眼包涵体。

在第一项的基础上，兼有其他三项中之一者可诊断沙眼。

疑似沙眼：上穹隆部及毗邻结膜充血，有少量乳头或滤泡，并已排除其他结膜炎者。不作统计。

4.预防

沙眼发病率高，是我国主要致盲原因之一。必须采取以预防为主，防治结合的方针，争取早日消灭沙眼。

（1）在各级党政机关的领导和支持下，依靠群众，采用各种宣传手段，广泛进行卫生宣传教育。专业人员要大力开展沙眼普查和防治工作。特别对有传染性的沙眼和后发病要抓紧治疗，是防盲工作的重要一环。如能与治疗各种眼病相结合，则收效更大。

（2）加强公用事业、集体生活单位的卫生管理，搞好家庭和个人卫生。洗脸用具分开或用流水洗脸等，理发店、浴池、旅店的面巾、浴巾，用后应严格消毒。医务人员于治疗检查沙眼患者后应彻底洗手。养成良好卫生习惯，注意经常洗手，不用手揉眼，不使用别人的毛巾等。

5.治疗

有些药物局部和系统用药对沙眼有效，但到目前为止尚无理想的抗衣原体药物。

（1）药物疗法：以局部用药，坚持长期用药为主，严重浸润性沙眼要局部与系统给药。

1）局部用药：红霉素、四环素、利福平、氯霉素及磺胺类药物，能抑制微生物生长繁殖。临床效果尚佳。常用滴眼液有10％～15％磺胺醋酰钠、0.25％氯霉素、0.1％利福平、0.5％红霉素等，眼膏剂主要是四环素族的各种眼膏。眼液每日4～6次，睡前涂眼膏于下穹隆部结膜囊内。

局部用药需坚持每日滴用，连续2～3个月，根据病情变化延长滴用时日。

局部结膜囊下注射给药法，只适用于严重浸润性沙眼，一般每周注射一次。

2）系统给药：四环素、红霉素、利福平、磺胺类制剂，在系统给药时有效。但每种药均有毒副作用，除特殊情况外，应避免全身用药。

（2）手术疗法：睑及穹隆结膜滤泡大而密集者，宜采用手术疗法——滤泡挤压术，清除所有滤泡，以促使修复。乳头较多者可用摩擦术或冷冻治疗。不论滤泡挤压还是摩擦术、冷冻治疗后，都应继续药物疗法，直至病变消失。

（二）包涵体性结膜炎

包涵体性结膜炎（inclusion conjunctivitis）是一种性源性（venereal origin），急性或亚急性滤泡性结膜炎。特点是主要在下睑及下穹隆结膜有滤泡形成，几周后吸收消退，不留瘢痕，无角膜血管翳。组织学检查很像早期沙眼。病原分离可发现有和沙眼衣原体形态，生物特性都相同的衣原体。所以多数学者认为两者都由 TRIC（trachoma inclusion conjunctivitis）衣原体引起。只是在抗原性上有所不同。沙眼是 TRIC 的眼型，包涵体结膜炎是从泌尿生殖器到眼的传染。包涵体性结膜炎有两种类型：

（1）新生儿包涵体脓漏眼：为轻型、良性、病程有一定限度的新生儿眼病。本病系婴儿出生时眼部被母体非淋菌性阴道炎排泄物侵入，而这些分泌物中含有 TRIC 衣原体而致病。结膜刮片瑞氏或吉姆萨染色可找到与沙眼包涵体相同的细胞内包涵体。此病潜伏期比淋菌性脓漏眼长，多数为一周以上。通常为双眼病。睑结膜充血，穹隆结膜水肿。由于新生儿淋巴系统尚未发育成熟，无滤泡形成。分泌物为黏液脓性。结膜病变持续数周后逐渐转入慢性结膜炎状态，结膜于3～6个月即恢复正常，仅重症患儿有时遗留细小瘢痕。本病确诊前应按淋菌性脓漏眼处理，确诊后按沙眼药物治疗。

（2）成人包涵体性结膜炎：也称为游泳池结膜炎。临床特点是眼睑水肿，结膜显著充血水肿，睑结膜滤泡形成，有黏液脓性分泌物，耳前淋巴结肿大和结膜刮片有上皮细胞内包涵体。

传染途径可由于患者本身患有 TRIC 衣原体尿道炎、子宫颈炎，通过污染的手或毛巾等直接传染到眼，也可由游泳池水不洁而污染，传染到游泳者的眼。

潜伏期3～4天，常单眼先发病，在2～3周内另一眼也受染发病。最初结膜微充血，眼睑略水肿，并有畏光等刺激症状，耳前淋巴结肿大。3～4天后结膜极度充血水肿，粗糙不平，组织不清，有黏液脓性分泌物。7～10天后滤泡开始出现，3～4周后急性症状逐渐消退，但睑结膜肥厚和滤泡仍继续存在3～6个月之久才恢复正常。在发病过程中大约50%可发生浅层点状角膜炎，角膜上皮细胞下实质层浸润等并发症。治疗和沙眼用药相同。口服四环素0.25g每6小时一次，共服14天，有较好疗效。

八、几种慢性结膜炎

（一）慢性卡他结膜炎

慢性卡他结膜炎（chronic conjujctivitis）致病因素有多种，包括细菌感染，急性结膜炎治疗不彻底，不良工作居住环境，空气污浊、粉尘、有害气体、风沙、照明不足、强光、过度饮酒、吸烟、睡眠不足等。局部因素有慢性泪囊炎、睑腺炎、睑缘炎、睑内、外翻、屈光不正、隐斜视等。

临床症状轻微或无症状。主要有瘙痒、异物感、眼干涩、视疲劳等。睑及穹隆结膜充血，乳头增生，表面粗糙，穹隆部血管走行清楚，无中断现象，无瘢痕形成。球结膜不充血，角膜无血管翳。分泌物少量，为黏液性，有的患者晨起时在内眦部有黄白色或在外眦部有白色分泌物。慢性结膜炎病因比较复杂，除局部用抗菌眼液治疗外，还要找出病因，采取相应治疗措施。

（二）睑腺性结膜炎

由于睑腺体分泌物分解后的产物，刺激睑腺本身及结膜，引起睑板、结膜充血、水肿、乳头增生等慢性炎症反应。本病常见于睑腺分泌旺盛者，如酒糟鼻患者。治疗同上。

（三）眦部结膜炎

眦部睑缘炎（angular conjunctivitis）蔓延扩及结膜。在靠近眦部的皮肤脱屑、潮红、充血，结膜充血局限在近眦部的睑及球结膜，分泌物亦集中于眦部。病原菌为摩-阿双杆菌，有时为葡萄球菌，在B族维生素缺乏时亦可有类似症状。本病突出症状是痒。0.5%硫酸锌眼液、氧化锌眼膏效果甚佳。

（四）泪道阻塞性结膜炎

泪道阻塞、慢性泪囊炎时，分泌物中细菌、毒素不断释放排入结膜囊中，刺激结膜造成慢性炎症反应，具有结膜充血乳头增生等慢性结膜炎改变，在近内眦部、泪阜处充血明显。本病常为单侧性，除滴抗菌眼液治疗外，应以各种措施（如手术）解除泪道阻塞。

九、皮肤黏膜病有关的结膜炎

(一) 眼-尿道-滑膜综合征 (Reiter 病)

本综合征包括急性卡他或黏液脓性结膜炎、尿道炎和多发性关节炎。

多见于 19~38 岁的青壮年，其他年龄组发病较少。发病期间有轻度体温升高，白细胞总数升高，血沉增快等。约 3/4 的患者以尿道炎，1/4 的患者以结膜炎为先导。大多数患者在 1~5 周内这三种症状都将出现。

眼部症状多轻而短暂。常表现为黏液脓性结膜炎。持续 2~8 天，但也有迁延数周者。结膜急性充血、水肿。若炎症持久，则可有滤泡形成。痊愈后不留瘢痕。可伴有睑缘炎及角膜损害。后者主要是周边部浅层上皮糜烂或前弹力膜下点状浸润。巩膜炎、虹膜炎、视神经乳头炎等极为少见。

治疗效果差，多为对症治疗。可局部和全身联合应用抗生素和大剂量皮质激素。除了关节炎影响关节活动之外，本病为良性自限性。

(二) 良性黏膜类天疱疮 (benign mucosal pemphgoid)

又称瘢痕性天疱疮，本病原因不明，可能是自身免疫性疾病。除眼结膜外，可侵犯鼻、咽、口、肛门、生殖器各处黏膜组织。由于多侵犯眼部，故亦名眼天疱疮。多侵犯 60 岁左右的老年人，双眼先后发病。本病初期表现为单纯性卡他性结膜炎，以后结膜发生多数水疱，疱壁甚薄，易破溃出血，形成结膜糜烂，糜烂面覆以白色、黄白色假膜，假膜脱落后，形成瘢痕。由于病变反复发作，破坏了结膜分泌腺及结膜瘢痕收缩，造成穹隆变浅、结膜干燥、角膜混浊。约 1/4 患者导致失明。本病无特效疗法，局部滴用或结膜下注射皮质激素有助病情缓解。环磷酰胺、硫唑嘌呤的应用可能有益。

(三) 酒糟鼻

多发于中年人，女性较多，但男性患者病变多较重。表现为颜面中部弥漫性皮肤潮红，有丘疹、脓疱及毛细血管扩张。病因尚不清楚，与多种因素有关。在皮脂溢出基础上，血管舒缩神经失调，毛细血管长期扩张。毛囊虫感染是致病的重要因素。胃肠障碍、饮食不节、长期便秘、嗜酒、精神因素等都与发病有关。

酒糟鼻患者几乎都有眼部病变，且均为双眼。最多见者为睑缘炎、结膜炎、角膜炎，偶有浅层巩膜炎、虹膜炎。

结膜炎为慢性、亚急性。较多者为弥漫性结膜炎，睑及球结膜血管扩张、充血、迂曲。睑裂部及下部较重，分泌物为水样，伴继发感染时为黏液或黏液脓性。结节性结膜炎较少，在睑裂部球结膜及下部角膜缘有似泡性眼炎之小结节，可互相融合并形成溃疡，结节的出现与消失均快。溃疡处有祥状血管翳长入。

治疗要纠正胃肠功能，调节内分泌，避免过冷过热，精神紧张，忌酒及辛辣食物。服用维生素 B_2、维生素 B_6，甲硝唑 0.2 g 每日三次，连服二周后改为每日二次，服一月。局部滴用可的松眼液有效。为预防继发感染滴用抗菌眼液。

(四) 眼带状疱疹

眼带状疱疹的病因为带状疱疹病毒感染半月神经节或三叉神经分支。三叉神经节一、二分支感染者影响到眼部，皮肤出现剧烈烧灼痛、刺激、潮红、肿胀、小疱疹，单侧发病。病变只局限在三叉神经分布区。病变愈后留有色素沉着及瘢痕；眼部改变为结膜充血、水肿，有时可见滤泡，分泌物为浆液性，量少而稀。本病除结膜炎外，易合并角膜炎、虹膜睫状体炎、青光眼、视神经炎，视网膜损害及眼外肌麻痹者很少。

十、发热性传染病的结膜炎

（一）麻疹

麻疹潜伏期约 10 天，在潜伏期内，眼部即有充血、流泪、畏光等症状。表现为睑、球结膜充血，分泌物初为水样，后为黏液性。有时结膜下有出血。结膜炎常合并有肺炎球菌、葡萄球菌等细菌性混合感染。结膜炎症加重，分泌物变为黏液脓性或脓性，有时结膜面有假膜形成。个别病例早期在泪阜处可出现麻疹斑（koplik 斑）。并发症有浅层点状角膜炎、疱疹性角膜炎、化脓性角膜炎。这种患儿由于消耗过多，常发生维生素 A 缺乏引起的结膜、角膜干燥和角膜软化，要引起警惕。

（二）流行性感冒

结膜炎可发生在流感早期，结膜表现充血、水肿，分泌物一般较稀薄、黏液性，有滤泡形成。结膜下点状出血。结膜炎常合并细菌性感染，单疱病毒感染或并发角膜炎。

（三）流行性腮腺炎

结膜炎表现为充血、水肿，分泌物为浆液性，量少，有时伴结膜下出血。严重病例可合并弥漫性浅层巩膜炎、浅层点状角膜炎、角膜溃疡、深层基质性角膜炎。

（四）猩红热

结膜炎多出现在发疹期，脱屑期加重，结膜炎为急性卡他性，多为细菌感染或细菌毒素刺激所致。易伴发泡性结膜炎，或发生假膜性结膜炎。

十一、变态反应性结膜炎

常见的结膜变态反应有三种类型，即普通型急性亚急性变态反应性卡他型结膜炎、泡性眼炎-内源性过敏源特异反应、春季卡他结膜炎-外源性过敏源特异性反应。

（一）急性、亚急性变态反应性卡他结膜炎

这一类结膜炎分为即刻过敏反应和迟缓型过敏反应。前者常由某些花粉引起。后者多为局部接触药物、化学物质引起。

1. 枯草热结膜炎（hay fever conjunctivitis）

是最常见的急性型结膜炎，过敏源可能是各种植物花粉。由空气传播，有明显季节性发病特点，多发生于干草收割季节，故称为枯草热。除眼部病变外，同时伴有哮喘、血管运动性鼻炎。这些都表明呼吸道黏膜上皮细胞对植物花粉的变态反应。患者有过敏体质，且有时有遗传倾向。有时也在春末夏初发病，特别在富有花粉地区发病。随年龄增长有自然脱敏现象，过敏反应程度减低或消失。

眼部典型症状是，突然发病，双眼睑可在几分钟内突然水肿、结膜水肿、充血，有浆液性分泌物。自觉症状较重，主要是难以忍受的瘙痒及烧灼感、流泪。同时伴有鼻炎，泪液血浆中 IgE 升高。如果将过敏源去除，数小时内反应即可消退，不留遗迹。再次接触过敏源时

以上症状又立即出现。直到花粉季节过后为止。

如能找到致敏物质，作脱敏治疗或避免接触即可取得治本的效果。局部滴用皮质激素及血管收缩药物可减轻症状。

2. 接触性变态反应性结膜炎

由于长期局部应用某种药物引起的迟发型结膜变态反应是临床上最常见的接触性结膜炎。因常伴有眼睑皮肤的变态反应，而表现为接触性皮肤结膜炎。常见的致敏药物有阿托品、青霉素、毛果芸香碱、毒扁豆碱、汞剂和可卡因，以及一些化妆品、染发剂、眼睫毛染料等。变态反应与药物直接刺激引起者不同，作为过敏源第一次应用时不引起结膜反应，多次反复应用才产生过敏反应。

各种药物引起的变态反应性结膜炎，症状及局部病变相同。眼睑、结膜极度瘙痒并有烧灼感和刺激症状。眼睑潮红、水肿、湿润或湿疹样损害。病变多于眦部开始，迅即遍及上下睑，下睑多较显著。睑结膜充血水肿，有乳头增生及多数排列成行的滤泡。球结膜轻度充血，水肿较重呈粉红色隆起。有少量浆液或黏液性分泌物。角膜炎不常见，为上皮或上皮下损害，极个别严重病例可发生角膜实质层损害及虹膜炎。有时伴有变态反应性鼻炎。停用致敏药物后症状和体征可在较短期内消退，不留遗迹。如再次接触致敏药物则症状又复出现。根据长期用药史、局部改变、极度瘙痒、停药后症状自行消退、细菌学检查阴性、结膜刮片有嗜酸性粒细胞等即可做出正确诊断。

3. 通过口服或注射用药引起的结膜变态反应

致病作用与接触性变态反应性结膜炎不同。药物作用如同变态反应原（allergen）（不是抗原），而没有循环抗体，产生不同程度的过敏性（sensitivity）。皮肤敷贴试验阳性。比较常见的有磺胺类药、青霉素、巴比妥类药物。反应多局限在皮肤，可引起剥脱性皮炎。眼睑皮肤也不例外。严重病例偶引起结膜炎，如磺胺类药物引起膜性结膜炎、鼻炎及咽炎。严重者可引致结膜干燥症。

全身应用金和砷制剂可产生严重的角膜结膜炎。结膜呈天疱疮样改变，角膜可发生溃疡，急性坏死穿孔或慢性血管性实质层角膜炎。金制剂引起的结膜炎可伴有边缘性角膜溃疡。

4. 微生物性变态反应性结膜炎（microbial allergicconjunctivitis）

为结膜对微生物蛋白质的迟发型变态反应，通常在鼻咽腔、扁桃体存在有感染灶。以溶血性葡萄球菌为最多。细菌产生的外毒素（蛋白质）数量虽少，但反复感染，毒素不断释放，使黏膜、结膜产生高度敏感性，而出现变态反应。有时这种结膜炎也可能由霉菌或寄生虫等引起。

临床上结膜炎为慢性过程，逐渐发病。睑及球结膜水肿、充血。有少量浆液性分泌物。球结膜充血在睑裂暴露部位更为明显。睑结膜常有乳头增生，滤泡形成。有间隙性浅层点状角膜炎，多在角膜下部。自觉症状以瘙痒和干燥感最为显著。可因过度用眼而加重。

总的治疗原则：①首先停用致敏药。如病情需要，可选用作用相似而化学结构不同的药物代替。如用毒扁豆碱代替毛果芸香碱，以后马托品、东莨菪碱代替阿托品等。②局部滴0.5%可的松眼药水、0.1%肾上腺素。3%硼酸水湿敷。口服氯苯那敏、曲比那敏等抗过敏药物。小儿常有过敏反应与细菌性混合感染，所以应局部加用抗菌药物。③为了消灭致敏细菌可局部及全身应用抗菌药物，也可选用混合疫苗或自身疫苗作脱敏治疗。

（二）泡性眼炎

泡性眼炎是一种特异性内源性变态反应病。根据病变发生部位不同，临床上将其分为泡性结膜炎、泡性角膜、结膜炎和泡性角膜炎。

1. 泡性结膜炎（phlyctenular conjunctivitis）

单纯泡性结膜炎自觉症状较轻。病变可发生在结膜各部；多发于球结膜部分，尤其是睑裂部分的球结膜。病变初期呈圆球形隆起结节，不透明，色灰红，直径 1～4 mm，四周局限性球结膜充血，此期很短暂，临床上不易见到。病变进展，在结膜中央顶部组织坏死、脱落，形成火山口状溃疡，初时溃疡底部脏污，荧光素染色呈黄色，继而四周有上皮细胞长入，修复愈合，愈后局部不留瘢痕。整个病变过程约 8～10 天，但此病变常多发，且结节出现时间不一，故可此起彼消，病程延续数月或终年。有时病变直径较大达 4～5 mm，病变可深及巩膜浅层，称为巨泡或坏死性泡性结膜炎，这种情况病程较长。泡性病变发生在睑结膜及睑缘者较少，病变通常较大，隆起不明显，溃疡呈灰白色，愈后常留瘢痕。

2. 泡性角膜结膜炎（phlyctenular keratoconjunctivitis）

由于病变侵及角膜，刺激症状明显，畏光症状严重。流泪、眼睑痉挛等症状明显。泡性病变位于角膜缘处，形态、病变过程与泡性结膜炎相似。泡性病变一般 1～2 mm，可单发或多发，位于角膜部分病变荧光素呈绿色，位于结膜部分呈黄色。痊愈后角膜部分留有瘢痕，结膜部分无瘢痕，使角膜缘呈虫蚀状不齐。有时病变直径小于 1 mm，几个或十几个沿角膜缘排列，称为粟粒型泡性角膜结膜炎。此类病变有时未形成溃疡即吸收消失，或互相融合呈溃疡。粟粒型者刺激症状及局部充血明显。

泡性眼炎治疗应局部全身并重。本病可自限、易复发，所以改进全身状况、清除致敏原以预防复发很重要。

以往曾用汞剂（氧化汞）有效。0.5%可的松眼水或地塞米松眼水对减轻充血，缩短病程效果好。为预防继发感染应同时滴用 0.1%利福平等抗菌眼液。

全身用药主要是补充各种维生素、钙剂，调节饮食成分，增加蛋白质，减少淀粉类食物的摄入，参加户外运动，提高身体素质，增强体质，对预防本病复发有助。

（三）巨乳头性结膜炎（giant papillary conjunctivitis，GPC）

见于长期配戴软性、硬性角膜接触镜，白内障术后和角膜移植术后保留缝线者，或长期配戴义眼者。此病并非是结膜组织对接触镜、义眼制作材料的过敏反应，而是附着在接触镜、义眼表面的细菌蛋白质及其他蛋白质颗粒，作为抗原进入上睑结膜淋巴组织内，发生免疫反应，释放出免疫介质，产生新的胶原蛋白，使嗜酸性粒细胞、嗜碱性粒细胞、肥大细胞增生和组胺释放。通过刺激导致黏液性分泌物增加，沉淀物增加和结膜乳头增生。

眼部症状和病变损害与春季卡他结膜炎相似，有扁平、巨大、形状不规则，外观似铺路石子样的乳头。病变久者可出现 Trantas 点或结节。

（四）春季结膜炎（Vernal Keratoconj unctivitis）

又称春季卡他性结膜炎或结角膜炎，是一种复发性、双侧性、增生型变态反应性结膜炎。此病好发于儿童、少年。发病特点是季节性发病，见于春夏季，秋冬季缓解。主要症状是眼部奇痒，病变特点是睑结膜上有巨大、形状不规则，扁而平的乳头增生。分泌物呈乳白色，量少而黏，内含大量嗜酸性粒细胞。

本病是对外源性过敏源的高度过敏反应。过敏源通常是花粉，尤其是禾本植物花粉。患者家族中常有同样疾病或其他变态反应性疾病患者。本病双眼发病，见于年轻人，通常是小儿，发病季节性强，天气热的季节症状加重，夏季多于春季，至凉爽寒冷季节逐渐平息下来。尽管病变损害仍然存在，眼部烧热、奇痒、轻度畏光、流泪等症状消失。次年天热时症状又复出现，反复多年，但有脱敏趋势，反复数年后症状可缓解或消失。此病可发生于各阶层人中，散发，无传染性。

有三种类型：①睑结膜型；②球结膜或角膜缘型；③混合型。

1. 睑结膜型

病变位于上睑结膜、一般不侵犯穹隆部结膜、下睑结膜很少受侵，如有病变亦很轻微。病变损害为结膜充血，在上睑结膜发生扁平、肥大，地图样、形状不规则，硬韧的乳头。乳头色粉红，颇似铺路石子样外观。

组织学上结膜下有淋巴细胞、浆细胞、嗜酸性粒细胞浸润、胶原纤维增生、上皮细胞增生，细胞层增多，毛细血管增生，形成乳头而非滤泡。初起时乳头较小，众多小乳头增大，簇拥在一起形成典型的扁平巨大乳头。分泌物量较少，色乳白、黏稠，可拉成丝状，内含大量嗜酸性粒细胞及嗜酸性颗粒。

2. 球结膜型

或称角膜缘型。初始病变发生在上方角膜缘附近。球结膜增厚呈胶样，病变可扩展波及整个角膜缘，增厚的球结膜绕角膜形成环状隆起岗。在增厚隆起的胶状结膜内出现多个黄白色结节。在病变区内有时出现小的灰白小点，称为 Homor-Trantas 点。在病变附近结膜轻度充血，通常以上方及睑裂部明显。

3. 混合型

同时兼有以上两种病变，刺激症状明显。

本病季节性强，随着秋冬季节的到来，症状和病变会自行缓解消失。从来不发生并发症，预后良好。春夏到来病变复发，可反复数年症状逐渐减轻，最终将平静消失。由于过敏源难以确定，即使确定也难以避免接触过敏源，所以治疗完全是症状性，目的在于减轻患者痛苦。

局部滴用激素类药对减轻症状有帮助，用激素与抗生素混合剂，对减轻症状，减少黏液性分泌物有益。0.5％硫酸锌 9 mL 加 0.1％肾上腺素 1 mL 滴眼也可减轻症状。增生病例在 2～3 月份使用 B 线局部照射或冷冻疗法，对预防复发有价值，但不能治愈此病。

2％～4％色甘酸钠对消除瘙痒、畏光症状有明显疗效。但病变可能无明显消退。此药长期使用亦无副作用。色羟丙酸钠能阻止钙离子进入肥大细胞，稳定肥大细胞膜，阻止过敏应介质释放，达到抗过敏作用。此药是一种无激素作用的抗过敏药，滴眼液浓度为 2％。症状严重者可加用 0.1％肾上腺素、皮质激素药物。西咪替丁全身应用短期疗效较好。

第二节　结膜变性及色素性变

一、结膜结石

结膜结石（conjunctival concretion）是在睑结膜上的单发或多发性坚硬的黄点，这是上皮细胞堆积和黏液浓缩压入的变性产物，从不钙化，实为结膜凝集物，故结石一词实属不当。此物位较深时无不适，当突出于结膜面时刺激角膜产生异物感，甚至角膜擦伤糜烂。在表面麻醉下。以尖刀或异物针剔除之。本病多见于成年人、老年人及沙眼和慢性结膜炎患者。

二、睑裂斑

睑裂斑（pinguecular）是由于结膜长期暴露在阳光、烟尘、风沙等环境下，引起玻璃样渗出，黏膜下弹力纤维变性所致。多见于成、老年人及长期户外劳动者。

睑裂斑为睑裂部角膜缘外侧的三角形黄白色斑块，故又称睑裂黄斑。通常先发生在鼻侧球结膜，然后才在颞侧出现。三角形斑块状似脂肪，底向角膜缘，稍隆起，表面有黄色小点，有时略侵入角膜缘，不充血。当结膜炎症充血或结膜下出血时尤为明显。

本病很少发展成翼状胬肉，无不适症状，不影响视力，故不需治疗。斑体较大，影响美观者可考虑手术切除。

三、翼状胬肉

翼状胬肉（pterygium）因其形状酷似昆虫的翅膀而得名，据其发病机制及形态的不同临床上分为真性和假性两种。

（一）真性翼状胬肉

胬肉位于睑裂部球结膜，伸入到角膜表面。单侧者多见于鼻侧，双侧者鼻侧先于颞侧发病，胬肉分别位于角膜的鼻颞两侧。初起时角膜缘发生灰色混浊，结膜向角膜生长，伸入角膜内的尖端名头部，位于角膜缘处为颈部，位于球结膜的宽大部分为体部。胬肉处球结膜增厚，其下有多数较大囊状空腔，与巩膜有稀疏粘连，粘连处较体部稍窄，使上下边缘两侧形成皱褶。角膜实质浅层及前弹力膜均被破坏。本病按病变进行情况又分为进行期和静止期。

进行期胬肉的头部隆起，侵及角膜前弹力膜及实质浅层，有细胞浸润，所以头部附近的角膜混浊。体部肥厚、表面不平、有粗大而扩张充血的血管。静止期的胬肉，头部扁平，角膜浸润吸收，所以混浊区较小而境界清楚。体部不充血，表面平滑，呈薄膜状，但永不消失。胬肉进展到瞳孔区时可影响视力。肥大而充血的胬肉可压迫局部角膜而引起散光。

本病发病与环境因素，尤其是阳光、沙尘、干燥气候等慢性刺激有关，紫外线可能是主要病原因素。而慢性炎症刺激是胬肉发病的必要条件。胬肉形成过程中可伴发睑裂斑，两者病理过程相同，但睑裂斑并不是胬肉形成的必要基础。外界刺激作用于结膜下组织的胶原纤维，使纤维组织变性，角膜前弹力层损伤，继发上皮变性，结缔组织增生长入已变性的角膜中形成胬肉。

较小胬肉无症状，当胬肉较大较厚则产生散光，侵及角膜瞳孔域时则视力受损。

翼状胬肉进行向角膜瞳孔域或影响美观时，最佳方法就是手术切除。手术切除总是留有瘢痕。胬肉切除术后复发率较高，且生长较快。对较小静止期者勿需治疗。胬肉较大，进行性或达到角膜瞳孔域者及术后复发胬肉应手术切除。以下方法可有助于避免或减少术后复发：①板层角膜移植术；②塞替哌（Thio TEPA）1∶2000，每日4次，用6周；③丝裂霉素C 1∶2500溶液，术后每日3次，用2周，本药可引致伤口延缓愈合、巩膜变薄、浅点角膜炎、虹膜炎、青光眼以及长期眼痛等并发症；④⁹⁰锶（β线）照射（每周一次，共三次）；⑤其他激光照射、冷冻疗法、可的松滴眼等可单独或综合治疗。

胬肉切除损伤范围过大和复发的胬肉，由于瘢痕组织与肌肉粘连牵拉，可妨碍眼球运动引起复视。

（二）假性翼状胬肉

当角膜溃疡、灼伤或化学腐蚀伤时，高度水肿隆起的球结膜与角膜上皮细胞缺损部位愈合粘连所致。可以发生在角膜缘的任何部位。临床上可见一索条或三角形结膜皱襞固定在角膜混浊部位。结膜只在头部与角膜粘连。在跨过角膜缘处无粘连而呈桥形，可容探针通过。这一点可与真性翼状胬肉鉴别。

不影响视力、美观及眼球运动者，无须治疗。否则可考虑手术治疗。

四、结膜玻璃样变性和淀粉样变性

结膜玻璃样变性和淀粉样变性（conjunctivalhyalineanda myloid degeneration）多见于青年人，多双眼发病。原因不明，好发于重度沙眼及长期春季卡他性结膜炎的患者。两种变性在病理上表现不同，但在临床上两者常并存，而难于区分，病变主要是组织中淀粉样物质沉积和玻璃样的胶原纤维蛋白沉积于血管周围。有大量浆细胞，白细胞和巨细胞。小动脉闭塞，结膜变薄及角化。病变多于穹隆部，半月皱襞处，逐渐扩展到睑结膜和球结膜。变性增厚的组织呈黄红色，严重者呈黄色。少有血管，表面粗糙不平，呈肿瘤状，又名为浆细胞瘤（实非肿瘤）。易破溃，呈块状脱落出血。病变侵犯睑板而使睑板增厚硬韧，因重量增加导致上睑下垂，检查时宜轻柔。因翻转上睑时常导致出血。因尚无特异治疗手段，轻度患者可予抗菌眼药水控制慢性炎症。变性增生组织重呈瘤样增生者可考虑手术切除。手术时要尽量保留较健康的结膜，因病变范围广泛，难以完全清除，术后要注意防止睑球粘连的发生。本病也可试用⁹⁰锶或X线照射治疗。

五、结膜干燥症

各种原因使结膜部分或全部干燥，失去透明度及光泽，称为结膜干燥。发生的原因有眼局部病变的后果和伴全身病变两种情况。前者称为结膜实质性干燥，后者称上皮性干燥症。

（一）结膜实质性干燥症

结膜实质性干燥症（xerosis parenchymatous）在正常情况下，结膜角膜表面覆有由睑板腺分泌的油脂层，其下为泪腺分泌的水样液层，最内层为杯状细胞分泌的黏液层。三者共同形成一层保护及湿润角膜结膜的薄膜。当结膜上皮细胞层及结膜下组织分泌腺因病变被破坏，见于严重沙眼瘢痕、白喉性结膜炎、化学或热烧伤、类天疱疮，以及X线照射后而引起广泛瘢痕组织形成，就出现结膜干燥。睑外翻、眼睑缺损、眼球突出时眼睑不能覆盖保护眼球及结膜，暴露部分也可发生结膜干燥。

早期结膜出现雀斑样孤立的小片干燥区，逐渐扩大，融合而遍及全部结膜角膜。上皮层干燥、混浊、增厚和角化。外观如干燥的皮肤样。结膜失去光泽及弹性，结果睑板腺分泌的脂性物质覆盖干燥面，使泪液失去对结膜的湿润作用。虽有眼泪也不能使其湿润。皱缩、干燥、角化的结膜上皮造成难以忍受的干燥感和畏光等症状。因角膜也出现同样变化而使视力极度减退。由于睑外翻、眼睑缺损、眼球突出而使眼睑闭合不全时，能引起局限性结膜干燥或暴露性角膜炎。暴露部位的睑、球结膜充血、干燥、无光泽、角化和增厚。

治疗：为了减少痛苦可频繁滴以生理盐水、人工泪液、油剂、液体石蜡、牛奶、1%甲基纤维素、3%聚乙烯醇、1%硫酸软骨素、2%半胱氨酸、0.2%溴己新等。亦可封闭泪小点以减少泪液外排，配戴亲水软角膜接触镜等方法以改善症状。

暴露性结膜干燥症可施行眼睑成形术矫正眼睑闭合不全。经过相当时日后，干燥的结膜可以完全恢复正常或有明显改善。也可暂时滴用人工泪液、涂大量眼膏、遮盖暴露眼及封闭泪小点等方法以改善症状。

（二）上皮性结膜干燥症

上皮性结膜干燥症（xerorsis epithelialis conjunctival）系全身性营养紊乱，维生素 A 缺乏的眼部表现。是在食物中缺乏维生素 A、对脂溶性维生素 A 吸收不良、生长发育迅速或全身性高消耗性疾病对维生素 A 需要量大而补偿不足等情况下发生的。

维生素 A 缺乏时主要影响外胚叶组织，如皮肤、结膜、呼吸道及消化道黏膜。上皮细胞层增生、变形、角化，且常易继发细菌性感染，也可造成周围和中枢神经组织变性。

本病多见于婴幼儿，尤其是男孩，最早出现的症状是夜盲。家人常发现患儿于傍晚或黑暗处不敢走动或经常跌倒。夜盲是由于视网膜视杆细胞受损所致。此外也可有畏光、眼干燥感及视力减退等症状。

最初，结膜干燥失去光泽和弹性，透明度减低。当患者睁眼使暴露结膜数秒钟后，则干燥的变化更为明显。透过变性混浊的上皮层可见其下的血管呈暗紫色，类似位于皮下的血管的颜色。在眼球转动时睑裂部球结膜出现与角膜缘平行的皱褶。在睑裂部角膜缘两侧的球结膜表面出现泡沫状、灰白色、微隆起、表面干燥不为泪液湿润的三角形干燥斑，底向角膜缘，称为 Bitot 斑。最初只是很少数的微小泡沫散居在结膜表面，继则集成片状灰白色，由椭圆形变为三角形。Bitot 斑首先见于颞侧，日久则见于鼻侧。如果刮取干燥斑作显微镜检查，在已死的上皮细胞内可见无数的干燥杆菌或其他腐生菌。

结膜色素增生也是本病的早期表现，最初见于下穹隆部，在轻度翻转下睑时，在睑结膜的翻转处可见横于下穹隆部的灰黑色线，即为色素增生的证明。继而见于球结膜的下部及半月皱襞，最后也可能在上穹隆部出现。病痊愈后，结膜干燥首先消失，但色素增生的消失较慢。

在发病的初期，角膜暴露在空气中时间稍长便会失去光泽。这种现象称为角膜干燥前期。此时角膜知觉减低。角膜干燥可由角膜周围向中下部进展，也可在角膜中下部单独发生，向两侧进展，形成实质层灰色浸润，软化坏死，好像雪融化的形状称为角膜软化。通常当上皮细胞脱落后，常继发猛烈的细菌感染而造成角膜溃疡和前房积脓。最后角膜穿孔，虹膜一部分或全部脱出，重者常发生全眼球脓炎，造成失明。

身体其他部位的变化有皮肤干燥、粗糙、易脱屑。毛囊角化，毛发干脆易折。指（趾）甲有沟状裂缝等。汗腺分泌减少，皮脂腺易形成粉刺或脓疖，口腔、咽喉、呼吸道、消化道、泌尿道的黏膜也可发生与结膜相似的变化而出现口唇干燥、声音嘶哑、咳嗽、支气管肺炎、腹泻、消化不良等症状，严重患者有内分泌腺萎缩。

早期轻者经过及时和适当治疗可以恢复正常。重者预后不良，角膜软化可致视力减退，甚至失明。由于患儿全身抵抗力低下及呼吸道、胃肠道的疾患而造成死亡。

（1）局部治疗：应用鱼肝油滴眼，同时应用抗生素或磺胺制剂的溶液及眼膏。以预防和治疗继发感染。角膜溃疡、软化者作热敷并滴以阿托品散瞳。

（2）全身治疗：极为重要。轻者用改善饮食的方法即可收效。应食用含维生素 A 丰富的食物，如牛奶、天然黄油、鸡蛋、动物油、牛羊及猪肝，以及多种含胡萝卜素的蔬菜。或口服鱼肝油。病情严重者应给予肌内注射维生素 A 5 万单位或 Admin（含维生素 A、维生素 D）1 mL，每日一次。为了预防和治疗呼吸道、消化道的感染应全身应用抗菌药物。

对婴幼儿应推广母乳喂养，改善喂养方法及摄入食物中各种营养成分的平衡，尤其是脂溶性维生素应充足。对患高热、麻疹、肺炎、腹泻小儿应注意补充维生素 A 及眼部的检查。

六、眼干燥症

眼干燥症（dry eye）又称干燥性角膜结膜炎。可为一孤立病变，当伴有口腔干燥症时，称为单纯型 Sjiöigren 综合征。除结膜、角膜、口腔黏膜干燥外与全身性疾病如类风湿性关节炎或红斑狼疮并发症，称为 Sjiöigren 综合征（重叠型）。

本综合征于 1933 年由 Sjiöigren 医师整理报告。病因不明确。常染色体隐性遗传。动物实验模型免疫学检查，认为本病属自身免疫性疾病。由于先天性免疫系统缺陷，在获得性抗原的刺激作用下，引起免疫反应。这种获得性抗原通常为病毒感染。中年以上女性较多见。

临床表现症状差异较大，轻症者眼干涩不适、痒感等，严重患者眼干燥、烧灼感、畏光、视力减退等。本病早期表现为泪液减少，结膜轻度充血，结膜失去光泽，角膜表面粗糙无光，有浅层点状上皮脱失、丝状角膜炎。病变发展，角膜干燥、角化、混浊，视力严重受损。结膜囊内少量黏丝状分泌物、穿隆部可有细小束状睑球粘连。Schirmer 试验显示泪液分泌量减少。血免疫学检查常有 IgM 水平升高。

唾液分泌减少、口干、味觉减退、口角皲裂、吞咽干性食物困难、干燥性萎缩性鼻炎、声音嘶哑、干咳、胃酸分泌减少、类风湿关节炎、系统性红斑狼疮、肺部感染、高丙球蛋白血症、低蛋白血症等。少数患者还可伴发肝肾损害及淋巴系统恶性肿瘤等。

治疗：局部治疗主要是泪液补充和缓解症状。常用药物有人工泪液、硫酸软骨素、聚乙烯醇、甲基纤维素、低张盐水、鸡蛋清等。戴用亲水软角膜接触镜配合人工泪液滴用，对多数干眼患者有帮助。泪小点封闭有助于保存泪液和减少泪液流失。系统用药，口服必嗽平有助于缓解眼干口干症状，剂量为 16 mg 每日三次。可连续服用 2～3 个月。病因治疗主要是应用类固醇类及免疫抑制剂类药物。

七、结膜色素沉着

（一）异物性色素沉着

是指长期接触外界环境中的金属、粉尘、药物、化学物质等，这些物质作为异物侵入，沉着于结膜囊、结膜组织中。最多见者是使用含银的化合物，作为药物长期滴用，如硝酸银、蛋白银等，及含银工业粉尘的沉积物。含银药物吸收后还原变成为金属银沉积，在结膜及血管的弹力纤维中。可遍布于结膜各部，以上穿隆部及泪阜部最为显著，呈灰棕色，不隆起，不充血。铁质沉着者表现为在铁质异物周围有棕红色氧化铁（锈），多局限于结膜深部。为治疗青光眼长期滴用肾上腺素者，在下穿隆部可有棕黑色素沉着或含棕色色素性囊肿。

（二）色素性色素沉着

当结膜下出血后吸收阶段，红细胞破坏，血红蛋白溢出，结膜上皮下出现含铁血黄素，结膜呈黄色，结膜出血量大或反复多次出血者，吸收后可在角膜缘附近留有环形棕色色素环，这种形态的色素环也可见于老年人。酪氨酸、苯基丙氨酸代谢异常者，全身皮肤呈棕黑色，在球结膜血管周围也有棕色色素沉着。Addison病患者皮肤棕黑，结膜上皮下有颗粒状色素沉着。维生素A缺乏，春季结膜炎等可有结膜棕色色素沉着。新生儿或各种原因的广泛溶血，急性肝炎，胆管阻塞等血胆红素升高者，结膜黄染，称为黄疸，服用抗疟药米帕林也有结膜黄染。

（三）先天性色素沉着

在睫状血管穿入巩膜处常有黑棕色素沉着，此外泪阜、角膜缘亦可见到片状淡棕色素沉着，有时有扩大趋势。

第三节　结膜囊肿及肿瘤

一、结膜囊肿

（一）先天性结膜囊肿

结膜囊肿并不少见，先天性结膜囊肿少见。较小的见于结膜痣中含有透明的小囊肿，较大的见于隐眼畸形，有的为一小眼球并发囊肿，有的为一大囊肿后壁上附有极小眼球。这种囊肿多见于下穹隆部。

（二）上皮植入性结膜囊肿

结膜裂伤或手术中，将上皮细胞植入到结膜下，这些上皮细胞成活，增生成团，继而在中央部分发生变性液化，形成囊腔。腔内充以透明液体，囊壁由上皮细胞组成，菲薄透明，附着在浅层巩膜。

（三）上皮内生性结膜囊肿

由于结膜长期慢性炎症刺激，上皮细胞增生，向内陷入增长，形成细胞团，中央部变性液化形成囊腔。这种情况好发于上睑结膜，上穹隆部及泪阜半月皱襞处。

（四）腺体滞留性结膜囊肿

由于结膜慢性炎症刺激，浸润压迫及瘢痕收缩，使结膜腺体（副泪腺）排泄口被阻塞、闭锁，腺体分泌物不能排出而滞留、淤积，形成囊肿，囊肿内含黏液及上皮碎片，多见于上穹隆部，见于沙眼患者。

（五）寄生虫性结膜囊肿

常见者为猪囊尾蚴病患者。儿童、青少年较多见。猪绦虫的囊尾蚴游行到结膜下，呈圆球形，黄豆粒大小，周围绕以扩张的血管，活的囊尾蚴可游动改变位置，偶可见到头节伸出，强光刺激可使其蠕动。囊尾蚴死亡则引起局部炎症反应，充血加重。好发部位为下穹隆部及鼻侧球结膜下。

二、结膜良性瘤

（一）皮样瘤

为先天性良性瘤。初始较小，青春期有发展增大趋势。瘤好发部位为睑裂部的颞侧角膜缘及球结膜。瘤体呈淡红黄色，隆起，表面不平呈皮肤样。其下与角膜、浅层巩膜紧密相连，不能移动。瘤体表面有纤维毛发，瘤组织由表皮、真皮、结缔组织、毛囊、皮脂腺、汗腺等组成。

瘤体表面毛发刺激眼球充血，畏光，增大的瘤体压迫角膜产生散光，或遮盖角膜使视力受损，并有碍美观，应手术切除瘤体，角膜部分作板层角膜移植。

（二）皮样脂瘤

皮样脂瘤或称纤维脂肪瘤，为先天性瘤。好发部位在外眦部，外、上直肌之间。小儿有时伴有耳及其他组织先天性缺损。瘤由纤维组织及脂肪组成，表面不形成包囊，与眶脂肪组织粘连。瘤色淡黄、质软。手术切除时慎勿损伤外直肌。

（三）乳头状瘤

通常发生在一种上皮转变为另一种上皮的交界处。结膜主要发生在角膜缘处及泪阜、内眦皱襞及穹隆部结膜。结膜乳头状瘤外形似菜花状或桑葚状，质软色红，隆起于结膜表面，与其下组织粘连紧密，有时基底甚小，有小蒂连接瘤体与结膜。裂隙灯下瘤体表面有多数呈蕈状突起组成，内含扩张弯曲血管。发生于角膜缘者起始于球结膜，而后向角膜扩展。乳头状瘤虽属良性瘤，但手术后易复发，手术应彻底，术后基底部应以电烙，或苯酚、三氯醋酸等腐蚀之。瘤体较小者可用激光照射。侵及角膜者切除后宜作板层角膜移植。

（四）结膜血管瘤

结膜血管瘤（angioma）有毛细血管瘤及海绵状血管瘤两种。

毛细血管瘤为先天性良性瘤，一般范围较小，除侵及结膜外，亦侵及眼睑及眼眶部等邻近组织。海绵状血管瘤范围较大，除结膜外，常侵及眼睑、眼眶组织、颜面部及眼球内，甚至颅内，有时合并青光眼，称为 Sturge-Weber 综合征。

（五）痣

痣（nevus）为先天性良性瘤，可发生在结膜各部，为最常见的结膜瘤，源于神经外胚叶，位于上皮下组织内。初始较小，可长期无变化，多数随年龄增长而增长，青春期有增长趋势。痣由小黑色素细胞、巨细胞、上皮样细胞组成，呈棕黑色、黑蓝色或棕红色。有混合痣、上皮痣、蓝色痣等。痣体微隆、境界清楚，表面平滑无血管，常有较小透明的结膜囊肿。痣好发于角膜缘及睑裂部球结膜。很少转化为恶性者。

痣体较小，表面光滑，不继续增长者无须治疗。痣体较大，表面不平滑，突然增生长大者表明有恶变征象，宜手术切除、电烧灼、激光照射等使其全部彻底清除，切勿残留。

（六）骨瘤

骨瘤（osteoma）为先天性瘤，很少见，好发于近外眦部颞下侧球结膜下，质硬，黄豆大小，境界清楚，可移动。

三、结膜恶性瘤

(一) 恶性黑色素瘤

恶性黑色素瘤（malignant melanoma）几乎都是老年人发病。原发于结膜者很少见，多起始于角膜缘。有黑色素，发展扩及整个眼球表面，很少穿通眼球或转移到身体他处。多数是由邻近色素性组织蔓延而来，如睫状体黑色素瘤穿破眼球到结膜。黑色素瘤增长迅速、色黑、表面不平滑呈分叶状，与其下组织粘连牢固。瘤体周围结膜散在黑色素性团块或斑点。此瘤恶性程度高，常于早期即转移到身体各重要器官而导致死亡。应尽早广泛切除，通常需作眼球摘出或眶内容摘出术。此瘤对放射治疗不敏感。

(二) 上皮癌

上皮癌（epithelioma）多见于老年人，男多于女。好发于不同组织上皮移行的结合部，如角膜缘，睑缘部等。最易发生于睑裂部角膜缘。睑结膜的上皮癌原发很罕见，多由眼睑鳞状上皮癌、基底细胞癌蔓延而来，内眦部是好发部位。

发生于角膜缘附近的上皮原位癌，初起时为白色小点状隆起，颇似泡性眼炎损害，增长迅速，内含丰富的血管。瘤呈杏红色菜花状赘生物，向角膜方向扩展侵入角膜内，向深部发展达巩膜。菜花状赘瘤表面易破溃、出血、结痂。很少发生远方组织转移，可侵入邻近组织，沿淋巴系统、血管神经组织转移到眼内，偶转移到耳前淋巴结。

瘤体较小者可局部切除，基底部烧灼。瘤体较大者应作眼球摘出或眶内容摘出。术后辅以放射治疗或化学疗法。

(三) 卡波西肉瘤

卡波西肉瘤（Kaposisarcoma）是艾滋病患者最常发生的恶性肿瘤。在眼部最早和最易发生的部位为下睑及下穹隆部结膜。瘤体呈红色、暗红或青紫色，可单发或多发，扁平斑状或蕈状、结节状。肉瘤由纺锤状细胞、毛细血管、血管内皮细胞增生，裂隙样血管组成。本病是艾滋病最常见的并发症，有时是艾滋病首先出现的病变。

第四节　角膜炎

一、分类与分期

(一) 角膜组织的炎症反应统称为角膜炎 (keratitis)

角膜炎的病因主要有以下三种。

1. 感染性

为病原微生物感染所致。是最常见的、损害视力最严重的角膜炎。

2. 内源性

某些免疫性疾病或一些全身病引起角膜炎症。

3. 局部蔓延性

临近组织炎症剧烈波及角膜引起角膜炎症。

角膜炎目前仍未有统一的分类，临床上多按致病原因进行分类，如细菌性、病毒性、真菌性、免疫性、神经麻痹性等。

（二）角膜炎根据不同的病理改变分为四个期

1. 浸润期

结膜血管因炎症出现睫状充血或混合充血，角膜形成局限的灰白色无光泽的混浊病灶。此时炎症若能得到控制，混浊病灶逐渐消退，角膜完全恢复透明；若炎症继续发展，角膜混浊病灶将坏死脱落形成溃疡。

2. 溃疡期

此期有 2 种不同转归。若病情控制，溃疡慢慢愈合，进入修复期，角膜将遗留下不同程度的瘢痕；溃疡进一步发展，角膜穿孔，房水涌出。穿孔如位于角膜周边，随着房水的流出，虹膜被推向前堵塞了角膜的穿孔。穿孔如在角膜中央，房水将不断流出，形成角膜瘘，内眼与外界相通，易致眼内感染视力丧失。

3. 溃疡消退期

结膜充血减轻，溃疡凹陷渐变平，并可有新生血管长入。

4. 愈合期

溃疡区上皮再生，溃疡由白色的瘢痕组织代替修复，因溃疡有深浅，瘢痕就厚薄不一。

二、诊断步骤

（一）病史采集

（1）有否眼红痛、有无分泌物、分泌物的量及性质。

（2）有否畏光、流泪、眼睑痉挛等刺激症状，程度如何。

（3）有无视物模糊。

（4）有无眼外伤、异物入眼病史，植物性外伤病史或感冒发烧病史。

（5）有无眼部或全身应用皮质类固醇、免疫抑制剂。

（6）新生儿要注意询问有无淋病接触史，母亲孕期有无淋菌性阴道炎。

（7）有无接触镜佩戴史。

（8）是否有免疫性疾病或结缔组织病或过敏性疾病。

（二）眼部检查

（1）视力有否下降。

（2）结膜睫状充血或混合充血。

（3）角膜有否混浊浸润及注意角膜溃疡的大小、形态、颜色特点。

（4）分泌物的多少及颜色。

（5）角膜溃疡有否逐渐加深，有无角膜穿孔征象。

（6）有无反应性的虹膜炎症、前房有无积脓。

（7）角膜知觉有无下降。

（8）耳前淋巴结有无肿大压痛。

（三）辅助检查

（1）病变区角膜组织刮片镜检。

（2）病变区角膜组织刮片微生物培养及药敏试验。

（3）角膜组织活检。

三、诊断

（一）常规诊断

1. 症状

角膜炎的症状为眼红痛、畏光流泪及视力下降。询问时要注意细菌性角膜炎起病最急，症状最重；病毒性角膜炎次之；真菌性角膜炎最轻，常是角膜溃疡已严重但患者的感觉却很轻。细菌性角膜炎常分泌物增多且黏稠；绿脓杆菌性角膜溃疡分泌物呈淡绿色或黄绿色，淋菌性角膜溃疡分泌物最多。

2. 临床检查

注意角膜病变的形态深浅。角膜病变严重者要观察有否合并虹膜炎症，是否出现虹膜后粘连；真菌性角膜炎常合并前房积脓；单孢病毒性角膜炎注意检查角膜知觉。注意检查患者有无睑闭合不全或面神经麻痹。

3. 病史

注意了解有无异物入眼或角膜异物剔除史，与绿脓杆菌性角膜溃疡有关；植物性眼外伤与真菌性角膜炎有关；接触镜佩戴与棘阿米巴角膜炎有关。

4. 辅助检查

临床上根据病史、症状结合角膜病灶的特征可做出初步诊断。淋菌性角膜溃疡可做分泌物涂片染色镜检，找到 Gram 氏染色阴性双球菌确诊。真菌性角膜炎可做组织刮片镜检找到真菌菌丝确诊。微生物培养及药敏试验可用于指导治疗。另角膜组织活检及原位 CPR 技术对于微生物的分离特异性及敏感性更高。

（二）临床类型

1. 细菌性角膜炎（bacterial keratitis）

（1）匍行性角膜溃疡：是常见的急性化脓性角膜溃疡，肺炎双球菌、金黄色葡萄球菌、溶血性链球菌等均可致病。其特征：①起病急，症状重，发展快。②初期角膜呈黄白色浸润、溃疡，后溃疡出现一侧修复，边缘干净清晰，而另一侧却继续向前向深发展的典型改变。③常伴有虹膜炎症，前房积脓。

（2）绿脓杆菌性角膜溃疡：是暴发性的角膜急性化脓性炎症，由绿脓杆菌感染引起，常发生在角膜异物剔出术后或戴接触镜感染。其特征：①潜伏期短，数小时至1天，症状极重，发展迅速。②早期角膜上皮下基质层内可见环形或盘状的化脓病灶，继而病灶坏死脱落溃疡形成，并迅速向周边及深处扩展，易引起角膜穿孔，溃疡表面、结膜囊可见淡绿色分泌物。③常伴有虹膜炎症，多伴有前房积脓。

（3）淋菌性角膜溃疡：是淋球菌感染引起的急性化脓性角膜炎症。其特征：①来势凶猛，传染性极强，发展迅速。②眼睑高度红肿，结膜充血水肿明显，很快出现角膜浸润溃疡。③溃疡面及结膜囊大量白色脓性分泌物——脓漏眼。④新生儿淋菌性角膜溃疡因母亲产道感染引起，常出现在生后2～3天，表现与成人相似，但极易引起角膜穿孔。⑤分泌物涂片找到革兰染色阴性双球菌可确诊。⑥治疗首选青霉素、头孢曲松、头孢他啶。

（4）其他细菌性角膜炎：包括单纯性角膜溃疡、卡他性角膜溃疡、厌氧菌角膜溃疡等，它们均没有典型的角膜改变，溃疡组织刮片进行病原体分离找到致病的细菌确诊。

2. 病毒性角膜炎（viral keratitis）

（1）单孢病毒性角膜炎（herpes simplex keratitis）：主要为单纯疱疹病毒Ⅰ型感染引起。原发感染发生在儿童，此后病毒长期潜伏在三叉神经节，当机体抵抗力下降，如感冒、发热、过度疲劳或使用免疫抑制剂、皮质类固醇，病毒将重新释放出来引起角膜炎症。单孢病毒性角膜炎的特点是刺激症状明显，病程长，易复发，角膜知觉减退。角膜病灶有以下典型改变：①树枝状角膜溃疡（dendriform cornealulcer），起病初期角膜上皮下出现小疱样角膜疱疹，常成行或簇集排列，随后上皮脱落，病灶融合伸展形成典型树枝状角膜溃疡。②地图状角膜溃疡，树枝状角膜溃疡继续发展形成边缘迂曲的岛屿状或地图状角膜溃疡，溃疡基底部基质浅层混浊。③盘状角膜炎（disciform keratitis），常见于复发病例，一般认为是对病毒抗原的免疫反应所致。角膜中央出现灰白色圆盘状基质水肿混浊，上皮一般正常，内皮可见角膜后沉着物（KP），盘状角膜炎对皮质类固醇反应良好。④坏死性基质性角膜炎，一般见于多次复发的树枝状角膜溃疡患者或正在使用皮质类固醇治疗的盘状角膜炎患者，对此病目前仍未找到有效的治疗方法，预后差。角膜表现为基质内单个或多个白色的坏死浸润病灶，虹膜炎症反应明显。

（2）腺病毒性角膜炎（adenovirus keratitis）：由腺病毒 8 型感染引起的传染性的角结膜炎。其特征：①起病急，症状重，传染性强；②先有急性结膜炎改变，约 1 周后角膜出现簇集样病变。

（3）带状疱疹病毒性角膜炎（herpes zoster virus keratitis）：由水豆带状疱疹病毒感染引起，面部眼睑带状疱疹感染病例约一半出现包括角膜、虹膜、视神经、视网膜、眼外肌的眼部病变。其角膜病变的特征：①上皮性浅层点状角膜炎症，部分出现树枝状角膜炎，树枝状为微隆起，与单孢病毒性角膜炎凹陷状树枝病变相鉴别。②少数出现角膜基质炎或盘状角膜炎改变。③角膜知觉下降。④神经营养性角膜病变，部分患者因角膜感觉障碍，角膜干燥上皮脱落，严重可致角膜溃疡。

（4）麻疹性角膜炎（measles keratitis）：麻疹是幼儿期常见的急性病毒性传染病，易合并角膜炎。其特征：①心刺激症状明显。②角膜出现散在的或聚集的点状浸润或上皮脱落。③出疹高热患儿易营养不良，维生素 A 缺乏，角膜软化上皮大片脱落，合并细菌感染会致角膜溃疡，角膜穿孔。

3. 真菌性角膜炎（fungal keratitis）

是真菌侵入角膜引起感染。真菌存在于自然界植物的枝叶中，感染者常有农作物外伤史。其特征：①起病缓慢，症状与体征不一致，症状较轻，病程长。②角膜病灶呈灰白色粗糙的牙膏状或苔垢样，稍隆起，病变与健康角膜组织分界清晰。③主要病灶周围有小病灶—卫星灶。④常有严重的虹膜炎，前房积脓。常用的确诊方法有真菌涂片及真菌培养，其中真菌涂片简单、快捷、阳性率高。方法：滴表麻药后用手术刀片刮取少许溃疡坏死组织，涂于玻片上，滴 5%～10%氢氧化钾溶液 1 滴于坏死组织上，使组织透明，加盖玻片，略加压将玻片压薄，即用 100 倍显微镜检查，找到真菌菌丝为阳性。

4. 棘阿米巴角膜炎（acanthamoeba keratitis）

由棘阿米巴原虫感染引起的进行性的角膜溃疡。主要见于角膜接触镜佩戴者，诱因是角膜上皮擦伤，病因是角膜接触棘阿米巴原虫污染的水源，常见是护理液被污染或戴角膜接触镜游泳洗澡时受污染。其特征：①常单眼发病，刺激症状明显，后期角膜知觉减退，病程长达数月。②早期角膜病变表现为上皮混浊，树枝状荧光染色，渐发展成地图样上皮缺损。③进展期病变呈典型进行性感染性基质浸润。浸润从角膜旁中心基质开始延神经分布向角膜中心呈放射状发展（放射状角膜神经炎）。④晚期形成化脓性角膜溃疡。

本病的诊断要点：①早期无特殊体征，但患者常有戴接触镜史或直接接触土壤、自来水病史。②常用确诊方法，角膜病灶取材涂片染色或角膜刮片培养找到棘阿米巴原虫。常用的染色方法有 PAS 染色、Giemsa 染色和革兰染色。培养要使用大肠杆菌覆盖的非营养性琼脂培养基。

5. 非感染性角膜炎

（1）角膜基质炎（interstitial keratitis）：是角膜基质深层的非化脓性炎症，主要表现为不同程度不同形状的角膜基质水肿。梅毒、结核、麻风、单纯疱疹病毒、带状疱疹和腮腺炎是本病的常见病因，发病机制可能是感染原导致血循环抗体抗原在角膜基质内发生剧烈免疫反应。

1）梅毒性角膜基质炎：是先天梅毒最常见长的迟发表现，初期单眼发病，逐渐发展到双眼。后天梅毒性角膜基质炎多单眼发病，炎症反应轻。梅毒性角膜基质炎病程长，预后良好。90％为先天梅毒，3％为后天梅毒。临床分三期：浸润期、新生血管期及退行期。临床特征：①刺激症状明显，视力下降。②角膜基质广泛浓厚的毛玻璃状混浊，1 个月后进入新生血管期。③新生血管从周边侵入深层基质呈红色毛刷状，当整个角膜血管化后，退行期开始。④退行期角膜混浊从周边起渐吸收，最后大部分角膜变透明，恢复良好的视力，基质内萎缩的血管呈灰白细丝样，亦称幻影血管。⑤先天梅毒患者若同时有梅毒性角膜基质炎、Hutchinson 齿及重听（或聋），称 Hutchinson 三联征。

本病的诊断包括病史、临床表现及梅毒血清学检查。父母或本人有梅毒史、眼部基质炎症、牙齿、听力等异常，加上梅毒血清学检查阳性可确诊。梅毒血清学检查常用方法有补体结合试验（Wassermann 试验）和沉淀试验（Kaln 试验）。若阴性不能完全排除梅毒，应考虑做特异性抗体反应试验（螺旋体活动抑制试验或螺旋体蛋白补体结合试验）。

2）结核性角膜基质炎：结核性角膜病目前少见。其临床特征：①起病缓慢，刺激症状较轻。②角膜基质浸润呈灰白浓厚结节状斑块。③诊断依靠眼部体征、结核菌素试验阳性及全身结核感染病史。

3）腮腺炎引起的角膜基质炎：本病的诊断主要依据流行性腮腺炎病史结合临床特征改变。临床特征：①常单眼发病，起病快。②病变以角膜水肿为主，基质呈弥漫均匀混浊，角膜缘周围一圈稍透明。③角膜知觉减退。

（2）暴露性角膜炎（exposure keratitis）：角膜失去眼睑保护，长期暴露在空气中引起干燥、上皮脱落严重继发感染的角膜炎症。常见引起角膜暴露的病因：眼睑缺损、眼睑外翻、眼球突出、深度麻醉、昏迷及手术后睑闭合不全。临床特征：①心刺激症状明显。②病变在角膜下方，常呈角膜点状上皮炎，干燥时间长角膜上皮剥脱，基质浅层混浊，若继发感染可引起角膜溃疡。本病的诊断主要依据有角膜暴露的病因及角膜病变在下方。

（3）神经麻痹性角膜炎：是三叉神经遭受损害，角膜的正常感觉及营养障碍，瞬目运动及反射性泪液减少导致角膜上皮干燥。造成三叉神经损害的常见病因有听神经瘤、头面部外伤、单孢病毒及带状疱疹性角膜炎、手术损伤等。临床特征：①角膜知觉下降，自觉刺激症状轻。②病变常在睑裂部，呈点状角膜上皮炎，时角膜上皮干燥脱落，继发感染可致化脓性角膜溃疡。诊断依据：角膜知觉下降，角膜病变常在睑裂部，有三叉神经损害的疾病。

（4）蚕食性角膜溃疡（rodent ulcer）：又称 Mooren 溃疡，目前研究表明 Mooren 溃疡可能是一种自身免疫性疾病，细胞介导及自身体液免疫均起重要作用。临床上分两种不同类型：①良性型，多见于中老年人，常单眼发病，症状相对较轻，易治愈；②恶性型，多见于年轻人，常双眼发病，症状重，发展快，部分造成角膜穿孔，较难治疗。

Mooren 溃疡的临床特征：①刺激症状重，尤其疼痛明显，难以入睡。②慢性进行性角膜炎，病程长，半年到一年整个角膜完全受到浸润；③病变从角膜缘开始，先浸润后形成溃疡，溃疡一边向中央推进，一边向周边发展，进行缘形成具有特征的潜行缘，即溃疡内缘的深部组织先脱落而浅表组织还保留。

本病的诊断主要依据：刺激症状，尤其疼痛明显；慢性进行性角膜炎及典型的角膜病变即环状病变及潜行边缘；前房无积脓等。鉴别诊断：①与感染性角膜溃疡鉴别，蚕食性角膜溃疡刺激症状严重，尤其疼痛剧烈，病程较感染性角膜溃疡长但发展不如感染性者迅速，蚕食性角膜溃疡沿角膜缘扩展，有潜行缘，无前房积脓；②与 Wegner 肉芽肿病鉴别，Wegner 肉芽肿病，目前认为该病是一种自身免疫性疾病，该病任何年龄均可发生，但以青壮年常见。角巩膜缘的溃疡极似蚕食性角膜溃疡，但 Wegner 肉芽肿病常合并全身多组织器官损害，可有鼻炎、鼻窦炎、肺炎等呼吸道的急性坏死性病变；各组织器官的坏死性血管炎；血尿、蛋白尿、肾小球肾炎及尿毒症等肾损害。Wegner 肉芽肿病的眼部病变处理原则与蚕食性角膜溃疡相同。③与 Terrien 角膜边缘变性鉴别，该病多为男性发病，变性混浊区形成剧烈，溃疡内缘有潜行缘特征改变。

蚕食性角膜溃疡目前缺乏特效的治疗方法。轻症采用以免疫抑制剂为主的药物治疗，重症或药物治疗无效考虑手术治疗：①皮质类固醇，局部用含皮质类固醇的眼药水点眼，每 1～2 小时 1 次，同时联合抗生素眼药水预防感染；全身口服泼尼松 60～80 mg/d，或静脉滴注氢化可的松 100 mg，加 10% 葡萄糖，每天 1 次。病情缓解逐渐减量。②胶原酶抑制剂，3% 半胱氨酸眼药水，2 小时 1 次点眼；或自家血清点眼，每 2 小时 1 次。胶原酶抑制剂可抑制胶原酶活性，防止角膜溶解坏死，并能刺激角膜上皮再生。③环磷酰胺，可单独或联合皮质类固醇应用。200 mg 环磷酰胺加入氯化钠溶液 20 mL，缓慢静脉注射，每天 1 次，总用量不大于 2 g。用药前、后注意查血常规，若白细胞总数小于 4000 个/立方毫米应停止用药。④合并葡萄膜炎时要散瞳。

（5）Thygeson 浅层点状角膜炎（keratitis punctate superficialis）：Thygeson 浅层点状角膜炎病因未明，有认为是病毒所致，有认为与变态反应有关。

1）临床表现：①轻度的刺激症状；②双侧角膜粗大的粉笔灰样的浅层混浊，且多在角膜中央，荧光素染色阳性；③不伴有结膜炎；④角膜知觉减退；⑤病程长，反复发作；⑥愈后良好，不留瘢痕；⑦抗生素治疗无效，对皮质类固醇敏感。

2）鉴别诊断：①流行性角结膜炎，流行性角结膜炎起病急，病程短，先有结膜炎而本病病程长，没有结膜炎。②疱疹性角膜炎，早期的疱疹性角膜炎应与本病鉴别。疱疹性角膜炎刺激症状明显，常单眼发病，逐渐发展可出现树枝样、地图样角膜炎。

3）治疗：①皮质类固醇点眼，3～6 次/天，疗效极好。②角膜接触镜，软性角膜接触镜可使上皮病变短时间消退，改善症状。

（6）丝状角膜炎（filamentary keratitis）：角膜表面出现剥脱变性的上皮细胞和黏液物质组成的卷丝称丝状角膜炎。常见的病因有结膜、角膜感染性炎症，引起角膜干燥的疾病，角膜外伤等。

1）临床特征：①刺激症状严重。②卷曲的丝状物一端附着在角膜上皮，一端游离，荧光素染色阳性。③易复发。

2）治疗：①查找病因，治疗原发病。②卷丝清创术，0.5％丁卡因表面麻醉后，有消毒棉签轻轻拭去丝状物，然后在结膜囊涂上抗生素眼膏，包眼 1 天。③应用人工泪液及角膜上皮营养液点眼，4～8 次/天。④适当应用抗生素眼药水及眼膏，预防感染。⑤病情顽固者可考虑佩戴治疗性角膜接触镜。

（7）角膜软化症（keratomalacia）：维生素 A 缺乏引起的角膜病变，多发生于婴幼儿，常因麻疹、消化不良、慢性腹泻等消耗疾病未及时补充维生素 A。患儿重度营养不良，极度消瘦，声嘶、腹泻，皮肤干燥。眼部表现分三期：①夜盲期，暗适应能力下降，夜间不能视物。②结膜干燥期，泪液分泌减少，结膜角膜失去光泽，上皮脱落。眼球转动时，球结膜出现向心性皱折；睑裂部内、外侧近角膜缘的球结膜上出现基底朝向角膜缘的三角形泡沫状干燥斑，称 Bitot 斑。③角膜软化期，角膜灰白色混浊，自溶坏死脱落形成溃疡，常合并感染，出现前房积脓。

本病的临床特征：①双眼缓慢起病，婴幼儿发生。②患儿呈恶病质，极度消瘦营养不良。③夜盲。④双眼角结膜干燥无光泽，有 Bitot 斑。⑤角膜灰白色混浊。⑥角膜溃疡形成，伴前房积脓。

治疗包括：①全身治疗。口服鱼肝油，严重肌内注射维生素 A 2.5 万～5 万 U/d，治疗 7～10 天，另注意补充营养。②眼部治疗。人工泪液改善角结膜干燥，抗生素眼药水及药膏预防和治疗角膜感染。③治疗原发病。

（8）复发性角膜上皮糜烂：角膜上皮剥落形成缺损称上皮糜烂，复发性角膜上皮糜烂指角膜上皮反复发生剥脱，导致角膜上皮缺损的一种疾病。原因是角膜上皮黏着力不良，使上皮无足够的黏力与前弹力层牢固的黏合。常见的病因有角膜外伤、各种原因引起的角膜干燥、角膜营养不良等。

临床特征：①夜间或清晨睁眼时，突然明显角膜刺激征。②裂隙灯检查发现角膜上皮缺损，荧光素染色阳性。可伴有轻度的角膜水肿混浊。

治疗：①涂抗生素及人工泪液眼膏，包眼或加压包眼，一般 24～48 小时上皮愈合，愈合后仍需用人工泪液眼水和人工泪液眼膏 3～6 个月。角膜水肿可加用高渗滴眼液如 5％氯化钠眼水 4 次/天，氯化钠眼膏睡前 1 次，用 3 个月。②角膜上皮清创术经过药物治疗角膜上皮仍不愈合可采用清创术。表面麻醉后，用消毒小棉签轻轻抹去松松未附着的上皮。③角膜接触镜，早期上皮缺损可佩戴软性角膜接触镜；反复上皮糜烂经药物和清创术无效，可选择戴绷带接触镜数月。④准分子激光浅层角膜切除术，反复发作、进行发展或以上治疗方法无效者可考虑此方法。

四、治疗对策

1. 治疗原则

病原体感染性角膜炎抗病原体治疗，同时保护营养角膜，促进溃疡愈合，保守治疗无效或溃疡遗留瘢痕明显影响视力行角膜移植手术。与全身病有关的角膜病变除眼部治疗外，还应积极治疗原发病。

2. 治疗方案

各类角膜炎的具体治疗措施见以上相关内容。

五、病程观察及处理

角膜炎症的观察要注意结膜充血、角膜病灶及是否伴有前房积脓、虹膜睫状体炎等。若结膜充血减轻，角膜病变缩小变平，表明病情转好，治疗有效。结膜充血加重，角膜病变向深及周围扩展，前房积脓明显，表明病情恶化，治疗无效，及时调整治疗方案。如保守治疗无效，角膜将要穿孔或已穿孔需行角膜移植手术。

第五节 角膜变性与营养不良

角膜变性与营养不良是临床上性质不同的两类角膜病。角膜组织蜕化变质并使功能减退，称角膜变性（corneal degeneration）。角膜变性常为后天获得，继发于眼部疾病，原因不明，与遗传无关。角膜变性发病时间较晚，单眼或双眼均可发病，可伴有角膜新生血管，角膜变性的临床意义多数不很重要。一般来说，角膜变性多无症状，不影响视力者无须治疗，严重危害视力者需行角膜移植手术。角膜营养不良（corneal dystrophy）指角膜组织受某种异常基因的决定，结构或功能受到进行性损害的过程。角膜营养不良与生俱来，原因不明，属遗传性眼病，多为常染色体显性遗传。角膜营养不良发病早，但病程进展缓慢且有自限倾向，双眼对称发病，不伴角膜炎症及新生血管。角膜营养不良多无症状，偶有刺激症状、角膜周围充血者对症处理，严重危害视力者需行角膜移植手术。

一、诊断步骤

（一）病史采集

（1）发病的年龄，是生来即发病还是青少年发病或成年起病。

（2）起病的缓急，是突然起病还是逐渐发病。

（3）病程发展的情况，一般病程较长，进展缓慢。

（4）有否伴随症状，常无症状，个别可有轻度刺激症状。

（5）有否家族遗传史，注意检查家庭成员有否相似角膜病变。

（6）有否原发眼病史，起病前有否眼病病史，是单眼还是双眼发病。

（7）有否相关全身病史。

（8）是否影响视力，多数患者视力不受影响，少数视力下降。

（二）眼科检查

（1）查视力及矫正视力。

（2）裂隙灯显微镜。是确诊的关键检查，注意病变的层次、形态，是否有充血、新生血管。个别患者需高倍镜下检查。

（三）进一步检查项目

（1）角膜厚度。

（2）组织病理及组化。

（3）电子显微镜。

二、诊断对策

（一）诊断

（1）起病年龄。

（2）有否有家族病史。

（3）起病前有无眼部疾病。

（4）单眼还是双眼发病。

（5）病变是否在角膜的中央部。

（二）鉴别诊断

1. 角膜变性

后天起病，常见于成年人，继发干眼病，单眼或双眼均可发病。

2. 角膜营养不良

先天遗传性疾病，常见幼年或青少年，为角膜的原发疾病，双眼发病，病变好发在角膜的中央部。

（三）临床类型

1. 角膜老年环（arcus senilis）

角膜周边部基质内的类脂质沉着。常见于老年人，可能与角膜缘血管通透性增加或高脂蛋白血症有关。若在青壮年出现，称青年环。临床特点：①双眼对称发病。②先在角膜缘上、下方出现灰白色混浊弧，逐渐扩展形成宽 1～2 mm 环状。③老年环与角膜缘之间可见一条宽 0.3～1 mm 的透明隔离带。本病无须治疗。

2. 带状角膜病变（band keratopathy）

是主要累及前弹力层的钙质沉着性角膜变性。常见发生于如慢性葡萄膜炎的慢性眼病或患有钙、磷代谢紊乱的全身病后。角膜因钙沉着于前弹力层而出现毛玻璃样混浊。病变先在睑裂部角膜缘鼻侧出现，后在颞侧出现，最后向中央缓慢进展会合成带状。混浊病灶与角膜缘有一透明带相隔，裂隙灯高倍下混浊带中有空泡样透明小孔，为三叉神经穿过 Bowman 层的通道，以后混浊渐增厚而使其表面角膜上皮隆起、脱落、缺损。本病可发生在任何年龄，单、双眼均可出现，早期无症状，混浊带跨过瞳孔使视力下降，上皮缺损时还有刺激症状。

（1）临床特点：①角膜灰白钙化混浊斑。②早期在睑裂部角膜缘 3 点或 9 点处呈岛状出现，高倍镜下可见病灶有透明小孔，无症状。③后期 3 点及 9 点病灶向中央发展形成带状，视力下降。④晚期角膜上皮可发生缺损，刺激症状明显。

（2）鉴别诊断：与老年环鉴别。老年环早期出现在上方或下方角膜缘，弧形，双眼对称出现。

（3）治疗：①治疗原发眼病。②保持角膜湿润，保护角膜上皮，点人工泪液 4 次/天，睡前人工泪液眼膏。③清除钙质。通过依地酸二钠耦合作用去除钙质，轻者局部点依地酸二钠眼药水；重者角膜表面麻醉后，用消毒棉签除去角膜上皮，用浸泡 3%依地酸二钠的棉片湿敷角膜，10～30 分钟可除去钙质。③手术治疗。严重影响视力者考虑板层角膜移植术或准分子激光治疗。

3. 边缘性角膜变性

又称 Terrien 边缘变性，是一种病因未明的角膜变性性疾病。青壮年时期发病，多见于男性，通常双眼发病，但程度可不一致，本病病程长且病情进展缓慢，常达十到二十年。病变首先起于角膜缘上方，角膜缘内实质层出现混浊小点，渐形成弧形，如老年环，混浊区外有一透明带，病变开始就有新生血管长入混浊区。病变区组织逐渐变薄，形成弧形的凹沟，最后变薄的角膜组织不能抵抗眼内压而向前膨隆突出。一般无症状。当角膜病变引起明显散光可致视力下降。

（1）临床特征：①多见于青壮年男性，常双眼发病。②上方角膜缘出现灰白色弧形混浊带，伴有新生血管长入。③病变区角膜变薄，凹陷呈沟状。④后期下方角膜缘也出现相同病变。⑤可有视力下降。

（2）鉴别诊断：与蚕食性角膜溃疡鉴别，要点是蚕食性角膜溃疡有剧痛、上皮缺损及溃疡潜行状改变。

（3）治疗：目前没有特效的药物。应尽早手术治疗，常用的手术方法有板层角膜移植术或角膜表面镜术。

4. 大疱性角膜病变（bullous keratopathy）

是角膜内皮细胞严重受损，内皮细胞功能失代偿，内皮细胞液体屏障和主动液泵功能丧失，导致角膜基质及上皮下持续水肿的一种疾病。发生于有长期严重眼病的患者，常见的病因有恶性青光眼、角膜内皮营养不良的晚期、病毒性角膜炎（单纯疱疹或带状疱疹）、眼内手术损伤角膜内皮、角膜移植手术失败等。患者常有虹视、雾视，晨起明显，午后可减轻，刺激症状轻。但当角膜水疱破裂时，有剧痛、流泪，刺激症状较严重。裂隙灯检查见角膜上皮及基质水肿增厚，上皮呈雾状有大小不等的水疱，大疱一般 2～3 天破裂，破裂后原处又形成小疱，慢慢又融和成大疱，再破裂。晚期角膜新生血管形成，视力明显减退，此时大疱消失，刺激症状缓解。

（1）临床特征：①患者有以上严重的眼病。②有虹视、雾视，晚期视力严重丧失，常只有手动。③刺激症状时轻时重。④裂隙灯检查见角膜上皮及基质水肿，表面有水疱。

（2）治疗：①高渗剂 50% GS 40 mL＋维生素 C 0.5 静脉推注，1～2 次/天；局部点 5% NaCl 眼药水，4 次/天，睡前眼膏。②营养角膜，口服维生素 A、B 族维生素，局部点营养角膜的滴眼液。③抗感染若水疱破裂点抗生素眼药水，4 次/天，睡前抗生素眼膏。④手术，视功能明显下降者应考虑穿透角膜移植术。

5. 类角质性角膜变性（keratinoid corneal degeneration）

又称球样角膜病变、慢性光化学性角膜病变。本病与紫外线照射有关，好发于日照时间长的地区，通常中年起病，多见于男性尤其是户外工作者。检查可见双眼睑裂部角膜缘上皮下黄色细小油滴状物，成簇排列，以后逐渐向中央进展形成带状。本病常无症状，晚期带状病变跨过瞳孔区可使视力减退。

(1) 临床特征：①中老年男性多见。②常无症状，晚起视力减退。③裂隙灯检查可见双眼睑裂部角膜缘上皮下黄色细小簇状油滴状物。

(2) 鉴别诊断：带状角膜变性，两病都起于睑裂部角膜缘，逐渐向角膜中央发展形成带状。不同的是带状角膜变性是钙质沉着，病变区灰白混浊并见透明小空泡；而类角质性角膜变性病变呈金黄色成簇排列的油滴状物。

(3) 治疗：一般无须治疗，明显影响视力可考虑角膜移植术。

6. Kayser-Fleischer 铜环

由 Kayser 及 Fleischer 报告描述，常简称 K-F 环，见于 Wil-son 病（肝豆状核变性），是该病有特征性的体征。K-F 环是因体内铜代谢障碍铜沉积于角膜后弹力层所致。K-F 环双眼同时出现，患者无任何眼部症状，裂隙灯检查见角膜周边部后弹力层内棕色或黄绿色环，环通常宽 1～3 mm，铜最早在上半部角膜缘沉着，后在下半部沉着，最后融合连成一环。

(1) 临床特征：①双眼起病，无眼部症状。②裂隙灯检查见角膜周边部后弹力层内棕色或黄绿色环。③实验室检查铜代谢障碍。

(2) 鉴别诊断：铜质沉着症，铜质沉着症是铜质异物进入眼内引起铜末沉着所致，检查所见与 K-F 环相似，但有眼球穿通伤病史。

(3) 治疗：治疗原发病。

7. 角膜上皮铁线沉着 （corneal epithelium iron deposition）

角膜上皮铁线沉着是指角膜上皮层的棕色细线，是铁质沉着于基底细胞所致，早在 1906 年由 Fleischer 首先描述。目前认为铁线沉着与泪液的积聚或分布不均有关，泪液的铁质沉着于角膜表面低洼处，形成棕色铁线，因不同角膜病的前表面形态不一，所以临床上出现形状各异的角膜上皮铁线。

(1) 临床特征：裂隙灯下观察可见以下铁线：①Fleischer 环，见于圆锥角膜，在圆锥的底部上皮细胞内有含铁血黄素沉积，形成淡棕色的环。②角膜瘢痕周围，隆起的角膜瘢痕边缘可见棕色铁线。③Stocker 线，翼状胬肉头部所附着的角膜组织可见棕黄色的垂直线。④Ferry线，青光眼滤过手术后大滤疱下方的角膜组织可见横行淡黄色铁线。⑤Hudson-Stahli 线，老年人的睑裂部的角膜上皮层内可见水平行走的棕黄色线，线条中央清晰，两端渐模糊消退，不达角膜边缘。

(2) 治疗：改善泪液积聚或泪液质量，上皮铁线有可能消退。

8. 上皮基底膜营养不良 （epithelial basement membrane dystrophy）

又称地图状-点状-指纹状角膜营养不良，是一种常见的前部角膜营养不良。除少数病例为常染色体显性遗传外，本病多无遗传表现。本病的病因是上皮细胞基底膜异常，导致上皮细胞与基底膜黏附不良。

(1) 临床特征：①本病常见于成年人，女性多见。②双眼起病，但病变的形态及程度可不一致。③主要症状是反复发作的患眼畏光、疼痛、流泪及短暂的视力模糊。④角膜上皮反复剥脱。⑤角膜病变为上皮下点状、地图状混浊和上皮下同心弯曲的指纹样细线。

(2) 治疗：①促进上皮愈合局部用人工泪液及生长因子等营养液点眼，上皮脱落明显可戴软性角膜接触镜，也可加压包眼。②抗感染：使用刺激性少的抗生素眼水及药膏。

9. 颗粒状角膜营养不良（granular corneal dystrophy）

本病是常染色体显性遗传病，主要病变是角膜基质浅层出现点状、颗粒状混浊。患者童年起病，逐渐发展，到中年明显，大多数患者早期视力正常，中年后开始下降。

（1）临床特征：①双眼的角膜基质浅层颗粒状沉着物，并渐融合扩大。②双眼角膜病变对称。③病变不扩展到角膜缘。④颗粒状病变边界清楚，病变间角膜透明。

（2）治疗：早期视力好，不需治疗；晚期病变融合扩大影响视力，考虑行穿透或板层角膜移植。

10. Fuchs角膜内皮营养不良（fuchs endothelial dystrophy）

本病病因仍不明确，可能与常染色体显性遗传有关。本病病变的形成主要是角膜内皮细胞进行性破坏，生物泵功能受损，房水渗入角膜，导致基质及上皮层水肿变性。本病常见于老年人，女性多见，双眼发病，但程度可不对称。临床上将此病分三期。

Ⅰ期：角膜滴状疣，角膜中央后弹力层散在细小的向后突起的滴状赘疣。此期患者无自觉症状。

Ⅱ期：基质及上皮水肿期，角膜内皮生物泵功能失代偿，角膜基质毛玻璃样混浊，上皮微小囊状水肿，最后角膜上皮及上皮下水肿扩大成大泡，大泡破裂后出现角膜刺激症状。此期患者视力下降，眼睛疼痛、畏光、流泪。

Ⅲ期：瘢痕期，角膜上皮下弥漫的结缔组织生长，上皮水肿减轻，角膜周围有新生血管形成。此期患者角膜知觉严重减退，视力极差，但刺激症状减轻。

（1）临床特征：①双眼发病。②角膜中央滴状赘疣。③角膜基质层及上皮层水肿，角膜大泡形成。④上皮下弥漫的结缔组织层。

鉴别诊断：Ⅱ期病变应与单纯疱疹病毒性盘状角膜炎相鉴别。相同之处是都有视力下降，角膜刺激症状，角膜知觉减退及中央基质水肿混浊；但盘状角膜炎单眼发病，有角膜后沉着物（KP），角膜先出现树枝状病变。

（2）治疗：早期无症状可不治疗，角膜水肿、上皮缺损可用高渗剂和角膜营养剂（参照大疱性角膜病变），严重影响视力者需行角膜移植术。

三、治疗对策

1. 治疗原则

保护角膜，减轻症状，预防感染，保守治疗无效考虑手术治疗。

2. 治疗方案

各类角膜变性与营养不良的具体治疗措施见以上相关内容。

四、病情观察及处理

1. 病情观察要点

主要观察角膜病灶有否扩大或变小，视力是否逐渐下降。

2. 疗效判断与处理

治疗有效，角膜变性病灶缩小；若角膜变性病灶继续扩大或加深，视力严重下降，表明保守治疗无效，应考虑角膜移植手术。

第六节 角膜先天性与发育性异常

一、先天性异常

1. 大角膜（megalo cornea）

为家族遗传病。角膜横径等于或大于 13 mm 者即为大角膜。其角膜曲率半径正常。角膜完全透明、前房加深，虹膜后移，除稍有近视外，视力多正常。男性多见，为双眼病。大角膜可单独发生，也可伴有前节大眼球。与水眼不同之处为眼压不增高、前房角无异常、视功能良好，不进展。无后弹力膜破裂，视乳头亦无青光眼凹陷。

2. 小角膜（micro cornea）

成人角膜横径小于 10 mm 者称小角膜。角膜较扁平，有远视性屈光不正，但轴长不同，可有不同屈光不正。小角膜多合并有小眼球及其他眼部先天异常，亦为家族遗传病。如伴前节小眼球，常合并闭角型青光眼。

3. 扁平角膜（comea plana）

角膜的曲率半径较正常为大，因而角膜扁平。K 值小于30 D，甚至低到 20～30 D。多与小角膜和巩膜化角膜同时存在。

4. 球形角膜（kerato globus）

为家族遗传病，且为双眼病，常发生在男性。角膜呈球状突出而显著地弯曲，有时后弹力膜破裂，角膜缘变宽，周边部变薄，虹膜后移，于是前房加深，瞳孔略增大。晶状体大小和玻璃体仍属正常。

5. 巩膜化角膜（sclerocomea）

是带有结膜血管组织的巩膜组织向角膜延伸，导致角膜周边部混浊，边界不清。多伴有扁平角膜。

二、发育性异常

1. Peters 异常（Peters anomaly）

中央角膜混浊如白斑，混浊的角膜后部（实质，后弹力层，内皮层）缺损，与虹膜或晶状体前极粘连。同时常伴有全身与眼部其他结构的先天异常。

2. 角膜后胚环（posterior embryotoxon）

是正常 Schwalbe 线增宽，前移所致。大多数人的 Schwalbe 线不可见，因其位于角膜缘不透明部分的后面。如能见到，即为角膜后胚环。表现为角膜缘内侧的后表面，有一不规则的环形半透明膜。

3. 圆锥角膜（keratoconus）

本病为渐进性，非炎性角膜实质变薄，中央部呈圆锥状前突而得名。青春期发病，缓慢进展，多为双眼发病（先后不同），后发病眼的程度较轻。也有单眼发病者。多数患者为散发病例，少数有家族遗传史，为遗传异质性疾患。第 20 号染色体（20p11-q11）上的 VSX1 基因，可能参与发病。临床表现为渐进性视力下降，尤以视远不清为主。在病变早期，配戴近视散光性镜片后，视力可以矫正，因而常被误诊为近视性屈光不正。但近视度数不断加深，散光更为明显，矫正镜片配戴不久即显不足，须经常加深，更换镜片，终致框架镜片不能矫正视力。其角膜中央曲率半径变小，屈折力变大，K 值多大于 47 D。应用角膜地形图检测法可准确而详尽地提供早期病变的定性与定量资料：如"热"色（红与橘红色）陡区位于下方，角膜下方屈折力明显大于上方（I-S 值大于 1.26 D）等。圆锥角膜的圆锥位于角膜的中央偏下或旁中央偏下方，当眼球向下注视时，角膜的圆锥压迫下睑，使睑缘弯度呈 V 形（Munson 征阳性）；裂隙灯下可见围绕圆锥底部的角膜上皮层内有淡棕色铁质沉着（Fleischer 环）；角膜神经的可见度增加；圆锥顶部角膜弯薄，可见顶部狄氏膜有细小垂直的压迫条纹（Vogt 条纹）；散瞳后澈照检查，瞳孔领域内可见类圆形暗影；用视网膜镜检查有剪刀影。当后弹力层撕裂时，可引起急性圆锥角膜水肿，约 2～3 个月消退，遗下角膜瘢痕。急性圆锥角膜水肿时应保守治疗。局部应用高渗滴眼液或眼膏，水肿可逐渐消退。高度近视性散光眼镜不能矫正视力时，可改用角膜接触镜矫正视力，尤以硬质接触镜矫正的效果更为满意。手术治疗可选择穿透性角膜移植术或表面镜片术。

第七节　角膜肿瘤

一、皮样瘤

皮样瘤（dermoid tumors）为先天性迷芽瘤，约占儿童外眼肿瘤的 20%，常跨越于颌下侧或颞侧角膜缘部。呈灰白至黄色的半球形小肿物（增大时可发展至角膜中央，甚至整个角膜）。肿物轻微高起，瘤体旁有时有一脂类浸润的边，其间有一透明带与瘤相隔，使之界限清楚。瘤体表面有细小毛发。组织学显示肿瘤中含有纤维脂肪组织、毛囊、汗腺、皮脂腺等。合并有耳异常（耳屏前皮肤赘等）者称 Goldenhar 综合征。较大的皮样瘤需与 Peters 先天异常（后角膜缺损）和角膜葡萄肿相鉴别。超声检查可查明前节的解剖结构，以区别 Pe-ters 先天异常。角膜葡萄肿透照法检查可透光，能与肿瘤相区别。无症状时不需治疗，增大时可切除肿瘤，必要时考虑施行板层角膜移植术。

二、原位癌

本病为癌前角化不良病（pre-cancerous dyskeratosis），患者多为 60 岁以上的男性，尤多见于紫外线照射强的地区。单眼或双眼发病，常发生在以前有过病的眼上（炎症、外伤或烧伤）。系角膜上皮层的基底细胞增生，多不超越基底层，大多为良性，偶有恶变者。典型表现为在角膜缘，生长一表面不平的，灰色胶冻样，微隆起肿物。伴新生血管翳，似一粒小草莓。可向角膜中央生长，但生长缓慢。组织学检查可见角膜有不典型排列和形态不一的上皮细胞。实质层不受侵犯，上皮基底层完整。应手术完全切除，再行板层角膜移植术。

第八节　巩膜炎

巩膜的成纤维细胞对某种抗原刺激，产生反应，形成免疫复合物，并合成补体成分。补体系统通过经典途径被免疫复合物激活，或通过旁路途径被微生物激活后，参与免疫炎性反应。表现为血管通透性增加、肥大细胞脱颗粒、免疫复合物的调理化、白细胞的趋化作用和细胞溶解等。巩膜多在内外因素作用下，发生慢性，迁延，易复发的免疫性炎症。其发病原因主要有：①内源性：由自身体内引起的过敏反应（免疫系统活化，自身免疫病）。②结缔组织病：为结缔组织病的眼部表现，如红斑狼疮、结节性多动脉炎等。③外源性：如细菌、真菌、单纯疱疹病毒等感染因素激活补体。④继发感染：由结膜、角膜、葡萄膜或眼眶周围组织病变直接蔓延而来。

巩膜炎症按病变部位的深浅分表层巩膜炎（浅层）和巩膜炎（深层）两种。

一、表层巩膜炎

为巩膜表层组织的炎症，分单纯性表层巩膜炎和结节性表层巩膜炎两类型。

（一）单纯性表层巩膜炎

好发于青年人，女性多见。常单眼发病。亦可双眼发病。急性发作时眼部有不同程度畏光、流泪，局部有轻微疼痛。浅层巩膜有局限性或弥漫性充血、水肿，结膜可以推动。病程常自限，约2～4周消退，但易复发。

（二）结节性表层巩膜炎

临床表现与单纯性者相似。巩膜表面有局限性结节样隆起，直径约数毫米，呈暗红色，圆形或椭圆形，不与巩膜固定在一起，结节及其上的结膜可推动，并有触痛。结节不化脓，也不形成溃疡。病程约4～6周自限，紫红色结节变为灰白色，较为扁平，最后完全吸收。但可在其他处继起，可多次反复绵延数月甚至数年，视力一般不受影响。有时愈后遗留青灰色斑，也可累及深层形成深层巩膜炎。约30％患者伴脊柱性关节炎、痛风或其他全身性疾病。故有条件时应进行有关免疫学的实验室检查。轻症一般不需治疗，症状较重者可局部滴用皮质类固醇，但须防范副作用。复发病例可口服非甾体抗炎药，如消炎痛。并应治疗伴发的全身病。

二、巩膜炎

巩膜炎是巩膜深部组织的炎症。根据病变部位的不同分为前巩膜炎和后巩膜炎两种类型。前者又分为弥漫性、结节性和坏死性三种。大多数巩膜炎患者有眼部放射至头部的疼痛和视力障碍，并伴畏光、溢泪及压疼。症状较表层巩膜炎重，结膜中度充血及水肿，呈破坏性过程。40～60岁多见，女性较男性为多，约一半患者双眼先后发病。

（一）前巩膜炎

病变位于赤道前方巩膜，占全部巩膜炎患者的95％。

1. 弥漫性前巩膜炎

此类型占巩膜炎的40％，为巩膜炎中症状最轻，最具良性过程者。眼红，水肿较弥散，早期易误诊为单纯性表层巩膜炎。但眼红略带蓝紫色，呈深蓝红色；有触痛；巩膜的正常血管严重扭曲变形，有异常血管新生。约1/3患者的病变波及眼前段的所有区域。部分患者伴有类风湿性关节炎、痛风或以往患带状疱疹眼病。

2. 结节性前巩膜炎

此类型约占巩膜炎的45％。其炎症范围界限清楚。前巩膜有深蓝红色小结节，结节质硬，固定不能移动，有触痛，将表层巩膜抬起，结膜中度水肿及充血。近一半患者的结节为多发。常伴发硬化性角膜炎（邻近结节象限的角膜，自角膜缘向中央角膜，出现渐进的灰白色实质层混浊）。另有 20％患者引起继发性表层巩膜炎。

3. 坏死性前巩膜炎

占巩膜炎的 14％左右，是前巩膜炎中最严重的类型。多数患者视力丧失，且合并有全身性胶原血管病。炎症型者开始为局部炎性斑块，上覆有白色无血管区，周围巩膜水肿、充血，患者疼痛剧烈，如不及时治疗，炎症扩展为弥漫性。受损巩膜组织严重破坏、变薄，半透明，露出下方葡萄膜色泽。常同时发生周边性溃疡性角膜炎（pe-ripheral ulceric keratitis，PUK）（巩膜炎相邻角膜缘内，出现灰白浸润，继而形成溃疡，并向深层及平行角膜缘环形进展）。炎症消退后，巩膜遗留蓝色瘢痕。如眼压上升可形成巩膜葡萄肿。非炎症型称为穿孔性巩膜软化症，开始为巩膜上出现灰黄色斑片，逐渐缓慢坏死，脱落，露出脉络膜，四周巩膜缺血。病程可迁延数月至数年。患者无自觉症状，常无意中发现巩膜变色。

（二）后巩膜炎

病变位于眼球赤道后部，临床诊断困难，许多患者仅因同时患前巩膜炎而得以诊断。患者表现为眼部疼痛与眼球压痛、视力减退。眼球向上凝视时下睑退缩，侵犯眼外肌时，出现眼球活动受限，复视和眼球转动疼。可以伴有脉络膜皱褶、渗出性视网膜脱离、视乳头和黄斑部水肿等。

治疗：①局部滴用皮质类固醇；②局部滴用环孢霉素 A；③局部滴药无效时，口服非甾体抗炎药，如消炎痛；④坏死性前巩膜炎需全身应用皮质类固醇，或免疫抑制剂；⑤必要时考虑手术治疗（巩膜移植）；⑥治疗并发症。

第九节　巩膜葡萄肿

当眼内压增高，或在正常眼内压作用下，由于巩膜的先天缺陷或病理损害使其抵抗力减弱时，巩膜可向外突出、扩张。如果突出、扩张部分仅为巩膜，不包括葡萄膜时，叫作巩膜扩张（ectasia）；若脉络膜融于其中，则称为巩膜葡萄肿（staphyloma）。巩膜葡萄肿根据膨胀的范围，分为部分巩膜葡萄肿和全部巩膜葡萄肿。

一、部分巩膜葡萄肿（partial staphyloma）

（1）前葡萄肿（anterial staphyloma）发生于赤道前部。有时单独隆起，也有时融合形成一环，分为睫状体葡萄肿（ciliary staphyloma）和间插葡萄肿（interealary staphyloma）（图 4-1）。二者的区别在于前睫状动脉通过的位置。睫状体葡萄肿发生在睫状体区域，前睫状动脉穿过其前；间插葡萄肿由于虹膜凸向前房，其周边粘连在角膜后面而形成葡萄肿的前缘，睫状体与原来虹膜的根部则形成葡萄肿的后界，前睫状动脉通过其后。多见于深层巩膜炎、巩膜损害及慢性青光眼等。

（2）赤道部葡萄肿（equatorial staphyloma）发生在涡静脉穿出巩膜处，常见于慢性闭角型青光眼晚期和绝对期青光眼，为黑色单独隆起，不融合成环。

（3）后葡萄肿（posterial staphyloma）最常见于视神经乳头周围及后极部，多为高度近视眼。

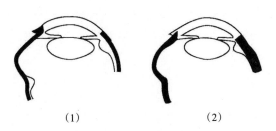

图 4-1　前巩膜葡萄肿
（1）间插葡萄肿　（2）睫状体葡萄肿

二、全部巩膜葡萄肿（total staphyloma）

眼球完全变大，为先天性青光眼（水眼，hydrophthalmus）或后天性婴儿青光眼（牛眼，buphthalmus）所致。治疗较困难。但因其病变为进行性，为保持眼功能，减少并发症的发生，有人主张做一些预防性手术。如虹膜全切除术以防治前葡萄肿时的继发性青光眼。

第十节　巩膜变性

一、概述

本病是巩膜组织的退行性改变。较少见，多见于老年人或萎缩的眼球。

二、临床表现

1. 巩膜玻璃样变性

通常发生于 60 岁以上，患者无不适。好发于内、外直肌止端前面的巩膜上。外观呈 2～3 mm 大小半透明的椭圆形或者长方形灰白斑。病理上表层为玻璃样板块，周围多为石灰化，无坏死，缺乏细胞成分。

2. 脂肪样变性

巩膜脂肪随年龄增长含量增加，病变部位巩膜呈黄色，可局限或者广泛沉着。

3. 巩膜斑

睑裂部位角巩膜缘附近出现浅凹陷巩膜变薄斑，用光透照法可见该区透光性较强。

4. 巩膜钙化

前部巩膜表面可见境界清楚的轻微下陷的灰色斑点或者炎症后巩膜纤维化的结果。病理上巩膜小板之间细胞核消失，可见钙质沉着斑块。

三、诊断

根据典型临床表现可以诊断。

四、鉴别诊断

无特殊疾病需要鉴别。

五、治疗

无特殊处理。

六、临床路径

1. 询问病史

有无原发病。

2. 体格检查

注意发病部位、颜色及有无葡萄肿。

3. 辅助检查

可作眼部 B 超检查。

4. 处理

无特殊方法。

5. 预防

无特殊措施。

第五章 白内障及其手术

第一节 先天性白内障

先天性白内障指影响视力的晶状体混浊出生时既已存在；或晶状体的混浊随年龄增长而加重，逐渐影响视力。先天性白内障的发病率约为 4‰，约占新生盲的 30%。

一、病因

各种原因造成的胎儿期晶状体纤维分化缺乏或晶状体发育异常。①染色体异常或突变，常与遗传代谢性疾病共存；②胚胎期晶状体发育异常：母亲期营养或代谢失调（维生素 A 缺乏、甲状旁腺功能障碍、钙质代谢异常）；妊娠早期病毒感染（风疹、麻疹、水痘、腮腺炎、巨大病毒等）；中毒、接受过量有害射线等。

风疹所致先天性白内障发病率较高。据统计如母体妊娠 3 个月时感染风疹病毒，其婴儿患先天性白内障的发病率是 50%，而在妊娠两个月内感染风疹病毒，先天性白内障的发病率高达 100%。目前，随着社会的发展，环境污染、电磁辐射、孕早期用药所引发的母婴疾病也日益引发人们的关注。

二、分类

先天性白内障因晶状体混浊与发育相关，形态具有特性。临床上分类主要依据两种思维方式（表 5-1），第一，依据晶状体的混浊是否进展性加重；第二，依据晶状体的混浊程度及部位。

表 5-1 先天性白内障分类

	晶状体核	晶状体皮质	晶体体囊
板层白内障	+	+	+
极性白内障	-	-	+
全白内障	+	+	+ -
冠性白内障	-	+	-

虽然，先天性白内障晶状体的混浊程度及分布有一定的规律，但仍然具有不典型性。随着诊疗技术的发展，在临床上，医生更加关注晶状体混浊对患儿视力的影响，而并非诊断分类。因此，当先天性白内障的诊断确定后，首要问题是评估患儿的视功能，选择有利于视力正常发育的治疗手段，并尽早实施。

三、临床表现

1. 症状

先天性白内障多由患儿家长发现，主诉包括发现患儿眼斜视，瞳孔区发白，眼球不规则颤动，不能固视目标等。

因患儿幼小，不能自诉不适，对视力不好的表现形式各异，因此医生要注意听取家长的诉说，仔细询问相关病史，如出生时是否足月、足重，有否缺氧史，其他全身疾病史及相关家族史等。

2. 体征

先天性白内障常为双眼发病，有时为先天畸形的眼部表现，或伴有其他眼部发育异常，如先天性小眼球、小角膜、先天性虹膜和脉络膜缺损以及面部四肢畸形等影响视力的先天性白内障会出现感觉性眼球震颤、斜视及弱视。先天性白内障患儿晶状体混浊的形态具有一定的特征性，下面我们将临床常见、较有代表性的晶状体混浊，按其出现部位的不同分类描述：

（1）先天性中心性粉状白内障：晶状体胚胎核混浊呈灰白粉尘样，多为双眼对称性。

（2）板层白内障（又名绕核性或带状白内障 perinucleous or zonular cataract）：胎儿核至婴儿核混浊，多为双侧性，混浊多呈带状，绕核而行，可分几层呈同心性排列，层间隔以透明带，最外一层常有短弓形绕带骑在核的赤道部周围，被称作骑子（riders）。在高倍裂隙灯下可见这些带状混浊是由致密的混浊小点组成。一般愈靠近周边部愈致密，愈接近轴心部愈稀薄甚至于逐渐消失。这些混浊所在的部位和大小与胎生期发病的早晚和持续时间有关。即发病愈早愈偏向核心，持续愈久混浊愈浓厚。因此胎儿早期出现的混浊多在胎儿核附近，对视力可有一定的影响。有学者认为板层白内障与患儿先天营养不良，特别是与钙质缺乏有关。患儿常伴有佝偻病以及牙齿生长迟缓，指甲脆弱等上皮营养性发育不良体征。

疱疹病毒所致白内障的形式多样，可表现为完全性白内障，亦可表现为板层白内障，同时常常合并其他先天异常，如先天性小眼球、虹膜萎缩、视网膜色素性变性、青光眼以及智力低下、心血管异常和耳聋等。

（3）冠状白内障（coronary cataract）：多为双侧性，晶状体的中心区透明。混浊位于周边部皮质深层呈短棒状、哑铃状、圆形或椭圆形不等，呈整齐的放射状，形如花冠。

（4）蓝色点状白内障：带有蓝色的灰白混浊呈细小点状（间或见少许片状）散布在皮质深层（周边部多见）。

（5）珊瑚状白内障（coralliform cataract）：混浊位于晶状体前后极之间的中轴部及其附近。表现为以后极为中心向前方放射出许多杆状、管状混浊，且常伴有斑点状多彩的结晶。

（6）苔藓状白内障（dilacerated cataract）：晶状体成人核深层内细小、彩色反光的花边样混浊。有时合并冠状或点状白内障。

（7）缝性白内障（suture cataract）：晶状体前后沿 Y 字出现的各种形式的混浊，使 Y 字缝清晰显示。有时合并冠状或点状白内障。

（8）极性白内障

1）前极白内障（anterior polar cataract）：混浊居前囊下，多呈灰白色斑点。推测是在胚胎期晶状体泡未能全部干净地从表层外胚层脱下来的缘故。

前极性白内障应与金字塔形白内障（pyramidal cataract）相鉴别。金字塔形白内障是继发性白内障。由于角膜穿孔，晶状体前囊和角膜后壁发生一过性接触，导致晶状体上皮限局性增生形成一前囊下圆锥形混浊。随着晶状体的发育，这种混浊不断被新生的透明晶状体纤维覆盖，致使早期形成的金字塔样混浊病灶逐渐向晶状体深层移动，裂隙灯下可见金字塔形混浊与前囊间有透明皮质。

2）后极性白内障（posterior polar cataract）：位于晶状体后极偏鼻下方的圆形斑状混浊，周围常围绕有半环状灰色混浊环。

一般认为后极性白内障的发生与玻璃状体动脉残留或原始玻璃体残留有关。因为晶状体的圆形混浊相对应的玻璃体内，常有残存的玻璃体动脉。若有原始玻璃体残留，晶状体后极混浊范围较广泛，同时后极可能向玻璃体腔隆起。因后极白内障混浊所在位置邻近眼球内的屈光结点，对视网膜成像质量影响较大。

四、治疗

治疗先天性白内障，一定要结合患儿的视力发育尚未完成的特点，考虑选择安全、有效、远期疗效好的医疗干预方式。并要向患儿家长或监护人做详尽的说明、解释，以获得他们的理解和合作、帮助。（参考：新生儿出生后视觉反射逐渐建立，在注视发生后一个半月初步建立双眼共轭运动，2个月建立瞬目反射及注视反射，3个月可追随目标物，6个月建立集合反射，1岁建立时融合反射）。

首先，要明确先天性白内障的诊断，注意鉴别其他造成白瞳征的疾病，同时，全面了解其他的伴随性发育障碍性疾病，以便医生制订最切合患儿的治疗方案。先天性白内障的治疗除考虑疾病外，还一定要针对患儿的个体情况，包括：

（1）患儿就诊时年龄；

（2）是否合并其他身心发育障碍；

（3）患儿的居住地医疗条件和随诊能力；

（4）患儿家长对治疗的支持能力（包括理解、配合程度）。

同时，接诊医生一定也要充分地评估自身医疗环境、医疗设备和技术所能提供的医疗干预质量。综合评估后，选择最有利手术/矫正视力方案，并同时提供长期追踪观察及视力训练的方案。

原则上，完全性先天性白内障和位于视轴上的白内障应在明确诊断后选择白内障摘除手术治疗。手术中尽量维持解剖结构的完整，并提供接近生理的屈光状态，如同期植入人工晶状体。

对需要白内障摘除的患儿，应尽早手术。不少文献报道眼震是白内障术后视力恢复好坏程度的标志。眼震出现以前术后视力恢复满意，出现眼震以后，术后视力一般难以恢复至正常甚至在0.1以下。单眼白内障弱视程度更严重。目前许多学者主张2个月以前做白内障手术，因为这个时期是注视反射发育的时期，延缓手术将导致眼震。

在治疗先天性白内障的同时，要考虑其伴随疾病对治疗效果的影响，如斜视、眼球震颤、屈光参差、弱视等。有些患儿的眼部伴随疾病在治疗白内障，恢复正常注视功能后，经过视力训练可以矫正；但也有些患儿需要摘除白内障外的其他手术治疗，如斜视矫正术、眼震矫正术。

随访是治疗先天性白内障的重要环节，随访时限应至少延续到患儿视力发育完成后。

第二节　后天性白内障

后天性白内障指生后全身或局部眼病、营养代谢异常、中毒变性及外伤等原因所致的晶状体混浊。其中最常见的是老年性白内障。

一、老年性白内障

老年性白内障（senile cataract）又称为年龄相关性白内障（age related cataract），是一种最多见的后天性原发性白内障。临床上，年龄相关性白内障诊断标准尚存在一些争论，至今仍无一完整准确的定义。当晶状体混浊导致视力下降，此时年龄相关性白内障的诊断才具有临床意义。在流行病学调查中，将晶状体混浊并且视力下降到 0.7 或以下作为诊断标准。

（一）病因及发病机制

老年性白内障是多因素疾病，其确切病因至今尚未完全清楚，与辐射损伤（如紫外线）、全身疾病（如糖尿病）、遗传因素、药物的应用（如糖皮质激素），以及晶状体的营养和代谢状况等有关。其中最具有普遍意义的环节，便是氧化损伤。许多实验都证明，晶状体的氧化损伤发生在晶状体混浊之前。晶状体上皮细胞是抗氧化损伤的活性中心，它通过两个途径发挥抗氧化作用。第一个途径是以还原型谷胱甘肽（GSH）、抗坏血酸和维生素 E 等抗氧化剂为代表的清除自由基机制，第二个途径是抗氧化屏障，是晶状体的抗氧化酶系统，主要是谷胱甘肽过氧化物酶（GSHpx-1）、过氧化氢酶（CAT）和超氧化物歧化酶（SOD）。各种理化因素均可通过不同途径导致晶状体自由基的聚积。自由基最先损害的靶目标是晶状体上皮细胞，其次是晶状体纤维。蛋白质和脂质过氧化，发生交联、变性，并聚积成大分子，引起晶状体混浊。

（二）分类

老年性白内障多见于 50 岁以上老年人，年龄愈大愈多见。偶见于 40 岁以前甚至于青年人名曰早老性或青年性白内障。但他们的临床表现并无多大差别，只是发病早晚不同。根据混浊部位的不同，临床上将老年性白内障分为 3 种类型，即皮质性、核性和囊膜下性白内障。事实上，各类型年龄相关性白内障之间无严格区分，仅仅是代表混浊以何部位为主导的实际情况。皮质性年龄相关性白内障最为常见，约占 65%～70%；其次为核性白内障，占 25%～35%；囊膜下性白内障相对比较少见，仅占 5%。

（三）晶状体核硬度分级

在白内障发展过程中，定量监测其混浊变化规律，对揭示白内障病因及判断治疗效果均有重要意义。此外，对现代白内障手术而言，晶状体核硬度也是一个非常重要的概念。比如在超声乳化手术中，晶状体核越硬，需要破碎的超声能量越大，操作时间越长，发生相关手术并发症的可能性也愈大。对初学者来说，根据自己的技术水平，选择适当核硬度的白内障，以最大限度保证手术的安全性，是体现正确的学习曲线，由囊外白内障手术顺利过渡到超声乳化技术的重要保证。晶状体核硬度，主要是参照 Emery 及 Little 晶状体核硬度分级标准，根据裂隙灯检查结果，对其核颜色进行判断而进行分级（表5-2）。

表 5-2 晶状体核硬度分级

分级	颜色	白内障类型举例	红光反射	乳化时间
Ⅰ（软核）	透明或灰白	皮质性或囊下混浊性	极明亮	极短
Ⅱ（软核）	灰或灰黄	后囊下混浊性	明亮	短
Ⅲ（中等硬度核）	黄或淡棕	未熟期皮质性白内障	略暗	中等
Ⅳ（硬核）	深黄或琥珀	核性白内障	差	长
Ⅴ（极硬核）	棕褐或黑	"迁延性"白内障	无	不适合

（四）临床表现

老年性白内障为双眼病，但两眼发病可有先后。患者自觉眼前有固定不动的黑影，呈渐进性、无痛性视力减退。视力障碍出现时间因混浊部位不同而异，可有单眼复视、多视和屈光改变等。

1. 皮质性白内障（cortical cataract）

特点是混浊自周边部浅层皮质开始，逐渐向中心部扩展，占据大部分皮质区。按其发展过程可分为四期：初发期、肿胀期、成熟期和过熟期。

（1）初发期（incipient stage）：最早期的改变是在靠周边部前后囊膜下皮质，出现辐轮状排列的透明水隙（water clefts）或水泡。水隙或水泡主要是由于晶状体上皮细胞泵转运系统失常导致液体在晶状体纤维间积聚所致。液体积聚可使晶状体纤维呈放射状或板层分离，晶状体形成典型的楔形（cuneiform）混浊，底边位于晶状体赤道部，尖端指向瞳孔区中央。散瞳检查在后照或直接弥散照射下，呈典型的辐轮状外观。这种辐轮状混浊，最初可位于皮质表浅部位，而后向深部扩展，各层次间可互相重叠掩映。此期混浊发展缓慢，晶状体大部分透明，一般不影响视力，可经数年才达下一期。

（2）肿胀期（intumescent stage）或称未熟期：晶状体纤维水肿和纤维间液体的不断增加，使晶状体发生膨胀，厚度增加，前房变浅。此时在有青光眼体质的患者，很容易诱发青光眼的急性发作。但并非所有皮质性白内障患者都要经历膨胀期发展过程，也不一定都会诱发青光眼发作。这一阶段患者主要症状为视力逐渐减退，有时伴有眩光感，偶有单眼复视。由于尚有一部分皮质是透明的，用斜照法检查时，光线透照侧的虹膜阴影透照在深层的混浊皮质上，在该侧瞳孔内出现新月形投影，称为虹膜新月影投照试验阳性，为此期特点。

（3）成熟期（mature stage）：晶状体纤维经历了水肿、变性等一系列病理过程，最终以晶状体纤维崩溃，失去正常形态为结局。组织学上，代表纤维基质变性的特征性改变，形成微小球状蛋白的所谓 Morgagnian 小体。这一阶段以晶状体全部混浊为其特点，此时虹膜新月影投照试验转为阴性，晶状体肿胀消退，前房深度恢复正常，眼底不能窥入。视力降至光感或手动，但光定位和色觉正常。

（4）过熟期（hypermature stage）：此期由于皮质大部分液化，使晶状体内容减少，前囊膜失去原有的张力而呈现松弛状态，前房加深，虹膜有震颤。有时可看到尚未液化的核心沉到囊袋下方，随眼球转动而晃动，称为 Morgagnian 白内障。在特殊情况下，因外伤或剧烈震动可使核心穿破囊膜而脱入前房或玻璃体腔，如伴有液化基质流失，患者会出现豁然开朗的"不治而愈"的结果。当囊膜变性或因外伤形成微细裂痕时，晶状体蛋白成分可溢入前房，诱发自身免疫反应，引起晶状体成分过敏性眼内炎（phaco-anaphylactic endophthalmitis）。

与一般性虹膜-睫状体炎不同，本病发病急骤，突然出现眼睑肿胀、角膜水肿；角膜后羊脂样后壁沉着物分布密集，广泛虹膜后粘连，甚至形成瞳孔膜闭。而组织碎片积聚于前房角，阻塞小梁网，则可产生继发性青光眼，即所谓晶状体溶解性青光眼（phacolytic glaucoma）。大多数情况下，药物治疗无效，手术摘除晶状体是唯一有效手段。

2. 核性白内障（nuclear cataract）

发病较早，一般 40 岁左右开始。最初，混浊出现在胚胎核，而后向外扩展，直到老年核。晶状体核的混浊开始呈灰黄色，以后逐渐加重而呈黄褐色、棕色或棕黑色，临床称棕色或黑色白内障。这一过程可持续数月、数年或更长。在临床上经常遇到患者主诉虽已到老花眼的年龄，却不需要戴"老花镜"即可近距离阅读。这是由于核性白内障患者随着晶状体核硬化，屈光指数逐渐增加，从而形成了近视"进行性增加"的特殊临床现象。如果核硬化仅仅局限于胚胎核，而成年核不受影响，其结果将会产生一种更为特殊的双屈光现象，即中心区为高度近视，而外周区为远视，结果产生单眼复视。

从手术角度出发，鉴别皮质性和核性白内障的意义在于，前者的晶状体核一般较小并且比较软，最适合于超声乳化白内障吸除术；而后者，在选择病例时，特别要考虑核硬度因素，这一点对初学者来说尤其重要。

3. 囊膜下性白内障（subcapsular cataract）

是指以囊膜下浅层皮质混浊为主要特点的白内障类型。混浊多位于后囊膜下，一般从视轴区开始，呈棕色微细颗粒状或浅杯形囊泡状盘状混浊，又称为盘状白内障。有时前囊膜下也可出现类似改变。由于病变距节点更近，因此即使病程早期，或病变范围很小很轻，也会引起严重视力障碍。临床上，常常发现视力同晶状体混浊程度不相符合的情况，仔细检查方可发现后囊膜下浅层皮质混浊是其主要原因。在皮质性白内障成熟期或过熟期，以晶状体全面陷入混浊为特点，其前囊膜下受累全然是一种并发现象，不应与此相混淆。

囊膜下性白内障，除后囊膜下浅层皮质受累外，其他部分的皮质和晶状体核均透明，因此属于软核性白内障类型。

（五）预防和治疗

白内障混浊的机制十分复杂，目前还不能有效地预防。减少白内障的危险因素，如预防辐射、预防和控制全身病、眼部和全身用药时考虑到诱发白内障的危险，可以减少白内障的发生。白内障的治疗尚无肯定的药物，仍以手术治疗为主。只有揭开晶状体混浊的奥秘，才能找出防止白内障发生和使混浊的晶状体恢复透明的方法。

二、外伤性白内障

机械性（眼球钝挫伤、穿通伤、球内异物）或非机械性（辐射性、电击性）损伤作用于晶状体，可使晶状体产生混浊性改变，称作外伤性白内障（traumatic cataract）。这一类白内障大多发生在青少年，由于伤情复杂，其形态学特点亦错综复杂。大多数病例可述及明显的外伤史，然而在婴幼儿，切不可忽视"否认外伤史"的外伤性白内障。辐射性白内障详见职业性眼病。

1. 挫伤所致白内障（contusive cataract）

当外力来自正前方，可将与瞳孔相对应的虹膜色素印记在晶状体前囊表面，谓之 Vossius 环。它是由虹膜脱落的色素颗粒组成，有时杂有少许红细胞。如果此时不伴有晶状体实质混浊，一般不影响视力。严重挫伤可致晶状体囊膜破裂，房水进入晶状体内而致混浊。有时钝挫伤后晶状体不一定立即出现混浊性变化，数月乃至数年后始形成典型的白内障改变，裂隙灯下并未观察到囊膜破裂。钝挫伤性白内障可单独发生，也可合并晶状体半脱位或全脱位。最早期改变是正对瞳孔区的后囊膜下混浊，进而形成类似于并发性白内障的星形外观或菊花状混浊。混浊可以长期保持稳定，也可缓慢向深部和广度扩展，最后发展成全白内障。在大多数情况下，钝挫伤性白内障可合并外伤性虹膜睫状体炎，瞳孔后粘连，在严重病例还可出现虹膜膨隆等继发性青光眼表现。

2. 眼球穿孔伤所致的白内障（penetrating cataract）

眼球穿通伤同时使晶状体囊膜破裂，晶状体皮质与房水接触，即发生晶状体混浊。如囊膜破裂较大，房水迅速引起晶状体纤维肿胀与混浊，乳糜样物质可很快充满前房，甚至从角膜创口挤出，阻塞房水流出通道，引起继发性青光眼。如囊膜破裂伤口很小，晶状体保持完整状态，仅出现局部混浊。介于以上两种情况之间，尚有一种自发性吸收的可能。即穿通伤后，从未经历皮质大量溢入前房的过程，但囊膜破损又不能通过修复而自愈，因而使晶状体皮质长期处于房水的"浸浴"之中，并持续地被吸收。当最终大部分皮质被吸收，则前后囊壁贴附，便形成所谓膜性白内障。

3. 晶状体铁锈、铜锈沉着症

眼球穿孔伤如合并眼球内异物，情况可能更为复杂。一方面是机械性急性损伤的直接后果；另一方面则是异物本身具有的理化特性对晶状体的慢性损伤。具有特殊意义的是易产生氧化反应的铜和铁在眼内的长期存留，产生所谓"晶状体铜锈沉着症"（chalcosis lentis）和"晶状体铁锈沉着症"（siderosislentis）。前者晶状体混浊形态多呈葵花样外观，铜绿色反光；后者作为整个眼组织变性的一部分，晶状体混浊呈黄色。

4. 电击性白内障（electric cataract）

触高压电或遭雷击，有时可以在双眼发生白内障，其形态与钝挫伤性白内障类似。多数病例混浊静止不发展，也有病例发展迅速，在数周甚至数天内晶状体全部混浊。

三、并发性白内障

并发性白内障是指眼内疾病引起的晶状体混浊。

（一）病因

由于晶状体附近的组织的炎症或退行性变产物的袭击，使晶状体营养或代谢发生障碍而导致混浊。常见于葡萄膜炎、视网膜色素变性、视网膜脱离、青光眼、眼内肿瘤、高度近视眼及低眼压，其中眼内炎症是并发性白内障最常见的病因。

（二）发病机制

角膜和虹膜的疾病以及青光眼均可造成并发性白内障。

角膜溃疡的毒性物质能损害晶状体，角膜溃疡穿孔后因角膜直接接触晶状体而使其损伤，或者渗出物在晶状体的前囊膜沉积而损伤晶状体。

虹膜睫状体炎的炎性白细胞沉积在晶状体囊膜可以影响囊膜的渗透性，从而诱发白内障。

此外虹膜异色性虹膜睫状体炎，多并发白内障，初期为点、线状混浊，后期则全部混浊。

最近研究葡萄膜炎引起并发性白内障是因为晶状体的渗透性改变，丢失钾，吸收钠和水分。

脉络膜视网膜炎、视网膜色素变性、陈旧性视网膜脱离并发的白内障都位于晶状体的后极部，这是因为眼内的有害物质容易穿通薄弱的晶状体后囊膜。

眼内肿瘤也能并发白内障，除了肿瘤的毒性作用外，当肿瘤直接接触晶状体后部及造成机械性损伤，从而发生晶状体混浊。

（三）临床表现

根据眼部原发病组织的位置，可以将并发性白内障分为两类：一类是由眼前段疾病如角膜、虹膜睫状体炎、青光眼等引起的白内障，多由晶状体前皮质及核开始混浊，急性虹膜睫状体炎可形成虹膜后粘连，长期慢性炎症过后可以在晶状体前皮质产生弥漫性混浊；另一类是由眼后段疾病如严重的脉络膜视网膜炎、视网膜色素变性、陈旧性视网膜脱离等引起者，先于晶状体后极部囊膜下皮质出现颗粒状灰黄色混浊，并有较多空泡形成，逐渐向晶状体核中心及周边部扩展，呈放射状，形成玫瑰花样混浊，继之向前皮质蔓延，逐渐晶状体全混浊。以后水分吸收，囊膜增厚，晶状体皱缩，并有钙化等变化。高度近视多并发核性白内障。

角膜溃疡和虹膜睫状体炎多导致局限性的晶状体混浊。发展成为全白内障的病程很慢。葡萄膜炎并发性白内障可由炎性及退行性变性产物侵袭所致，也可能与长期点用糖皮质激素有关，可分为两类。一种是由虹膜睫状体炎所致，炎症反复发作或转为慢性，造成房水成分改变，影响晶状体代谢，可引起白内障。晶状体混浊多位于囊下的中轴区域或中轴旁处。在中轴旁处者常位于虹膜后粘连处。根据虹膜睫状体炎的病情，混浊可以长期固定或逐渐发展。其进展方向多沿晶状体缝扩散，并向深处发展终至形成致密的白色珠母状全部晶状体混浊，其中也可能有钙化点或结晶。一种是由后葡萄膜炎所致，由后葡萄膜炎所致的所谓脉络膜性白内障，其发生可能由于炎性产物由晶状体后极侵入而造成。多起自后囊下，首先出现鲜艳的闪光点，呈现彩色的光泽，继而出现点状混浊，后皮质内也可出现多色光泽，并逐渐致密，可发展至团球状。其特点是囊膜肥厚有皱褶，或有钙化点，最后液化和皱缩。

Fuchs虹膜异色性葡萄膜炎主要引起前葡萄膜炎，发病隐匿，活动性低，90%可发生并发性白内障，是长期睫状体炎的后果。早期晶状体透明，发生较晚，始于后囊下，此种后囊下白内障与其他慢性葡萄膜炎所致的白内障在外观上并无不同，但其发展迅速，很快成熟。

小柳-原田病的葡萄膜炎特别是前葡萄膜炎往往反复发作，迁延不愈。易发生虹膜后粘连，引起瞳孔闭锁。并发性白内障是其常见并发症，其类型多为后囊下性白内障。

急性青光眼发作时，或在降眼压术后，在瞳孔区的晶状体囊膜下有白色圆点状或哑铃状混浊，称为青光眼斑。这是急性眼压升高导致的前囊下上皮局灶性坏死。这种混浊起初位于囊下，当新的纤维移行过来，这些混浊被推向晶状体深部皮质。青光眼斑的出现标志着患者曾经经历了急性眼压升高的过程。绝对期青光眼晚期可并发黄色或微带绿色的白内障，因此青光眼又有"绿内障"之称。

视网膜脱离、视网膜色素变性以及脉络膜视网膜炎等病均可引起白内障。眼后部疾病并发的白内障通常表现为后囊下皮质混浊。陈旧性视网膜脱离多见核性白内障。视网膜色素变性晚期在后极部的皮质内有星状混浊，虽然进展缓慢，但对视力的影响很明显。在裂隙灯下可见到后极部有点状或条纹状混浊，这些混浊还带有红、蓝、绿色影。以后混浊逐渐向皮质及核扩散，多形的混浊融合，同时出现空泡和白色的钙化点，晚期混浊逐渐形成玫瑰花样，成放射状，色彩消失。

永存原始玻璃体增生症（PHPV）的晶状体后囊下混浊与晶状体后异常的玻璃体血管分支形成有关。视网膜缺氧和前节坏死导致的白内障与晶状体营养供应异常有关。这将导致合成代谢减少，分解代谢增加，酸度和坏死也增加。

高度近视性白内障可能表现为不完全的后囊下混浊或核性混浊。

玻璃体切割联合硅油填充术后晶状体混浊难以避免，即使是短期填充。硅油眼内填充并发白内障的机制不十分明确，一般认为硅油接触晶状体，妨碍其营养代谢有关，同时也与硅油注入眼均系复杂性视网膜脱离，多次手术损伤使血眼屏障破坏严重有关。

经过较长时间后，并发性白内障也能发展为完全性白内障。

（四）鉴别诊断

并发性白内障的治疗必须要结合原发病考虑，因此要对原有疾病做出正确的诊断。

对于并发性白内障的患者首先要仔细询问病史和治疗情况，必须仔细做裂隙灯检查并评估眼底情况，对于白内障严重，眼底无法窥视的患者，视觉诱发电位（VEP）和B型超声对于评估眼底和视神经的情况甚为重要。眼压测量也非常重要，低眼压预示早期眼球萎缩或视网膜脱离，高眼压则提示应除外眼内肿物或青光眼。对老年人应鉴别并发性白内障和老年性后囊下性白内障，后者多为棕黄色盘状混浊，盘的边缘不是很零乱，而且没有色彩的结晶，空泡比较少，常呈蜂窝状的外观，而前者在后极部的盘状混浊呈不均匀状，且边缘不整齐，常有色彩，空泡也多。外伤性白内障的患者多可询问出外伤史。

（五）治疗

治疗原发病。已影响工作和生活，如患眼光定位准确，红绿色觉正常，可行白内障手术。

角膜疾患并发白内障手术时，如果角膜混浊严重，影响操作和术后视功能，可以考虑角膜移植联合白内障摘除。

对于视力下降明显的葡萄膜炎并发性白内障，可考虑手术治疗。不同类型葡萄膜炎引起的白内障，对手术反应不同，应根据类型，在眼部炎症控制后，手术摘除白内障。手术时机的选择应考虑两个问题：一是虹膜睫状体炎的情况，一是眼压情况。一般来讲，活动期虹膜睫状体炎不宜手术，应采取有效措施加以很好控制。理想的情况是炎症完全消退3个月后再手术。如果炎症慢性而迁延，术前必须抗炎治疗，术后根据临床情况给予加强治疗。此外，如果患者同时并发青光眼，最好不要作三联手术，而是先作滤过手术，以后再行白内障手术，必要时在白内障手术时行玻璃体切除术。是否植入人工晶状体应慎重考虑；手术前后，局部或全身应用糖皮质激素的剂量要大些，时间长些。

玻璃体切割联合硅油充填术后白内障摘出的临床研究结果显示，实施超声乳化术比囊外摘除术更安全，硅油溢入前房的危险小。若没有条件实施超声乳化术，则在囊外摘除术中尽量选择环形撕囊代替开罐式截囊法更为安全。

高度近视患者玻璃体液化，视网膜周边变性比例大，手术摘出晶状体后，玻璃体前移，对视网膜势必产生一定的牵拉。后房型人工晶状体的植入限制了玻璃体的前移，减小了视网膜脱离的危险，人工晶状体的植入还阻止了前列腺素向后扩散，减少由前列腺素导致的血-视网膜屏障的破坏，避免了黄斑囊样水肿的发生。虽然高度近视的患者植入的人工晶状体度数可以接近 0 度甚至是负度数，但是出于以上考虑，还是植入人工晶状体更为安全。

并发性白内障尤其是葡萄膜炎并发性白内障患者的术后炎症反应比较重，可见大量纤维素样成形渗出，并且持续时间较长。术后应全身及局部给予糖皮质激素治疗。除白内障术后的一般并发症以外，瞳孔区机化膜是这类患者术后晚期的常见并发症。该机化膜往往较致密，影响视力，需要处理。比较安全的方法是以 YAG 激光切开，以避免手术切膜激惹再次生成大量的成形渗出。此外，瞳孔区机化膜可引起继发性瞳孔阻滞性青光眼，因此术后必须密切观察眼压，及时处理高眼压情况。在除外眼底陈旧性病变的情况下，这类患者术眼眼前节炎症反应控制后，视力预后一般较好。

四、药物与中毒性白内障

晶状体的代谢依赖于眼球的健康程度，任何影响眼部氧和营养供应或产生毒性产物的药物或眼部疾病都会加速白内障的发病。许多药物和化学物质可以引起白内障。其中毒性物质有萘、二硝基酚、三硝基甲苯、铊、硒、芥子气、三乙烯亚胺三嗪以及一些金属如铜、铁、银、汞等经全身或局部进入眼内偶可出现白内障。可以诱发白内障的药物也有许多种，如皮质类固醇、缩瞳剂、氯丙嗪、别嘌醇、氯喹、胺碘酮。

1. 皮质类固醇

皮质类固醇与后囊下型晶状体混浊有关，发病机制不详，病变程度与应用皮质类固醇的剂量和用药时间有关，也与个体对皮质类固醇的敏感性有关。多途径给药都有报道可形成白内障，如全身用药，局部点眼，结膜下注射，喷鼻。例如，有报道眼睑皮炎局部应用皮质类固醇药引起白内障形成。用药剂量小于 15 mg/d 的比每天剂量大于 15 mg 的患者发生白内障的比例低。一项研究显示，角膜移植术后局部应用 0.1% 地塞米松平均每天 2.4 滴，10.5 个月后 50% 患者出现白内障。

无论从组织病理还是从临床表现上看，由皮质类固醇形成的后囊下性白内障与老年性的晶状体后囊下混浊都不能区分。在一些儿童的皮质类固醇性白内障，停药后病变可逆。

2. 吩噻嗪

吩噻嗪是一类影响精神状态的药物，可以导致色素沉积在晶状体的前上皮细胞。此外，有些吩噻嗪类药物特别容易形成这种混浊，如氯丙嗪，硫利达嗪。吩噻嗪类药物产生的视力损害通常都不明显。

3. 缩瞳剂

抗胆碱酯酶药物可以导致白内障。据报道使用毛果芸香碱后 55 个月有 20% 的患者出现白内障，在使用 pholine iodide 后有 60% 的患者出现白内障。通常，这种白内障首先表现为晶状体前囊、上皮细胞内或其后的微小空泡。这些空泡通过透照法最容易观察。白内障也可以发展为后皮质和核性的。长期应用或者频繁应用抗胆碱酯酶药物的患者更容易发生白内障。

虽然在局部应用抗胆碱酯酶药物的年长的患者更容易出现影响视力的白内障，但是在调节性内斜患儿使用乙膦硫胆碱后尚未见进展性白内障形成的报道。由缩瞳剂引起的白内障大多数不影响视力，停药后也可以逐渐消失。有时发现过晚，混浊偶可扩展到后部皮质，此时停止滴药虽混浊不易消失，但可停止发展。

4. 胺碘酮

胺碘酮是一种抗心律失常药，据报道可以形成前部晶状体星状轴性色素沉着。这种情况很少会影响视力。胺碘酮也会沉积在角膜上皮细胞，偶尔会导致视神经病变。

5. 长期口服治疗青光眼的碳酸酐酶抑制剂，也可以引起白内障。

6. 吸烟与饮酒核性白内障与吸烟有关。吸烟一直是可以预防的危险因素之首。吸烟引起损害的精确机制还不清楚，可能是对晶状体的氧化损伤造成蛋白修饰，溶解性下降和细胞DNA损伤，最终导致蛋白变性，使晶状体透明性下降。酒精导致的白内障见于各种临床类型。

第三节 儿童白内障

由于感染及营养不良所致的失明显著减少，白内障已成为儿童致盲的主要原因，据报道，儿童白内障的发生率为 $1/10\ 000 \sim 5/10\ 000$，其中发展中国家的儿童白内障致盲率约为发达国家的 10 倍。早期诊断和治疗对于视力的提高具有相当重要的意义。由于儿童的眼球特点和发育等因素的影响，与成人手术相比，儿童的白内障手术存在着一系列复杂的问题，给手术预后带来较大的影响。随着近年来新的技术和设备不断出现，白内障手术方法随之不断获得新的进展，但在人工晶状体植入的时机和度数的选择等方面，目前仍然存在着较大的争议。

一、儿童眼的特点与白内障手术的关系

由于儿童的眼球特点，以及在术前检查时配合能力较差、眼部手术需要全身麻醉等因素，儿童的白内障手术不仅具有较大的危险性和操作难度，而且术后效果也不如成人手术效果满意。

影响白内障手术术后效果的，主要有以下几点。

（一）屈光状态

婴幼儿的眼轴长度明显短于成人眼。婴儿出生时眼轴长度约为 16 mm，此时的屈光状态为 $+30.00 \sim +35.00$ D。随着年龄的增长，眼轴长度和角膜的屈光度也随之改变。1 岁时，婴儿的眼轴长度和屈光度接近成人。因此，若打算在患儿 1 岁以前行人工晶状体植入术，选择人工晶状体的度数是一个关键的问题。

（二）眼球硬度

儿童眼球与成人眼的另一个重要区别在于眼组织的硬度不同。婴儿的角膜和巩膜相对成人而言较薄，角膜梯形切口较成人难做，术中眼球在房水流出后易发生塌陷，若切口为无缝线小切口，术后切口自闭功能较差。儿童眼的玻璃体弹性强，后房压力较成人眼高，术中前房难以形成，手术操作空间小，易发生玻璃体溢出。另外，儿童晶状体囊膜的脆性较大，在抽吸皮质和人工晶状体植入时容易发生囊膜撕裂，从而导致术后并发症的发生。

（三）术后易发生后囊混浊

小于 3 岁的儿童，不论是何种类型的白内障，在行单纯白内障囊外摘除手术以后，3 个月内几乎 100% 的患儿发生后发障；3 岁以上的儿童后发障的发生率也明显高于成人。这是由于儿童的晶状体上皮细胞的增殖活性明显比成人高。尽管一些手术者在摘除白内障的同时

作了一期的后囊截开术，但仍然有患儿的晶状体上皮细胞利用玻璃体作为支架，继续增殖扩展，从而形成后发障。

（四）对手术和人工晶状体的反应高于成人

首先，儿童眼术后的纤维炎性渗出反应明显高于成人，大量的纤维渗出加速了虹膜和其他组织与人工晶状体的粘连，同时加速了晶状体上皮细胞的增殖；其次，人工晶状体和虹膜组织的摩擦所引起的反应也明显高于成人眼；再者，人工晶状体对眼的毒性作用对儿童眼也容易引起严重的反应。

二、儿童白内障的种类

儿童白内障可有先天性及外伤性等类型。先天性白内障是胎儿发育过程中晶状体发育障碍的结果。从形态学上分，先天性白内障可分为前极性、后极性、冠状、点状、板层、核性、全白内障和膜性白内障等类型。不同类型的白内障对视力的影响程度不同。如果晶状体混浊程度较轻，对视力无明显影响，可以对患者进行认真的随访，观察有无屈光不正并及时予以矫正，若视力障碍有明显进展，则须及时手术处理，谨防弱视的发生。

外伤性白内障是儿童单眼白内障的常见原因。对其处理，须依赖于后囊和悬韧带的损伤情况以及角膜、葡萄膜、房角、眼后段是否累及。若患儿晶状体损伤程度轻，视力较好，只需密切观察。但若损伤明显影响视力，或引起眼部并发症，则需手术治疗。

三、术前检查

若一个先天性白内障的患儿未被发现全身其他系统有临床表现异常，则没有必要进行广泛详尽的实验室检查来评估其白内障的发生原因。但如果患儿同时存在有代谢性疾病、性传播疾病、子宫内感染或伴有发育畸形，术前最好由儿科医生协助检查，以找出先天性白内障的真正发病原因，并进行全身其他相关疾病的治疗。

当一个白内障患儿前来眼科就诊时，最首要的是进行详细的眼部检查。首先可在散瞳的情况下用直接检眼镜检查眼底的红光反射以粗略地判断患儿的眼底状况。其次是评估患儿的视功能，幼小的患儿无法配合视力的检查，可以通过询问其父母与患儿是否有目光的交流来帮助判断，同时检查患儿是否有固视和跟随物体运动的能力。如果大于2～3个月的婴幼儿出现明显的眼球震颤往往预示着视力预后较差。彻底地检查往往需要使用镇静剂或全身麻醉后进行，可以给患儿口服水合氯醛，待其熟睡后进行检查，也可以在手术开始前全麻达成之后进行。在检查时不仅对患眼要进行散瞳后的眼前段和眼后段检查，对于单眼患者的对侧眼也必须进行散瞳后的详细检查，这是因为有些单眼白内障患者的对侧眼，即使没有形成白内障，常常也可以伴有其他的发育畸形。眼前段的检查除了常规的裂隙灯检查外，还包括角膜直径的测量、眼压的测量，眼后段的检查主要用检眼镜检查玻璃体和视网膜的状况。眼部检查还包括眼轴长度和角膜曲率的测量，用以计算所需植入的人工晶状体度数。

四、手术时机的选择

手术是治疗白内障的最重要而有效的方法。20世纪70年代以前，对于儿童白内障曾采用非常保守的治疗方法，即用阿托品或托吡卡胺散瞳，或采用光学虹膜切除术，让患儿从混浊晶状体的周边视物。然而人们逐渐认识到光学虹膜切除术对于提高视力的作用不大，散瞳剂引起的调节麻痹也阻碍了视力的发育。因此现在公认的治疗原则是在视觉发育的关键时期及早进行白内障摘除术和无晶状体眼屈光不正的矫正，避免患儿出现不可逆的视觉剥夺性弱视。

要确定手术时机，首先必须正确判断晶状体混浊对视力的影响程度。3～4 岁以下的儿童很难查视力，通常只能通过检查白内障的形态、患儿的视觉固视反射、视觉电生理的检查以及患儿对外界环境的反应能力来综合判断视力，从而决定是否手术。许多学者认为混浊直径大于 3 mm 的白内障应及时手术，混浊部位越接近后极对视力的损害就越大。70 年代的学者认为白内障手术应于患儿 3～6 个月时进行较为合适。目前认为在患儿身体条件允许的情况下应尽早手术，特别是单眼白内障的患者。国外一些学者认为对单眼先天性白内障而言，要获得术后好的视力只有在新生儿期手术才有可能实现；双眼白内障患者也应尽早手术。但 Elston 和 Timms 认为，生后 6 周是双眼视力发育的潜伏期，在此之前过早手术，并无太大必要。现在，有不少学者把出生后 8 周内进行先天性白内障手术作为最佳手术时间。第二只眼的手术应在第一只眼手术后 2 天至 1 周内完成，以防在手术后因单眼的遮盖而诱发形觉剥夺性弱视。

对于绕核性白内障或晶状体部分混浊的患儿，应注意观察其患眼是否具有良好的视功能。倘若患儿尚有较好的视功能，可密切随访观察晶状体混浊的发展状况和是否有弱视的发生，不当的过早手术若造成并发症反而可能会导致斜视、弱视并丧失双眼视功能。前极性白内障很少形成弱视，但应注意密切随访。

五、无晶状体眼的矫正

目前常用的对儿童无晶状体眼进行光学矫正的方法有 4 种：框架眼镜、角膜接触镜、人工晶状体和角膜表面镜。

（一）框架眼镜

它是古老而传统的光学矫正无晶状体眼的方法，对许多双眼患者既经济又安全。它配戴方便，价格便宜，镜片度数能够随患儿眼球的发育变化而及时更换，手术后可以立即配戴，无并发症，是矫正双侧无晶状体眼的重要方法。不足之处是先天性白内障术后屈光度高，镜片厚使得眼镜过重，配戴后存在影像歪曲、影像放大、视野缩小等缺点。此外，婴幼儿脸形扁平，鼻梁低，不易配戴，容易损坏，单侧无晶状体眼的患者无法耐受。

（二）角膜接触镜

为国外婴幼儿无晶状体眼最常用的光学矫正方法，国内目前应用还不普遍。它的优点同框架眼镜一样，可以随着患儿眼球的发育而改变屈光度，特别适合于单侧无晶状体眼患儿；除了屈光度外，接触镜还可以随时改变其他参数（如镜的曲率、大小和制作材料等）；同时，1 岁以内的婴儿可以很好地耐受角膜接触镜；此外，角膜接触镜是一种非创伤性的治疗方法，对眼部的损伤小，一些新型的接触镜显示出较好的耐受性，特别适合儿童配戴。

但是角膜接触镜也存在着一些缺点：儿童在 1～3 岁时，很难制成合适的角膜接触镜，而且单眼无晶状体眼也不易接受接触镜，使得治疗效果不理想；在此年龄，接触镜容易丢失，造成儿童有效矫正时间的缩短；同时，1 岁以后，儿童对角膜接触镜的耐受能力逐渐下降，即使使用接触镜也可能产生复视或因接触镜偏心而产生视力压抑；由于频繁装取接触镜，会对儿童带来心理上的伤害；高度数的接触镜制作困难，价格昂贵，有时需要全麻下操作，种种因素使得许多患儿家长不能坚持治疗，即使继续治疗，也会因家长把大部分时间和注意力集中在接触镜上，而放松了健侧眼的遮盖治疗；另外，角膜接触镜的配戴还可能引起角膜新生血管与上皮下浸润、角膜溃疡、感染等并发症的发生。

接触镜度数的选择是用接触镜治疗儿童无晶状体眼的关键，不合适的度数仍然有可能导致弱视的发生。一般幼小婴儿要求有更好的视近物能力，随年龄增长，则远视力更加重要。

每个患儿配戴接触镜的度数应根据散瞳验光结果来决定，另外加上过矫量，1岁以内过矫＋1.5～＋3.5 D，1～4岁过矫＋0.5～＋1.5 D，生后18个月时开始试戴双焦镜以便近距离注视。

（三）角膜表面镜

这种术式于20世纪80年代被提出。它的优点是该手术为眼外手术，而且可以重复进行，还可矫正儿童角膜瘢痕所引起的散光。但这一技术只适合于大于1岁的儿童，手术费用高，需要有供体角膜，矫正度数不能随眼轴的发育而改变，术后植片水肿时间较长，导致一段时期内患眼视力不能提高，少数患者植片失败，种种不足之处使其应用受到限制，目前临床上还未广泛开展使用。

（四）人工晶状体

对于成人无晶状体眼的矫正，人工晶状体植入术已被公认为是最安全有效的方法。但对于儿童而言，目前仍存在较大的争议。对于年龄较大的儿童，人工晶状体的植入是提供光学矫正的最好方法。它所产生的物像不等率最小，可最快速地提供术后视力重建，可提供全天的光学矫正，其性能与晶状体蛋白所形成的晶状体相似，不需摘换，即使对于配合差的儿童也可以提供合适的弱视治疗，已成为普遍采用的方法。目前，对于2岁以上的儿童，用人工晶状体植入术来矫正无晶状体眼的屈光不正已没有异议。但对于婴幼儿的应用尚存在许多争议。目前多数学者不主张为1岁以内的婴幼儿植入人工晶状体，主要原因有：①患眼术后炎症反应强烈，甚至难以控制；②患儿的眼轴长度及角膜曲率变化迅速，难以选择适宜的人工晶状体度数。出生后1年内，患儿的眼轴长度平均增长4 mm。若植入人工晶状体，眼轴及角膜曲率的变化随着年龄的增长可造成屈光不正、屈光参差和明显的影像不等，从而影响弱视的防治和视觉系统的发育，使手术失去了本来的意义。目前对于1岁以下的儿童，国外许多手术者认为接触镜不失为最佳的选择。除了安全、简便外，更重要的是可根据眼球发育所致的屈光状态变化调整接触镜的度数，同时又照顾到各个时期对远、近视力的不同需要。事实证明，幼小婴儿一般都能很好地耐受角膜接触镜。待患儿年龄较大时，眼球发育已基本完成，可选择适当时机进行二期人工晶状体的植入。

人工晶状体植入禁忌证：眼球先天畸形如严重小眼球或小角膜、先天性青光眼、慢性葡萄膜炎、角膜内皮疾病。常规白内障禁忌证：黄斑病变和视网膜脱离等。外伤性白内障一期手术时应注意外伤的情况是否构成人工晶状体植入的禁忌，同时还必须考虑到植入人工晶状体对恢复视力是否有意义。

六、手术方式的选择

（一）前部进入法

儿童的白内障手术多采用角巩缘隧道切口或巩膜隧道切口，这样可以避免虹膜前粘连的形成，切口位置一般位于上方12点钟位，也可以在颞侧。因为儿童的晶状体还没有形成核，所以用小切口结合单纯注吸就可以去除晶状体。儿童的前房通常比较狭窄，所以一般选择粘度较高的粘弹剂，这样可以更好地起到填充效果。

如果瞳孔比较小并且难以散大，用虹膜牵开器的效果非常好。

采用前囊的连续环形撕囊是保证人工晶状体的位置在囊袋内的关键。撕囊口应比人工晶状体的光学部直径略微小一些。

儿童的前囊膜比较厚、有弹性，因此也比较容易撕向赤道部。连续环形撕囊可以先用截囊针在囊膜中央穿刺后改用撕囊镊完成，也可以直接用撕囊镊一次完成。为避免撕向赤道部，很好地控制撕囊的方向，撕囊镊须重复抓捏在囊膜瓣不同的部位。撕囊过程中直径须控制在比预先设计的直径稍小一点的尺寸，由于内在弹性的关系，撕囊结束之后撕囊口的直径通常还会再自动扩大一些。如果白内障处于膨胀状态，在前囊膜穿刺完成以后白色的液体会进入前房。可以先吸除液化的皮质或用 Healon 5 粘弹剂注入前房，在晶状体前方起到填压液化皮质的作用。

在水分离以后，基本上用灌注、吸引的方式就可以彻底清除皮质和软核。彻底清除所有的晶状体物质能使术后的炎症反应降低到最小程度。

文献报道大于6岁的儿童术后眼内炎的发生率有所增加，所以对于这一年龄段的患儿我们倾向于保留后囊膜。即使发生后发障，患儿也可以较好地配合采用 YAG 激光的后囊膜截开术。对于6岁以下的儿童，后囊膜环形撕囊联合前段玻璃体切除术是保证术后产生一个清晰的视轴、减少二次手术的必要手段。清除晶状体物质以后，用高粘度的粘弹剂填充囊袋，将截囊针套在粘弹剂的注射器上完成囊膜切开，尽量勿使玻璃体涌出，做开口的方式最好用撕开、划开的方法而不是向后刺穿囊膜，在后囊开口处注入粘弹剂保持玻璃体不涌出，在囊膜瓣的后部注入粘弹剂，使瓣向前进入囊袋内，用撕囊镊抓住后囊瓣，完成连续的环形撕囊。

有研究表明，用玻璃体切割器完成囊膜切除，发现比连续环形撕囊更容易控制。也有这样的操作案例，用粘弹剂填充囊袋之后，再做一个后囊的穿刺，将粘弹剂注入后囊膜和玻璃体之间，以堵住玻璃体的出口，避免玻璃体涌入前房。不过，如果有粘弹剂存在于后囊膜之后，较难获得预定大小的撕囊直径，手术结束时，存在于后囊膜之后的粘弹剂也较难以清除，容易导致术后人工晶状体向前拱起。后囊环形撕囊的直径须稍小于前囊撕囊口直径，最好为 4.0 mm，至少必须大于 3.0 mm，而且必须清除游离的后囊瓣，否则术后有自闭的可能。

用玻璃体切割器清除前段至少 1/4～1/3 的玻璃体。这一操作的目的是为了防止纤维上皮细胞沿玻璃体的前界膜长入，从而术后再次影响视轴的清晰。方法是在前房内和人工晶状体的前面注入高粘度的粘弹剂，在人工晶状体后面进行无灌注的玻璃体切除，即所谓的干切。首先，玻切器通过前囊撕囊口，越过人工晶状体光学部的边缘并且通过后囊的环形撕囊口，彻底清除残留在前房、囊袋内或后囊开口附近的玻璃体，然后切除前段玻璃体。

看清从后囊到后极部之间是否有永存性玻璃体动脉的存在，如果有的话应予一并切除。

在眼前段充满高粘度粘弹剂的情况下，干切是很安全的。玻切结束以后，注入缩瞳剂缩小瞳孔。为了检查切口处是否有机化条索形成，从边孔伸入粘弹剂针头，在虹膜表面扫一遍，若看到虹膜被牵动，则表示前房内还有玻璃体存在。

所有操作结束后必须彻底清除粘弹剂，以免引起术后眼压升高。关闭创口。11 岁以下的儿童的巩膜较软、有弹性，往往很难形成一个自闭的切口，需要用 10-0 尼龙缝线关闭切口。11 岁以上的儿童可以采用无缝线的自闭切口。

如果计划一期植入人工晶状体，可在术中直接将人工晶状体植入囊袋，这是减少术后后发障形成的重要措施，此外，囊膜还可以将人工晶状体与周围血管组织隔开，减少由此而产生的慢性炎症的可能性。植入的方法和成人手术相同。有些手术者提议将人工晶状体的光学部嵌顿在后囊的撕囊口内以减少后发障的发生率，具体方法是先作后囊的环形撕囊，直径比人工晶状体的直径小 1~1.5 mm，然后抓住人工晶状体的光学部，在后囊的撕囊口处交替向相反方向移动，直到光学部进入到后囊撕囊口的后部。

这种方法有可能会造成前后囊的接触，引起囊袋的闭合，形成 Sommering 环，但由于后囊孔缘位于人工晶状体视区的前表面而不是玻璃体前界膜，而前者是不适合上皮细胞生长的，所以视轴区得以保持透明。而且，如果前囊膜的撕囊不完整的话，最好将人工晶状体嵌入后囊的撕囊口以避免将来可能发生的偏心，还可以成为房水-玻璃体很好的屏障。若采用这项技术，则不需要进行前段玻璃体切除。但这项手术的一个潜在的危险是：如果发生屈光参差，手术置换人工晶状体的难度将会非常大。

如果计划将来二期植入人工晶状体，一般前、后囊膜的残余部分已经粘连、纤维化甚至形成瘢痕组织，无法行囊袋内植入。但由于纤维膜坚韧、稳定，可提供较好的支撑，所以可以将人工晶状体植入在睫状沟内。一般不考虑植入前房型人工晶状体（anterior chamber intraocular lens，AC-IOL）。没有行一期人工晶状体植入的患儿，白内障术后须立即接受配戴角膜接触镜或框架眼镜矫正无晶状体眼的屈光不正。

（二）后部进入法

后部进入法需在睫状体扁平部做 2 或 3 个切口。作眼内灌注后，用玻切器彻底清除后囊膜和晶状体组织，将中央前囊膜切开。如果计划一期植入人工晶状体，剩下的前囊膜部分可以起到支撑作用。这时关闭扁平部切口，行巩膜隧道切口或角巩膜隧道切口，将人工晶状体植入眼内睫状沟处。在关闭切口之前要确定没有玻璃体残留在前房内或切口处。这一方法与前部进入法相比，有可能将视网膜色素上皮细胞带入玻璃体，导致术后远期的视网膜脱离，而且人工晶状体位于睫状沟内不如位于囊袋内稳定和安全，所以一般不常规采用这种术式，多与玻璃体视网膜手术联合采用。

七、人工晶状体的度数和类型的选择

对于儿童无晶状体眼，在行人工晶状体植入术之前如何选择合适的屈光度数一直是争论和研究的焦点。首先，这一度数必须提供良好的屈光矫正，使患儿术后立即可以获得满意的视力以免弱视形成；其次，患眼发育以后不至于形成高度屈光不正。儿童的双眼通常处于远视状态，在继续发育的过程中，眼轴变长、角膜曲率逐渐变小，屈光状态不稳定。人工晶状体植入后与眼内组织粘连固定，很难依靠二次手术更换人工晶状体的度数。因此，理想的人工晶状体度数不仅要求能在术后近期获得较好的视力，在眼球发育完成、屈光状态稳定后，也能接近正视。在实际选择人工晶状体屈光度数时，应顾及这两个方面。有人主张为防止弱视的发生，要求术后能矫正到正视，但眼球的屈光度数随着年龄的增长会有相当大的改变，眼球会变成高度近视状态，需要在成年以后再行角膜激光手术或背驮式人工晶状体植入术矫正高度近视。也有作者主张为中和以后发育中可能出现的近视，应倾向于偏远视的矫正，术后再配戴角膜接触镜或框架眼镜矫正欠矫的这部分远视，以免由于远视造成的弱视。还有作者认为，儿童人工晶状体的植入度数应与成人的平均晶状体度数（＋20.00 D）一样，剩余的屈光不正度数通过戴镜来矫正。Kenneth 认为，对于 2～4 岁的患儿，可在矫正到相当于对侧眼屈光状态所需的度数上减去 1.25 D，术后给予框架眼镜或角膜接触镜矫正；对于 4～10 岁的患儿，以矫正到对侧眼屈光状态所需的人工晶状体度数为标准；10 岁以上的患儿，则在避免造成双眼屈光参差的前提下尽量矫正到正视。这一标准同时考虑到了患儿年龄、眼球发育以及对侧眼的屈光状态。Dahan 建议，对于 2～8 岁的儿童可欠矫正视度数的 10％，对于小于 2 岁的儿童可欠矫 20％。Scott 等认为，对于双眼人工晶状体植入的儿童，第二术眼的屈光度数要根据第一术眼的结果来决定。对学龄儿童，第二术眼的屈光度数应较第一术眼低 2 D，这样，当发育完全时，能有较好的视近和视远功能，有的甚至阅读时也无须戴镜。

人工晶状体材料的选择对于术后反应的大小是一个重要的影响因素。Lambert 和 Grossni-klaus 建议选择较软的人工晶状体，以免过硬的袢通过囊袋对虹膜根部压迫造成组织坏死。目前人工晶状体材料的不断改进，对于术后反应发生率的下降也起了一定的作用。研究表明，表面覆盖肝素的 PMMA 材料的人工晶状体比起以往常用的 PMMA 人工晶状体，有更好的生物相容性，可以明显减少儿童白内障术后晶状体表面细胞的沉积。

术中尽量将晶状体植入在囊袋中，可以减小术后炎症反应的发生。但是使用这类人工晶状体的缺点是：在植入 PMMA 的人工晶状体时切口必须扩大，这样会增加术后潜在感染的可能性，并且加大手术引起的角膜散光。

使用直角边的人工晶状体可以减少术后在瞳孔区的后发障的发生率。折叠式人工晶状体通过小切口就可以植入，可减少术后散光。一般我们不推荐在儿童中使用无角度即平面袢的人工晶状体，因为会出现晶状体位置偏心、前囊混浊和囊膜收缩等一系列问题。

人工晶状体大小的选择也是一个重要因素。有动物实验表明，在新生兔眼中植入一个常规大小的人工晶状体虽然可以通过扩张囊袋及机械阻遏晶状体上皮细胞的增生移行来减少后发障的发生，但可以导致明显的术后并发症诸如眼球发育的迟缓和人工晶状体袢的断裂。通过植入较小尺寸的人工晶状体可以减少术后并发症的发生。在成年患者中，对于植入囊袋内的单片式 PMMA 人工晶状体，一般建议选择的直径为 12 mm。Wilson 报道在 2 岁以上的儿童，这样一个大小的人工晶状体同样适用。在小于 2 岁的儿童，他推荐使用直径为 10 mm 的人工晶状体，尽管在这一年龄组的儿童，测量囊袋直径所得到的结果是 7 mm，但是儿童的囊袋具有较强的弹性，可以在一定程度上耐受直径稍大的人工晶状体。

八、术后常规处理

术后的眼内炎是最严重的并发症之一。最好在手术过程中预防性地使用抗生素。国外有研究者建议用 1 mg 先锋霉素 V 溶于 0.1 mL 的生理盐水中，在手术结束时注入前房，在新生儿则用 0.5 mg 足够了。Buratto 不建议在白内障手术过程中常规性地在灌注液中加入万古霉素，认为这样会增加患儿黄斑囊样水肿的发生率。

婴幼儿术后不宜常规使用保护性的眼罩，以免不可逆性弱视的发生。术后儿童的眼睛与成人相比更容易发炎，可立即开始局部应用可的松眼液，使用时间超过 1 个月，每天使用 4～5 次，同时常规使用散瞳剂（1％托吡卡胺）数周。

术后对患儿的密切随访要持续到起码 7 岁左右。在出生后 1 个月左右接受手术的患儿，随访时间更要延长，因为新生儿术后继发性青光眼的发生率相当高。如果是单眼弱视的患儿，而且屈光间质清晰，术后立即开始遮盖训练治疗弱视。对于双眼白内障的患儿，应在 1 周内进行另眼的手术。

九、术后并发症的治疗

除了和成人白内障术后相同的常见并发症外，儿童白内障术后更容易发生以下并发症。

（一）后发障

瞳孔区的混浊是婴幼儿患者最严重的术后并发症之一，因为这很快会引起不可逆的剥夺性弱视。混浊的原因主要是由于残存的晶状体上皮细胞、虹膜色素细胞和巨噬细胞受炎症介质刺激而增殖并发生成纤维细胞的化生，沿后囊表面延伸并收缩的结果。即使已经行了后囊环形撕囊术的患儿，在术后数月内也仍旧可以发现晶状体上皮细胞在玻璃体表面生长。

行后囊环形撕囊联合前段玻璃体切除手术可以较好地避免术后发生后发障。如果已有后发障形成，混浊程度较轻且患儿较配合的，可用 Nd：YAG 激光予以截开。如果在混浊形成数月之后才发现，此时后囊膜已经机化相当明显，用 YAG 激光往往难以截开，必须行全麻下的后发障切除术。将高粘度的粘弹剂从角巩膜缘穿刺口注入前房后，从扁平部做切口，用穿刺刀从人工晶状体后方切开中央的混浊，用干切方式切除长在瞳孔区的晶状体上皮细胞。

（二）继发性青光眼

继发性青光眼在白内障患儿术后是一种很常见的并发症。其病理生理机制尚未完全明确。可能与葡萄膜炎、玻璃体物质进入前房以及残余的晶状体物质融合形成 Soemmering 环导致房角关闭有关。眼压升高可以导致新生儿角膜水肿、眼轴迅速增长和角膜直径的迅速增大，严重的一过性高眼压可造成不可逆的视功能损害。当进行性炎症引起瞳孔阻滞和虹膜膨隆时，会引起急性青光眼的发生。通常虹膜周边切除术足以解决。无晶状体眼的青光眼可以用联合丝裂霉素的小梁切除术来控制眼压。必须牢记的一点是：如果患儿是在出生后 1 个月行的白内障手术，必须终生随访眼压。

（三）葡萄膜炎与膜形成

葡萄膜炎是人工晶状体植入术后最常见的并发症，儿童术后的炎症反应往往比成人明显，年龄越小，出现越早，越难以处理。炎症反应可表现为人工晶状体表面的细胞和色素沉积物，前房内纤维素样渗出，晶状体前后膜和虹膜后粘连等。瞳孔区机化膜和虹膜后粘连的形成不仅影响视力，还可导致继发性青光眼、人工晶状体移位、瞳孔夹持等并发症。外伤性白内障患儿术后渗出反应明显比先天性白内障患儿重而且持续时间长。

葡萄膜炎发生的机制是由植入的人工晶状体激发的免疫反应、残留的晶状体物质和上皮细胞、血-房水屏障的破坏和对侧眼有白内障手术史等多种因素引起。彻底清除前房内晶状体物质和玻璃体，将人工晶状体植入囊袋内，使用表面经过肝素处理的人工晶状体，手术者操作轻柔以及术前全身应用抗前列腺素类药物均可减轻炎症反应。术后反应可通过静脉滴注和局部频繁点用皮质激素来控制。对于人工晶状体表面不能吸收的机化膜，可使用 YAG 激光沿瞳孔缘将其击穿。

（四）瞳孔的偏心

白内障的创口有时会引起虹膜的前粘连从而继发性地引起瞳孔的偏心。若视轴被虹膜遮盖了，则有必要尽快恢复瞳孔的位置或者用 Nd：YAG 激光或手术方式再造一个瞳孔。

（五）人工晶状体移位、偏心和夹持

后房型人工晶状体植入后偏心较多见，经常发生沟-袋综合征，即一个袢在囊袋中，另一个袢在睫状沟中。这种情况往往需要手术调整人工晶状体的位置。连续环形撕囊可以确保人工晶状体植入在囊袋内，从而减少移位、偏心和夹持。术后早期散瞳容易发生瞳孔夹持。一旦发生，应用强效散瞳剂拉开瞳孔缘与人工晶状体表面的粘连，夹持解除后随即仰卧位缩瞳，也可 YAG 激光打开虹膜粘连。

（六）迟发性眼内炎

感染性眼内炎是所有内眼手术中最严重的并发症，可带来破坏性的后果。植入人工晶状体引起眼内炎的病原体可能来自湿式灭菌，也可能与灌注液污染有关。在囊袋内的微生物，对体外实验敏感的抗生素可能不敏感。在治疗方面，应全身应用抗生素、皮质激素结合玻璃体腔内注射抗生素，必要时取出人工晶状体。

第四节　糖尿病患者的白内障手术

伴随社会进步和人民生活医疗条件的改善，疾病谱的改变，糖尿病已成为现代社会危害人民健康最重要的疾病之一。糖尿病性白内障作为常见的糖尿病眼科并发症，已成为眼科医师最经常面对的课题之一。糖尿病的全身并发症和糖尿病视网膜病变的可能增加了糖尿病性白内障手术治疗的复杂性。与一般老年性白内障相比，糖尿病性白内障在手术指征的确定、手术方式的选择、术前准备、术后处理以及手术技巧的运用等方面，均有其特点。在此我们对有关糖尿病性白内障的手术治疗的几个问题进行探讨。

一、手术适应证和手术方式

随着手术技术的发展和对疾病认识的深入，白内障的手术适应证逐渐增宽，糖尿病性白内障也是如此，即使合并增殖性视网膜病变的患者，仍可进行白内障手术并植入人工晶状体，但对糖尿病患者可能合并的视网膜病变应做彻底的检查与评估。因为患者的术后视力决定于视网膜病变的程度和黄斑部是否被累及，视网膜病变的情况还会影响手术方式的选择。糖尿病性白内障手术治疗的目的有二：一是增进视力；二是方便眼底疾病（主要是糖尿病性视网膜病变）的检查和治疗。单纯由白内障本身造成视力损害，即使已达盲目水平，一经成功的手术治疗，视力即可大幅提高，达到 0.8～1.0 水平亦不少见，手术时机也可从容地择期而定；而糖尿病视网膜病变造成的视力损害，在某种程度上具有不可逆性，而如果错失了有利的治疗时机，更会造成严重的后果，因此又有一定时间上的紧迫性，从这个意义上讲，方便眼底病的治疗是糖尿病性白内障手术治疗时的首要考虑因素。因此对于一些中心视力尚好，而周边皮质明显混浊已影响糖尿病性视网膜病变激光治疗的患者，亦应考虑手术治疗白内障。

根据是否合并糖尿病性视网膜病变，糖尿病性白内障手术方式可以有多种不同的选择，但首先必须强调的一点是：如果视网膜病变需要光凝，而晶状体情况允许，那么术前应尽可能完成光凝，光凝不足之处待术后切口愈合情况允许时尽快补充，术前因白内障无法进行光凝，术后也应尽可能早进行视网膜光凝。这样可以显著减少术后糖尿病性视网膜病变进展。

　　关于手术方式的选择，对于不合并糖尿病性视网膜病变或仅有非增殖性视网膜病变的白内障，超声乳化术联合折叠式人工晶状体植入或白内障囊外摘除联合人工晶状体植入术均可作为可选的手术方式。当然，由于超声乳化术有其固有的切口小、手术造成的散光小、对血-房水屏障破坏小、术后炎症反应轻等优点，在设备和技术条件具备且没有手术禁忌证的条件下应成为优先的选择。对于合并增殖性视网膜病变的患者，则应征求后节医师的意见，某些情况下应由后节医师或前后节联合完成手术或者分期完成白内障手术和玻璃体切除手术。

　　如果糖尿病视网膜病变需要进行玻璃体切除手术，而晶状体混浊尚不足以影响玻切手术的进行，那么可先进行玻璃体切除手术治疗糖尿病视网膜病变；若术后白内障进展，明显影响视力和眼底病治疗时再二期手术摘除白内障。Helbig 等曾观察到糖尿病性视网膜病变接受玻璃体切除术 5 年后约有 75% 的患者需要接受白内障手术，白内障的形态多为后囊下型，白内障囊外摘除联合人工晶状体植入效果良好。

　　如晶状体混浊影响玻璃体切除术进行，可在术中先做角巩膜缘切口完成白内障囊外摘除或超声乳化摘除，术中应尽可能保留完整后囊，扁平部插管完成玻璃体切除后，根据眼底病治疗需要、预期术后视力决定是否一期植入人工晶状体，如果玻切术中眼内填充硅油或气体，一般不一期植入人工晶状体。应特别重视尽可能保留完整后囊，完整的后囊不仅为可能的人工晶状体植入提供稳定的支持，而且能够发挥屏障作用，阻止血管生成因子向前扩散，减少虹膜新生血管形成和新生血管性青光眼的发生。

　　关于人工晶状体植入的指征：对于术前没有或仅有轻微视网膜病变的患者，对手术的耐受及视力恢复情况与非糖尿病患者没有显著差异。对术前有增殖性糖尿病视网膜病变的患者，植入人工晶状体的效果各家报告不一。许多研究表明：大多数患者能很好地耐受手术，并能恢复和保持良好的视力。但也有报告这类患者术后视网膜病变进展迅速，也有人认为人工晶状体的存在妨碍了视网膜光凝。curliffe 等曾对 17 例眼术后作视网膜光凝，没有 1 眼因人工晶状体的存在而妨碍必要的激光治疗，并认为增殖性视网膜病变不应列为人工晶状体植入的禁忌。目前认为糖尿病视网膜病变患者在以下情况不宜植入人工晶状体：①严重的增殖性视网膜病变伴牵引性视网膜脱离；②虹膜新生血管形成；③新生血管性青光眼。

　　关于分别进行的白内障手术和玻璃体切除术间的相互影响，有人发现人工晶状体植入后行玻璃体切除手术的患眼，睫状小带断裂和囊膜破裂的危险性相对高，这可能是巩膜内陷引起的人工晶状体袢的不随意运动造成的，玻璃体切除术后植入人工晶状体可预防这种情况的发生。亦有认为如在人工晶状体植入术后 2～4 周行玻璃体切除手术，此时由于人工晶状体支撑袢已被纤维组织包裹而减少人工晶状体脱位的风险。

二、人工晶状体的选择

　　糖尿病性白内障患者人工晶状体的选择也是与对糖尿病性视网膜病变的考虑分不开的。

前房型人工晶状体影响眼底检查并可能加剧虹膜新生血管形成，新生血管性青光眼一般不宜选用。糖尿病性白内障患者也不宜选用硅凝胶（silicone）人工晶状体，因为已有很多资料表明硅油（silicone oil）可附着于硅凝胶人工晶状体，而我们在为糖尿病患者作白内障手术时必须考虑到患者以后可能出现糖尿病视网膜病变需要接受玻璃体切除手术并填充硅油。

在选择后房型人工晶状体时，Mc Cuen 等建议对有明显糖尿病视网膜病变的患者最好使用直径为 7 mm 无调位孔的单凸人工晶状体。直径 7 mm 的人工晶状体视部面积较直径 6 mm 的人工晶状体大 36％，便于散瞳检查周边部视网膜或进行玻璃体切除手术。在做过玻璃体切除手术的患眼中，无调位孔的人工晶状体可防止虹膜或残留的晶状体囊膜堵塞于调位孔。在玻璃体手术中，有时需在玻璃体腔中填充与玻璃体屈光指数不同的气体或硅油，植入单凸人工晶状体可以避免双凸人工晶状体后凸产生的光学效应影响眼底观察。根据我院处理假晶状体眼糖尿病视网膜病变的经验，在人工晶状体光学直径、有无调位孔以及人工晶状体视部构型几个因素中，人工晶状体光学直径对于视网膜光凝或玻璃体手术的影响是最大的，对糖尿病患者而言，应尽量植入大光学直径的人工晶状体。但遗憾的是，目前市场上直径 7.0 mm 和 6.5 mm 的人工晶状体已难见到。根据我们的经验，通过人工晶状体光学区以外也可进行视网膜光凝，但如残留前囊与后囊粘连并增生混浊，则会明显影响光凝进行。

如以减轻眼部炎症为着眼点，肝素表面处理的人工晶状体有其优越性。

三、术前准备

对于糖尿病性白内障患者而言，术前准备工作包括全身准备和眼部准备两个方面。眼部准备又包括两个方面：第一，详尽的眼部检查及必要的辅助检查。术者在术前必须仔细检查术眼，了解外眼特点，估计核硬度，了解角膜内皮及眼底情况，做到心中有数，对术中可能遇到的问题做好心理和物质上的准备；第二，局部药物点眼，一般包括抗生素和非甾体类抗炎药如双氯芬酸钠等。抗生素起清洁结膜囊作用，非甾体类抗炎药可以抑制术中及术后由前列腺素介导的炎症反应，有助于维持术中瞳孔散大，这对瞳孔较难散大的糖尿病患者而言更有其重要性。术前应根据晶状体的混浊程度，决定是否需要眼底血管荧光造影检查；如有早期糖尿病视网膜病变者，是否需要先做视网膜光凝治疗。

全身准备除同一般老年性白内障外，应特别注意血糖、心血管系统和肾脏功能。糖尿病是全身性疾病，除血糖高而不稳定外，多合并高血压、动脉硬化、冠心病、肾病等许多并发症，其中以心血管系统和肾功能与手术关系更密切。术前必须进行血压、心电图检查，必要时应请内科医师监护。如肾功能有损害，应注意尽量避免使用肾毒性药物，尤其是在发生术中后囊破裂，术后需酌情全身使用抗生素等情况下，不应忽略患者的全身情况，造成患者不应有的损失。

血糖是糖尿病患者术前准备的重点，血糖控制不良不仅增加手术的难度和风险，术后炎症反应也比较重，容易出现虹膜粘连并加剧糖尿病视网膜病变的进展。应注意以下几个问题：第一，空腹血糖只是反映血糖控制情况的指标之一，仅代表采血时的实际血糖水平，以其作为评价血糖情况并筛选患者的惟一指标是不够的，还应注意反映中长期血糖控制水平的指标如糖化血红蛋白。事实证明如果长期血糖控制不良而仅为手术突击降糖，纵然手术时空腹血糖在正常水平，对于减少术中、术后风险和并发症并没有明显的帮助，勉强手术仍然冒很大的风险。同时，突击降糖可能造成低血糖，对糖尿病患者而言，低血糖比高血糖更可怕，甚至可能造成患者生命危险。关于血糖控制的标准各家报道稍有不同。我院控制的标准是空腹血糖小于或等于 8 mmol/L，糖化血红蛋白小于或等于 11%。第二，由于手术应激的存在和生活环境的改变，即使原本血糖控制平稳的患者仍可在住院期间出现血糖较大波动，决不应因入院时空腹血糖和糖化血红蛋白符合指标就放松警惕，应密切观察，防止住院期间出现低血糖等严重并发症。建议每位糖尿病患者住院期间每日用血糖仪监测空腹血糖和晚餐后两小时血糖。

四、术中技巧

糖尿病患者往往瞳孔较难散大，尤其是严重的糖尿病患者，虹膜组织几乎均有不同程度的萎缩，在术前术中瞳孔均不易散至足够大，术中虹膜容易有大量色素脱失。瞳孔不大，影响手术操作，超声乳化头也容易损伤虹膜。对于这类患者，可在 500 mL 灌注液中加入 1∶1000 的肾上腺素溶液 0.25 mL，并利用辅助钩牵开下方虹膜或采用虹膜拉钩等方法，尽量维持术中大瞳孔，避免手术器械与虹膜接触，顺利完成手术并减轻术中术后炎症反应。

因为虹膜萎缩无力，术中 12 点钟位虹膜常脱出切口外，此时不必急于恢复虹膜，可以继续操作，植入人工晶状体再恢复虹膜，否则可能反复恢复虹膜造成更多色素脱失及虹膜炎症。

角膜缘切口应稍向前，切口内口应距角膜缘 1.5 mm，可以减少切口出血的麻烦。

五、术后处理

糖尿病性白内障术后炎症反应相对较重，甚至可能因虹膜后粘连造成瞳孔难以散大，影响眼底的检查和治疗，因此应注意术后糖皮质激素和非甾体类抗炎药的使用，并酌情使用散瞳剂活动瞳孔。糖尿病性白内障术后常规每晚使用美多丽-P 点眼，效果较好，有助于术后眼内炎症的控制。

全身使用糖皮质激素或甘露醇可能加剧糖尿病病情，应尽量避免使用，如有特殊情况确需使用，应在内科医师指导下酌情调整胰岛素或降糖药用量。

对于糖尿病患者而言，一次成功的白内障手术也决不意味着治疗的结束，每一位前节医师都应知道并向患者说明：术后必须进行仔细的眼底检查，必要时应行眼底荧光造影、视网膜光凝，或根据情况请眼后节医师进一步处理。应明确眼底病的观察是终身的，应定期进行。一般而言，如果需要，术后 2 周左右可行眼底荧光造影，术后 1 个月左右可进行激光视网膜光凝。操作时应注意手法轻柔，避免造成切口哆开。作者曾经历一例患者接受透明角膜切口超声乳化联合折叠式人工晶状体植入，术后 1 个月行视网膜光凝造成切口哆开。

术后糖尿病进展的发生率，由于手术方式观察时间和患者术前状况不同而有较大差异。白内障囊外摘除后未植入人工晶状体、胰岛素依赖性糖尿病、原有背景型糖尿病视网膜病变未及时光凝者，术后视网膜病变进展发生率较高，而单纯糖尿病患者植入后房型人工晶状体和糖尿病视网膜病变接受玻璃体切除、全视网膜光凝联合人工晶状体植入则视网膜病变进展很少发生。也有研究表明，白内障术后视网膜病变进展与手术时的血糖控制情况密切相关。

第五节 白内障囊内摘除术

一、适应证

（1）老年性白内障近成熟期、成熟期及过熟期。

（2）外伤性白内障合并晶状体内非磁性异物，前囊伤口已闭合者。

（3）晶状体脱位或半脱位，晶状体畸形。

（4）虹膜睫状体炎，有轻度虹膜后粘连，作囊内摘出可减轻术后反应。

二、手术步骤

白内障囊内摘出有囊镊法、挤压滑出法、吸盘法、硅胶摘出法及冷冻摘出法等，其中以冷冻法效果最好，得到广泛应用。

（一）冷冻法

1. 上直肌牵引缝线

为使眼球下转，充分显露上方术野，需做上直肌固定缝线。左手持闭合有齿镊向上推上睑，暴露眼球上部，于上角膜缘上方大约 8 mm、上直肌附着点处，张开镊子并向巩膜轻压，夹住上直肌近附着点处，此时可感觉所夹组织有一定坚韧度且眼球可随夹持镊子转动。缝线从夹持处之后的肌腹下穿过，牵拉缝线眼球即可下转，将缝线固定在布巾上。从肌腹下穿过的缝线可牵张球壁使眼压下降。如在肌肉附着处作缝线，缝线将对巩膜加压，挤压眼球易引起玻璃体脱出。

操作要点：

（1）有齿镊不宜张开过大，而且应紧贴巩膜才能夹住肌腱，否则夹住过多结膜及筋膜而夹不住肌腱，这样做的缝线不能起到固定眼球的作用。

（2）做上直肌缝线时，进针不可太深，以免穿通眼球壁。

（3）在完成角巩膜切口后，应放松上直肌牵引缝线，以减少外力对眼球的影响。

2. 结膜瓣

结膜瓣可以遮盖角巩膜切口，促进手术切口愈合，减少眼内感染和上皮细胞植入眼内的机会。常用的结膜瓣有两种：

（1）以穹隆为基底的结膜瓣：这种结膜瓣的优点是操作简单，术野暴露充分，手术操作过程不必来回移动结膜瓣，术毕不需缝合。缺点是结膜瓣可能回缩，对角巩膜切口的保护作用较差，结膜愈合时间较长。

操作方法：以无齿镊夹住上方稍偏右侧球结膜，以弯结膜剪做一垂直于角膜缘的小切口，分离至巩膜，从此切口分别向两侧沿角膜缘剪开球结膜，其范围较角巩膜切口稍大。将结膜稍向后剥离，暴露巩膜约 3 mm，不必向上过多分离，以免引起出血及损伤提上睑肌。以水下电凝镊或烧灼器作近角膜缘处的巩膜止血，不可用过热的止血器止血，以免加重术后散光。

（2）以角膜缘为基底的结膜瓣：这种结膜瓣的优点是结膜切口与角巩膜切口相距远，结膜瓣可很好覆盖角巩膜切口，可防止眼内感染。可牵拉结膜瓣以转动眼球位置。可加速角巩膜切口的愈合。发生上皮植入前房的机会较少。

缺点是结膜瓣盖在角膜上，影响手术操作。缝合结膜瓣较麻烦费时。

操作方法：用无齿镊夹住 12：00 位距角膜缘 4～5 mm 处的球结膜，于该处剪开并向下分离暴露巩膜。用结膜剪向两侧将球结膜及其下的眼球筋膜做平行于角膜缘的剪开，其大小根据手术需要。分离结膜瓣至角膜缘，并翻转置于角膜上以暴露巩膜。

3. 角膜缘板层切开

在角膜缘后缘稍后，从 9：30 至 2：30 位做平行于角膜缘的垂直板层切开，达 2/3 巩膜厚度。

4. 预置角巩膜缝线

为使晶状体摘出后能迅速关闭切口，需预置缝线。一般在 11：00 及 1：00 位做两根预置缝线。

5. 切开角膜缘

将预置缝线整理好，将切口前后唇间缝线拉出，使成环状置于两侧。自中央切通切口，将角膜剪自此伸入前房，分别向两侧将切口剪开，达 9：30 及 2：30 位，剪开切口时剪刀刃应与虹膜面平行，剪开的切口面呈斜坡状。

6. 做虹膜周边或全切除

为预防术后发生瞳孔阻滞继发青光眼，应做虹膜切除。一般做周边切除，可保持术后圆瞳孔，如瞳孔难于散大，可做虹膜全切除。做全切除后使晶状体暴露，便于冷冻摘出晶状体。

7. 冷冻摘出晶状体

整理好预置缝线，准备装有平衡盐液的注射器，以备冷冻头一旦与虹膜或角膜等组织粘连时可及时滴水以解冻被粘连组织。助手一手用角膜镊揭开角膜瓣，另一手以虹膜恢复器将上方虹膜向切口后唇侧推，以暴露晶状体上部。术者左手持斜视钩在 6：00 位角膜缘稍内侧轻压，即可使晶状体上方赤道部前翘，右手以棉棍拭干晶状体前的液体，将已擦去冰霜的冷冻头接触晶状体前囊中心偏上与赤道部之间处，轻下压以扩大接触面，4～5 s 后，可见冷冻头周围出现 2～3 mm 宽的变白区域，这表明冷冻头已与晶状体冻结，此时仔细观察冷冻头确未与角膜、虹膜或预置缝线相冻结，如有冻结应及时注平衡盐液使之解冻，再重复用冷冻头冻粘晶状体的上述动作，待冷冻头与晶状体冻结较牢固后，向前并向下轻提冷冻头，以断上方悬韧带，然后向左轻旋，并以斜视钩轻压右侧角膜缘处以断右侧悬韧带，然后向右旋冷冻头，以斜视钩轻压左侧角膜缘处，以断左侧悬韧带，如此重复数次，并轻轻上提冷冻器，而且斜视钩也在角膜表面从下向上轻托晶状体，晶状体即可全部娩出。并且以斜视钩合拢角巩膜切口，助手也立即松开角膜瓣并拉紧预置缝线。

注意事项：

（1）冷冻器一般 -20℃ 即可，不必过冷，以免冷冻范围过大，可致后囊破裂，甚至冻结部分玻璃体而致玻璃体脱出。

（2）冷冻晶状体时需将冷冻头上的薄霜及晶状体表面的水擦净。否则冷冻头与晶状体表面的粘接不牢固，易将前囊撕破。冷冻头应与晶状体前囊及前皮质浅层冻结，这样才牢固。如仅与前囊粘连，则在娩出时易将前囊撕破而使囊内摘出失败。

（3）如前囊被撕破破口小，应迅速解冻，将冷冻头再放在破口处，以封闭破口，继续完成囊内摘出。如破口大，则改为囊外摘除。

8. 缝合

缝合角巩膜切口，整复虹膜使瞳孔呈圆形。缝合结膜。

（二）囊镊法

以无齿囊内镊子将白内障摘出，有两种方法：

1. 顺娩法

助手掀开角膜瓣，以虹膜恢复器推开上方虹膜，术者以眼肌钩轻压 6：00 角膜缘内，使晶状体上方赤道部前翘，右手持关闭的囊内镊横向放在 12：00 赤道前方，将囊镊开大约 3 mm。轻压并夹住前囊，略向上提使晶状体离开膝状窝，并向 6：00 方向牵拉，使正上方韧带断裂。用眼肌钩在 4：00～8：00 角膜缘处加压，以断下方韧带，然后右手牵拉晶状体先向 3：00 方向旋转，后向 9：00 方向旋转，同时左手所持眼肌钩在角膜缘处从 6：00 向 8：00 方向，继之从 6：00 向 4：00 方向轻轻加压，如此双手协调配合以断上方韧带。最后右手向切口方向提拉晶状体，左手的眼肌钩轻托晶状体下缘也向切口方向移动，即可将晶状体娩出，左手顺势压闭切口，并立即拉紧预置缝线，闭合切口。

2. 翻筋斗法

最好前房内注入黏弹性物质，以提供较深的前房空间。助手掀起角膜瓣，术者右手持囊内镊伸入前房，达瞳孔下缘时将囊镊张开，在距晶状体赤道部约 2 mm 处垂直夹住前囊，此前左手持眼肌钩在角膜下缘外 2 mm 处向上并稍向前加压，使晶状体下赤道部略向前，便于囊镊夹住晶状体也可使下方韧带断裂。轻轻左右摆动晶状体同时以眼肌钩在颞下及鼻下角膜缘处加压，使该部韧带断裂，当下方及两侧韧带已离断，轻提晶状体下部并用眼肌钩轻托晶状体，即可将晶状体以翻筋斗方式娩出。

注意事项：

（1）注意夹囊膜的部位及夹住的宽度要适当，并在确认下方及两侧韧带已断裂后才将晶状体翻转并向外娩出。否则均可致囊膜破裂。

（2）如晶状体肿胀，囊膜张力较大而不易夹住前囊时，可用针头刺破赤道部前方囊膜，放出少量皮质，使囊膜张力下降，此时囊膜较易夹住，并注意将针刺处夹于镊页内。

（三）滑出法

此法是在离断晶状体悬韧带后，在眼球外加压，使晶状体从切口滑出。现在这种方法已很少应用。

断带方法有两种，可用眼肌钩在角膜缘处按摩，使韧带断离，这种方法不可靠。另外可用 1：5000 或 1：10 000 的 α-糜蛋白酶经上方虹膜周切口及下方瞳孔缘注射到晶状体赤道部，总量约 0.5 mL 或稍多，约 1 min 后，以平衡盐液冲洗前房，晶状体韧带可全部离断。

娩出晶状体的方法是以晶状体匙轻压下方角膜缘稍内处，使晶状体上方翘起后推上方虹膜使露出上方晶状体赤道部，同时以镊子压角巩膜切口后唇，晶状体即可逐渐滑出。

（四）吸盘法

此方法是利用吸盘的负压吸住晶状体将之摘出。

（五）硅胶摘除法

这是利用硅胶棒或硅胶丸以及其他可以吸湿变黏的材料，如天竺膏、骨碳棒等，将这些经消毒并保持干燥的材料与晶状体相贴黏着而将晶状体摘除。此法简单易行，但其黏着力不如冷冻法强。在边远地区没有冷冻条件者，也可作为一种简便可行的方法。

第六节　白内障吸出术

白内障吸出术是将前囊刺破后，用针将软性晶状体内容物吸出。既往是用单独吸出或交替注吸法，现在改进为用注吸器在保持前房的情况下，将白内障皮质吸出，应在手术显微镜下操作，使手术更加精细。

一、适应证

（1）先天性和青年性白内障。
（2）35 岁以下外伤性白内障。
（3）白内障术后残留大量皮质需清除者。

二、手术步骤

（1）做角膜缘内或角膜缘部切口，长约 3 mm。
（2）前房内注入黏弹性物质或截囊针连接装有平衡盐液的灌注瓶，以便截囊时维持前房，以截囊针截开前囊，或用撕囊法撕去前囊。
（3）以注吸针头从切口伸入前房抽吸皮质，灌注液瓶距眼部约 40 cm，以保持适宜的灌注速度。一般晶状体完全混浊者较易吸出，而有些核性白内障或透明皮质较多者，晶状体内容物黏稠不易吸出，可在角膜缘内作另一穿刺口，伸入一极窄虹膜铲或钝针头与注吸头协作将晶状体内容物弄碎，可有助于吸出。
（4）切口可不缝合或缝一针。

第七节　白内障囊外摘除术

白内障囊外摘除术（modem extracapsular cataract extraction）是用显微手术技术及闭合注吸方法，于截开前囊后，将白内障核及皮质摘出，保留完整的后囊膜，该囊膜可起到眼前节与眼后节间的屏障作用。这种手术操作精细、准确，对组织损伤轻微，显著地提高了手术疗效。

一、适应证

（1）老年性白内障的各发展阶段。
（2）外伤性白内障。
（3）并发性白内障。

二、手术步骤

1. 做上直肌牵引缝线及结膜瓣

同白内障囊内摘除术。

2. 角巩膜缘板层切开

于 10：00～2：00 角膜缘后缘后约 1 mm 处作平行于角膜缘的巩膜板层垂直切开，深达巩膜的 1/2～2/3，向前分离至角膜缘后缘。

3. 截开晶状体前囊

前囊截开为关键的一步，截囊是否恰当，将影响以后的操作。晶状体囊膜前囊较后囊厚，前囊的周边部较厚，向前极部渐变薄，这与悬韧带的附着相一致。主要的韧带附着于距赤道 1 mm 以内，但有许多长纤维向晶状体中心侧伸展很远，为了尽量保持韧带的完整性，又便于晶状体核的娩出，截囊大小应根据晶状体核的大小及硬度，大硬及较厚的核需较大的截开。一般年龄愈大，白内障愈成熟，核愈大。随年龄增长，晶状体韧带愈向前延伸。一般截囊直径以 6 mm 为宜。

常用的截囊器械有三种：截囊针、截囊刀和剪刀。以注射针头弯的截囊针价格便宜得到广泛的应用。自制截囊针时应选用针尖斜面长，尖部及侧刃锐利者，目前市售的 1 mL 一次性注射器针头较好用。其制作方法是将针尖部约 1 mm 长处向针头斜面背侧弯曲呈 90°角，可将针头斜面顶住光滑器械表面或用平板持针器来完成，再用针持于距针尖约 1 cm 处将之向斜面方向弯曲，使之呈 135°角。此自制截囊针与平衡盐液瓶相连接，可在操作时维持前房。

（1）开罐式截囊：为在前房闭合情况下操作。在 11 点方向角巩膜缘板层切开处以尖刀穿刺进入前房，前房内注入黏弹物质或截囊针头接平衡盐液瓶以维持前房。将截囊针尖部呈水平位进入前房，达瞳孔区后旋转针尖使呈垂直位后开始截囊。因囊膜截开范围逐渐加大后囊膜的张力减少，操作将渐困难，后截部分不易截开，如果后截处未被截开，可改用镊子将之夹出剪去，所以最好先从下方开始截，最后如上方残留部分未能截开，便于伸入镊子将其夹出。

注意事项：

1）截囊时可加大显微镜的倍数，将焦点聚在前囊上。用针尖及侧刃从中心向周边作短的放射状划开前囊，如从周边向中心侧划，易对韧带施加压力。划切不必过深，仅划开前囊及极浅层皮质即可。切开点应密集，但二者之间留小的距离，全周约作 60 个点状切开，然后再以截囊针在已切开处划一圈使截开的前囊游离。如在切开时各切开点已连接则切到一定范围后，已切处将漂起，而未切处的张力下降，将使继续切开困难。

2）截囊时不可用力过大或向下压，以免损伤韧带。各个囊膜切开点不可过长，以免使前囊截开边缘不齐呈现较多条片，于冲吸时将被吸入冲吸孔内，影响皮质吸出，如已吸住这种囊膜条，而未将之放开，继续抽吸可能使韧带撕断及后囊出现破孔。如残留囊膜条片不大，不在视轴区，可不予处理；如条片较大，位于上方则可用镊子将之夹出伤口，或用注吸头吸住条片游离端拉出伤口，用剪刀剪断；如条片的基底在下方，可用镊子夹住一侧基底部循圆形截囊的弧形将其撕下。以上操作均需轻巧，不可强行牵拉，否则前囊切开部将向赤道部扩展，势必损伤韧带甚或延至后囊使后囊破裂，两者均可能造成玻璃体脱出。

（2）线性截囊或称信封式截囊：以截囊针在上方瞳孔缘下10：00～2：00作一横行线状多个点刺，再连接成线状，或作成弧形截开。两端可作一小的垂直松解切开，以防娩核时将囊膜撕裂，此截囊适用于白内障囊袋内摘出及囊袋内人工晶状体植入术。当完成以后的娩核，冲洗皮质及人工晶状体植入后，以剪刀从线状切开的两端向下分别作两个约 4 mm 长剪开，再用镊子在剪开下端将此囊膜片作横向撕开，并将之取出。

（3）连续环形撕囊法：边缘光滑的圆形前囊切除可使整个囊袋的力量加强，在植入人工晶状体时不致囊膜撕裂，目前认为这是最好的截囊方法。方法是在角巩膜缘切口处作小的穿刺，前房内注入黏弹物质，截囊针由穿刺口进入前房，于 12 点前囊作一小的切开，当截囊针尖在切开的周边侧前囊下时，轻轻向前提，使切开口向圆周方向延伸一小段距离，这样形成一小的三角形瓣，此瓣的位置，决定最后圆形前囊切除的直径。然后将切口扩大约 4 mm，用撕囊镊夹住此瓣的末端，谨慎而缓慢地向圆周方向撕，在撕的过程中，可改变镊子夹住已撕开瓣膜的位置，即撕一段后，放开镊子，再夹瓣的基底部再继续做弧形撕开，如此可控制所撕的方向，使撕囊缘呈光滑圆形，最后撕到起始剪开处，形成直径为 5～6 mm 的圆形孔。

开始截开前囊的部位也可在中央稍偏上处，先作小的横向切开，再向上或向下作小的弧形切开，形成三角形瓣后，再作顺时钟或逆时钟方向向周边轻度延长，达到所需半径后，继续作环形撕开。

环形撕囊也可用截囊针代替撕囊镊，方法与上述相同，唯在以尖刀切通角巩膜切口后，不必扩大切口，作出前囊三角形小瓣后，将囊膜瓣翻转用截囊针推其基底部，作环形向前推动，也需不断变换用力的方向，完成直径约 5～6 mm 的环形撕开。

注意事项：

1）环形撕囊法仅适用于晶状体混浊不太严重，在手术显微镜照明下可见眼底红光反射者，如晶体完全混浊，不易辨明囊膜，完成环形撕囊较困难，技术熟练者也可采用此术。

2）在撕囊过程中，要将囊膜瓣翻转向上，才能顺利地完成环形撕开。

3）如撕囊的方向过度扩展向周边部，可用截囊针在另一端再作一三角瓣，再向反方向撕囊。如仍不能顺利进行环形撕开，为防止损伤波及赤道部或后囊，可改为开罐式截囊。

4）撕囊直径的大小根据核的大小及硬度，使之足以使核能排出，如撕囊直径太小，排核时阻力大可致韧带断裂。此时可在 3 点、9 点处作小的前囊截开，使核顺利排出。

4. 延长角巩膜切口

切口应从 10 点至 2 点，长约 9～10 mm。先以尖刀扩大角巩膜穿刺口，再以左右手角膜剪剪开角巩膜切口，剪刀与虹膜面平行。切口大小应合适，如估计晶状体核较大则切口应大些。

5. 娩出晶状体核

在娩核前先使晶状体核松动，可采用水分离法，使晶状体皮质与后囊膜、中央硬核与周围软核分离，有助于使晶状体核转动和娩出及皮质的吸出。方法是用冲洗钝针头伸入 6 点处前囊膜瓣下注射平衡盐液少量，即可使后皮质与后囊分开，必要时也可于 9 点或 3 点前囊膜瓣下注液。也可用截囊针钩住晶状体核向上下或左右方向摆动，将核与周围皮质分开，使之呈游离状态，但不必使其脱入前房。操作要轻而且注意勿钩住晶状体前囊残片，以免摆动时损伤悬韧带。

（1）压迫排核法：排核前可于 12 点钟角巩膜切口安置 8-0 黑丝线或 10-0 尼龙线作为预置缝线，将线的套环拉向伤口一侧使排核时有宽敞通道。如手术技术熟练，眼压足够低，也可不作预置缝线。助手以角膜镊夹住角膜创缘向后上方提，使角巩膜切口张开，术者右手持晶状体匙，于 6 点角膜缘内加压使晶状体核上端向前翘，同时左手持晶状体套环在 12 点钟距角巩膜切口后 1～2 mm 巩膜上，向眼球中心加压，此时晶状体核上端应位于上方虹膜前方，助手的另一只手可用无齿镊的两页，从上方瞳孔缘处将虹膜上方向上推，使晶状体核上端暴露，术者继续双手加压，晶状体核即可娩出，必要时助手可用无齿镊向左右拨动晶状体核助其滑出。

此种双手压出法主要是 12 点钟处加压，而 6 点钟处只是使核翘起并托住核使之排出。娩核是囊外摘除的重要步骤，应缓慢加压，使核慢慢娩出，不可加压过猛，以免损伤角膜内皮或致韧带断裂、玻璃体脱出。

在娩核过程中如发现晶状体前囊膜或虹膜阻止核的排出，应及时调整；如发现角膜切口小，排核受限时，应暂停加压，于扩大伤口后，按上述方法加压排核。

这种娩出法在眼压极低时有一定困难。

（2）晶状体套环娩出法：于角巩膜切口前唇安置牵引缝线，助手向上向后提上唇牵引缝线，术者右手以显微镊夹住上方晶状体前囊膜，向上向后牵拉，以暴露晶状体核上方赤道部，左手用另一显微镊将晶状体核上极向上翘起，以暴露核与其后皮质之间的潜在平面，术者右手换晶状体套环，以垂直方向进入晶状体核上端的后方，随即将套环放平逐渐向下伸，同时向切口后唇轻施压力，晶状体核将逐渐滑向晶状体套环，当套环达到晶状体核的 2/3 处时，可用套环托住晶状体核向外移，并将核托出，或者当晶状体核部分位于切口时，助手用镊子将其拔出。

这种娩出法是借晶状体套环向 6 点方向及向后唇加压两种力量作用下，将核自然娩出，不应依靠晶状体套环单一向外掏的作用。晶状体套环伸入晶状体核后方时，应尽可能靠后些以便同时娩出较多后皮质，以减少以后冲洗皮质的操作。

此方法已应用多年，近年来多用于非计划的囊外摘除及有韧带断裂需将核安全娩出时。

（3）冲洗娩核法：应用连冲洗液的晶状体套环或冲洗针头，冲洗液冲向晶状体核赤道部将核从后房冲到虹膜前面，用冲洗针头压伤口后唇并同时冲洗，核即可娩出。也可同时在 6 点处加对抗力量，促核排出。

6. 冲洗皮质

晶状体核娩出后，清除残留皮质也是此手术的重要步骤。彻底除去皮质可减轻术后炎症反应并可减少并发症的发生。

（1）冲洗液：临床上广泛应用的冲洗液为平衡盐液（BSS）。其成分与房水相似，是眼组织的等渗液，含有眼组织代谢所需要的离子，对角膜内皮及眼内组织的损伤很小。近年来国外采用增效平衡盐液（BSSPlus），是在平衡盐液中加入重碳酸盐（bicarbonate）、右旋糖（dextrose）和谷胱甘肽（glutathione）。它对角膜内皮的损伤作用较平衡盐液更少。如果没有上述制品，也可用林格液代替，但该液对内皮的损伤较平衡盐液大，但尚在正常角膜可耐受的范围内，应用前每 500 mL 林格液中加入 5％葡萄糖溶液 5 mL，临床效果较好。生理盐水对角膜内皮有较大毒性，可引起角膜内皮损伤，导致角膜水肿混浊，不可用作冲洗液。为保持术中瞳孔散大，在 500 mL 灌注液中加入 0.1％肾上腺素溶液 0.5 mL，使其最终浓度为

1：10 000 肾上腺素溶液。

（2）冲洗器：冲洗时可用冲洗机及手动冲洗器，后者价廉操作简便，本文叙述手动冲洗器清除皮质的方法。

冲洗头为特制的两个并列针头组成，外观看为一体，侧孔用于灌注，前面小孔用于抽吸，其直径为 0.3 mm 或 0.2 mm。灌注侧通过橡皮管连接输液瓶，抽吸侧通过细硅胶管连接 5～10 mL 注射器。

冲吸时需保持注入与吸出量的平衡，以维持前房深度，便于操作，避免损伤角膜内皮。一般平衡盐液瓶悬在距术眼 60 cm 的高处。

冲吸前先调节灌注侧橡皮管上的进液控制钮使平衡盐液呈快速滴状流出，勿使其成为水柱。冲吸过程中，可通过调节橡皮管的进液控制钮及输液瓶的高度以维持适当的灌注量。

（3）冲吸方法：将角巩膜伤口缝合 3～4 针，于密闭状态下进行冲吸。冲吸过程中冲吸头的抽吸孔应始终向上，抽吸力量均匀，使前房维持较稳定深度，避免前房忽深忽浅，尤应防止前房突然消失，致使冲吸头接触角膜内皮，或者抽吸孔方向不对，而误吸住后囊造成后囊破裂。

先冲吸出瞳孔区的松软皮质，然后将冲吸头伸入虹膜后方，轻轻吸住皮质将其拉向瞳孔区，然后加大吸力将之吸出。最好是按术者习惯确定一定顺序，如 6 点、9 点、3 点方位冲吸。对于较黏稠的皮质，吸住后最好渐向一侧移动冲吸头，将一侧皮质缓慢撕开，拉向瞳孔区并吸出，对于大块皮质被吸住，但不能吸入孔内者，可在继续抽吸下拉出伤口。位于 12 点的皮质较难清除，可由侧方伤口斜向进入 12 点附近抽吸，或用特制的弯曲冲吸头可较容易地将皮质吸出。冲吸周边部皮质时，注意冲吸头一定要位于前囊瓣下方，才能吸住皮质。另一方面如吸住前囊残片，应即时松开，如用力吸将可能撕裂韧带甚至撕裂后囊。在红光反射下可清楚看到晶状体各层皮质、后囊及附在后囊上的皮质。所谓红光反射是当手术显微镜的光线垂直射入眼底黄斑处时，光线反射后经显微镜所看到的红光背景。冲吸时应注意勿损伤后囊，注意冲吸头的吸孔应始终向上，一旦冲吸头与后囊接触，在红光反射下，在其周围将出现反光晕；如误吸住后囊，在冲吸头周围出现放射状皱褶，当出现此现象时应立即停止抽吸，并由抽吸针管推液体，即可将吸住的后囊推开。

完成冲吸皮质后如后囊上仍附有少量皮质，可用囊膜抛光器轻轻摩擦后囊，使之游离并吸出。

在整个冲吸过程中，既要尽可能彻底地清除皮质，但又要注意避免过分不当的操作而致损伤后囊或韧带，应恰当掌握适可而止，如遗留少量皮质，尚可逐渐被吸收。

7. 缝合切口

（1）单纯白内障摘除的切口缝合：冲洗皮质以前切口已基本缝合，只需补充缝合即可。如有预置缝线则可用 10-0 尼龙线作永久性缝合，然后拆除预置缝线。可作间断缝合，一般缝合 7 针即可安全关闭切口。如作连续缝合，最好先作 2 针间断缝合，以利于准确对合，并可起加固作用。

（2）作人工晶状体植入的缝合：核娩出后，在切口中央缝合一针，然后在其两侧各缝合一针。此 2 针之间的距离应根据将植入人工晶状体光学部的直径而定，如为 6 mm 或 6.5 mm，则相距 7 mm 或 7.5 mm，以便于人工晶状体植入。在切口两侧各加一针。植入人工晶状体时，拆除正中缝线。植入人工晶状体后可于中央补充缝合 2～3 针。

第八节　人工晶状体植入术

人工晶状体植入（intraocular lens implantation）是矫正无晶状体眼屈光的最佳方法。术后可迅速恢复视力，建立双眼单视和立体视觉。白内障囊外摘除术（或白内障超声乳化术）联合后房型人工晶状体植入是目前白内障手术治疗的首选方法。

一、适应证与禁忌证

（一）适应证

（1）年龄：2 岁以上患者均可做人工晶状体植入。

（2）老年性白内障。

（3）单眼白内障。包括外伤性、老年性等。

（4）老年性白内障合并其他疾病而不能操作接触镜者，如帕金森病、类风湿性关节炎、精神病等；合并外眼疾患而不能戴接触镜者。

（5）白内障合并黄斑变性者，因术后中心视力极差，戴眼镜可影响周边视力，植入人工晶状体可利用周边视力。

（6）以下情况也可植入人工晶状体。

1）青光眼并发白内障，用药物或抗青光眼手术后眼压能控制者。

2）葡萄膜炎并发白内障，炎症已愈，长时期不复发者。

3）白内障伴有非增生性糖尿病性视网膜病变者。

4）单眼患者，因患者仅有一只眼，应取慎重态度，如做人工晶状体应由有经验的医师进行。

5）高度近视伴白内障者，以前一般主张不植入人工晶状体，因术后仅需戴低度数矫正眼镜。但近年来较多医师主张植入低度数后房型人工晶状体。植入人工晶状体后可减少术后视网膜脱离的发生率。

（二）禁忌证

（1）眼部有活动性病变，如葡萄膜炎、增生性糖尿病性视网膜病变、视网膜脱离、未被控制的青光眼、虹膜新生血管等。

（2）明显的角膜内皮变性或角膜内皮细胞计数小于 1000/平方毫米者。

（3）风疹性白内障，为活病毒的宿主，术后将发生顽固的葡萄膜炎。

二、人工晶状体度数计算

人工晶状体植入术后获得理想视力，与术前正确地计算与选择人工晶状体度数有密切关系。计算方法很多，有三种判断方法。

1. 标准屈光度

正视眼植入 +19 D 后房型人工晶状体或 +17 D 前房型人工晶状体，可使术后屈光状态达到正视。在开展人工晶状体手术早期，不论患眼屈光状态，一律采用标准屈光度，即后房型用+19 D，前房型用+17 D。目前已不采用此法。

2. 临床估计

根据患者白内障前的屈光状态估计所需人工晶状体度数。经生物学统计，每矫正 1 D 屈光不正所需人工晶状体度数为 1.25 D，可用下述公式求出术后达正视眼的后房型人工晶状体度数：

$$P=19+1.25\times R$$

P 为人工晶状体度数，R 为患者原有屈光不正度数。

3. 人工晶状体屈光度的测量和计算

精确计算人工晶状体的屈光度，需要测量眼轴长度，角膜屈光度和前房深度。应同时测量双眼，因有些病例双眼眼轴长度差别较大。

（1）眼轴长度：用 A 型超声仪测量，屏幕上可显示眼轴长度。超声探头的使用方法有两种：

1）压平法：探头与角膜相接触，此法患者取坐位，操作方便，为最常用的方法。但是容易压迫角膜使眼轴变短，造成误差。

2）眼杯法：在眼睑内放一巩膜杯，内盛液体，探头置液体内，不与角膜或眼球接触，因而不改变其长度，是最准确的方法，但并未被广泛采用，因患者需取卧位而且需放置巩膜杯。检查者如对两种方法均熟悉，则将喜用眼杯法，此法对患者及检查者均较舒服，在探查眼轴时能较好控制探头。

（2）角膜屈光度：用角膜曲率计测量角膜前表面互相垂直的两个曲率半径，求平均值，用屈光指数将其转换为屈光度。

（3）前房深度：用裂隙灯及其附设前房深度测量器测前房轴深。目前一般术前不再测量前房深度，而采用标准的人工晶状体位置，如后房型人工晶状体为 4 mm。此标准数在绝大多数患者是准确的，但对眼轴短者可产生较大误差。一般光学规律是距视网膜越近，前房深度，也就是人工晶状体的位置的作用越大，所以前房深度对后房型人工晶状体的影响较前房型者大，对眼轴短者影响也较大。

（4）计算公式：获得以上数据后应选择恰当的公式进行计算。

1）SRK 回归公式：Sanders、Retzlaff、Kraff 根据对数千例人工晶状体植入术后患者进行回顾性检查分析所得出的公式。此公式眼轴长度是用压平法所测得，故采用此公式应以压平法测眼球轴长。此方法不需测前房深度。

$$\text{SRK 公式：}P=A-2.5\times L-0.9K$$

式中 P 为术后达正视眼的人工晶状体度数；A 为常数，因人工晶状体设计及制造厂家不同而异，由厂家提供；L 为眼轴长度（mm）；K 为角膜曲率（屈光度）。

SRK 公式可编入计算机将上述有关数据输入后可打印出所需人工晶状体度数。此公式为最广泛采用的公式。

2）SRKⅡ公式：SRK 公式适用于眼轴长度为 22～24.5 mm 者，大约 75％病例眼球轴长属于此范围，10％患者眼轴长小于 22 mm，14％患者眼轴大于 24.5 mm，此部分患者应采用 SRKⅡ公式。

$$\text{SRKⅡ公式：}P=AI-2.5L-0.9K$$
$$L<20.0 \qquad AI=A+3;$$

$$20 \leqslant L < 21.0 \qquad AI = A + 2;$$
$$21 \leqslant L < 22.0 \qquad AI = A + 1;$$
$$22 \leqslant L < 24.5 \qquad AI = A;$$
$$L > 24.5 \qquad AI = A - 0.5。$$

3）SRK/T 公式：Sander 等于 1990 年设计出 SRK/T 公式，SRK/T 公式不受回归的限制，同时还考虑了视网膜厚度的影响。Sander 等发现由于个体差异，使用视网膜厚度矫正因子结果更准确。视网膜厚度矫正因子=0.65696－0.02029×眼轴长度。眼轴越长，矫正因子越小，这与临床观察是一致的。临床上眼轴越长视网膜越薄，视网膜厚度的影响也越小。在现代 A 超中普遍引入了 SRKⅡ、SRK/T 公式，在使用中注意选择和比较。

4）理论公式：有许多种理论公式，如 Binkhorst、Colenbrander、Feoderov、Thijssen 等，有的作者也采用 Hoffer-Colenbrander 公式：

$$P = \frac{1336}{A - C - 0.05} - \frac{1.336}{\dfrac{1.336}{K + R} - \dfrac{C + 0.05}{1000}}$$

P 为人工晶状体屈光度；A 为眼轴长度（mm）；C 为前房深度或人工晶状体位置（mm）；K 为角膜曲率（屈光度）；R 为预期术后屈光度数（$R = 0$ 为正视）。

用眼杯法测量眼轴长度者可选用理论计算法。

对人工晶状体度数的选择应根据患者的需要，一般是术后成为低度近视较好，以利于看近。如患者需要达到正视则可佩戴老花镜以看近。注意原为近视者不可使术后成为远视，因患者不易适应。还应考虑与对侧眼平衡。

大部分人工晶状体为平凸镜，一般凸面向前，如果凸面向后，其屈光力会减少，需加＋1.0～1.5 D。现多用双凸镜。

三、后房型人工晶状体植入术

后房型人工晶状体植入睫状沟内或囊袋内。睫状沟固定法是长期以来被广泛采用的方法，操作比较容易，人工晶状体可得到稳定固定，但人工晶状体与睫状体相接触，有可能向睫状体深部侵蚀或致轻微慢性炎症。近年来学者们多主张囊袋内固定，人工晶状体位于囊袋内，不与睫状体相贴，而且与虹膜内面的接触面也较少，可减少上述缺点。

（一）睫状沟固定法

（1）完成冲吸皮质后，间断缝合角巩膜切口，中间留 7 mm 不缝以便植入人工晶状体。

（2）前房注入黏弹物质或消毒空气泡，维持前房，以利植入并避免损伤角膜内皮及虹膜。

（3）后房型人工晶状体植入是将人工晶状体的袢及光学部分均置于后房中。人工晶状体上台前应先校对度数，以晶状体植入镊夹住光学部的上部，在显微镜下检查人工晶状体是否完好，有无损伤，在确定其完好可用时，用平衡盐液冲洗后，在其表面滴一滴黏弹物质。人工晶状体植入过程，分以下三步进行：

1）将下袢置于虹膜后面：以晶状体植入镊夹住晶状体光学部分，使下袢与角巩膜切口有一定角度进入切口，随即使下袢与虹膜面平行并向 6 点方向推进，当下袢顶部接近下方瞳孔缘时，轻轻上提光学部分使下袢进入虹膜后方。

2）将光学部分送入前房：在植入下袢后，继续向下推进，光学部分将随之进入后房。如瞳孔小，6点处光学部分进入后房后，再分别轻轻旋转光学部分，使9点及3点处分别进入后房。如光学部分不能完全进入后房，需轻轻放开镊子，以免由于人工晶状体的旋转活动将后囊刺破，然后用镊子将光学部分推入前房，在下一步植入上袢时将光学部分带入后房。

3）将上袢置于虹膜后方：此步比较困难，需掌握其要领，经过操作实践，才能顺利植入。可分为单手法与双手法。

a. 单手法：上袢大部分已进入前房位虹膜前方，末端仍在伤口外，用镊子夹住上袢末端稍内处，将其送入前房并向下及中心侧弯，当上袢弯曲的最高点达上瞳孔缘时，将其稍向后旋转，使之到瞳孔缘后方，并继续向顺时针方向旋转推进人工晶状体，松开镊子、上袢即弹到虹膜后方，并且位于鼻上方。向下弯曲上袢时，可能向后方施加压力，镊子应在光学部分前方操作，因可使向后的压力施加于较大面积，而避免直接作用于暴露的后囊某一点上而刺破后囊。偶尔上袢可弹到虹膜前方，很难将之夹住，可将其钩出切口，重新放入。

用Sinskey钩伸入光学部分的调位孔，顺时针方向旋转人工晶状体，使袢处于水平位。这种旋转动作是使人工晶状体在原有平面上旋转，切忌向后方加压，以免损伤后囊，使玻璃体脱出。不可逆时针方向旋转，因上袢的开口端在右侧，逆时钟方向转时袢的开口端可能嵌入虹膜或睫状体内。

在放置人工晶状体时，切不可将光学部分的上端越过瞳孔区3点至9点的连线，否则将压断下方韧带，使人工晶状体向下移位，形成所谓"日落综合征"。因人工晶状体的光学部分直径为6 mm，后房直径约为12 mm，袢是由5-0聚丙烯线制成，它柔软有弹性，不会损伤组织，但坚硬的光学部分如撞击韧带，将使其断裂。

b. 双手法：左手用虹膜钩在1点方向将虹膜钩向切口，右手用镊子夹住上袢末端，以上述方法放置上袢，当上袢顶部达被钩起的虹膜瞳孔缘时，轻轻上提虹膜并放松夹上袢的镊子，同时撤出虹膜钩，上袢即弹到虹膜后方。另一种方法是左手钩住虹膜后，右手以Sinskey钩插入光学部分的调位孔内，顺时针方向旋转人工晶状体，至上袢滑到虹膜后方，放开虹膜取出虹膜钩。目前所用人工晶状体光学部已无调位孔，也可于光学部表面旋转人工晶状体。再将人工晶状体袢调到水平位。

（4）检查人工晶状体位置，光学部分是否居中，虹膜是否平坦舒展，瞳孔是否圆，如有不当处，可旋转光学部分或用虹膜恢复器整复虹膜，使虹膜平展，瞳孔呈圆形，人工晶状体位置居中。

（5）前房内注入缩瞳剂，可注射乙烯胆碱（acetyl-choline）或碳酰胆碱（carbacol）0.1 mL，如无上述药物，可于10 mL平衡盐液中加1滴2％匹罗卡品，注入前房0.1～0.2 mL，不可用浓的匹罗卡品，以防损伤角膜内皮。注药后瞳孔可立即缩小，以免人工晶状体脱出，并可减少进入眼内的光量，降低黄斑受损机会。

目前多不注入缩瞳剂，也可使人工晶状体处于恰当位置。

（6）用冲吸器吸出黏弹物质。

（7）缝合角巩膜切口及结膜。

（8）结膜下注射庆大霉素2万U、氟美松2.5～5 mg，涂抗生素眼膏，包扎双眼（图5-1、图5-2、图5-3、图5-4）。

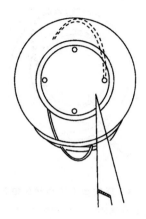

图 5-1 后房型人工晶状体植入

晶状体镊夹光学部，下袢放入囊袋内或虹膜后方

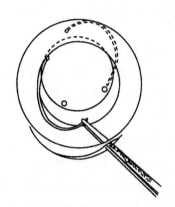

图 5-2 后房型人工晶状体植入

镊子夹上袢近端部，将上袢放入前房

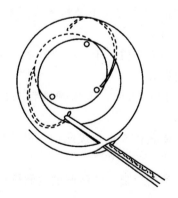

图 5-3 后房型人工晶状体植入

旋转并轻向后倾上袢，将之放入上方囊袋内或虹膜后方

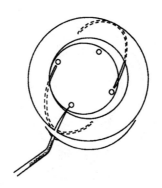

图 5-4　后房型人工晶状体植入

以 Sinskey 钩旋转人工晶状体，使袢到水平位，光学部位瞳孔中央

（二）囊袋内固定法

操作步骤基本与睫状钩固定法相同，只有以下几点不同。

（1）前囊截开范围较小，其直径一般不超过 6～7 mm，使在瞳孔区可清晰地看到被截开的前囊边缘。

（2）将黏弹物质注入囊袋内，使囊袋张开。

（3）将下袢及光学部分放入下方囊袋内。植入上袢时，如用单手法，应看清上袢弯曲顶点进入上方前囊下而不是虹膜下前囊前；如用双手法，虹膜钩应钩住前囊上瓣及虹膜而不仅是虹膜，并且将上袢放到前囊上瓣后方。

（三）囊袋内白内障摘除及人工晶状体植入术

在白内障前囊的上方做一线状切口，白内障摘除的一切操作均通过此小切口，在囊袋内进行，为与传统的囊内（intracapsular）摘出相区别而称之为囊袋内（intercapsular）摘出，并确保将人工晶状体植入囊袋内。操作过程前房及囊袋内均注入黏弹物质，可以最大限度地使角膜内皮免受损伤。

1. 手术步骤

（1）角巩膜缘切口大小根据晶状体核大小及植入人工晶状体直径，一般为 150°（弦长约 9 mm），先仅在颞上方切通一小口。

（2）前囊截开。前房内注入黏弹物质，于 10：00～2：00 沿开大瞳孔的弯曲度做点刺弧形切开或线形切开，保留大的前囊瓣。

（3）分离前囊、皮质及核，使核活动，可用冲洗针头以平衡盐液分离或用睫状体分离铲。

（4）娩出品状体核。以晶状体匙在 6 点角膜缘内，晶状体环在 12 点处轻压，即可将晶状体核娩出。

（5）在伤口两侧各缝一针，使伤口端与缝线间的空间供注吸头进入，两缝线间足够植入人工晶体。

（6）在囊袋内用注吸器充分吸净皮质包括赤道部皮质，可确知注吸头的位置，不干扰虹膜组织，并可将前后囊抛光。

（7）植入人工晶状体。将人工晶状体下袢及光学部分通过前囊切口放入囊袋内，在放松镊子前用另一镊子夹住上祥，以免人工晶状体向外弹。然后以镊子夹住上祥将之放到上囊瓣的下方。用 Sinskey 钩将人工晶状体旋转 90°，以确保其位于囊袋内。

（8）剪除中央小部分前囊。用 Vannas 剪做两个垂直剪开，相距 4 mm，将囊瓣基底部以镊子夹住做横的撕开。

（9）缩瞳，吸出黏弹物质。

2. 注意事项

（1）充分开大瞳孔，以利操作。

（2）横行前囊切开必须从 10：00～2：00，以保证足够大的开口，便于注吸及人工晶状体植入。如截囊过高，人工晶状体将植入前后囊之前，位于后房，固定在睫状沟而不是在囊袋内。

（四）折叠人工晶状体植入法

可折叠人工晶状体采用硅凝胶、水凝胶、丙烯酸酯等材料制成，具有可折叠性和很好的可恢复性。折叠人工晶状体的光学直径为 5.5～6.0 mm，可以从 3.2～4.0 mm 的切口植入。植入有两种方法，包括使用折叠镊植入法和推注器植入法，使用折叠镊比推注器的切口要大一些。

（1）折叠镊植入法。以丙烯酸酯人工晶状体为例介绍，丙烯酸酯折叠人工晶状体柔韧性好，易折叠也易展开，目前应用广泛。

1）植入前将切口扩大至 4.0 mm。

2）左手持折叠镊将人工晶状体尽量从中央纵向对折。

3）折叠好后，右手持植入镊从折叠好后的晶状体中央夹住。以折叠开口朝向右侧，将下祥送入囊袋内，然后向右旋转至水平位将晶状体打开。

4）用调位钩轻压晶状体光学部或钩住其肩部，将晶状体向下和顺时针方向旋转，使上祥滑入囊袋内。

注意事项：

1）先将人工晶状体夹出置于其包装盒边缘平坦处，尽量在折叠过程中使晶状体位于水平面，便于均衡用力，从而使晶体能够从中央对折。

2）如果未从中央对折，两半偏差较大，可一手持已对折好的晶状体，一手将切口稍扩大，再植入。有的植入镊有锁扣，不会轻易弹开。

3）使用植入镊时，注意其前方不要超过晶状体光学部前缘，以免在植入过程中损伤后囊。植入镊的钳夹部位不要过于靠近折叠部位，否则晶体容易被弹开。

（2）推注器植入法。不同的推注器，植入方法也有差异，以 ALcon 推注器为例进行介绍，它可将 Acrysof 蓝光阻断折叠人工晶状体植入眼内。

1）植入前将 3.2 mm 切口稍稍扩大。

2）在一次性推注头及两侧沟槽内注入适量黏弹剂，然后将人工晶状体放入，并将后祥搭在晶状体上。用平镊将晶体全部送入推注头内。

3）将推注头卡入推注杆，向前推和顺时针方向旋转，至推注头前端可看到人工晶状体。

4）将推注头送入囊袋中央即可继续顺时针方向旋转，先将下祥送入囊袋内，直至上祥全部离开推注头，撤出推注头。上祥可由推注器辅助一次性送入囊袋，也可按上述折叠镊植入法植入。

注意事项：

1）人工晶状体可按照推注头表面图形所示位置放入。

2）在晶状体表面点一滴黏弹剂，然后将后袢搭在晶状体上，有利于晶状体后袢随推注进入眼内。

（五）无后囊膜支撑的巩膜缝线固定法

1. 适应证

（1）囊外摘除术中后囊膜破损及晶状体韧带断裂者。

（2）外伤性白内障后囊膜破损范围大者。

（3）囊内摘除术后，要求二期植入后房型人工晶状体者。

（4）人工晶状体因位置不当或其他并发症需要换者。

2. 缝线部位

为使人工晶状体稳固地位于眼内，将其上、下袢缝于睫状沟处。对人尸体眼球解剖研究，从眼球表面角膜缘后 1 mm 垂直进针，从眼球内面观察在 12：00 及 6：00 处针直接经睫状沟穿出，9：00 及 3：00 方位，分别在睫状沟后 0.5 mm 及 0.1 mm 穿出。角膜缘后缘与睫状沟的关系见图 5-5。

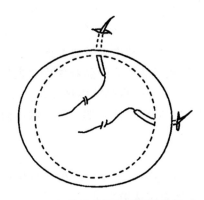

图 5-5　角膜缘后缘与睫状沟的关系

椭圆环为角膜缘后缘，虚线环为睫状沟。垂直子午线，针从睫状沟进入，从角膜缘后 1 mm 穿出；水平子午线，针从睫状沟进入，从角膜缘后 0.5 mm 穿出。临床经验结合实验室研究表明，在睫状沟处经巩膜缝线固定是稳定的，仔细操作可避免伤及睫状体血管。将袢确切固定在睫状沟，垂直缝线经巩膜穿出处，垂直子午线在角膜缘后应小于 1 mm，水平子午线应小于 0.5 mm，斜子午线应为 0.5～1.0 mm。睫状前动脉位于 3：00、6：00、9：00、12：00 子午线，睫状后长动脉及神经位于 3：00 及 9：00。上下角膜缘的解剖标志较清楚，3：00 及 9：00 的角膜缘后界不易准确定位。所以最好将缝线固定在 2：00、8：00 位或 10：00、4：00 位。

3. 缝线材料

固定缝线不能用可吸收的缝线，尼龙线在眼内时久可发生生物降解，失去弹性或被吸收。聚丙烯线（polypropylene 或 prolene）生物相容性好，在组织中长期不被吸收，但有人认为仍有降解作用。聚酯线（polyester）不发生降解，较聚丙烯线更好。以上各种缝线均用单丝的，8-0、9-0、10-0 均可。

4. 手术步骤

（1）术前准备及麻醉同常规人工晶状体植入术。

（2）做上、下直肌牵引缝线。

（3）于 9：00 至 11：00 及 3：00 至 5：00 做以穹隆为基底的结膜瓣，暴露巩膜。

（4）以 10：00 及 4：00 为中心做以角膜缘为基底的三角形巩膜瓣，长 3 mm 达 1/2 巩膜厚度。

（5）于上方作角膜缘切口，长 7 mm，以便植入人工晶状体。

（6）前房中如有玻璃体，以前玻璃体切割机切除前 1/3 玻璃体，或以海绵棍及剪刀剪切玻璃体，至虹膜面及瞳孔区无玻璃体，虹膜后陷，瞳孔恢复圆形。

（7）安置巩膜固定缝线。目的是使聚丙烯线一端在三角形巩膜瓣下巩膜床上，一端经睫状沟，虹膜后方，瞳孔区，再由上方角膜缘切口拉出。可采用以下方法：

1）将 9-0 聚丙烯线穿入 5 号球后注射针头或 1 mL 一次性注射针头内，可从针尖斜孔内将线穿入少许，将针头连以针管，然后将针头置平衡盐液内，抽吸针管，聚丙烯线可很容易地被吸入针管内。直接用镊子将缝线由针尖斜孔送入直至从对侧孔拉出比较困难，因线细镊子夹后易打折。于 10：00 及 4：00 巩膜床角膜缘后缘后 0.5～1.0 mm 处以尖刀垂直切通眼球壁。将连线针头自 10：00 切通处垂直进入眼内，然后转向与虹膜面平行，经虹膜后方达瞳孔区；助手以 Sinskey 钩从上方切口进入瞳孔区，钩住针头尖端聚丙烯线，从切口拉出，退针头留线，同样方法安置 4：00 处缝线。

2）将带线针头自上述巩膜床切口处，10：00 进入，经虹膜后方由 4：00 处穿出，退针留线，助手以 Sinskey 钩自上方切口进入瞳孔区将线钩出，从中央剪断。

3）以连聚丙烯线的长 13 mm 或 16 mm 直针，或外科长针穿以聚丙烯线，于 10：00 巩膜切口中穿入，经虹膜后方，4：00 切口处穿出，以 Sinskey 钩自上方切口进入瞳孔区将线钩出，从中央剪断。

4）如欲将人工晶状体袢置于垂直位，板层巩膜瓣作在 6：00 及 12：00，6：00 缝线可用上述方法安置；上方缝线于助手揭开角膜，术者左手用虹膜钩拉开虹膜，右手以针持夹 9-0 聚丙烯线缝针，从瞳孔经虹膜下方，从睫状沟处穿入，自上方巩膜瓣下角膜缘后 1 mm 巩膜床处穿出。

（8）将已加热的止血器接近人工晶状体上、下袢末端，使之受热成为光滑的小球状，以免缝线末端滑出，注意勿与止血器接触，以免袢末端不圆。

（9）将从上方切口拉出的两根缝线分别结扎在上下袢上，因上袢游离端向右，为使缝线牵拉人工晶状体顺时针方向旋转，应将右侧缝线（10：00 者）结扎在先放入眼内的下袢上。如结扎错误，缝线将绕于人工晶状体上无法正确到位。另外缝线应结扎在袢扩展最宽处，如人工晶状体全长 13.5 mm，应结扎在最长顶端，以便袢固定在睫状沟内，如结扎偏向近光学部分，则袢的末端将伸向睫状体。

（10）前房内注入黏弹物质，按常规方法将人工晶状体植入虹膜后方，轻拉两侧缝线，使人工晶状体顺时针方向旋转，光学部分位于中央，两袢位于睫状沟内，调整聚丙烯线，当从显微镜内可看到人工晶状体的反光时表明人工晶状体为平位，没有倾斜。

（11）用另一聚丙烯线针在巩膜床缝一针并结扎，剪去一端，另一端与连接人工晶状体祥并已穿出巩膜的线结扎，松紧度应适当，从保证祥与睫状钩相贴。

（12）缝合角巩膜切口及巩膜瓣。缩瞳并以注吸器吸出黏弹物质。缝合结膜瓣。

（13）结膜下注射庆大霉素 2 万 U、氟美松 5 mg。

注意事项：

（1）缝人工晶状体的聚丙烯线应埋于巩膜瓣下，如其上仅有球结膜遮盖，日久线结可穿透结膜，易造成晚期眼内感染。

（2）人工晶状体偏心与缝线固定是否偏离角膜长径有关。

（3）人工晶状体倾斜与玻璃体是否已切除有关。

（4）C 祥人工晶状体较 J 祥者稳定。

（六）前房型人工晶状体植入术

前房型人工晶状体植入术的并发症多，用此术式者已很少，仅在特殊情况下采用。

为使前房型人工晶状体安全有效，其设计必须与前房角有最少的接触，在前房内稳定，无微小的移动，不磨损虹膜，不与角膜内皮接触。为达到以上要求，必须符合 Choyce 的 4 点固定及薄足板的原则。它应是一体型，为硬性或有开口的半可曲性祥者（图 5-6）。

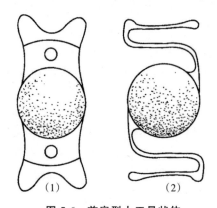

图 5-6　前房型人工晶状体
（1）ChoyceMkIX 型　（2）半可弯曲性

1. 硬性祥前房型人工晶状体植入法

目前尚无测量前房直径的方法，临床采用测量角膜横径长度，加 1 mm 作为前房直径，植入人工晶状体的长度应为角膜横径加 1 mm，人工晶状体长度是指晶状体对角线的长度。如有怀疑，宁可用小 0.5 mm 者，而不采用较长者，因将硬的较长的人工晶状体强行推入前房，日久将会从伤口突出。

在做白内障囊内摘出或囊外摘除后，前房内注入乙酰胆碱液缩瞳。缝合角巩膜切口，留 6 mm 不缝。做 1～2 个周边虹膜切除。先向前房注入小气泡，再注入黏弹物质，先注在上方虹膜前，再到瞳孔区，最后到下方房角。不必使虹膜向后凹，因易产生虹膜打褶。

用合适的镊子夹住人工晶状体的两个上脚，在下脚及光学区滴黏弹物质，将下脚经角巩膜切口送入前房，用轻度左右摆动动作前进，可顺利经过前房到达下方房角。提起切口的后唇将上脚轻轻后压，使上脚分别进入角巩膜切口后唇后方。

缝合角巩膜切口，冲吸出气泡及黏弹物质，缝合结膜瓣，结膜下注射庆大霉素 2 万 U、氟美松 2.5～5 mg，上消炎眼膏，包扎双眼。

2. 半曲性祥前房型人工晶状体植入法

先测量角膜横径，人工晶状体长度为此值加1.5 mm，为了保持晶状体的稳定性，当这种晶状体到位后应轻度弯曲。如有怀疑，用再大 0.5 mm 者比较安全。

与前述方法相同，做白内障囊内或囊外摘除后，缝合角巩膜切口，留 6 mm 不缝，缩瞳，前房注气泡及黏弹物质。

用镊子夹住人工晶状体光学部分的上部，核对晶状体的凸面向前，滴黏弹物质到下脚及光学部，将下脚放入角巩膜切口，轻轻摆动前进，至下脚达下方虹膜周边处时，撤出镊子，夹住上脚并轻向后压，下脚即轻度前翘，同时向下轻推，下脚即进入房角。这种动作可避免使虹膜打褶，若仍有打褶，则可将人工晶状体轻后退，在下脚下注射黏弹物质后，再按上法放置下脚。

用角膜镊子提切口后唇，助手轻拉切口前唇，术者另手用无齿镊夹上脚，将其放入切口巩膜唇下房角处。再次形成前房，检查瞳孔是否正圆。如下方虹膜有打褶，可用 Sinskey 钩活动下脚，使虹膜展开，下脚可达巩膜沟处。如上方虹膜打褶也可用同法处理。

缝合切口，前房注入平衡盐液使虹膜隔后移。最好不将黏弹物质吸出，因可使玻璃体呈疝状凸入前房，除非是注入太多可将空气泡吸出。

术终给药同前。

（七）二期人工晶状体植入术

人工晶状体二期植入主要用于白内障术后，患者佩戴无晶状体眼镜或接触镜失败者，或者强烈要求植入人工晶状体者。对于无晶状体眼使医师考虑做二期植入的范围很广，理想的病例为具有完整的晶状体后囊或囊内摘出术后玻璃体膜位于瞳孔后方，瞳孔正圆无后粘连等；另一方面一些复杂病例如外伤性及白内障术后有厚的睫状膜、有残留皮质或玻璃体嵌入前房瘢痕组织中等，经处理后也可考虑做二期人工晶状体植入。

1. 适应证

（1）光学问题：戴无晶状体眼镜所产生的弯曲和放大，不能耐受接触镜或有合并症者。

（2）预防弱视：儿童外伤性白内障后无晶体眼，用接触镜矫正，弱视的发生率较高。

（3）融合问题：许多成人外伤性白内障术后戴接触镜产生融合问题，有些人放弃接触镜后发生外斜。

（4）外眼病：严重的春季卡他性结膜炎、眼睑湿疹、睑缘炎等不能戴接触镜者。

2. 术前检查

（1）矫正视力。

（2）相对性瞳孔传入缺陷：阳性者禁忌手术。

（3）眼前节裂隙灯检查：应注意角膜状况，前房有无炎症，前房角有无损伤，后囊膜是否完整，如前房有玻璃体是否与以前的手术瘢痕或外伤瘢痕相连、检查虹膜与瞳孔缘，寻找有无睫状膜等，需作特殊处理，否则手术时可能导致并发症。

（4）眼底检查：详查眼底状况，如屈光间质不清，则做 B 型超声波检查以除外视网膜脱离。如为外伤性需除外眼内异物。

（5）视轴矫正的估计：估计双眼单视及术后复视的可能性。

（6）测所需人工晶状体度数。

（7）充分告知患者手术可能发生的危险及可能的效果，术后可能发生黄斑囊样水肿，视网膜脱离或持续性葡萄膜炎。术前矫正视力好者，虽然手术顺利，视力也可能下降。

3. 前房型及后房型人工晶状体二期植入的选择

后囊完整者做后房型人工晶状体植入。既往做白内障囊内摘出或其他原因使后囊不完整者，一般多考虑做前房型人工晶状体植入。但是由于前房型人工晶状体植入并发症多，加之近年来对后囊不完整作巩膜缝线技术的发展，即将人工晶状体置于睫状沟，并将其袢用聚丙烯线缝合固定在巩膜上，使许多病例可适合做后房型人工晶状体植入。但近两年来也有报告巩膜缝线术也有一些并发症，而且操作较复杂，而前房型人工晶状体制作有进步，并发症已明显减少，手术操作较巩膜缝线术简单，故有些医师又愿为无后囊支撑者或眼前节状况不宜将人工晶状体置于后房者做前房型人工晶状体二期植入。

4. 眼前节并发症的预处理

如术前有虹膜前后粘连，睫状膜，残留皮质，玻璃体进入前房等。选择植入人工晶状体的切口部位，先做板层切开。如可能应采用双手，密闭显微手术技术。前房内注射 Healon，以显示瘢痕粘连部位并使之紧张展开，然后用显微剪或玻璃体切割机，切除瘢痕组织。用玻璃体切割机时，硬的组织需用中等高的吸力和慢的切割速度（1 Hz）。应尽可能保存虹膜组织。切除玻璃体需用高的切割速度和较低吸力。应彻底清除前房中玻璃体，使其退至瞳孔后方，切断所有的前后索条。应注意绝不可不切割而吸玻璃体，也需注意器械进出切口时是否将玻璃体带出。

注意事项：注意玻璃体扩展的范围，不能遗留一丝玻璃体在前房内。玻璃体处理不当，将增加黄斑囊样水肿和视网膜脱离的发生率并影响人工晶状体的位置。

5. 植入人工晶体

眼前节不需处理者或经上述处理后，可按常规方法植入前房型或后房型人工晶状体。在植入后房型人工晶状体前，需用虹膜恢复器在虹膜后方摆动，以分离可能存在的粘连，采用睫状沟固定而不做囊袋内固定，因在试图打开囊袋时将不可避免地发生玻璃体脱出。

四、人工晶状体的取出与更换

（一）人工晶状体取出

人工晶状体取出是一种很复杂的手术，因人工晶状体可能与眼内组织发生粘连，对角膜内皮将造成进一步创伤，并且常会造成玻璃体脱出等，这些均会导致进一步的合并症，故对决定摘除人工晶状体需特别慎重。

1. 适应证

对于人工晶状体术后各种并发症应先采取积极的保守疗法，只有某些并发症不摘除人工晶状体不能解除时，才考虑人工晶状体摘除。如下述情况：

（1）人工晶状体与角膜内皮接触，导致角膜水肿；前房型人工晶状体太小致角膜内皮严重损伤。

（2）严重的葡萄膜炎—青光眼—前房积血综合征。

（3）人工晶状体半脱位或脱位，产生不可克服的光学问题或有可能损伤视网膜时。

（4）术后眼内炎，经药物不能控制，炎症反应集中在人工晶状体周围，高度怀疑微生物的来源在人工晶状体者。

（5）慢性葡萄膜炎经药物治疗无效或虽有好转，但频繁复发，视力严重受损者。

2. 手术步骤

（1）摘除前房型人工晶状体。做角巩膜切口，前房内注入黏弹物质。以晶状体镊子探查人工晶状体活动度，若松动，则可将其夹出。如人工晶状体已被粘连固定，则可将上、下祥剪断。剪上祥时一侧在近光学部分处剪断，另一侧在近前房角处剪断，使被剪下的祥的左右侧一长一短，便于夹取及松动，下祥的左右侧剪断处，在光学部分上留的长端与短端与上祥者相反。以晶状体镊夹住上祥光学部分上所留长端，将人工晶状体夹出；若不易取出，则可轻轻旋转使之松动后取出。所余上、下祥也夹住长端旋转松动后再夹出。如粘连重，无法将晶状体祥取出时，可将所留长端再剪短，取出游离部分，将被粘连包裹部分留在眼内。

（2）摘出后房型人工晶状体。做角巩膜切口，前房内注入黏弹物质，探查人工晶状体的活动度如无粘连，则以晶状体镊将之夹出；轻度粘连者以虹膜恢复器分离后夹出；如粘连重，在人工晶状体周围注射黏弹物质后，在祥的尽可能远端剪断，将光学部分及所连之祥夹出。

（二）更换人工晶状体

如人工晶状体度数错误、脱位或长度不合适等而将人工晶状体取出后，如患者要求，可植入另一合适的人工晶状体。如果后囊膜完整，瞳孔无后粘连或后粘连可被分离者，可植入后房型人工晶状体；如后囊膜不完整，可植入前房型人工晶状体或以巩膜缝线固定的后房型人工晶状体。

第九节　人工晶状体取出术

随着人工晶状体眼数量的增加，因为各种原因需要将人工晶状体取出的情况也逐年增加。主要原因是患者对视觉质量要求的提高和使用手术方法处理并发症水平的提高。

一、人工晶状体取出的原因

1. 严重人工晶状体脱位

如果手术中出现并发症，前囊孔不是环形居中，尤其是开罐式截囊，后囊不幸在乳化核或吸取皮质的过程中出现破洞，无论大或小，无论有无玻璃体溢出，都可以造成人工晶状体位置出现异常，不能位于中央，产生屈光改变。轻度人工晶状体脱位，只要不严重影响视力，没有其他并发症可不处理。大部分人工晶状体半脱位可手术复位。但严重的脱位甚至全脱位或因脱位引起其他并发症，要参考视力受影响的程度，决定人工晶状体取出与否。人工晶状体取出需审慎决定，因为人工晶状体植入后周围形成粘连机化，多伴有玻璃体前移等眼内组织结构紊乱，人工晶状体取出手术需要相对较大的手术切口，分离粘连容易造成玻璃体牵拉引起眼底组织损伤。如需要玻璃体切割手术，人工晶状体相当于巨大异物，对眼内组织扰动较大，可进一步产生更严重的并发症。

2. 人工晶状体损伤或伴有严重并发症

（1）人工晶状体损伤：如断祥或光学部严重裂开，如在术中发现应即刻更换新的人工晶状体，术后发现应根据视力及人工晶状体偏位情况决定手术。另一种情况发生在激光后囊切开损伤人工晶状体，特别是在儿童伴有眼球震颤试行激光治疗时容易发生，儿童的后囊混浊机化发生一般比较严重，玻璃体没有液化现象，激光爆破效果不如成年人，当激光能量较大且对焦不准时容易损伤人工晶状体（图5-7）。严重损伤且需要处理后发障时可联合行人工晶状体置换术。

（2）人工晶状体接触角膜内皮角膜失代偿：如果有明确证据发现人工晶状体接触角膜引起角膜内皮损伤（图5-8）甚至角膜失代偿，应尽快处理，可将人工晶状体复位后房，应手术复位；否则应尽快取出，不做人工晶状体缝合固定或前房型人工晶状体植入，因为手术本身可引起角膜内皮进一步受损，应尽量减少手术刺激。

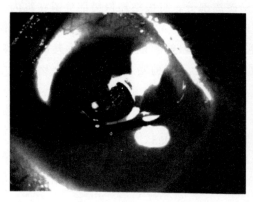
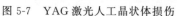
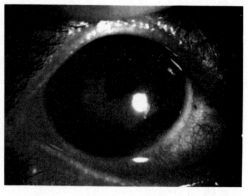

图5-7　YAG激光人工晶状体损伤　　　　　图5-8　前房人工晶状体角膜内皮损伤

（3）严重持久的炎症反应：引起炎症反应的因素很多，必须确认为人工晶状体引起的毒性反应才能考虑取出人工晶状体，否则手术刺激只能加重炎症反应。由于现在人工晶状体质量的提高，单纯人工晶状体引起的严重炎症很少见。另外长期炎症反应可以使局部产生大量机化包裹，人工晶状体周围粘连，取出人工晶状体非常困难，且因为要分离大量粘连极易加重炎症反应，所以在这种情况下考虑取出人工晶状体应极为慎重。

（4）人工晶状体植入术后眼内炎：很多眼内炎是细菌或真菌导致的，来势异常凶猛，在手术后很短时间内角膜严重水肿，前房积脓，一般是玻璃体内大量脓性渗出，眼底情况只能通过超声才能查到，伴有玻璃体渗出的患者应考虑玻璃体手术清除病灶，并联合玻璃体注药控制炎症。同时考虑是否把人工晶状体取出，因为有学者认为人工晶状体在囊袋内与前囊粘贴，周边囊袋内滞留一些细菌，因此最好的方式是将其取出，充分切除残留的晶状体囊，彻底清除所有炎症病灶。一部分眼内炎患者可以治愈，但仍有部分患者眼球丧失功能、萎缩并不得不摘除眼球。因此在什么情况下需要取出人工晶状体需要根据病情慎重考虑。有的眼内炎是亚急性过程，角膜水肿较轻，保守治疗虽有效果但收效其微。

3. 人工晶状体度数计算错误

人工晶状体植入术后能否取得很好效果，除了手术技巧以外，还有很重要一点就是手术前要很好地测量眼轴长度、角膜曲率。减少主要参数误差，就可以获得尽可能准确的人工晶状体植入度数。

（1）计算误差：以往很多基层医院没有配备测量人工晶状体度数的仪器，根据病史及以前的戴镜史推测准备装的人工晶状体度数，用1.25D人工晶状体解决1.0D眼镜进行推测，造成术后屈光状态严重偏离此时，需要取出人工晶状体并同时置换一枚度数合适的人工晶状体。随着人工晶状体计算方法的不断改进，由于计算误差导致的术后大的屈光误差已不多见，但在高度近视患者由于后巩膜葡萄肿等引起的计算误差还是可以看到，尤其是术前按正视眼预留度数术后容易产生远视，造成患者极度不适应。对于儿童患者应考虑近视漂移的影响。另一个重要的计算误差是高度近视 LASIK 手术后的患者，虽有修正值，但仍有偏差，这在将来是个巨大的问题。

（2）屈光参差：双眼高度近视患者单眼白内障手术应考虑双眼协调问题，双眼屈光参差相差 3 D 以内可以接受。如果是老年人，考虑另一眼不久也要手术双眼，屈光参差可以暂时大于 3 D；如果是年轻人，而且双眼手术不存在屈光参差问题，单眼手术就有两种解决方案，手术后另一眼行角膜屈光手术，或将屈光参差控制在 3 D 以内。

白内障手术后大的屈光误差及屈光参差的处理，首先考虑光学校正的方法解决，包括角膜接触镜，患者术后还有一个适应的过程，必要时再考虑角膜屈光手术，慎重使用人工晶状体置换的方法。

4.其他

（1）人工晶状体混浊：一般立刻发生在手术后或 6 个月以上，各种材料人工晶状体混浊均有报道。患者发生进行性视力下降、眩光等症状，裂隙灯检查可见人工晶状体发生均匀的乳白色混浊（图 5-9），实验室检查表明混浊是大量钙质沉着引起。手术后早期人工晶状体混浊，一般不是散发的，必须取出并置换，但也可见到过数日自行清亮的，因此观察数日为好。

（2）多焦人工晶状体植入后：极少数患者表现为强烈的眩光、头晕，长期不能缓解，患者强烈要求更换人工晶状体。

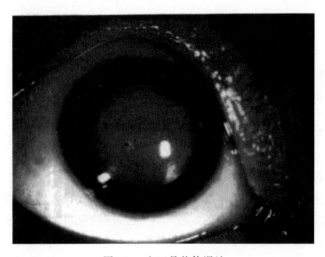

图 5-9　人工晶状体混浊

二、人工晶状体取出手术方法

取出人工晶状体术前应对患者眼部情况仔细分析，根据人工晶状体的性质决定切口的大小。

1.硬性人工晶状体取出

做 6 mm 巩膜隧道切口，注入黏弹剂于人工晶状体前后，分离人工晶状体与囊膜及周围粘连。如果前囊孔较小，可用剪刀剪开前囊孔，对粘连紧密的虹膜组织多采用锐性分离，将人工晶状体小心旋转到前房取出。如果粘连严重可剪断袢，将光学部取出再取出人工晶状体袢，如太困难可不取出。

2. 折叠性人工晶状体取出

采用 4 mm 小切口，同样方法将人工晶状体转入前房内，用剪刀在辅助钩的配合下将人工晶状体光学部剪成两半，可以自小切口一半一半取出。后囊完整可以再植入人工晶状体，有后囊破裂玻璃体脱出者，可用纤维剪剪除切口处玻璃体或做前部玻璃体切除，将人工晶状体植入睫状沟内。术中尽量减少虹膜损伤及大范围分离，否则容易引起术后严重的炎症反应。

3. 注意点

手术开始前尽量搞清楚前一次手术的术式，人工晶状体有没有缝合，晶状体后囊是否完整，手术眼的屈光状态。

如果人工晶状体曾被缝合，一般是袢被缝合到巩膜上，可先试行缝线拆除，然后慢慢转动人工晶状体。如能转动按前法取出，如不能活动可剪断袢和光学部的连接，只取出光学部。

在取出人工晶状体时要注意不要破坏原来完整的后囊；如果人工晶状体在睫状沟，晶状体后囊已经破裂，取出时不要扩大原来的后囊破孔，以防不能再植入人工晶状体。

手术眼原有的屈光状态也是很重要的。如果是高度近视眼，多一次内眼手术就多一分风险。

因此，为避免更大的手术风险，在手术前一定要仔细检查手术眼，除考虑手术的难易度，还要仔细地预测手术后能否提高视力及取出与置换人工晶状体的必要性。

第十节　白内障超声乳化吸出术

超声乳化白内障吸出术是应用超声乳化仪将晶状体核粉碎呈乳糜状，用注吸系统将之吸出。

一、适应证

超声乳化的适应证基本与囊外摘除术相同，在选择病例时还应考虑以下各点：

1. 晶状体核的硬度

裂隙灯下根据混浊的晶状体核的颜色将其分为 5 级。Ⅰ级为淡灰色混浊，Ⅱ级为淡黄色混浊，Ⅲ级为浅棕色混浊，Ⅳ级为棕色混浊，Ⅴ级为棕褐色或黑色混浊。Ⅲ级最适宜初学者，Ⅴ级不适宜做超声乳化。

2. 角膜状况

角膜透明，内皮细胞数正常。内皮数量明显减少，如小于 1000 个/平方毫米，应为相对禁忌证。

3. 瞳孔散大情况

超声乳化术需将瞳孔充分散大。如瞳孔小于 7 mm，将增加手术的难度。

4. 前房深度

浅前房影响手术操作，易产生并发症。术中可应用透明质酸钠、增加输液瓶高度来加深前房，如不能加深前房，应改为囊外摘除术。

5. 晶状体半脱位

不适宜初学者做超声乳化。

6. 年龄

年龄越大核越硬，悬韧带越脆弱，易发生合并症。年龄以 50～70 岁最为合适。

二、手术步骤

1. 麻醉

表面麻醉或球后阻滞麻醉。

2. 切口

超声乳化术的切口为 3.2 mm，完成超声乳化后，再根据准备植入的人工晶体的直径，将切口扩大到相应大小。PmmA 人工晶体直径为 6 mm 者，切口弦长为 6.5 mm，软性折叠式人工晶体切口弦长为 3.2～3.5 mm。

(1) 巩膜隧道式切口：如计划植入 6 mm 直径人工晶体，用圆规在角膜缘标记 6.5 mm 弦长，于角膜缘后 2.5 mm 做平行于角膜缘的巩膜切口，深度为 1/2 巩膜厚度，用巩膜隧道刀沿巩膜弧度向前剥离至角膜缘后缘，然后将刀片微抬高，沿角膜弧度向前剥离至透明角膜内 1 mm，此时暂不进入前房，而先在 2 点角膜缘稍内透明角膜处以穿刺刀做角膜穿刺，长 0.5 mm，可由此伸入细的拨核针，以便双手法作超声乳化时拨动核的位置。再用 3.2 mm 角膜刀于上方切口已剥离至透明角膜缘内 1 mm 处穿刺进入前房，此大小正适合 3 mm 的超声乳化头。当完成超声乳化和注吸皮质后，再扩大切口至 6.5 mm，植入人工晶状体。

近年来也有人做反眉状切口，即最初的巩膜切口不是与角膜缘平行，而是呈与角膜缘相反的弓形，其中心点距角膜缘 2.5 mm 两端距角膜缘更远些。这种切口张力分布合理，可以不缝合即可密闭，可最大限度减少术后散光。

(2) 透明角膜隧道式切口：透明角膜切口不需要切开球结膜和止血，因而操作简便。但如术中发现晶状体核太硬需改为囊外摘除时，应关闭透明角膜切口，改做巩膜切口。透明角膜切口还适用于做过抗青光眼手术者以及拟行青光眼白内障联合手术者。

透明角膜切口以作颞侧切口为多，以往多用钻石刀，若用一次性穿刺刀，同样可以获得整齐的切口。先在颞侧透明角膜上作一板层切口，改变刀的方向与角膜平行继续前行形成隧道，当刀尖已完全进入角膜板层即可改变方向刺向前房，并进入前房，完成透明角膜隧道式切口。切口约为 3.2 mm×1.75 mm。

注意事项：

1) 可不作上直肌固定缝线，使眼球保持原位，有利于获得好的红光反射。如果眼位不能配合，可通过牵拉眼球获得。

2) 注意巩膜与角膜的弯曲度不同，切口先沿巩膜表面剥离，至角膜缘后缘处再向前剥离时应沿角膜的弯曲度，即将刀刃轻度前翘进入角膜内，穿刺进入前房时，刀刃再向下倾即可进入前房。

刀刃进入前房的部位一定要在透明角膜内，如在角膜后缘处进入前房，术中容易发生虹膜脱出及损伤狄氏膜。

3. 黏弹剂的使用

通过侧切口或主切口注入黏弹剂均可。在注入过程中应在前房维持的情况下尽量朝 6 点方向推注，逐渐把房水从切口挤出，这样在囊袋表面可获得均匀的张力。这在成熟期白内障和先天性白内障撕囊时尤其重要。

常用的黏弹剂的主要成分有透明质酸钠、硫酸软骨素、甲基纤维素等。黏弹剂有内聚性和弥散性两种特性，一种新型黏弹剂 Duo Viscoat 将两种性质结合，它包括 Provlse 和 Viscoat。Pro visc 具有内聚性，可以很好地维持前房；Viscoat 具有弥散性，贴附于角膜内表面起到保护角膜内皮的作用。在超乳时应先注入 Viscoat，再注入 Provise，以保护角膜内皮和维持前房。在植入人工晶状体时则操作顺序相反，使中央为具有弥散性的 Viscoat，因其黏度小，而有利于人工晶状体特别是折叠人工晶状体的植入和展开。

4. 连续环形撕囊

采用连续环形撕囊法，如前述。这种撕囊的边缘光滑，囊袋内超声乳化时不易撕破囊袋，植入的人工晶状体可以保持良好的囊袋内固定，尤其是软性人工晶状体更需要完整的囊袋内固定，囊袋破损将导致人工晶状体偏位或脱位。

5. 水分离（hydrodissection）与水分层（hydrodelineation）

水分离是将皮质与囊膜分开，水分离时将 BSS 紧贴囊膜注入，在晶状体没有完全混浊的情况下可以看到液体播散到整个后囊。如此选择 2～3 个点即完成水化，此时晶状体核多已可以活动。充分的水分离是使超声乳化顺利操作的一个保证，特别是对于初学者。而且还可以使清除皮质变得容易很多。

水分层是将核与其周围的皮质分离，可以据此判断核的大小。在水分离的基础上，将平针头沿核的边缘向硬核方向前进，感觉到有阻力时注入 BSS。如果水分层充分，此时可以看到非常漂亮的金色的环，金色是在晶状体不完全混浊时，显微镜的光线通过晶状体又从眼底反射回来形成的，从而将硬核的轮廓勾勒出来。水分层将皮质与硬核分开，在超声乳化过程中外层皮质起到衬垫的保护作用，避免损伤后囊。水分层并不一定都需要做，可根据术者的习惯来决定。

注意事项：

1）如果 BSS 在后囊下聚集过多，晶状体核可浮起，或从囊袋内脱出。轻压晶状体核中央，将水挤出，晶状体核可回到囊袋内，从而完成超声乳化。

2）注水适量，过多会造成后囊破裂。

3）成熟期白内障不需要做水分层。在这种情况下水分层会使已较薄弱的后囊破裂和发生悬韧带断裂。

6. 超声乳化晶状体核

超声乳化头的功能包括机械运动、乳化切割和吸引。机械运动是指术者可以把超声头当作一种器械用它推动和分割晶状体核或拨动核的碎块。超声乳化头部仅部分被晶状体核阻塞时，则起乳化切割作用。当切削到大块核，超声乳化头完全被堵塞时，才能起到吸引作用。当中等硬度的核被吸住，大约只用 30% 的动力就能把核粉碎吸出，如核较软，可以不用超声乳化，软核物质堵塞吸出管即可使真空吸引力上升，直接将软核物质吸出。现代超声乳化强调保留完整的囊袋。利用连续环形撕囊，在开口仅为 5～6 mm 的囊袋内进行超声乳化，最好应用超声乳化头的切割和吸引功能，把核分成小块，然后分别将其乳化吸出。由于撕囊口小，不能在上方囊袋内开始进行超声乳化，而必须在下方囊袋内做切割乳化，所以需要不断地转动晶状体核，将需切割的部分转到下方，在下方进行切割。

开展超声乳化术的早期，是将晶状体核松动后使之脱入前房后，在前房中进行超声乳化，但是此法易损伤角膜内皮造成严重并发症，现已不被采用。目前多数医生采用后房内进行超声乳化，更新的技术是在囊袋内做核乳化。

囊袋内超声乳化方法分为4种：原位超声乳化、核分离超声乳化、碎核超声乳化和完整囊袋超声乳化。

（1）原位超声乳化（insitu phacoemulsification）：即超声头从浅到深一层层乳化切割晶体核，而不把内层核与外层核分离后分别超声乳化。除很硬的核以外，此方法适用于各类型的白内障。大部分超声乳化过程是用低线性能量在瞳孔平面以下进行，可用单手操作。前囊撕囊直径5~6 mm，在囊袋内进行超声乳化。多数情况下仪器能量设定在60%~70%，如核较软，则用30%~50%的低能量。超声头开口选用30°或45°，30°斜面者与核接触面大，易被封闭产生较大吸引力。开始切削晶状体表面的前皮质及前外层核时用低能量乳化，当切核中心较硬部分时用较高能量，切后部外层核及皮质时再把能量减小。

乳化切削从上方到下方，沿12：00到6：00方向进行，尽量大范围并逐渐向深层切削。当此方向的核物质大部分被切削掉以后，用超声头在9：00处逆时钟方向向下转动晶状体核，使原先呈水平轴向的核转到垂直轴向，再用同样的方法从上到下尽可能切削核物质。当6：00处的核物质大部被切削以后，再把9：00的核往下转到6：00处，即再转900，再用上法切削。这样反复旋转切削，直到核物质只剩下一薄层碗样壳。这时用超声头吸住壳的边缘，拉到瞳孔中央，在虹膜平面，不用超声乳化就可把较软的外壳直接吸出，必要时可用低能量超声乳化。

有时核太软，晶状体核不易转动，不能将9：00处的核转到6：00，此时可做核的水分离，核即可转动，然后按上述步骤进行切削。若核仍不能被转动，则表明核极软，即可换注吸系统，把剩余的核吸出。

（2）核分离超声乳化：又名切削和翻筋斗技术（chipand flip technique）。此法是先做水分离，使内核与外核分离，超声乳化先做内核，然后再去除外核。

完成环形撕囊后，用冲洗针头进入核的中央直至不能继续深入为止，缓慢注入平衡盐液0.3~0.5 mL，使软硬核分离，然后将冲洗针头进入撕囊边缘的前囊瓣下与前皮质之间，注射平衡盐液0.3~0.5 mL，使前后囊膜与皮质分离，使晶状体物质可在囊袋内转动。切削时用双手技术。首先切削中央部核，使核呈凹陷碗状，再切削6：00处硬核边缘，左手持拨核针进入前房，于超声头下方，将12：00处硬核沿顺时针方向往下拨动，使5：00处硬核碗边转到6：00处，然后将之切削掉。这样不断旋转核，不断切削，每次都是在5：00转向6：00处小范围内进行切削，这样能保证在囊袋内完成超声乳化。采用脉冲式超声乳化，注意在去除硬核碗边时勿把外层核弄碎。然后用拨核针将薄层碗状硬核壳抬起，在中央部用脉冲超声将之切除。

对外层软核以翻筋斗的方式翻转到囊袋中央部将之切除。将超声头伸到6：00处，吸住外层核的边缘，渐向上牵拉，同时左手以拨核针在3：00到9：00方向的外核层前方渐向下推，这样就可把外层核的下部翻转到囊袋的中央，用低能量超声乳化或仅用吸引作用将其吸出。最后注吸皮质。

（3）碎核超声乳化：又名核分块切除技术（divideand conquer neucleofractis）。即在核的中央部切削出一个深的沟槽，然后旋转900，再做一垂直槽，将有十字形沟槽的核分割成

4 块，然后将其分别超声乳化吸出。

对中等硬度以下的核采用这种碎核超声乳化法。先从 12：00 至 6：00 用超声乳化头切削做出深沟，深达硬核层的 1/2 以上，然后用拨核针将核转动 90°，使原先呈水平位处转到垂直位。再从上到下切削出一深沟，二沟相交叉呈十字形。用超声头顶住沟的左侧，左手持拨核针由 2：00 处穿刺口进入前房，顶住沟的右侧，两手协同动作将核分成左右两半。把整个核旋转 90°，使垂直位的核裂缝位于水平方向，再用拨核针及超声头将下半瓣核分成两块。用超声乳化头吸住左下象限的核块，在中央部将其乳化吸除，再切削右下象限的核块。然后将上半瓣核旋转 1800，使位于下方，将其分成两块，分别将左下及右下象限的核块超声乳化切除。

在此基础之上，又产生了两种方式：为弹坑式（craterdivide and conquer）和刻槽式（trench divide and conquer）。弹坑式类似于先做一个大碗，将剩下的软核用超声乳化头和辅助器械将其分开，分成若干块后再乳化吸除。弹坑式要求很好的水分层。刻槽式是先刻槽并将其一分为二后，旋转一定角度后再刻槽再分开，直至分为若干块可乳化吸除为止。刻槽式可用于较硬的晶状体核。

（4）拦截劈裂超声乳化（stop and chop）：应用刻槽技术将超声乳化头埋在中心部晶状体核内，换 2 档将核吸住，用劈核刀从囊袋下绕到晶状体核赤道部，在双手协同作用下将核劈成两半。然后可将核逐渐劈成小块，乳化吸除。

1）在劈核过程中应采用高负压、低能量，既便于操作又可减少对角膜内皮的损伤。

2）如采用双刃的劈核刀，可从核中央劈开，而不必绕到晶状体核赤道后。但仍要注意避开前囊。

注意事项：

1）超声乳化术是一种脑、手、脚、机器相配合的手术，手术过程中必须密切观察整个手术的各项细节。根据红光反射观察后囊情况，超声头离后囊有一段距离时才能启动超声乳化，如前房变浅应调整灌注瓶的高度。

2）超声头进入切口时，开口斜面应向下，进入前房后再把斜面转向上方。切削过程中，如有核的碎片应即时清除，以免它在前房内翻动而碰伤角膜内皮或后囊。

3）如后囊破裂应即时停止超声乳化，进行相应处理。如超声乳化过程中遇到困难，应即时改为大切口囊外摘除法。

4）近年来开展了微小切口双手超声乳化，使手术切口缩小至 1～1.5 mm。它采用了灌注和抽吸分离的方法，由主切口进入不带套的超声乳化头，而带灌注的劈核刀从侧切口进入前房。由于采用了高频脉冲模式进行超声乳化，热量产生明显减少，从而解决了角膜的热损伤问题，因此也称之为"冷超乳"。操作过程中应注意器械进出前房的顺序，进前房时应先进带灌注的劈核刀，维持前房后再进超声乳化头；出前房时也应先出超声乳化头，再出带灌注的劈核刀。否则会在超声乳化头离开前房时，由于前房消失而导致后囊破裂。

（5）晶状体半脱位的超声乳化术：当发生晶状体半脱位时，有经验的术者可在环形撕囊及水分离后小心植入张力环，在张力环的支撑下，完成超声乳化。虽然植入了张力环，在超乳过程中动作仍要轻柔，以免悬韧带断裂范围增加。Morcher 张力环为较常用的一种，为PMMA 材料。如果在术中发现悬韧带断裂，导致晶状体半脱位也可及时植入张力环，防止晶状体核滑入玻璃体腔。如在术中发现悬韧带断裂范围增大，也可扩大切口，将张力环取出，改为囊内摘除。

第十一节 白内障术后并发症及其处理

人工晶状体植入术是一种精细技术，要求极高的手术技巧，任何步骤操作不当，均可造成不同程度的并发症，甚至导致手术失败及严重后果。

一、术中浅前房

在浅前房下操作可致角膜内皮损伤，更重要的是前房变浅常是眼压升高的体征。首先应检查是否上直肌牵引缝线或开睑器压迫眼球如冲吸皮质时前房变浅，检查是否因伤口缝合不够，灌注液不能维持，可加补缝线。如无上述原因，可快速静脉滴注 20% 甘露醇 250～500 mL。如眼压仍不下降，则应缝合角巩膜切口，作后巩膜切开，抽出玻璃体约 0.5 mL，常使眼压立即下降，眼房变深。如眼压能维持正常，可继续手术；如眼压控制不理想，应考虑中止手术。

超声乳化过程中出现浅前房，应从以下几个方面检查：

（1）切口是否漏水，主切口和侧切口漏，均可引起前房变浅。因此在做切口时，应强调切口大小适中，不随意扩大切口。

（2）灌注通道是否有阻塞，如最常见的灌注管是否有折叠；或切口太紧，灌注管受压造成灌注不畅。如无灌注通道受阻，可提高输液瓶的高度，加深前房。

（3）如经上述检查和处理前房仍浅，注入具有内聚性的 Provisc，可以较好地维持前房。

二、后囊破裂

最容易发生于冲吸皮质时，由于误吸住后囊未被发现继续抽吸而将后囊吸破。

操作时应用高倍显微镜，聚焦在后囊上，调整显微镜光线的角度以获良好红光反射。冲吸头的吸孔应始终保持向上，除非是吸后囊附近皮质时可使吸孔位于侧方及斜向后囊，但必须在注视下操作。当后囊被吸住将出现以冲吸头为中心的放射状皱褶，应及时停止抽吸并推针管芯，将吸住的后囊松开。

如后囊破口小，无玻璃体脱入前房，仍可植入后房型人工晶状体，如后囊破孔较大，无玻璃体脱出，可小心地植入后房型人工晶状体，操作时勿将破口扩大或使玻璃体脱出，并将光学部分盖在破孔上，可阻止玻璃体继续前突。如后囊破孔伴有较大量玻璃体脱出者，应作前玻璃体切除，可放弃作人工晶状体植入，或作巩膜缝线固定后房型人工晶状体；过去常主张作前房型人工晶状体植入，但其并发症多，而较少采用，近年来有改良的弹性前房型人工晶状体，并发症明显减少，方法简便可以采用。后囊破孔大有玻璃体脱出时对皮质的处理应小心，勿使其进入玻璃体内，可不强求清除干净。

玻璃体脱出是严重并发症，由于眼压不够低，后囊破孔，韧带断裂，排核时用力不当，冲吸时压力不平衡，突然进入大气泡或注入液体量太多等引起玻璃体脱出。术前软化眼球是极重要的，并应避免上述情况。

如有玻璃体脱出，一定应彻底清除，使伤口及前房内没有玻璃体，玻璃体退到虹膜后方，瞳孔呈圆形。可用玻璃体切割机将其切除，如无条件，可用海绵签粘玻璃体，拉出伤口后以剪刀剪除。

超声乳化过程中如后囊破裂，可发现前房突然明显加深，或核向一侧倾斜，或核的跟随力不好，应及时停止超声乳化。如无法明确判断，应扩大切口，将核圈出后进一步观察判断，以防在不明后囊情况下，出现核坠入玻璃体的情况。

如发现后囊确已破裂，应先向破口处注入大量黏弹剂将玻璃体压回。对于初学者，此时应在尽量减少对玻璃体扰动情况下，将残留的核圈出。然后通过"干吸"将残留皮质清除。有经验者，如残留较少晶状体核，可降低灌注瓶高度，提高负压，尽量在全堵状态下将核乳化。伴有玻璃体脱出时，应剪除脱出的玻璃体，如果玻璃体较多应做前部玻璃体切割。

只要处理得当，还是可以植入人工晶状体，如后囊破口较小，仍可将人工晶状体植入囊袋内。如破口较大而前囊完整，可在前囊之前、虹膜之后注入大量黏弹剂，将后房型人工晶状体植入睫状沟。如前囊在操作过程中有撕裂或囊口较大，可在缩瞳后植入前房型人工晶状体。否则应做人工晶状体二期植入，而尽量不做一期人工晶状体悬吊。

整个晶状体核或部分碎块掉入玻璃体腔是最严重的并发症，应将其取出。应请后节医师协助将核去除，在做玻璃体灌注情况下，扩大切口如玻璃体未发生明显液化，核可浮起，并将其从切口圈出。如核已沉入玻璃体深处，需向玻璃体腔注入过氟化碳，使核浮起，再以超声乳化头将其粉碎吸出。

三、角膜内皮损伤

如果术中使用能量过多，可造成角膜内皮损伤，术后出现角膜水肿，甚至角膜失代偿。术中使用具有弥散性的 Viscoat，它可贴附于角膜内表面起到保护作用。加深前房，使超声乳化头与角膜保持一定距离，也有利于减少超声能量波及角膜。

四、角膜 Descemet 膜脱离

由于角膜切口靠前，器械或人工晶状体进入伤口时角度不当，顶住角膜唇继续推进而导致 Descemet 膜脱离。

注意切口部位勿超过前弹力层止端，发现器械进入伤口有阻力或切口附近角膜变混时，勿强力推进，应撤出改变方向后再进入。

脱离范围小可不必处理，如较大可于缝合角巩膜切口后，注入气泡托其复位，如果脱离范围很大气泡使之复位后，可用 10-0 尼龙线缝合，缝切口时缝针挂住 Descemet 膜。

五、驱逐性出血

驱逐性出血是指术中或术后不明原因的暴发性出血，出血来自脉络膜血管，是白内障手术的严重并发症。手术时切开前房，眼内压突然下降，原有脉络膜血管硬化患者，血管突然破裂，出血进入脉络膜上腔。临床表现为术中患者突感剧烈眼痛及头痛，眼压突然升高，前房变浅或消失，切口立即裂开，晶状体和虹膜向前突，眼内容物脱出，最后是鲜红色血液流出。如果此过程进展缓慢，摘除晶状体后可看到眼底有棕黑色块状隆起。轻症者，经关闭切口，眼压升高，出血可停止。半数病例出血发生在术后几天内，患者突感剧烈疼痛，可有出血及玻璃体、葡萄膜组织脱出。

治疗：术中应迅速关闭切口，轻症者可以达到止血效果。如不能控制病情进展，则立即作后巩膜切开，放出脉络膜上腔血液，同时牢固缝合切口。可作前房穿刺，前房内注入平衡盐液或黏弹物质，有助于视网膜及脉络膜复位，并排出脉络膜上腔出血。

当出血停止后，可清除前房内玻璃体及出血，有些病例还可保存一定视力。

加压包扎，抬高头位。

六、虹膜睫状体炎和无菌性前房积脓

由于人工晶状体材料、制作及手术技术的进步，严重的术后虹膜睫状体炎已明显减少，其发生率约为 1%～3%。应该用强有力的药物治疗眼前节炎症，尤其是伴有前玻璃体炎时，容易导致膜形成和后粘连，将影响视力预后和眼底周边部检查。

无菌性前房积脓是一种罕见的并发症，发生于术后数日内，很像感染性眼内膜炎。两者鉴别比较困难，无菌性前房积脓发展较慢，症状较轻，对治疗反应快且可不留任何后遗症，治疗主要用糖皮质激素，可辅以抗生素。如临床不能区分应按感染治疗。最近研究表明这种眼前节的虹膜反应可能是人工晶状体表面附有微量杂质，如抛光粉末或残留的消毒物质等。

七、眼内炎

眼内炎是罕见但极其严重的并发症，早期诊断及有效治疗对于视力预后至关重要。成功地处理术后化脓性眼内炎需采取以下 4 种步骤：①临床作出诊断；②实验室检查；③开始适当的抗生素治疗；④调整用药。

1. 临床表现

术后眼内炎的典型表现是疼痛，视力减退伴有轻度到重度前房和玻璃体炎症改变，常有前房积脓，疼痛是眼内炎的重要症状，但有时也可没有疼痛，而只有一定程度的炎症，这种情况与一般术后反应不易区别。眼内炎的另一特征是视力明显减退。

因为没有特异体征与其他原因的术后炎症相区别，所以眼内炎的诊断较困难。主要需与由于残留皮质所致炎症，同时存在的虹膜炎、糖尿病性增殖性视网膜病变、人工晶状体抛光或消毒残留物质的毒性所致炎症等相鉴别。残留晶状体皮质所致炎症一般较轻没有明显疼痛。同时存在的虹膜睫状体炎有既往病史。糖尿病性增生性视网膜病变所伴炎症为纤维素性，其特征是没有疼痛。人工晶状体抛光或消毒残留物所致炎症发生更急，前房积脓发生在更早期，从术后第 1 日到第 2 日进展很慢或不进展，前房积脓可很少。

2. 实验室检查及治疗

术后眼内炎的恰当治疗取决于迅速准确诊断，当临床症状与体征怀疑为本病时，应及时作前房水和玻璃体涂片、培养和药敏试验，并且应在开始治疗以前取标本以便得到阳性结果。在取标本时即可玻璃体给药，并同时采取多种途径联合用药。

（1）细菌性眼内炎

1）抗生素滴眼液：常用的有丁胺卡那（amikacin）（20 mg/mL），头孢他啶（ceftazidime，复达欣）（50 mg/mL），万古霉素 25～50 mg/mL，妥布霉素（15 mg/mL），庆大霉素（5 mg/mL）。可选用两种或以上抗生素交替点眼，每 30～60 分钟 1 次。

2）结膜下注射：常用的有丁胺卡那 25～50 mg，头孢他啶 100～200 mg，万古霉素

25 mg,庆大霉素 20～40 mg，妥布霉素 20 mg。

3）眼内注射：包括前房和玻璃体，应严格控制剂量，以免视网膜和角膜内皮产生毒性反应。常用的有丁胺卡那 0.4 mg，万古霉素 1.0 mg，头孢他啶 2.25 mg，庆大霉素 0.1 mg,妥布霉素 0.1 mg。

4）全身用药：有研究认为不需要全身用药，存在争议。静脉滴注常用的有头孢他啶1～2 g Bid，万古霉素 1 g Bid，丁胺卡那 0.5 g Bid。

5）糖皮质激素的应用：意见尚不一致。糖皮质激素能稳定溶酶体膜，减少炎症反应对组织的损害，故广泛用于抗炎治疗。但在抗生素未达到有效浓度时，使用糖皮质激素可导致炎症扩散，故应慎重使用，在抗生素治疗 24 小时后，才考虑使用。真菌性眼内炎禁用。

6）散瞳：一般不会使瞳孔散大，但有明显抑制睫状体炎症的作用。可减少虹膜后粘连造成的虹膜膨隆和继发性青光眼。常用的为 1%阿托品、复方脱品酰胺。

（2）真菌性眼内炎常用药物有：

1）眼药水点眼：miconazole 10 mg/mL, amphotericin B 1.0 ～ 2.5 mg/mL, flucytosine 10 mg/mL。每小时 1 次。

2）结膜下注射：miconazole 5～10 mg, nystatin 50000 u。

3）玻璃体注射：amphotericin B 0.005 mg。

4）全身用药：amphotericin B 0.25～1.5 mg/kg，静脉滴注，或 5-氟胞嘧啶 150～200 mg/kg分 4 次口服。

3．根据培养结果及药敏试验及时调整用药。

4．治疗性玻璃体切除术

对严重病例经治疗不见好转，切除玻璃体中微生物及其代谢产物，并注入有效药物可以提高疗效。

5．人工晶状体取出问题

一般不主张取出人工晶状体，因在急性眼内炎时，取出人工晶状体的操作对眼球有较大创伤。但对于经各种治疗病情仍明显恶化，或眼内炎症集中在人工晶状体附近，考虑是眼内炎不能控制的原因时，应将人工晶状体取出。

6．重视眼内炎的预防

随着白内障手术技术的提高，很多患者可以实现门诊手术。发现眼内炎的发生率增加，这与术前抗生素使用不规范有一定关系。应对术前用药予以足够重视，预防应用广谱抗生素滴眼液应在 3 天以上，谨防这种严重术后并发症的发生。

八、人工晶状体脱位及半脱位

1．瞳孔夹持

瞳孔夹持为后房型人工晶状体的光学部分全部或部分地位于虹膜前方。由于瞳孔过分散大，当瞳孔缩小时一部分或全部光学部分到了虹膜前方，或由于慢性炎症、瞳孔与后囊膜粘连，挤压光学部分向前。

如早期发现，可用短效散瞳剂散瞳，患者取仰卧位，瞳孔大于光学部分后光学部分可后沉而到虹膜后方或在巩膜表面按摩相应的祥助其复位，然后缩瞳。如已发生瞳孔后粘连，瞳孔也散不开，因无症状则不必处理。

2. 向下方、上方或左右偏位

当下方悬韧带或囊膜损伤时，人工晶状体可向下移位，使瞳孔区上方没有光学部分，称日落综合征。如人工晶状体下祥位于囊袋内而上祥在囊袋外，当后囊膜纤维化并收缩时，可推人工晶状体向上，致瞳孔区下方没有光学部分，称为日出综合征。如人工晶状体祥位于水平位，而侧方韧带或囊膜受损，可引起人工晶状体向左或向右偏位，称东·西综合征。患者可产生视物模糊，单眼复视等。如症状轻，可不必处理，如症状明显则需手术处理。

3. 人工晶状体脱入玻璃体

上述偏位发展加重或术眼受钝挫伤可使人工晶状体脱入玻璃体内。如玻璃体无液化，人工晶状体距视网膜远可不予处理，如玻璃体液化，人工晶状体下沉与视网膜接触可致视网膜损伤者，则应手术取出脱位的人工晶状体。方法是在上方作 7 mm 长角巩膜板层切开，于 11 点穿刺，注入黏弹物质，将穿刺口缝合，作玻璃体切割，清除人工晶状体与玻璃体的粘连，经瞳孔将人工晶状体送入前房，注入缩瞳剂，经角巩膜切口从前房取出人工晶状体。如欲再植入后房型人工晶状体需用巩膜缝线固定法。也可植入前房型人工晶状体或不植入人工晶状体而用眼镜或接触镜矫正。

九、术后角膜散光

人工晶状体植入术，由于术前对患眼人工晶状体所需度数的精确计算。一般可获得较好术后视力，但是术后常产生不同程度的散光，防治术后角膜散光，已成为术后达到理想视力的主要问题。

1. 术后角膜散光的原因

手术切口、缝线对术后角膜散光的影响。手术切口的位置和大小等对术后散光有较大影响，大切口、切口靠前，易产生散光。丝线对周围组织刺激作用较大，可引起明显组织反应加快伤口愈合和伤口的强力，但丝线缝合不应过深，只能作 1/2 或 1/3 深度缝合，如结扎过紧可引起伤口内口裂开，而引起逆规性散光；尼龙线和聚丙烯线对组织刺激性小，引起的组织反应也小，且线的弹性大，可以拉长，当缝线过紧或组织水肿时，因其有可拉长作用，可轻度减少对组织的压力。缝线跨度大，将产生较大张力较跨度小者易引起散光。

超声乳化术及小切口手法排核的角巩膜切口小，术后散光较大切口者明显少。

2. 引起术后角膜散光的机制

（1）伤口压缩：由于缝线过紧及伤口周围组织水肿等引起。伤口处压缩，使该处角膜变陡，角膜曲率半径变短，屈光力增大，因白内障手术切口多在上方，因而产生顺规性角膜散光，其轴位在张力最大的缝线处。

（2）伤口裂开：由于缝线过松；缝线过浅，使伤口内口裂开，或缝线过深，使伤口外口裂开；长期应用皮质激素延缓伤口愈合也可致伤口裂开。伤口裂开使伤口方向变平，屈光力减少，与伤口垂直方向的屈光力比伤口方向的屈光力大，因而产生逆规性角膜散光。

（3）伤口错位：缝合伤口时对合不当，可引起水平性伤口错位，或多平面切口时，外层组织太薄被拉长，缝合后造成该处垂直性伤口错位。所产生散光可为远视性或近视性，其轴位可发生在任何方向。

3. 术后角膜散光的预防和处理

重要的是预防其发生，如手术切口不可过大，作角巩膜缘后的切口，术时不可过多烧灼止血以免术后组织瘢痕收缩，缝线在切口两侧进针与出针的距离及深度应相等、结扎松紧适度等。

Terry 设计并应用附于手术显微镜上的角膜曲率计，在手术过程中调整缝线使在术终时没有角膜散光。他所设计的 Terry 缝线结扎法，能很方便地调整缝线的松紧度。其方法是缝线穿过伤口后，左手以结线镊夹住缝线的长短头，右手持结线镊放在线的左侧，从线的下方绕过，继续向右绕，再绕到线的上方，此时夹住线的短头，使之从刚才的绕环中掏出，将线拉紧，即完成第一结。如需调整缝线结扎的松紧度，拉短头使之放松，拉长头使之变紧。然后再打两个单结即完成结扎。此种打结法不但可调整缝线松紧，而且所打出的线结小，便于埋藏在组织中。

Terry 角膜曲率计价格贵，也可用角膜曲率盘，在手术时借助于映于角膜上的环形图像，调整缝线的松紧度。有术者应用这些仪器，可使术后角膜散光的发生率及严重程度均降至最低度，并通过实践，掌握在仪器下缝线缝合及结扎松紧的规律，应用其已掌握的规律，在不用这些仪器时也可达到同样效果，故术者细心体验并总结手术操作要点，也可尽量减少术后散光。

术后角膜散光可用眼镜或接触镜矫正；如为缝线过紧所致，在用尼龙缝线缝合，术后6～8 周时，伤口处组织水肿已消退，伤口已初步愈合，散光度数大而且已基本稳定时，可拆除张力最大方向的缝线，其部位为远视散光的轴位处，拆除张力最大处的 1 根缝线，如散光度数大，最大张力缝线不止 1 根也可同时拆除 2～3 根缝线。方法是局麻后，在裂隙灯或手术显微镜下，用尖刀将缝线割断，用镊子将其取出，也可用 YAG 激光将之割断。滴抗生素眼药水，以预防继发感染。拆线法常可立即显著降低散光。

十、晶状体后囊膜混浊

白内障囊外摘除及人工晶状体植入术后常发生后囊膜混浊，其发生率可高达 50％。后囊膜混浊是由于残留的晶状体上皮细胞增生、纤维化、结瘢所致，与残留的上皮细胞量、残留皮质多少、手术创伤程度，术后炎症反应轻重等有关。后囊膜混浊又称后发性白内障或继发性白内障，当晶状体上皮细胞增生表现为成堆的小圆形或椭圆形珠状混浊时，称 Elschnig 珠。后囊膜混浊的程度可轻重不等，轻者对视力无明显影响，重者可致视力明显下降。

后囊膜混浊明显影响视力时，可进行下述治疗。

1. 激光后囊膜切开术

应用 YAG 激光在光轴部位将后囊膜切开约 3 mm 直径的裂孔，是治疗后囊膜混浊最理想简便的方法。方法是在局麻下，用 YAG 激光接触镜，激光聚焦在光轴处后囊膜上，如后囊膜与人工晶状体之间没有距离，为避免损伤人工晶状体，则聚焦在后囊稍后处。开始用低能量，逐渐增加激光脉冲的能量，至后囊膜被切开。后囊膜切开后可立即增进视力达后囊膜混浊发生以前的水平。

2. 手术切开后囊膜

可在人工晶状体植入时作一期后囊切开为预防后囊膜发生混浊，或人工晶状体植入术后作二期后囊膜切开。其方法基本相同，只是二期切开需在角巩膜缘作切口。

二期后囊切开法：

在角巩膜缘作小切口，前房内注入黏弹物质，用截囊针或截囊刀经角巩膜小切口进入前房，再经瞳孔缘，到人工晶状体后方，如已作虹膜周边切除，则从周边虹膜切除孔进入人工晶状体后方达后囊膜的光轴处，将后囊膜轻轻挑起，刺穿，并向 12 点方向轻拉，使后囊膜上产生直径约 2 mm 的裂孔。如玻璃体前界膜也被撕破，有少量玻璃体脱出时，可用黏弹物质将其推向原位；如无黏弹物质，可将截囊针上粘的玻璃体在瞳孔缘处擦掉，勿将其带入角巩膜手术切口；不可用空气泡压，因气泡将进入玻璃体可引起严重的青光眼。后囊膜二期切开也可在睫状体平坦部作切口，截囊针由切口进入到后囊膜后方光轴处，将后囊膜刺开一小孔。

目前因有 YAG 激光可作后囊膜切开，绝大多数医生已不作一期后囊膜切开，只是在不可能得到激光治疗，术中已发现后囊膜混浊，或儿童作后房型人工晶状体植入者，因其发生后发性白内障的机会多，而且发生较早，才作一期后囊膜切开。

第十二节　青光眼手术后的白内障手术

青光眼手术后存在以下几种眼组织结构改变，使白内障手术并发症机会增多。

（1）房水流向改变，晶状体营养障碍，白内障发生时间提前。

（2）虹膜萎缩，虹膜无张力。

（3）瞳孔缘虹膜后粘连，瞳孔收缩，散大能力减弱。

（4）前房较浅，眼压正常或偏高。

（5）上方巩膜滤过泡形成。

（6）晶状体悬韧带溶解，有潜在脱位的危险。

这些改变都使白内障手术困难增大。认识这些改变，术前术中做好充分准备，才有可能最大限度减少和避免并发症。

青光眼手术后的白内障，采取何种手术方式应根据具体条件而定，不必强求一致。保持术后正常水平眼压是手术的基本要求。因此在每一手术步骤中都应注意：①切口位置、大小；②眼压和血压控制：包括术前、术中控制眼压和血压；③穿刺，粘弹剂加深前房；④小瞳孔及虹膜粘连的处理原则：包括无张力虹膜、虹膜后粘连、小瞳孔以及纤维膜的处理；⑤环形撕囊术，水分离；⑥囊袋张力环的植入；⑦超乳粉碎晶状体核；⑧灌注抽吸皮质；⑨后囊环形撕囊，前部玻璃体切除；⑩人工晶状体的植入：包括人工晶状体的直径、袢长和位置的选择，囊膜夹持；⑪最后手术步骤及术后处理，包括粘弹剂的清除、前房的加深、缩瞳、缝合切口和术后用药。

一、切口

根据白内障性质、将要采用的手术方式、滤过泡的大小、位置和角膜散光，选择适当的切口，将增大手术的安全性。

（一）切口位置

联合手术采用巩膜隧道切口。有滤过泡的眼大多采用角膜切口，通常需要缝合 1～2 针。如果滤过泡较大较薄，角膜处于循规散光状态，可做颞侧巩膜或角膜切口，术后紧密缝合纠正散光。如果上方滤过泡平坦，角膜散光轻微或处于逆规散光，可做上方角膜切口。事实上颞侧巩膜切口并不会刺激滤过泡附近结膜下瘢痕增生，不会影响房水滤过。角膜切口创伤反应较轻。

对于硬度为 N 级以上的核性障，不应过分强调超声乳化手术。因为角膜切口靠前，前房较浅，长时间高能量超声乳化硬核，增大了中央角膜内皮的损伤。因此对于硬核，可以作超声乳化碎核、手法娩出。

（二）切口宽度

由手术方式和植入人工晶状体的光学直径决定。如果白内障核硬度为Ⅲ级以下，前房深度中等以上，眼压正常，可作小切口超声乳化吸出术。切口宽度在 3.0～3.5 mm。最新一代超声乳化针头可以通过 2.75 mm 的切口完成。小切口的优点在于术中前房稳定性好，灌注液漏出少、散光小、多不需缝合（散光矫正缝合例外），切口附近瘢痕少。

小切口囊外摘除术是非超声乳化摘除术中最佳的手术方式。该手术方式强调术中合理使用粘弹剂。若切口太小，核块娩出困难，则会增加对切口内侧内皮细胞的剪切损伤。

做切口时应保持切口密闭性。新刀比较锋利，所做切口宽度略大于实际宽度。应当格外注意，切口过宽，灌注液漏出增加，前房不易维持，内皮损伤加重；切口过窄，组织压迫灌注套管，灌注液体量减少，散热作用减弱，有切口组织烧伤的可能。

选择切口位置的主要依据：

（1）通常选在曲率较小的子午线。

（2）上方切口通常位于透明角膜内，隧道长度小于 1.5 mm，术后缝合。

（3）颞侧切口通常位于巩膜，缝合或不缝合。

（4）虹膜无张力小瞳孔需牵开者，做角膜切口，减少虹膜接触损伤的机会。

（5）无论切口大小，是否缝合主要依据切口是否漏水和有无逆规散光决定。

（6）避开广泛的虹膜周边前粘连。

二、眼压和血压控制

术前眼压正常者一般不需特殊用药，术中血压控制在 150/90 mmHg（20.0/12.0 kPa）以下。如果术前眼压偏高，可于手术前静滴甘露醇，眼压降低后方可手术。如果术前眼压很高，单纯药物降压无效，不适合做单纯白内障手术，争取作联合手术。如果术前高眼压并没有得到有效控制，术中眼压急剧降低，会引起脉络膜血管反射性扩张，加之患者因紧张导致血压升高，将进一步增大血管灌注压和眼压差，有发生暴发性脉络膜出血的危险。

超声乳化手术期间，大部分眼内操作是在一种密闭系统内完成，眼内为正压波动。在极少数情况下，例如有悬韧带溶解、后囊破裂、玻璃体液化、玻璃体隐性丢失，眼内容积明显减小，眼压可为负值，这时血管高度扩张，出血可能性最大，应当及时补充液体维持灌注压。

三、前房穿刺

前房穿刺口是眼内麻醉、粘弹剂注入、环形撕囊和水分离最常用的切口。穿刺口应与虹膜面平行，隧道长宽各约 1 mm，可减少术中房水漏出，便于器械和注吸针头进入前房。

对于瞳孔较小，虹膜萎缩无张力者，穿刺口不宜过大，以免漏出的灌注液带动松弛的虹膜嵌顿于切口内。如果有虹膜穿刺口嵌顿，可向穿刺口内侧注射少量分散性粘弹剂，压迫还纳虹膜。

四、麻醉

对于瞳孔可散至 8 mm 以上者，表面麻醉是可以完成全部手术操作的。虹膜中度以上萎缩者痛觉多减弱或消失，大多不需要额外球后或球周麻醉。如果瞳孔中等散大，术中不可避免接触虹膜，建议给予球后或球周麻醉。

五、小瞳孔的处理原则

小瞳孔常见于青光眼手术眼，多伴有虹膜后粘连。小瞳孔的第一类原因是虹膜基质萎缩和硬化，通常是由于假性剥脱综合征，长期应用缩瞳剂，青光眼发作后，或虹膜组织老化所致。这类瞳孔虹膜张力低，对散瞳剂的反应减弱，瞳孔很难完全散大。瞳孔开大肌和括约肌均处于松弛状态，在液体冲击下漂动度增加，很容易随水流嵌顿于切口内。第二类原因是各种原因引起的虹膜后粘连，例如虹膜手术创伤、青光眼发作、缩瞳剂的应用。这类虹膜可能轻度萎缩或无萎缩，后粘连可局限于瞳孔缘或虹膜后表面，纤维膜限制了虹膜运动。药物散瞳作用受限，但虹膜组织的张力增大，一旦粘连分离，瞳孔仍可部分散大。

现代超声乳化手术需要至少 4～5 mm 大小的瞳孔。保证环形撕囊大小适中，可增加手术的安全性，减少虹膜损伤的机会。使用劈核技术可将核碎块移到瞳孔中央乳化吸出，减少了超乳针头对虹膜的损伤。

小瞳孔手术的并发症大多发生于虹膜下方周边部，例如劈核器误入悬韧带间，造成局限性悬韧带断裂；超乳针头过分抽吸导致赤道区囊破裂；虹膜损伤导致血-房水屏障破坏是术后眼压失控的主要原因之一。因此手术中应尽量避免损伤虹膜。

目前有多种增大瞳孔的方法，例如瞳孔牵开法、扩张环扩张法，也可作括约肌切开、切除，虹膜节段性切开。无论何种方法，所遵循的规则是一样的，即最大的安全性、最好的效果和最小的损伤。

对无张力虹膜，散瞳药物无法起有效作用。瞳孔可以被动地用粘弹剂扩张，但在超声乳化过程中，粘弹剂逐渐流失，虹膜很可能嵌入切口或被吸入超声针孔。对这种病例，应当果断地停止手术，作 12 点钟位虹膜周边切除，然后再作 12 点位放射状括约肌切开术，待手术结束时，缝合虹膜 2 针，复原瞳孔。

瞳孔缘纤维粘连固定瞳孔，可用镊子撕除纤维膜。如粘连紧密，不宜过度用力，以免虹膜根部离断，这种情况下可作瞳孔缘纤维膜切断术。位于 5 mm 直径以外的虹膜后粘连不必分离，以增加囊袋的稳固性。

六、环形撕囊术和水分离

瞳孔开大后环形撕囊并无困难。瞳孔小于 5 mm 时，眼底红光反射减弱，环形撕囊边缘看不清，不容易控制大小。好在瞳孔缘对囊裂开方向有一定限制作用，很少发生放射状裂口。最好使用撕囊镊操作，便于控制方向。遇到前囊纤维化不宜强行撕，可用剪刀剪断纤维膜。环形撕囊直径控制在 3～5 mm 之间，囊袋内操作不会有太大困难，待核与皮质吸除干净后，再次扩大前囊环形开口，植入人工晶状体。

囊袋张力环用于有悬韧带溶解、囊袋缺乏有力牵张支持时，可以用于手术中任何一个时间，通常环开口背向于悬韧带溶解最严重的象限。

青光眼术后眼的悬韧带较弱，水分离要格外小心。通常皮质与核的分离并无困难，比较困难的是位于 12 点位置的囊袋与皮质的分离。应当缓慢注射平衡盐溶液。

　　水分离期间针头压住切口，使多余的液体无法排出可以引起前房加深，眼压升高，严重时可以引起悬韧带断裂。压迫切口后唇让多余的液体排出，可以平衡前房压力。注入囊袋内的液体使皮质与核上浮阻塞前囊开口致使囊袋膨胀，压力增高，如果继续灌注液体可能会胀破后囊。因此囊袋内水分离时，针尖应当压迫皮质与核，使多余的液体排出囊袋。

七、超声乳化

　　青光眼术眼核乳化比正常手术风险大。主要是由于前房浅、悬韧带溶解、内皮细胞功能低下、小瞳孔，以及较高的玻璃体正压所造成。下面重点讨论玻璃体正压处理、内皮保护、浅前房处理。

　　玻璃体正压和浅前房往往同时存在，在核乳化之前，过度充盈前房是不可能的，因此需要玻璃体减压和前房成形同时进行。术前静滴 20％甘露醇 250～500 mL。如果术中前房仍不能加深，可做睫状体扁平部穿刺，抽出 0.2～0.3 mL 液化玻璃体，然后立即向前房注入 0.2～0.3 mL 粘弹剂加深前房，缝合巩膜切口。以后可在深前房中完成超声乳化手术。

　　关于超声乳化参数设定，尽量使用低能量超声劈核，线性超声能量控制，减小组织损伤。灌注压应适当升高，保持较高的前房正压力。核劈开后，最好使用固定超声模式，一旦吸住核块后，可以立即用最大设定能量将其乳化吸出，避免过度抽吸导致的前房变浅。

　　使用 15°和 30°小孔径超乳针头，针孔容易阻塞，可获得最大核块握持力（holdability）。45°针头不容易被较小的核块阻塞，前房波动大，内皮损伤重。对于Ⅳ级以上硬核，最好采用超声劈核和手法娩出，减少超声能量对内皮的损伤。

　　在经角膜切口和小瞳孔下操作时，超乳针头伸出硅胶套外不宜过多，以免针头退回时进水孔已退出隧道，灌注量减少，前房变浅。

八、灌注和抽吸

　　晶状体软性外核或硬化皮质可直接经超乳针头吸出。负压不宜过高。另一手辅助将皮质送入吸孔内，在确信没有悬韧带断裂时，可适当提高灌注压，加深前房。少量皮质可用注吸针头吸出。吸出 12 点钟位的皮质有一定困难，这主要是因为术者视线被注吸针头遮挡，看不到吸孔是否吸住皮质；此外硅胶注水孔可能会退至切口以外，灌注减少，使得前房和囊袋变浅，抽吸更加困难。可以改用双手分离式注吸法抽吸 12 点钟位囊袋内的皮质：左手持灌注针从 2 点钟位灌注液体，另一手从 10 点钟位穿刺口吸出残留皮质。

　　灌注抽吸时最大的困难是前房逐渐变浅。这可能是由于灌注液减少；额外压力促使前房液体排出过多；器械推动切口，漏出增加；眼内压力增加（球后麻药注射量过大，眼内出血）；开睑器牵拉结膜穹隆部引起眼球壁变形等引起。术中应密切注意有无灌注液经悬韧带缺损处流入玻璃体腔，使后部容积增加。遇到这种情况应当先暂停手术，判断有无脉络膜大出血（此时出现前房变浅、高眼压、眼部疼痛和高血压等表现）。确信没有出血时，可以直接作后囊中央切除和前部玻璃体切除术减少玻璃体容积，同时用粘弹剂加深前房。术后小瞳孔下 YAG 激光后囊切开十分困难，因此青光眼病例一期后囊切开和前部玻璃体切除术是必要的。

九、人工晶状体植入

根据患者眼部条件决定植入何种类型的人工晶状体。对于瞳孔散大无法复原者，建议选用大直径人工晶状体。有明显节段性虹膜缺损者建议使用带虹膜的人工晶状体，而虹膜活动度较好的眼可以选用折叠式人工晶状体。聚丙烯酸酯人工晶状体、硅胶材料人工晶状体和水凝胶人工晶状体，视功能恢复并无明显差异。选用时主要考虑手术条件，丙烯酸酯材料折射率高，弹性展开平稳，不会对囊袋产生过度损伤，特别适合于悬韧带脆弱者。直角光学边缘人工晶状体可以机械性阻止上皮向后囊中央移行，减少了后囊混浊发生率。

由于虹膜萎缩和术后可能再粘连、瞳孔夹持人工晶状体，因此植入人工晶状体光学直径一定要大于前囊开口，必要时可将光学区移至后囊后形成后囊夹持。较大的虹膜缺损可作瞳孔缘缩小缝合术。

植入人工晶状体之后应再次检查前房特别是滤过口处有无晶状体皮质残留。缝合大切口1～2针或不缝合。前房注射平衡盐溶液置换粘弹剂，观察滤过泡是否有破损。充盈前房，保持眼压略低于正常，结束手术。

术后给予激素类和非激素类抗炎眼药，以减少黄斑囊样水肿和术后炎性反应，减轻以后发生的囊袋混浊。术后1～3天，眼压偏高的原因大多是由于眼内残留粘弹剂阻塞房水流出通道所致，可在裂隙灯前压迫穿刺口后唇排放少量粘稠房水，降低眼压。通常7天内粘弹剂可完全排出。若术后1～2周仍有高眼压存在，应当进一步查找高眼压的原因。

第十三节　角膜屈光手术后的白内障手术

角膜屈光手术后的白内障手术是近年来角膜屈光手术兴起后新引发的问题。准分子激光切削术（PRK）最早由 Marshall 提出，他认为应用激光切掉部分表面角膜，伤口愈合后形成新的前表面曲率，从而改变角膜的屈光力。随着准分子激光手术的出现，激光手术后的病例更是急剧增加。确定这些病例的角膜屈光度非常困难，而其后的白内障手术，角膜屈光力是准确预计术后屈光状态的关键因素之一。由于角膜屈光手术改变了角膜前表面的曲率，使得传统角膜曲率计测得的角膜曲率值误差较大，从而引起人工晶状体测算的偏差，发生术后严重的屈光不正。要为这部分患者提供与标准白内障手术患者同样准确的人工晶状体屈光度预测算，对眼科医生是一个巨大的挑战。在此，我们着重对这一问题进行说明。

一、角膜屈光手术分类

角膜屈光手术种类繁多，其中以放射状角膜切开术（RK）和准分子激光角膜切削术（PRK、LASIK）应用最为广泛。

1. 板层屈光角膜成形术（lamellar refractive keratoplasty）

（1）角膜磨削术（keratomileusis）

（2）表面角膜成形术（epikeratoplasty）

（3）角膜镜片术（keratophakia）

（4）板层角膜成形术（lamellarkeratoplasty）

（5）自动板层角膜成形术（automated lamellar keratoplasty，ALK）　角膜帽直径 7.5 mm，厚度 0.13～0.16 mm。

2. 角膜切开术（keratotomy）

放射状角膜切开术（PK）。

3. 角膜切除术（keratectomy）

用于治疗散光。

4. 穿透性角膜移植术（penetrating keratoplasty）

5. 准分子激光角膜切削术（excimer laser ablation of cornea. photorefractive keratectomy）

6. 角膜热成形术（thermokeratoplasty）

7. 基质层内角膜环植入术（intrastromal corneal ring insertion）

手术使 7 mm 范围内的角膜变平，矫正 2.0～9.0 D 的近视性屈光不正。

二、角膜屈光手术对白内障手术的影响

（一）角膜屈光手术后角膜屈光力发生的变化

1. RK 术后角膜形态的改变

角膜中央区变平，周边部变凸。

2. 准分子激光手术 PRK、LASIK 术后角膜形态的改变

角膜中央区变低平。

（二）如何确定角膜屈光手术后(RK、PRK 和 LASIK)患者的角膜屈光力

角膜屈光手术后，要确定角膜中央区屈光力是整个人工晶状体测算过程中最困难的工作。理由很简单，当前测量角膜屈光力的仪器，在测量存在不规则散光的角膜时，制造了太多的不准确的假设。角膜屈光手术后，角膜不再是一个球状面，角膜后表面曲率半径也不再比前表面小 1.2 mm。由于受这方面局限，可以使用计算法、试验性硬性角膜接触镜法以及角膜地形图法、自动角膜曲率计法和手动角膜曲率计法来提高测量的准确性，其中前两种方法是较为准确的方法。

1. 计算法

要使用计算法，必须知道 3 个参数，即角膜屈光手术前的角膜屈光力数值、术前的屈光度和角膜屈光手术后稳定时的屈光度。在未发生核性硬化或后囊下型白内障引起近视移动前测得稳定的术后屈光度十分重要。这一方法是回避角膜屈光手术后角膜屈光力测量不准确的问题，通过使用术前测得的准确的角膜屈光力和眼屈光度数值，以及术后稳定的屈光力，排除切削不足和回退引起的角膜屈光力的变化，算出术后的角膜屈光力。

例如：平均的术前角膜屈光力 K＝42.5×90°和 41.5×180°

术前屈光度＝−10.00＋1.00×90°　镜角距＝14 mm

术后屈光度＝−0.25＋1.00×90°　镜角距＝14 mm

第一步：根据眼镜平面的等效球镜度（SEQs）换算出角膜平面的等效球镜度（SEQc）

a. 等效球镜度（SEQs）＝球镜度数＋0.5×柱镜度数

b. 角膜等效球镜度（SEQc）＝$\dfrac{1000}{\dfrac{1000}{\text{眼镜等效球镜度}}-\text{镜角距（mm）}}$

术前屈光度在角膜平面的等效球镜度计算：

$$SEQs = -10.00 + 0.5 \times 1.00 = -9.50 \ (D)$$

$$SEQc = \frac{1000}{\dfrac{1000}{-9.50} - 14} = -8.38 \ (D)$$

第二步：计算角膜平面手术前后屈光度的改变

屈光度的改变＝术前的 SEQc－术后的 SEQc

即 $-8.38 - (+0.25) = -8.68 \ (D)$

第三步：确定算得的术后角膜屈光力

术后平均的角膜屈光力＝术前平均的角膜屈光力－角膜平面的屈光力的改变

即术后平均的角膜屈光力＝42.0－8.68＝33.32（D）

此值即为算得的角膜屈光手术后角膜中央区的屈光力。因为人工晶状体测算需要两个 K 值，因此 K 值需输入两次。

2. 试验性硬性角膜接触镜法

试验性硬性角膜接触镜法需要一个已知基弧的平的硬性角膜接触镜，而且白内障的混浊程度还不足以影响±0.50 D 的屈光矫正。通常要求患眼视力好于 20/80。患者的等效球镜度由正常屈光状态决定。使用硬性角膜接触镜进行屈光矫正。若用角膜接触镜矫正，等效球镜度不变，则角膜屈光力与平的角膜接触镜的基弧相同。若使用角膜接触镜矫正后屈光度发生近视移动，则说明角膜接触镜的基弧较角膜表面尖，角膜接触镜屈光力较角膜屈光力大近视移动大小等同的屈光度；若发生了远视移动，则说明角膜接触镜基弧屈光力较角膜屈光力弱，小的屈光度即为远视移动的屈光度。

例如：患者目前的等效球镜度为+0.25 D，使用一片基弧为 35.00 D 的平的角膜接触镜，屈光度变为-2.00 D。由于患者戴用角膜接触镜后发生了近视移动，说明角膜的屈光力比角膜接触镜基弧小，数值为 2.25 D。故角膜屈光力为 32.75 D（35.00～2.25），此值与用计算法算得的数值有轻微差异。等式如下：

未戴镜的 SEQ＝+0.25（D）

平的角膜接触镜的基弧＝35.00（D）

戴角膜接触镜的 SEQ＝-2.00（D）

近视移动＝-2.00-（+0.25）＝-2.25（D）

平均的角膜屈光力＝角膜接触镜基弧＋屈光度的改变　　　（14-5）

即平均的角膜屈光力＝35.00-2.25＝32.75（D）

此方法受到角膜接触镜的屈光度和准确性的限制。

3. 角膜地形图法

当前的角膜地形图仪测定全角膜的 5000 个点，角膜中央 3 mm 区以内聚集了高于 1000 个点的测量。这一增加的测量信息对确定具有不规则散光的角膜测量提供更准确的数据。这种角膜地形图的计算机还能测量 Stiles-Crawford 效应的量和瞳孔大小等。通过这些换算能够准确地测定角膜前表面。但是，它不提供角膜后表面的信息。为了准确测定整个角膜的屈光力，两个表面的屈光力都需要了解。在没有行角膜屈光手术的正常眼，角膜后表面的曲率半径较前表面小 1.2 mm。在角膜前表面的曲率半径为 7.5 mm 的患者，使用标准的角膜曲率屈光度系数 1.3375，角膜屈光力为 45.00 D。有些研究显示，这一屈光度将总的角膜屈光力高估了大约 0.56 D。因此，目前大多数的人工晶状体计算使用一个屈光"净"系数 1.3333（4/3）和角膜前曲率半径来计算角膜实际的屈光度。使用这一较低的值，前表面曲率半径为 7.S mm，角膜总的屈光力为 44.44 D。这一屈光系数为正常角膜人工晶状体计算提供了非常准确的结果。角膜屈光手术后，将角膜中央区设想为近似球面和角膜后表面曲率半径弧比前表面小 1.2 mm 是不正确的。角膜地形图能够测量角膜前表面的改变但不能算出角膜后表面曲率半径改变与前表面的关系。RK 的患者，周边凸中央区变平，显著地相同地改变了角膜前表面和角膜后表面的曲率半径。因此使用角膜的"净"系数（4/3）能够相当准确地给出结果，特别是对于大于 4～5 mm 光学区的术眼。光学区小于 3 mm 时，角膜屈光预测的准确性消失。这种不准确性是否与角膜光学区小于 3 mm，角膜不规则散光增加，或角膜前后表面的曲率半径的关系发生了变化有关，至今不明。研究测量此种病例的角膜后表面的曲率半径有益于回答这一问题。

PRK 和 LASIK 术后相关仪器测量不准确，几乎全部是由于角膜前表面和角膜后表面曲率半径关系改变的结果，因为这种情况下角膜中央区的不规则散光很小。在这两个过程中，角膜前面变平，对后表面的影响微乎其微。使用屈光的"净"系数（4/3）会超高估计由 PRK 或 LASIK 等引起的角膜屈光力改变的 14%。如果患者通过 PRK 或 LASIK 在角膜平面改变角膜屈光力 7 D，即原角膜屈光力为 44 D（K 值），术后实际的角膜屈光力变为 37 D，而角膜地形图将显示为 38 D。如果角膜平面改变为 14 D，那么角膜地形图将角膜屈光力超高估计 2 D 的屈光度。

总之，角膜地形图仪不能准确地测量 PRK、LASIK 和角膜光学区小于 3 mm 的 RK 术后的角膜中央区的角膜屈光力。对 RK 术后光学区较大者，角膜地形图变得更加可靠。计算法和硬性角膜接触法测量角膜屈光力结果较为可靠。

4. 自动角膜曲率计法

由于自动设定的角膜中央区较小（一般为 2.6 mm），在测量光学区较小（小于或等于 3 mm）的 RK 术后眼时，通常比手动角膜曲率计更准确。另外，自动角膜曲率计经常有一个附加的偏中心固视目标，提供角膜旁中心区的信息。RK 术后的角膜测量有误差时，仪器测得的角膜中央区的角膜屈光力几乎都是大于实际的角膜屈光力。这个误差的发生是由于设定的 2.6 mm 与 RK 转折的角膜旁中央区很接近。光学区越小，RK 手术切口越多，越有可能发生放大的测量误差。大多数的自动角膜曲率计都会显示可靠因素，能够帮助临床医生决定测量的可信度。

LASIK 或 PRK 术后，自动角膜曲率计测量角膜前表面的曲率半径准确的原因是移行区远离 2.6 mm 的测量带。但是这种测量仍不准确，因为假设的"净"系数不再适用于 PRK 或 LASIK 术后角膜前表面和角膜后表面和角膜看表面曲率半径的关系，这与角膜地形图的情况相类似。角膜曲率计测得的 PRK 或 LASIK 引起的角膜中央区屈光力改变的值，需增加 14%，才能达到实际的角膜平面角膜屈光力的改变。因此自动角膜曲率计会按比例地超高估计 PRK 或 LASIK 术后实际的角膜屈光力。

5. 手动角膜曲率计法

角膜屈光手术后，手动角膜曲率计是最不准确的，通常它的测量范围在 3.2 mm 直径处，比自动角膜曲率计大。因此，这个测量范围对 RK 术后小于或等于 4 mm 的角膜光学区极其不可靠。手动角膜曲率计的优点是光学区位于白内障的中心位置。

（三）人工晶状体计算公式的计算方法

1. 基本的理论公式

自从 1967 年 Fyodorov 初次描述计算人工晶状体度数的理论公式以来，一直没有变化。虽然有几种研究推出了不同形式的理论公式，但是除了在视网膜厚度和角膜屈光指数的选择上略有不同以外，与原公式并没有显著的差别。在公式中有 6 个变量：角膜屈光力（K）、眼轴（AL）、人工晶状体屈光度（IOL）、有效的人工晶状体位置（ELP）、预设计的术后屈光度（DPostRx）、镜角距（V），一般而言，人工晶状体屈光度被选做非独立变量，由其他的 5 个变量来决定。距离用毫米（mm）表示，屈光力用 D 表示。公式如下：

$$IOL = \frac{1336}{AL - ELP} - \frac{1336}{\cfrac{1336}{\cfrac{1000}{\cfrac{1000}{DPostRx} - V} + K} - ELP}$$

2. ELP 与人工晶状体屈光度计算公式的改良

术前只有有效的人工晶状体位置（ELP）不能选择和测量，30 年来人工晶状体计算公式的改进均为改进预计变量 ELP 的结果。由于前房深度（ACD）不能从解剖上精确地表示出眼内人工晶状体的位置，并能引起混淆，1995 年美国食品药品监督管理局采用 ELP 描述眼内人工晶状体的位置。

第一代理论公式：1980 年前，人工晶状体的 ELP 作为一个 4 mm 的常数，被用于每一枚不同类型的人工晶状体和每一位不同的患者。事实证明，这一数值在大多数患者中起到了很好的作用，因为那时大多数的人工晶状体是虹膜夹固定的，它的平面大约在角膜顶点后 4 mm。

第二代理论公式：1981 年 Binkhorst 用单变量预计值改进了 ELP 的预测性，即使用眼轴作为 ELP 的标度要素。若患者的眼轴比正常的眼轴（23.45 mm）长 10%，则 ELP 将增加 10%，平均的 ELP 也相应地增加 10%，此时选择植入的位置是睫状沟，深度比虹膜平面增加 0.5 mm。大多数人工晶状体是凸平的，与虹膜固定的人工晶状体形状相同。1996 年 ELP 增加至 5.25 mm，此距离增大的原因有两个：大部分植入的人工晶状体是双凸型的，将光学平面在眼内进一步加深，位置要求植入晶状体囊袋内，比睫状沟深 0.25 mm。

第三代理论公式：1988 年我们证明使用两变量预计值———眼轴和角膜曲率，能够显著提高 ELP 的预测性，特别是不正常眼的测算。三代公式包括 Holladayl，SRK/T 和 Hoffer Q 公式。

3. 高度远视眼屈光度大于 +34 D 的双联人工晶状体

当患者的眼轴长度小于 21 mm 时，需要使用 HolladayⅡ公式。这些病例显示其眼前段与眼轴长度不相关。许多病例的眼前段大小正常，而只是眼后段异常变短。只有少数病例眼前段和眼后段等比例减小。使用第三代人工晶状体公式计算，这些病例眼前段的尺寸大小的差异可平均造成 5 D 的远视误差，因为第三代的人工晶状体公式预计的前房深度会极浅。使用新的公式能减少这些眼的预测算误差至少 1 D。精确的眼轴测量和角膜屈光力对这些病例尤其重要，任何的误差都会被极大的人工晶状体屈光度所放大。将人工晶状体的两个襻均植入囊袋非常重要，若将一个襻植入囊袋、另一襻植入睫状沟，则能造成 4 D 的屈光度误差。

三、角膜屈光手术后白内障手术术中、术后的效果评估

（一）术中效果的评估：使用自动验光仪和检眼镜

严重的屈光不正可以通过术中使用检眼镜或手持式自动验光仪检查加以避免。由于有太多的手术因素会改变术后的屈光状态，过细地调整人工晶状体屈光度对屈光状态是没有用的。这些因素包括眼睑的压力、人工晶状体的轴位、眼压等，可以使术中的屈光状态与术后稳定的屈光度不同。若术中的屈光状态与目标屈光状态只相差2 D，则没有必要再更换人工晶状体，除非术中可同时测量角膜曲率。

（二）术后评估

1. 术后第一天屈光状态

曾经行RK的病例，白内障术后第一天有远视移动，如同RK术后第一天远视移动一样。这一现象是由于角膜水肿放大了RK效应所致。此类患者白内障术后早期和RK术后一样表现为屈光状态日间波动，这种波动通常于早晨醒后随着内角膜水肿的消退向近视方向移动。由于此种屈光变化是预料中的，并且因不同的患者而有很大的不同，不宜更换人工晶状体，除非是术后1周或更长时间，屈光状态稳定后，如果仍有严重的屈光不正，方可考虑更换人工晶状体。PRK或LASIK术后再行白内障手术的结果很稀有，在这些极少数的接受手术治疗的病例中，第一天的远视移动和每日的波动是很小的，与这些角膜屈光手术过程后早期的状况相仿。大多数的病例，随着角膜的稳定，与未行角膜屈光手术的患者没有区别。

2. 远期效果

RK术后白内障手术远期效果很好。在行RK眼白内障术后远期效果的研究中，远视移动和逆规散光的发展是一样重要的。如果患者于白内障术前抱怨眩光和视物变形，必须解释清楚，只能够消除白内障引起的眩光和视物变形，由RK引起的眩光和视物变形将保持不变。PRK和LASIK手术的远期效果尚不存在，PRK术后5年没有远视移动和逆规散光发展的表现。但是，RK术后早期研究也没有发现任何远期改变的迹象。

四、双联人工晶状体植入矫正初次白内障术后残余屈光不正

（一）使用术前屈光度计算人工晶状体公式和推理

对常规白内障摘除和人工晶状体植入手术，原屈光度在计算植入度数时并没有帮助，随着晶状体的去除和人工晶状体植入，原屈光度被取代以新的屈光度。手术时如不需要去除眼部屈光度，比如无晶状体眼二期植入人工晶状、假晶状体眼使用双联人工晶状体，或有晶状体眼前房植入负度数人工晶状体矫正高度近视，人工晶状体植入后预计屈光度可以通过角膜屈光度和术前屈光状态而不需要眼轴的长度算得。以下是所需人工晶状体的计算公式。

$$IOL = \cfrac{1336}{\cfrac{1336}{\cfrac{1000}{\cfrac{1000}{PreRx}-V}+K}-ELP} - \cfrac{1336}{\cfrac{1336}{\cfrac{1000}{\cfrac{1000}{DPostRx}-V}+K}-ELP}$$

ELP为有效的人工晶状体位置，使用毫米计，即角膜顶点到人工晶状体基本平面的距离；IOL为人工晶状体屈光度；K为"净"角膜屈光度；PreRx为术前的屈光度；DPostRx

是术后所需的屈光度；V 是所需术后屈光度的镜角距。

（二）使用术前屈光度计算人工晶状体屈光度的病例

如前所述，使用术前屈光度和角膜屈光力计算人工晶状体度数的适合病例有：

（1）无晶状体眼二期植入人工晶状体。

（2）假晶状体眼二期植入双联人工晶状体。

（3）有晶状体眼前房植入负度数人工晶状体矫正高度近视。

在以上病例中无需从眼部去除屈光度，问题简单的仅局限于需要植入在 ELP 位置的、所需的与给定镜角距的眼镜度数起等同作用的人工晶状体屈光度。如果设计术后为非正视眼，那么需要引进一个新的名词，术后预矫屈光度（DPostRx）。

公式中关于预矫屈光度的计算和 ELP 的计算在文献中有报道，在此不赘述。

例 1 无晶状体眼二期植入人工晶状体

一个病例的右眼为无晶状体眼，左眼为假晶状体眼，他不愿继续戴用无晶状体眼接触镜，右眼囊袋完整，拟植入后房型人工晶状体。患者左眼为－0.50 D，希望按照左眼的状态设计右眼屈光度。

平均的角膜曲率计 K 值＝45.00（D）

无晶状体眼的屈光度＝＋12.00（D）（镜角距＝14 mm）

厂商提供的晶状体常数 ACD＝5.25（mm）

设定的术后屈光度＝－0.50（D）

在屈光公式中除了厂商提供的晶状体常数 ACD 和测得的 K 值不能替代，以上的每一个数值均可以替换。人工晶状体盒上贴的标签是针对囊袋内植入人工晶状体设定的。由于这个人工晶状体要植入睫状沟，5.25 mm 需要减去 0.25 mm 才能等同于睫状沟内植入。ELP 为 5.00 mm。K 值要像前面叙述的那样从测得的角膜曲率计 K 值（$n=1.3375$）转化为实际的 K 值（$n=4/3$）。要通过将 K 值乘以以下的分数：

即平均的屈光力 K＝平均的角膜曲率 K 值×分数

$$分数 = \frac{4/3-1}{1.3375-1} = \frac{1/3}{0.3375} = 0.98765$$

平均的屈光力 K＝45.00×0.98765＝44.44（D）

使用平均的屈光力值 K、无晶状体眼的屈光度、镜角距、睫状沟植入的 ELP 和预设计的术后屈光度，算得患者需要一枚 22.90 D 的人工晶状体。23 D 的人工晶状体将造成－0.57 D 的近视。

例 2 假晶状体眼二期植入双联人工晶状体

对于第一次行人工晶状体植入术后残留严重屈光不正的病例，保留第一次植入的人工晶状体，再计算植入第二枚双联人工晶状体获得所需的屈光状态，手术更简单，计算更易预测。

此方法无需知道第一次白内障手术植入的人工晶状体屈光度，也不必测量眼轴长度。对考虑为第一次植入的人工晶状体贴错标签的病例，这种方法尤其重要。这一公式适用于正度数和负度数的人工晶状体，目前已有负度数的人工晶状体供应。需要强调的是，取出位于晶状体囊袋内的人工晶状体手术有一定的难度，几周后向囊袋内再植入人工晶状体亦很困难。如果将第二枚双联人工晶状体植入囊袋内，会把第一枚人工晶状体推向后方而减小它的屈光力发生远视移动，因此将双联人工晶状体植入睫状沟，对减少第一枚人工晶状体后移十分重要。

平均的角膜曲率计 K 值＝45.00（D）

假晶状体眼的屈光度＝＋5.00（D）（镜角距为 14 mm）

厂商 ACD 晶状体常数＝5.25（mm）

设定的术后屈光度＝－0.50（D）

使用与前一举例相同型号和常数的人工晶状体，改进 K 值为实际的角膜屈光度，要求－0.50 D 的屈光度则得需要＋8.64 D 的人工晶状体。度数最接近的是＋9.0 D 的人工晶状体，术后会产生－0.76 D 的近视。

对这类病例要特别注意确保两枚人工晶状体的光学中心对齐，否则会造成术后视物图像不清晰，影响术后视力。

第十四节　伴有高度近视的白内障手术

由于高度近视眼并发白内障常以晶状体核和后囊下中央区混浊为主，早期即对视力或屈光度有影响，要经过很长时间才能发展到低视力或致盲，严重影响患者生活质量。随着现代显微手术设备的改进和技术的日臻成熟，高度近视眼并发白内障行超声乳化白内障摘除和人工晶状体植入成为现实。高度近视眼特殊的解剖结构及其白内障形成的特点，决定了伴发高度近视眼的白内障超声乳化手术有其特殊性。

一、高度近视眼的应用解剖特点

（一）角膜

近视眼的角膜中心区较薄，曲率半径较小，前房较深。高度近视眼的角膜后弹力层较正常人易发生破裂和导致散光，老年者有时可出现色素沉着，即 Krukenberg 纺锤形沉着。

（二）虹膜与瞳孔

瞳孔通常较大，反应迟钝，大多数瞳孔易散大，少数对散瞳药物反应迟钝。

（三）晶状体

混浊多以晶状体核心或中心部后囊下起始混浊，因酪氨酸蓄积而呈棕色。

（四）晶状体悬韧带

由于悬韧带容易发生晶状体半脱位，手术操作不当可导致晶状体全脱位。

（五）玻璃体

由于眼轴拉长、玻璃体腔增大，玻璃体可发生变性、液化、混浊和后脱离，术后可表现为飞蚊症和由玻璃体牵引所引起的闪光感等视网膜刺激症状。

（六）眼底

黄斑区可见变性、萎缩、Fuchs 斑（Fuchs spot）、漆裂纹样病变（lacquer crack lesion）、裂孔和后巩膜葡萄肿（posterior staphyloma）。其中 Fuchs 斑和漆裂纹样病变为高度近视眼特征性病变，可引起术后视物变形、视力差、中心暗点和旁中心暗点，漆裂纹样病变可诱发视网膜下血管新生及黄斑出血，引起视力的进一步下降。周边部视网膜脉络膜病变发生率高，易发生视网膜脱离。许多高度近视眼球壁后凸，眼轴增长，这种后巩膜葡萄肿常使眼轴测量造成误差。

二、术前检查

常规眼科检查，包括裂隙灯检查及散瞳查晶状体和眼底，并完成与高度近视相关的眼科特殊检查项目。

（一）晶状体混浊程度

散瞳检查了解晶状体混浊的类型、程度和核分级。随着手术技术的发展，超乳手术已被用于五级核和过熟期的白内障摘除手术，但对于不够熟练的术者，尚不宜进行。

（二）眼底检查

如果晶状体混浊程度不严重，散瞳后需使用三面镜和间接检眼镜检查眼底，了解有无视网膜的变性区和干性裂孔，术前是否需行激光视网膜光凝术，以预防视网膜脱离的发生。

（三）眼科特殊检查

1. 角膜曲率测量

角膜曲率半径较小者，角膜屈折力则相对较大，且多伴有角膜散光。对有散光者，在计算植入人工晶状体的屈光度时，应作为等效球镜计算在内。对于散光较大者，特别是大于 3 D 的角膜散光，有条件者应行角膜地形图检查。

2. A 型超声波测量眼轴长度

A 超测量眼轴长度时，易发生误差，尤其是伴发后巩膜葡萄肿者。由于眼轴测量不准确容易造成人工晶状体植入后严重的屈光不正，因此需要由熟练的检查者反复测量完成，结合 B 超检查有益于了解眼球后极部的形态，可帮助提高植入人工晶状体屈光度选择的准确性。

3. 人工晶状体屈光度的测算

在准确的角膜屈折力和眼轴长度测量的前提下，选择合适的人工晶状体屈光度的计算公式是提高准确性的基础。计算公式有多种，理论公式以 Binkhorst 公式最流行；回归公式以 SRK 公式为主流，它由 Sanders D、Retzlaff J 和 Kraff M 提出，源于数千名病例的回顾性分析。

Binkhorst 公式：$P = 1\,000\,N\,(NR/0.333 - L)\,/\,(L - C)$ $(NR/0.000\,3 - C)$

其中：P 为正视眼人工晶状体屈光度；N 为房水的屈光指数；L 为眼轴长度；C 为术后的前房深度；R 为角膜曲率半径。由于术后的前房深度无法准确估计，因而应用范围受到一定的限制。

SRK 公式：$P = A - 2.5L - 0.9K$

其中：P 为正视眼人工晶状体屈光度；L 为眼轴长度；K 为角膜屈折力；A 为不同人工晶状体的常数。

对于高度近视眼或远视眼，SRK 公式的准确性较差，为此 Sander 等改良了 SRK 公式，即 SRK Ⅱ 公式，可获得更好的准确性。

SRK Ⅱ 公式：$P = A_1 - 2.5L - 0.9K$

当 $L < 20$ mm 时，　　$A_1 = A + 3$；

当 20 mm $\leqslant L < 21$ mm 时，　　$A_1 = A + 2$；

当 21 mm $\leqslant L < 22$ mm 时，　　$A_1 = A + 1$；

当 22 mm $\leqslant L < 24.5$ mm 时，　　$A_1 = A$；

当 $L \geqslant 24.5$ mm 时，　　$A_1 = A - 1$。

4. 角膜内皮显微镜检查

高度近视眼并发白内障手术难度大，并发症多，根据我院对高度近视眼并发老年性白内障患者的观察结果显示，仅 Fuchs 内皮营养不良的发生率就有 0.84%。故应将角膜内皮显微镜检查列为常规检查项目，以保证术中安全。

5. B 型超声波检查

是了解玻璃体状态、排除视网膜脱离等病变的必需手段，对于白内障眼诊断后巩膜膨隆和后巩膜葡萄肿也具有重要价值。

（四）眼压

由于高度近视眼的巩膜壁较薄、软，眼压不一定在异常范围，眼底检查又不典型，故合并青光眼时易漏诊，必要时应查压平眼压计或测校正眼压。

（五）验光

如果晶状体混浊程度较轻，眼部条件许可，能够完成验光检查则必须行该项检查，它除了可为人工晶状体提供参考数值外，还为白内障提供诊断依据。

三、手术适应证

高度近视眼并发白内障者，原则上应早期手术，一方面，由于晶状体混浊影响矫正视力；另一方面，作为屈光手术，对大于 12 D 以上的高度近视眼，因 LASIK 术后回退等问题影响疗效，很多学者选择透明晶状体摘除治疗高度近视可获得满意疗效；再者，大量临床病例证实，高度近视眼植入人工晶状体手术并不增加视网膜脱离的发生率。因此，高度近视并发白内障应早期手术，建议眼底无严重损害者，矫正视力小于 0.5 时，即可以手术。

四、手术前准备

（一）全身准备

须排除心血管系统疾病、泌尿系统疾病、血液病和其他影响手术效果和手术安全的疾病。如有冠心病或高血压，需要使用药物控制后再行手术治疗，糖尿病患者将血糖降至 8 mmol/L 以下手术较为安全。术前晚和术前 1 h 服用镇静剂（如苯巴比妥 0.06～0.09 g 或地西泮 5～10 mg），消除患者的紧张和焦虑情绪，但切记不能过量，以免引起患者情绪烦躁不安。

（二）眼部准备

术前使用抗生素眼液有助于预防术后的感染，对于独眼和近期有过眼部感染者需行结膜囊细菌培养和药物敏感试验，基细菌培养阳性，则需应用敏感的抗生素眼液滴眼，直至细菌培养转阴。

（三）术前视功能的预测

成熟期白内障的预后估计：光定位、辨色力、B超、眼电生理等检查是判断白内障术后视力所必需的。

未成熟期白内障的预后估计：查矫正视力、激光干涉视力、潜在视力。眼底检查和矫正视力与晶状体混浊程度是否相符可较为准确地预计术后视力。

（四）人工晶状体的选择原则

除根据电脑计算的结果外，屈光度的选择还应参考患者的年龄、职业和另一只眼的屈光状态，一般原则是，青年人可以在术后形成正视和低度近视；对老年人则尽量形成低度或中度近视，这样既能满足一般工作和生活视远的需要，阅读时也可不戴矫正眼镜。如果另一只眼也为高度近视，且晶状体透明，术眼人工晶状体的屈光度应考虑植入较计算结果更高些为宜。应当选择光学部直径为 6 mm 的人工晶状体，可为术后散瞳检查眼底或术后视网膜脱离等并发症发生时行眼后节手术提供有利条件。

（五）降眼压药物

术前应用碳酸酐酶抑制剂有利于降低眼压，但能减少术后房水的循环，术前是否使用目前尚有不同看法。由于高度近视眼不适宜过度加压，使用降眼压药物可能更为妥当。

（六）散瞳

使用快速散瞳剂复方托吡卡胺（含托吡卡胺与去氧肾上腺素）散瞳。于术前 1 h 开始滴眼，每 15 min 1 次，共 2 次，高度近视眼瞳孔多易散大，不宜过多滴用散瞳药，否则将瞳孔散得太大，术中使用缩瞳药后瞳孔难以缩小，术中出现并发症时会增加处理难度。

五、麻醉

满意的麻醉效果和理想的眼压是保证白内障手术顺利完成的前提条件。对于高度近视眼并发白内障的患者多采用局部麻醉。高度近视眼的眼轴较长，为避免眼球穿破的并发症，用球周麻醉或表面麻醉更安全。

（一）表面麻醉

国内常用的表面麻醉剂有 0.5％ 或 1％ 丁卡因、2％ 或 4％ 利多卡因、0.4％ 奥布卡因（即表麻滴瞳）、0.5％ 爱尔卡因。表面麻醉简单易行，可在不影响手术操作的情况下重复使用。但高度近视眼并发白内障的手术难度大，只有熟练的术者在为 II 级以下硬度的核行超乳手术时，方可考虑此种麻醉方法。

（二）球周麻醉

麻药多选用 2％ 利多卡因注射液与 0.75％ 布比卡因注射液各 5 mL 等量混合，并加适量的玻璃酸酶。球周麻醉比较安全，能够避免眼球穿破这一严重并发症。但由于高度近视患者的眼轴较长，眼球体积增大，容易发生麻醉后眶压过高，需要适当加压以软化眼球。但加压程度不宜过大。

（三）球后麻醉

麻药多选用 2％ 利多卡因注射液与 0.75％ 布比卡因注射液等量混合，于球后注射 2～4 mL。球后麻醉用药量少，不易引起眶压升高，但对于眼轴过长的术眼，应慎重使用。有作者统计 20 例球后麻醉时眼球穿通的病例，发现 45％的患者眼轴长度大于或等于 26 mm。

（四）表面麻醉联合眼内麻醉

在表面麻醉的基础上，前房内注入 1％或 4％的不含乙醇和防腐剂的利多卡因。术中应避免牵拉虹膜，尽可能缩短手术时间。此种方法目前尚未在临床广泛使用。

六、手术方法及注意事项

1. 手术切口的选择

可采用透明角膜切口或巩膜隧道切口，根据晶状体核的分级来决定手术切口的部位。II级以下核，熟练术者可选择表面麻醉下做透明角膜隧道切口；高度近视眼巩膜壁薄而软，易发生术后漏水，可适当延长巩膜隧道切口，采用自闭式巩膜隧道切口更安全。

2. 前囊连续环形撕开

撕囊直径以 5.5～6 mm 为宜，撕囊口太小不利于术后眼底周边部的检查，撕囊口太大会增加术后后囊混浊的发生率。

3. 水分离

使用过多的水及过猛注水有可能造成晶状体悬韧带的损伤；同时，也可能因晶状体核突然浮出填塞环形撕囊口，形成囊袋阻滞综合征，由于囊袋内压力过高导致后囊破裂，核下坠到玻璃体腔。

4. 超声乳化

勿使用过大吸力，避免过度牵拉晶状体囊袋导致悬韧带松弛而引发晶状体脱位。建议应用囊袋上乳化吸出术。增加负压并从核的下方向上方乳化，可减少内皮损伤。

5. 人工晶状体的植入

选择光学部直径大于 6 mm 的人工晶状体有利于高度近视眼眼底病变的发现、诊断和治疗。

七、手术并发症的处理

（一）术中并发症的处理

1. 后囊膜破裂

高度近视眼易发生后囊膜破裂，可同时合并玻璃体脱出或晶状体悬韧带断裂。伴有玻璃体脱出时宜使用前玻璃体切除，降低灌注和吸力，加快玻切频率，以避免因过度切割而引起眼内容过多流失为原则；手术结束时，发生后囊膜破裂的高度近视眼多伴有球壁塌陷，为避免术后发生视网膜脱离，前房注水时将眼压升至略高于正常眼压为宜。

2. 晶状体半脱位

鉴于高度近视眼晶状体悬韧带的特殊解剖特点，易发生部分晶状体悬韧带的断裂并导致晶状体半脱位。植入囊袋张力环有助于脱位小于半周的术眼囊袋内一期植入人工晶状体。若合并有玻璃体脱出，则需行前段玻璃体切除术。

3. 晶状体核落入玻璃体腔

需请眼底病科医生协助行晶状体超声粉碎和玻璃体切除术。千万不要盲目使用器械到玻璃体内捞取下沉的晶状体核或皮质。

4.暴发性脉络膜出血

十分少见但极其严重。超声乳化术将手术改进为闭合式，大大减少了这种手术风险。术前应用降眼压药物，注射麻醉后适当加压，稳定患者情绪，避免术中咳嗽、呕吐等引起眼压升高情况的发生，有利于降低此并发症。一旦发生暴发性脉络膜出血，则要求术者保持冷静的头脑，快速封闭手术切口，采取措施增加前房压力达到止血、防止眼内容过度流失的目的，待出血停止后可行玻璃体切除手术，以清除脉络膜下积血。手术以分次进行为妥。切勿草率地行眼球摘除和眼内容挖出术。

（二）术后并发症的处理

1.继发性青光眼

术前应排除高度近视并发白内障的患者同时合并有青光眼。对于术后发生的持续性高眼压应予重视。视野和有关的青光眼检查有助于明确诊断，以便及早治疗。

2.视网膜脱离

有人报道高度近视并发白内障术后视网膜脱离的发生率高达 10%～30%。超声乳化手术密闭性好，前房稳定，避免了低眼压，视网膜脱离的发生率明显减少，有报道高度近视并发白内障超声乳化术后视网膜脱离的发生率仅为 1%。这一并发症的发生需行视网膜复位手术治疗。

3.后发性白内障

对影响视力的后囊膜混浊需行 Nd：YAG 激光后囊膜切开术。有人认为，为了避免发生视网膜脱离，术后 6 个月以上再行激光治疗较安全。

4.人工晶状体脱位

高度近视眼的晶状体悬韧带松弛，容易发生晶状体或人工晶状体脱位。若发生了人工晶状体脱位，需取出脱位的人工晶状体并重新悬吊固定或植入前房型人工晶状体。

第十五节　伴有角膜散光的白内障手术

现代的白内障手术已成为屈光手术的一种，这一观点越来越为术者和患者所接受。因此，对手术结果的要求也越来越高，不仅要求手术能矫正术前存在的球镜度数，同时也要求矫正柱镜度数。20 世纪 80 年代以前，手术医生并不十分重视对术前存在的散光进行矫正，80 年代中期以后，手术者逐渐开始重视通过手术的方法来矫正散光，至今已有许多手术者报道了多种矫正角膜散光的方法。

一、白内障患者的角膜散光

在未接受眼部手术的人群中，有 18%～23%的人角膜散光大于或等于 1.50 D，大于或等于 2.25 D 的占人群的 8%～10%，大于或等于 3.00 D 的占 2%，其中大多数为顺规性散光。一般认为，随着年龄的增长，正常人的角膜散光会以平均每年 0.04 D 的速率向逆规性散光的方向漂移。在对白内障患者角膜散光的研究中，也有研究发现，患者中顺规性散光的比例随年龄的增大而减小，逆规性散光的比例则相应增加。其中大多数患者的散光在 1 D 以内，散光度数越大，所占的比例越小。因此白内障术后，以造成轻度的角膜顺规性散光为宜，度数控制在 0.50～0.75 D 为佳。

二、白内障手术切口与散光的形成

白内障的手术切口一般在术后会引起负散光（曲率下降）。影响散光大小的因素有：手术切口的大小、切口所处的位置、切口的形状、缝线的松紧、切口的结缔组织的增生情况。散光的大小与手术切口长度的立方成正比，与手术切口距角膜屈光中心的距离成反比，与切口缝线的松紧成正比。可以看出，其中切口长度对角膜散光的影响最大。

标准的 3.2 mm 透明角膜隧道切口术后可产生 0.37～0.75 D 的散光。颞侧切口为顺规性散光，上方切口为逆规性散光。随着随访时间的延长，散光会发生反向漂移，即颞侧切口向逆规性散光漂移，上方切口向顺规性散光漂移。但上方切口比颞侧切口更易发生散光方向漂移。切口越大，漂移的散光量也越大。

切口所处的位置距角膜屈光中心的距离越近，所造成的角膜散光越大。一般认为，透明角膜切口散光大于角巩缘隧道切口散光大于巩膜隧道切口散光。

切口的形状设计与角膜散光的大小也有关系。一般地，弧形切口的散光大于水平切口散光大于反眉状切口散光。弧形切口所造成的角膜散光之所以最大，是因为具有记忆力的圆顶状角膜结构的基础受到较大的破坏，复原记忆力功能丧失较多所致。而反眉状切口两端远离角膜缘，具有悬吊作用，可防止切口下唇的下垂，减少切口裂开从而控制了术后的角膜散光。

三、矫正散光的手术方法

目前有多种手术方法可以与白内障手术联合以矫正患者术前存在的散光，包括利用白内障切口矫正散光、松解性角膜切开术、复曲面人工晶状体（toric intraocular lens）植入术以及角膜楔形切除术。

（一）白内障切口矫正散光

通过白内障手术时切口的设计不同，可以矫正 0.50～1.25 D 的角膜散光。

术前检查：术前需准确测量角膜散光的度数和轴向。通过角膜曲率仪、验光法和角膜地形图检查都可以获得散光的大小和方向。其中角膜曲率仪检查可以提供最可信的散光轴向，而验光法可以提供最准确的柱镜度数。角膜地形图检查在这两方面略有欠缺，但对于比较复杂的病例，譬如角膜不规则散光等情况，角膜地形图的检查具有参考价值。在遇到高度散光的患者时，应常规行角膜地形图的检查，以排除圆锥角膜病变。

手术方法：用术中角膜镜确定角膜散光的最陡子午线。在超乳手术开始之前先做好设计切口的全长。切口可位于角巩膜缘或角膜缘。若散光度数较小，可用单平面的斜行切口；若需矫正的散光值较大，则需做阶梯状切口，切口的垂直深度一般为 600 μm，用可调深度的钻石刀完成，然后用隧道刀完成隧道切口，按超乳步骤完成手术。

该手术方式矫正散光的优点为操作方便，超乳手术者都可完成，不需要增加新的步骤。缺点是可矫正的散光范围较小，预测性不强。

（二）松解性角膜切开术

松解性角膜切开术所做的松解切口根据其部位不同可以分为透明角膜松解切口（corneal

relaxing incisions，CRIs）和角巩膜缘松解切口（limbal relaxing incisions，LRIs）。鉴于患者的年龄不同，松解切口最多可以调整 3.50 D 的散光。一般在超乳手术开始前或完成后实施，因为此时眼压略高，角膜更薄一些，此时对角膜散光的矫正会更大。

术前检查：除了需要确定角膜散光的度数和子午线的方位以外，还需要用角膜测厚仪测定角膜的最陡子午线距角膜中心约 3.5 mm 对称点的角膜厚度。

手术方法

（1）麻醉完成后，用针头沾甲紫溶液标出角膜的光学中心或几何中心。

（2）用 7.0 mm 的环钻以角膜中心为圆心在角膜上做压痕。

（3）调微调钻石刀的深度。

（4）在最陡子午线上沿印痕做一对 450 弧长的弧形切开或直切开。

该手术的优点是操作简便，矫正范围大于用超乳手术切口矫正的方法。缺点是改变了角膜的正常构型，术后异物感明显。

（三）复曲面人工晶状体植入

目前可提供的复曲面人工晶状体有两种柱镜度数：2.00 D 和 3.50 D，可分别矫正 1.00～1.25 D 和 2.00～2.50 D 的柱镜度数。STAAR 的复曲面的人工晶状体光学直径为 6 mm，前表面为球镜复合柱镜，后表面为球镜。这种人工晶状可以单独植入，也可以和其他人工晶状体双联植入。

术前准备：除了要求确定散光的度数和轴向以外，术前还必须表麻后在裂隙灯或手术显微镜下用两个标记表明散光的轴向，否则，一旦行球后或球旁麻醉后再行标记，患者的正常眼位可能有所改变，散光轴向的可靠性将有所降低。

手术方法：在超声乳化完成以后，在囊袋内注入粘弹剂，将人工晶状体用推进器植入在囊袋内，并用调位钩将人工晶状体的轴向调至与最陡子午线方向一致。在手术结束时必须彻底清除囊袋内的粘弹剂，然后在前房内注入平衡盐溶液。注意不要过量注入，以免使囊袋极度撑开，而使人工晶状体在囊袋内发生旋转。

术后如果近期内发现人工晶状体发生囊袋内旋转，可在表麻下用调位钩从边孔伸入，调节人工晶状体的轴向至最陡子午线的位置。但若转位发生在 1 周甚至更长时间之后，此时囊袋已发生收缩，则不能用调位钩进行调整。

Buratto 报道，在应用复曲面人工晶状体后期发生人工晶状体转位的患者中，63.5％的病例发生了小于 5°的转位，散光的矫正效果为平均 1.41 D；26.9％的病例发生了小于 10°的转位，散光的矫正效果为 1.03 D；9.6％的病例发生了 15°～25°的转位，矫正效果为 0.41 D。人工晶状体的转位大多发生在人工晶状体植入术后的 1 至 2 个月，系囊袋的纤维化和瘢痕收缩所导致。

复曲面人工晶状体植入术的优点为预测性好，角膜的屈光力未发生改变，手术操作简便，学习曲线短。缺点为术前正确标记散光轴向困难；术后人工晶状体可能发生转位；散光的矫正范围有限。目前临床所使用的复曲面人工晶状体的材料多为硅胶材料，附有大调位孔，术后纤维组织可长入调位孔内，与其他材料的复曲面人工晶状体相比，术后移位和偏心的发生率略低。

（四）角膜楔形切除术

术前检查：同松解性角膜切开术术前，确定角膜散光的度数和最陡子午线方位。

手术方法：用甲紫溶液标记拟矫正的最陡子午线。麻醉达成后，对以角膜最陡子午线为对称轴的 1/4 圆周范围，作角膜周边部的新月形楔状切除，然后对端缝合。每切除宽 0.1 mm 的角膜组织可消除约 1.0 D 的散光。

该手术的优点为可矫正的散光范围大。缺点为无法精确把握矫正的散光程度。同样的切除量，在不同的角膜弧度、眼压、距角膜周边距离、切开深度的情况下，所获得的结果有明显不同。

第十六节　白内障联合青光眼滤过手术

一、联合手术的适应证和术式

（一）联合手术的适应证

白内障和原发性开角型或慢性闭角型青光眼可以在各种年龄的人群同时存在，尤其在老年人中更为多见。如何对白内障和青光眼同时存在的病例进行处理，尚有一定的争议。如果单独进行手术或采用药物治疗，往往会因其中一个病而影响另外一个病。通常认为可以有三种处理方法。

（1）能够用药物控制眼压者，可单纯行白内障摘出后，继续用药物控制青光眼。

（2）白内障尚未明显影响视力者，可先行抗青光眼手术，待白内障较成熟时再行白内障手术，也称两阶段手术。

（3）采用青光眼和白内障的联合手术。我们采用第一或第二种方法处理白内障合并青光眼的患者往往会出现一些问题。例如用药物能够有效控制青光眼的白内障患者，在白内障摘除后，一些患者单纯采用药物控制眼压的情况不如术前或不得不需要抗青光眼手术，而白内障囊外摘除术球结膜瓣的广泛瘢痕又影响紧接着的抗青光眼手术效果。有些白内障虽然在作抗青光眼手术前视力尚未明显受到影响，但术后视力下降明显，尤其在术中无意损伤晶状体者，术后白内障发展更快，最终也还得行白内障摘除术。白内障手术后又反过来可以使许多具有良好功能滤过泡的患者失去重新控制青光眼的能力。所以，随着显微手术日趋成熟，绝大多数的眼科医生已接受采用联合手术方法来治疗同时存在白内障及青光眼的病例，而且对两者手术指征都有适当放宽的趋势。

目前对于白内障和青光眼联合手术尚无绝对适应证的标准，相对适应证如下。

（1）白内障和青光眼都分别符合各自单独手术者。

（2）任何需要进行白内障手术的开角型青光眼，即使青光眼能在联合用药的情况下得到控制，但仍建议采用联合手术。这些眼如果不实行联合手术，稍后就可能需要再作抗青光眼手术，而且在同一部分经受二次手术，会影响手术效果。

（3）用药物不能控制眼压的青光眼，虽然白内障尚有大于或等于 0.5 的视力，但晶状体混浊已累及瞳孔领并造成眩光或缩瞳时视力下降者，可考虑联合手术。

（4）对侧眼已作过白内障人工晶状体植入手术或青白联合手术者，为建立良好的双眼视，逻辑上有必要施行白内障摘除联合抗青光眼手术，两者的手术指征可适当放宽。如果对侧眼有白内障并确认不久，就得施行白内障手术时，更是如此。

（二）联合手术方式

（1）白内障囊外摘除联合小梁切除和/或人工晶状体植入术。

（2）白内障超声乳化吸除联合小梁切除和/或人工晶状体植入术。

（3）白内障超声乳化吸除联合非穿透性青光眼滤过术和/或人工晶状体植入术。

（4）非同侧切口的白内障超声乳化吸除和青光眼小梁切除术。

（5）联合手术合并抗代谢药物的应用。

二、角巩膜缘的解剖

角巩膜缘是指角膜和巩膜的过渡区域，也是房角组织所处的重要位置。角巩膜缘外表面包括球结膜和角膜上皮的连接点。球筋膜在结膜后 1～2 mm 处贴于巩膜表面。角巩膜缘的内面则是由虹膜与角巩膜所构成的房角组织，包括小梁网、Schlemm 管和集合传出小管。角巩膜缘的前界是角膜前，后弹力层的终端，也是球结膜移行于角膜的止点。其后界则是巩膜突垂直至眼球外表面的切线位置，也是球筋膜贴于巩膜面的止点。

临床上，手术角巩膜缘是指剪开球结膜和球筋膜后，透明角膜和不透明巩膜之间约 1.2 mm 宽的半透明灰蓝色区域，上方略宽于其他圆周部位。这个半透明灰蓝色区域正好是小梁网和 Schlemm 管所处部位，前界为 Schwalbe 线，后界则为巩膜突。所以小梁切除术就是需要切除此部位的组织。

最近的研究表明，原发性开角型青光眼的 Schlemm 管内腔直径减小和集合传出小管阻力增大，故也有采用非穿透性小梁滤过手术和通过粘弹剂的 Schlemm 管探通术（viscocanalosto-my），手术部位也选择于此。

三、白内障囊外摘除联合小梁切除术

（一）分开切口的联合手术

此种手术方式是指白内障和小梁切除术的切口分别做在两个不同的部位。白内障手术切口做在透明角膜上，长 11 mm。在鼻上或颞上方做以穹隆部或以角膜缘为基底的结膜瓣。然后在巩膜上做 3 mm×3 mm 的板层巩膜瓣施行小梁切除术。这种术式的缺点是必须在透明角膜上做一个白内障囊外摘除的切口，手术操作较复杂，术后散光也较大。然而这种分开的切口术式最近被改良成颞侧透明角膜切口的超声乳化术和上方小梁切除术，并取得了良好疗效。

（二）连续切口的联合手术

连续切口即指白内障切口与青光眼巩膜瓣在同一连线上，也即 10 mm 长并带有一个 3 mm×3 mm 的 1/2 厚巩膜瓣的白内障手术切口。一般均把小梁切除的巩膜瓣做在白内障切口的中央。切除位于巩膜瓣下角缘位置的 2 mm×2 mm 小梁组织可以在囊外摘除前或后进行。圈出晶状体核前切除 2 mm×2 mm 的小梁组织，可较容易圈核并且可以相应把原有的 11 mm 切口缩小到 9.5～10 mm。但也有不少医生喜欢先完成囊外白内障摘出和植入人工晶状体，缩瞳后再行小梁组织切除和虹膜根部切除。如果先行小梁切除的术式，虹膜根部切除也需待囊外手术结束、前房内注入卡米可林等缩瞳剂后进行，否则在大瞳孔时剪虹膜根部易剪得太大。还因刺激虹膜，造成术中瞳孔缩小而影响后面白内障手术的操作。

这种白内障和青光眼巩膜瓣连续的切口会因巩膜瓣术后瓣两端的缝线和做巩膜瓣时与白

内障切口处有断离而增加切口的不稳定性。所以建议白内障的弧形切口在过渡到巩膜瓣时采用小弧形不间断，并在交接处和巩膜瓣后端采用 450 的放射缝线以增加切口的稳定性，从而达到减少术后散光的作用。

（三）大巩膜瓣切口的联合手术

为了获得更为稳定的白内障和青光眼切口，从而减少散光，Luntz 医生还提出做一个大的巩膜瓣，将白内障和小梁切除的切口做在一个不间断的切口上。

此种术式的白内障切口不是做在角膜缘，而是向后 1.5～2 mm 与角膜缘平行的部位。先用刀在角膜缘后 1.5～2 mm 处做一个 1/3～1/2 巩膜厚度长 10 mm 的板层巩膜切口。在切口的中央部用隧道刀先做一个 1/3～1/2 厚度的隧道直达透明角膜缘，然后向两侧延长形成 10 mm 的袋式切口。用角膜穿刺刀在中央部进入前房，然后用角膜剪将切口的两端再剪开到巩膜切口的长度。将巩膜瓣掀起，并向透明角膜内分离 0.5 mm，这样就形成了一个长10 mm、宽 2.5 mm 的巩膜角膜床。

在这个巩膜角膜床上做一个 2 mm×2 mm 的小梁切除块。这种切口无需再做一个小梁切除的巩膜瓣，而是在白内障的巩膜切口内做了一个小梁切除。这种连续的大巩膜瓣切口增加了巩膜切口的稳定性，同时也降低了术后的散光度数。

但是这种切口也有一定的缺点，由于巩膜瓣的面积过大，分离时引起的出血较多。另外，术后切口缝线松紧比较难掌握，过紧会影响滤过效果，因为其滤过渗漏仅靠巩膜外切口边缘，而小方瓣或巩膜瓣三边都有渗漏功能。小梁切除块过分靠前也会因大巩膜覆盖而影响术后的滤过渗出功能。

一般囊外白内障联合青光眼手术时，因切口大均采用硬性 PMMA 材料的后房型人工晶状体，除非后囊膜破裂和玻璃体突出时，经前段玻璃体切除后植入前房型人工晶状体。联合手术必须处理好嵌入切口的玻璃体，否则它将会堵塞小梁切除口而使青光眼滤过手术失败。

四、白内障超声乳化联合青光眼滤过手术

白内障超声乳化联合青光眼滤过手术主要包括超乳联合穿透性小梁切除和联合非穿透性滤过手术两大类，各类中还包括不同的手术方法。

（一）隧道切口的超声乳化和小梁切除联合手术

1. 结膜瓣

根据需要植入人工晶状体的尺寸设计球结膜，例如植入折叠式人工晶状体，结膜瓣只需做一个 4 mm 的以穹隆部为基底的结膜瓣，若需植入直径 5.5 mmPMMA 人工晶状体，则需做 6 mm 的结膜瓣。

2. 巩膜隧道切口

像做超乳手术的巩膜隧道一样，采用舌状刀（钢制、宝石或钻石），在上方角膜缘后2～2.5 mm 的巩膜上做 3.5～4 mm（折叠式人工晶状体）或 6 mm（PMMA 人工晶状体）长1/2 厚度的板层巩膜切口。用舌状刀在板层中潜行和分离巩膜隧道直至透明角膜 1 mm，然后再将切口向两侧分离至所需大小，即 3.5～4 mm 或 6 mm 长度。

3. 边孔及角膜内切口

边孔的位置可根据术者采用的劈核刀或拨核器种类决定，一般位于 2 点或 3 点钟（右手

型术者），可采用 15°一次性钢刀或矛形宝石刀或钻石刀直接穿刺。角膜内切口大小可由超乳针头的直径来决定，例如常规针头可采用 3 mm 的内切口，喇叭形针头可用 2.8 mm 或 2.5 mm 的内切口。所以市场上也有相应的 2.5 mm、2.8 mm 角膜穿刺刀（钢制、宝石或钻石刀）。手术时应注意，角膜穿刺刀进入透明角膜内切口的位置应为透明角膜内 1 mm 处与虹膜成 45°夹角刺入前房，然后改变方向使其与虹膜面平行进入前房。

4. 超声乳化手术

为了维持超声乳化手术时隧道切口的密闭性及避免损伤虹膜及眼内组织，在晶状体吸除前不作小梁切除。

超声乳化手术过程与非联合手术并无区别，按巩膜隧道切口方法进行环形撕囊、水分离、碎核和晶状体乳化、注-吸过程。由于白内障患者同时患青光眼，许多病例会更复杂，例如小瞳孔病例较多，硬核较多，浅前房者较多。若需植入 5.5 mm 的 PMMA 人工晶状体，则在乳化吸出晶状体后再扩大切口至 6 mm。

5. 小梁切除

人工晶状体植入囊袋后，不要吸除粘弹剂，让其保留在前房内。从上方切口或边孔在前房内虹膜表面注入适量缩瞳剂，如卡米可林或卡巴胆碱，并用针头轻轻摇动上方虹膜，使瞳孔尽可能缩小。用 Kelly 等咬切器从角膜内切口前唇向后咬除包括小梁的角巩缘组织约 2 mm×2 mm，切除的组织后界接近巩膜突。而后再作上方虹膜周边切除并吸除前房内的粘弹物质。

6. 切口的处理

对于折叠式人工晶状体植入的 3.5 mm 或 4 mm 切口，可以不缝线，或中央松缝 1 针。切口的缝与不缝主要取决于切口的渗漏。从边孔向前房内注水。若切口大量渗漏，前房不能形成或眼压很低，则可考虑缝 1 针。若用三角棉签擦拭切口见轻微渗漏或轻压后唇时有渗漏，则表明切口无需缝合，术后易产生功能性滤过泡。6 mm 的切口一般均需用 10-0 尼龙线缝合 2 针，缝线松紧取决于切口的渗漏情况，切口微漏但前房形成良好者为最佳。球结膜瓣关闭需连角膜缘组织一起缝合以避免漏水。

（二）常规巩膜瓣切口的超声乳化和小梁切除联合手术

其基本方法同上，在巩膜瓣制作及小梁切除方法有所不同。

1. 球结膜瓣

做上方穹隆部为基底的 4 mm 或 6 mm 球结膜瓣（根据人工晶状体植入切口决定）并行双极电凝止血。

2. 边孔、巩膜瓣及角膜内切口

透明角膜缘 2 点钟处做边孔，并适量注入粘弹剂以维持适当的眼球硬度，若眼压偏高者则不需注入粘弹剂。以 12 点钟位为中心做 3.5 mm（宽）×3 mm（高）的 1/2 巩膜厚度的板层巩膜瓣，根据每个术者的不同技术，也可以 11 点或 11：30 位为中心做常规巩膜瓣，若需植入 5.5 mmPMMA 人工晶状体，则在巩膜瓣近角膜缘分别向两侧延伸切口达 6 mm，但不切穿入前房。巩膜瓣的制作可采用直接法，从后切口开始一直分离至透明角膜缘；也可先采用隧道法，舌状刀做好 3.5 mm×3 mm 隧道后两边再切开形成巩膜瓣。在做角膜切口穿刺前，先在巩膜瓣下于小梁切除部位做 2 mm（宽）×1.5 mm（高）板层预置切口。根据不同的超乳针头，采用 2.5 mm、2.8 mm 或 3.0 mm 的角膜穿刺刀在透明角膜 1.5 mm 处刺入前房。

3. 超声乳化和人工晶状体植入

前房内注入适量粘弹剂后，用撕囊镊或针头直接环形撕囊，直径 5～6 mm。水分离后采用各种超乳技术乳化吸除晶状体核，用 I/A 针头吸除残留皮质。前房及囊袋内再次注入粘弹剂。采用注入式折叠式人工晶状体一般不需要扩大切口，采用镊子植入法可把切口略微扩大到 3.5 mm，若采用 5.5 mmPMMA 人工晶状体，则切口需向瓣的两侧分别扩大到 5.5～6 mm。植入人工晶状体后，不需吸除粘弹剂，在前房内注入缩瞳剂。

4. 小梁吸除和切口的处理

切穿小梁预置切口，并用小梁按预置切口的大小剪除 2 mm×1.5 mm 包括小梁组织在内的角巩膜组织，作虹膜根部切除，吸除前房及囊袋内残留的粘弹剂。

用 10-0 尼龙缝线在巩膜瓣上方两端各缝 1 针，若为 PMMA 人工晶状体植入者，则在巩膜瓣根部两侧再各缝 1 针，切口漏水明显者还需加缝。一端或两端球结膜瓣同前处理。

（三）超声乳化联合非穿透性青光眼滤过手术

1. 超声乳化术联合 Schlemm 管粘弹剂扩张术

是 Stegmann 医生首先开展的一种非穿透性小梁手术。此手术的主要目的是避免因切口瘢痕愈合而导致滤过泡失败。主要的机制是，房水不直接引流至球筋膜下，而是通过极薄的术中制备的台氏膜窗（由巩膜-角膜小梁网的前层和台氏膜构成）流至巩膜瓣下巩膜"贮水池"（手术中切除的巩膜瓣下巩膜组织位置）。"贮水池"中的房水又可通过高粘性粘弹剂扩张过的 Schlemm 管流至集合小管和表层巩膜静脉。除了上述假设机制外，也有许多术者观察到了滤过泡，即位于"巩膜内贮水池"的房水也可能通过巩膜瓣渗于球结膜和筋膜下。

禁忌证：Schlemm 管粘弹剂扩张术（联合或不联合超乳手术）的主要禁忌证是新生血管性青光眼和闭角型青光眼。在新生血管性青光眼中，广泛阻碍房水流出的血管纤维膜不可能被 Schlemm 管的扩张所代偿。而在闭角型青光眼中，术中粘弹剂扩张 Schlemm 管会增加虹膜膨出的危险性或术后台氏膜窗滤过失败。若术者在闭角型青光眼（房角未完全关闭的窄角者）中作此手术必须另做切口行虹膜根部切除术或激光虹膜击孔术。笔者仅在原发性开角型青光眼合并白内障时采用此手术。

手术方法

（1）麻醉：一般可在局麻下进行。无特殊情况下建议采用球后或球周麻醉以固定眼球，这样更有利于巩膜瓣的剥离。但也可以用表麻（4%利多卡因和 0.5%丁卡因）附加眼内麻醉（无防腐剂的 1%利多卡因）。若效果不理想者还可加用上方球结膜下注射利多卡因麻醉。

（2）球结膜瓣：上方做以穹隆部为基底的球结膜瓣，宽度为 6 mm。上方暴露不好者，可采用上直肌悬吊固定。双极电凝止血，但为了保留巩膜血管术后引流房水的功能，仅对易出血的血管依次点击止血，尽量避免伤及巩膜表层静脉。

（3）表层巩膜瓣：表层巩膜瓣最好选择在两根巩膜表层静脉之间。瓣的大小形状可以根据医生的习惯做抛物线状或方形。笔者采用方形瓣，大小为 4 mm×4 mm，厚度 200～250 μm，一直分离至透明角膜内 1 mm。

表层巩膜瓣的外界可以用 300 的钻石、宝石或钢刀制作。现在也有固定厚度的金属刀片，用此刀切成的瓣厚度均为 200～250 μm。剥离瓣一般都采用舌状、新月形或匙状刀。这些专用刀片非常锐利，能准确地水平剥离巩膜瓣，较易控制瓣的厚薄。

（4）深层巩膜瓣：也称内层巩膜瓣，为手术关键步骤。内层瓣只有剥离正确的巩膜深度，才能找到 Schlemm 管。

内层巩膜瓣的边界比表层瓣小 0.5 mm，此大小易使手术结束缝合浅层瓣时达到切口密合。由于患者巩膜厚度的差异，事先很难决定正确的剥离深度，所以也不需带有刻度的刀片做瓣。凭经验，最好使剥离平面尽可能接近脉络膜，即剥离时能透过残留的巩膜纤维看到其蓝灰色的背景。此时手术显微镜的放大倍率需加大来确保瓣的深度。剥离刀具同上述浅层瓣。

如果剥离深度正确，当瓣到达 Schlemm 管时，Schlemm 管的上壁会被削开，即上壁会附着于深层巩膜瓣的内表面。上壁削开的 Schlemm 管在显微镜下看起来像位于巩膜突前方的黑线，即巩膜床前界上的一个凹线。再向前剥离至透明角巩膜缘，就会看到典型的颗粒状结构的角膜-巩膜小梁网。

（5）Schlemm 管扩张：掀起内层巩膜瓣进行 Schlemm 管扩张术。粘弹剂注射采用特殊设计的 165 μm 外径、90 μm 内径的针头。粘弹剂采用透明质酸钠（HealonGV）为佳。注射时将针头插入 Schlemm 管 0.5~1 mm。缓缓注入粘弹剂，以防 Schlemm 管压力骤开造成内壁撕裂而只好改作小梁切除术。

（6）超声乳化术可以与粘弹剂 Schlemm 管扩张术在同一切口完成，也可另做颞上方、鼻上方或颞侧透明角膜切口。

同一切口的联合手术，可选择完成粘弹剂 Schlemm 管扩张后和后弹力膜窗制作前进行超声乳化。首先将内层巩膜瓣复位至原先的巩膜床，然后在表层巩膜瓣下方做 2 mm 长 3 mm 宽的透明角膜隧道切口。在做角膜隧道切口穿刺前，在边孔向前房内注入适量粘弹剂以保持一定的眼压。

隧道切口最佳位置应位于表层瓣和深层瓣之间。由于表层瓣分离至透明角膜内 1 mm，所以钻石刀或钢制穿刺刀在透明角膜内再进行 1 mm（总共 2 mm）后刺入前房。切口的宽度也可根据超乳头的粗细和折叠式人工晶状体的大小决定。

超声乳化技术同常规超声乳化式式，现大多采用乳化-劈核技术，以此节约时间和减低乳化能量。人工晶状体尽可能采用折叠式。若采用硬性人工晶状体隧道切口还需扩大，术毕需用 10-0 尼龙线缝合。

采用同一切口技术，人工晶状体植入后，前房内注入缩瞳剂。缩瞳后可以避免在稍后做后弹力膜窗时虹膜突出的危险。

同一切口的联合手术比不同切口的手术有两大优点：①术者不必在手术过程中改换位置；②术毕缝合表层巩膜瓣后易形成正常眼压，从而避免切口渗漏而造成浅前房。对于非穿透性小梁手术尚不熟悉的医生或考虑术后散光问题，可以考虑非同侧切口以避免损伤后弹力膜窗。另外，晶状体核过硬者也可考虑非同侧切口，以避免切口热灼伤。

（7）角膜后弹力膜窗：采用同侧切口技术时，完成超声乳化和人工晶状体植入后，需再做角膜后弹力膜窗。

为了确保粘弹剂注射后完成后弹力膜窗时不使虹膜从窗口膨出，可在边孔适量放液，减低眼压。眼压的下降可以改变前房和集合管之间的压力梯度，发生倒流。此时，在 Schlemm 管开口处可以见到缓慢的血液反流现象。

剥离后弹力窗时不需要锋利的刀具。用刀片分离很易穿透进入前房。可以采用三角海绵签轻压小梁网前界，同时适度牵引内层巩膜瓣，靠摩擦力的钝性分离附着在小梁网上的后弹力膜。

在海绵轻压小梁网前，内层巩膜瓣需剥离至透明角膜内 1 mm，这样可以产生较宽的后弹力膜窗。

完好的后弹力层前部是后弹力膜，后部是剩余的小梁组织，应能看见房水从窗中的小梁网组织中由眼内向外渗出。若没有水渗出，则需去除窗上疏松的结缔组织。可以用很细的（0.1 mm）无齿镊帮助剥膜和撕掉暴露在窗中的 Schlemm 管以增加房水的渗漏。此步骤的关键是避免穿透，一旦穿透，粘弹剂管道扩张术的优点也即消失，并且不得不改成小梁切除术。

（8）深层瓣切除和表层瓣缝合见到后弹力层窗有良好的渗漏后，用维纳斯剪剪除内层巩膜瓣。此时需注意，避免在剪瓣时剪刀头碰破后弹力膜窗。

表层巩膜瓣可以用 10-0 尼龙线或 11-0 的聚酯线缝 5 针，避免水流至球筋膜下。表层瓣下被剪除的深层瓣空腔内再注入高分子量的粘弹剂，以免巩膜瓣塌陷。

两侧的球结膜连同筋膜一起固定在角膜缘上缝合结扎。

（9）术中和术后并发症：术中最常见的并发症为后弹力膜窗穿孔，尤多见于初学者。极小的穿孔可以忽略，但出现大穿孔，则应改成小梁切除术。切除内层巩膜瓣时，尤其需注意不要使剪刀头刺破后弹力膜窗。有时，当还未剥离到 Schlemm 管时就发生了穿孔，深者甚至发生睫状体出血，但较少见。若发生微小穿孔，可在穿孔处的前方重新再做一较浅层的巩膜瓣直至安全完成手术。在剥离深层瓣和做后弹力膜窗时，建议采用高倍放大率。

同一切口联合手术时，隧道切口的房水渗漏往往会被误认为后弹力膜窗渗漏或穿孔。此时用海绵擦干后弹力膜窗就能明确漏水的来源。

初学者可能很难识别 Schlemm 管。绝大多数情况下都会剥离得太浅，若遇此情况，可在估计 Schlemm 管所在位置后 2 mm 处重新再剥离较厚的巩膜瓣。所以学做非穿透性青光眼手术需要更多的角巩缘解剖知识。

联合手术后，除了超声乳化的常规并发症外，几乎无其他并发症。Stegmann 病例中出现少量前房积血（5/214），一般都在 3 日内吸收。可以出现一过性术后眼压升高，考虑可能与 Schlemm 管内存在 Healon GV 有关。

粘弹剂 Schlemm 管扩张术失败（眼压下降不满意）的主要原因如下：

（1）后弹力膜窗纤维增殖阻碍渗漏；

（2）扩张的 Schlemm 管再狭窄；

（3）周边虹膜粘连至后弹力膜窗的内侧面，多发生于闭角型青光眼。

前两种原因通常需要再手术。早期可以重新打开巩膜瓣，去除后弹力膜窗外壁纤维蛋白沉着和成纤维细胞膜。用此方法可再次有足够房水渗漏。若同时再向 Schlemm 管注射粘弹剂则效果更佳。估计巩膜瓣已无法打开者，可以在其他位置再做一次手术。虹膜粘至后弹力膜窗的病例，可滴用毛果芸香碱。若仍不能解决，则可采用 YAG 激光行虹膜根部切除术。Stegmann 报道约有 5% 的病例发生滤过泡，但眼压控制均正常。

2. 超声乳化术联合深层巩膜瓣切除术

深层巩膜瓣切除术是有别于粘弹剂 Schlemm 管扩张术的另一种非穿透性小梁手术。它可以产生球筋膜下滤过，而后者则着重 Schlemm 管的扩张和再通。20 世纪 80 年代初，

Zimmerman 报道了"非穿透性小梁切除术"。近年来，采用者越来越多。与粘弹剂 Schlemm 管扩张术一样，深层巩膜瓣切除术也可联合超声乳化术。

适应证：基本同 Schlemm 管扩张术。多用于开角型青光眼合并白内障者。

手术方法

（1）麻醉：首先球后阻滞麻醉。球旁或球周麻醉也可采用。

（2）巩膜床的制备：作上直肌牵引固定缝线。沿角巩缘剪开球结膜和筋膜，长 8～10 mm，充分暴露巩膜床。用双极电凝烧灼表层巩膜血管。避免过度烧灼引起巩膜组织收缩。一般各种类型的超乳仪，烧灼器调至 20％以下的热量足够起到止血和热灼表面血管的作用。对于巩膜表层的静脉集合管，也可对其烧灼。它是一种非穿透性的外引流手术，不需要像 Schlemm 管扩张术那样，房水最终还需通过 Schlemm 管然后通过静脉集合管流出。

（3）浅层巩膜瓣：同 Schlemm 管扩张术一样。用 300 的宝石刀或钢刀切出巩膜瓣的边界，深度 200～250 μm，然后用新月形或匙状刀片分离浅层巩膜瓣至透明角膜内 1 mm，瓣的大小一般为 4 mm×4 mm 方形，也可为舌状，可略大或略小。

（4）抗代谢药物的应用：必要时可使用。

（5）深层巩膜瓣：与上述 Schlemm 管扩张术类似，深层巩膜瓣的深度若控制得当，会自然剥离至 Schlemm 管。剥离时，可改用 200 微型的宝石刀和 0.1 mm 的有齿镊。深度达色素膜上方，只留一层薄薄的巩膜纤维。在到达 Schlemm 管前可改用微型匙状刀直至后弹力膜窗。

一般深层巩膜瓣的边界比浅层巩膜瓣内移 0.5 mm，这样浅层巩膜瓣缝合后有更好的密闭性。但若希望有较强的滤过功能，则深层巩膜瓣可以与浅层巩膜瓣做得一样大。

（6）后弹力膜窗：仔细识别和去除 Schlemm 管顶端后，即开始制作后弹力膜窗。像常规超声乳化白内障手术一样，在 2 点钟处做一穿刺边孔来降低眼压，避免做后弹力膜窗时穿透进入前房。做窗的方法与前述 Schlemm 管扩张术相同。如果渗漏不够，可剥离 Schlemm 管内壁和近壁附近的小梁网。

最后，剪除深层巩膜瓣，留出一巩膜内湖，即巩膜内缺损区。超声显微镜（UBM）显示术后 1 个月后弹力膜窗的最终厚度约为 100 μm。

（7）超声乳化白内障吸除及人工晶状体植入术：若需要在上方同一位置进行超声乳化白内障吸除术，则深层巩膜瓣先不剪除，在深层和浅层巩膜瓣之间做角膜缘的隧道穿刺切口，待超声乳化完毕并植入人工晶状体后再剪除深层巩膜瓣。人工晶状体最好采用折叠式，切口刚好在瓣以内。

（8）深层巩膜瓣剪除和缝合：深层巩膜瓣剪除后，浅层巩膜瓣只需用 10-0 尼龙线缝 2～3 针，以便让房水流至球筋膜下。

球结膜和球筋膜瓣两边也需缝合。若用过抗代谢药物，则角膜与结膜交界处也需加用连续缝合。

（9）胶原植入物和网状透明质酸植入物：最近，更多的医生倾向于在剪除深层巩膜瓣后应用植入物来填充巩膜内缺损区，以加强中期和远期的滤过功能。

胶原植入物为圆柱形，干燥时大小为 2.5 mm×1 mm，为冻干的猪胶原。它具有很好的生物相容性和亲水性。胶原植入物可用 10-0 尼龙线放射状缝至巩膜内湖表面。其前端在后弹力窗上，缓慢被吸收，约需 6 个月。它的作用机制与维持巩膜内缺损区和通过毛细管作用吸收房水膨胀达 2～3 倍有关。

网状透明质酸植人物类似固态的凝胶。透明质酸是一种多糖物质，由重复的双糖单位 N-乙酰葡萄糖胺-β 和糖醛酸钠构成链状结构。因其网状结构的特征，这种植人物降解缓慢，可持续 3～6 个月。

(10) 术后用药基本同单纯超乳术：由于非穿透性深层巩膜瓣切除术本身炎症反应小，绝大多数患者术后很少出现并发症，故针对超声乳化术可用抗生素和激素滴眼液于术后用 2～3 周即可。必要时加用非甾体类抗炎药。

(11) 并发症：因 Schlemm 管粘弹剂扩张术而起。最常见的并发症为后弹力膜窗穿透而不得不改为穿透性小梁切除术；其次为巩膜瓣剥离时太深暴露了睫状体甚至引起出血，以及剥离太浅而无法找到 Schlemm 管。初学者后弹力膜窗剥破率可高达 30％～40％，熟悉后此并发症可降至零。术后并发症发生率明显低于穿透性青光眼手术。一般最常见为前房积血，发生率一般在 7％～10％。其原因为血液从表层巩膜静脉反流至 Schlemm 管或从巩膜内湖经后弹力膜窗进入前房，但一般数天后吸收。其他并发症还包括脉络膜脱离、浅前房和滤过泡破裂而致的低眼压。极少数病例也可发生恶性青光眼并且得到超声生物显微镜证实。超声生物显微镜提示睫状体异常扭转朝向晶状体，以及睫状体痉挛而致与晶状体接触。可以用睫状体麻痹剂（阿托品）滴眼或采用玻璃体切除术。联合超声乳化手术的患者目前尚未见发生恶性青光眼。联合手术目前报道较少，主要的并发症是滤过作用消失而致眼压再次升高。其主要原因为后弹力膜窗渗漏不足和虹膜根部与后弹力膜窗内粘连（多见于窄角型），以及结膜和筋膜过度瘢痕化而使滤过泡消失。

(12) YAG 激光后弹力膜窗切开术：深层巩膜瓣切除术后数周或数月后，一些病例眼压再次上升。主要原因为后弹力膜窗剥离太浅，房水渗漏不足或后弹力膜窗纤维化所致的后弹力膜窗流出阻力增加。应用 YAG 激光从眼内击穿后弹力膜窗可增加滤过作用。术前先作虹膜根部 YAG 激光切开并且滴用毛果芸香碱避免孔阻塞，然后在房角镜下把激光束直接打至小梁网最薄点或后弹力膜窗上，平均打 7 次。用毛果芸香碱滴眼每日 2 次，用 10 d。

（四）其他改良的联合手术方法

1. 颞侧透明角膜切口的超乳术联合上方小梁切除术

许多医生习惯把超声乳化术的切口做在颞侧透明角膜上，而青光眼小梁切除术则分开做在上方。

(1) 超声乳化白内障吸除术：散大瞳孔，利用颞侧透明角膜隧道切口进行撕囊，超声乳化，劈核，注吸和植入人工晶状体，等各项操作。

为了维持超声乳化手术隧道切口的密闭性，在作白内障乳化前不作小梁切除术。

最好植入折叠式人工晶状体，因切口 3.5 mm 可以达到自闭效果。若需植入 5.5 mm 或 6 mm 硬性人工晶状体则需扩大切口和缝合 1～2 针。

(2) 小梁切除术植入人工晶状体后将粘弹剂仍留在前房内，并注入适量缩瞳剂（如卡米可林等）。如前所述，在上方巩膜瓣切除小梁组织和作虹膜根部切除。

(3) 巩膜瓣切口的缝合用 10-0 尼龙线在方形巩膜瓣的两角处各缝 1 针，根据瓣渗水的情况决定是否再作更多的瓣缝合。

(4) 结膜瓣的缝合用 10-0 尼龙线关闭球结膜和筋膜切口。

2. 联合手术中合并应用抗代谢药物

第一次接受白内障－小梁切除联合手术者没必要使用抗代谢药物。若有以下一项或多项危险因素存在，可以在手术中考虑采用抗代谢药物。

(1) 年龄小于 40 岁。

(2) 曾有滤过手术失败史。

(3) 外伤史。

(4) 黑色人种。

(5) 持续性慢性葡萄膜炎。

(6) 结膜的慢性炎症。

(7) 已经植入了人工晶状体。

目前联合手术可以采用的抗代谢药物主要有两种：5-FU 和 MMC（丝裂霉素 C）。选用 5-FU 的原因主要是易控制其药量来调节结膜切口愈合的过程，5-FU 的给药是在手术时进行一次球结膜下注射，术后在所选定的日期再进行 4 次注射。每次注射量为 10 mg（0.2 mL），总量为 50 mg。

有相当多的医生采用稀释的 MMC 海绵片覆盖在巩膜瓣下和结膜瓣下 3 mm（0.2～0.3 mg/mL），然后至少用 15 mL 的平衡盐溶液进行冲洗。因儿童不配合球结膜下注射，故只得采用 MMC，基于使用 MMC 远期畸形和癌变的可能性，在儿童应用时，必须告知家长此危险性。

第十七节　白内障联合角膜移植手术

一、概论

临床上常会遇到角膜病患者同时患有白内障。如果已经明确是致盲性角膜病变和成熟的白内障，那么对医生来说主要是一个手术问题，即行透性角膜移植术（penetrating keratoplasty，PKP）的同时，又完成白内障囊外摘除和后房型人工晶状体植入。这个相对复杂的眼前段手术被称为"三联手术"。对于一个有前段显微手术经验的医生来说，该手术的成功率还是很高的。但临床上有时感到棘手的问题是，角膜病的严重程度和白内障对视力影响的程度是否需要作三联手术。三联手术室在眼前段显微手术中具有高难度操作技巧的代表性手术，故手术操作的技巧构成了该手术成败的关键；同时，由于术后角膜的缝线拆除一般需要在 6 个月至 1 年时间，故术后植片的排斥反应和植片感染的可能性，又导致了术后处理的复杂性。因此，三联手术是人工晶状体植入和角膜移植术理论和手术实践的密切结合，是手术学和基础医学理论移植与免疫学方面的结合典范。

三联手术在角膜移植方面极少联合角膜板层移植，如蚕食性角膜溃疡伴发白内障的患者，常常先作角膜板层移植，治愈蚕食性角膜溃疡后再作白内障摘除和人工晶状体植入手术。在人工晶状体植入方面，主要指后房型人工晶状体，前房型人工晶状体在三联手术中原则上已被淘汰，因为术后对角膜内皮的损伤和其他并发症太多，如果术中后囊破裂不能植入后房型人工晶状体，可以先行穿透性角膜移植术，然后再考虑二期悬吊式植入人工晶状体或戴镜矫正或行角膜表层镜片术。

二、手术适应证及禁忌证

（一）适应证

1. 角膜病和白内障同时存在

只有穿透性角膜移植才能改善视力的角膜病，同时合并成熟或近成熟期白内障患者，这是三联手术最典型的适应证。诸如因感染、外伤等原因所致的角膜白斑，同时晶状体混浊程度又构成对日常生活和工作的明显障碍，施行三联手术是首选的方法。

2. 角膜病为主伴发白内障

角膜病已明确是穿透性角膜移植的适应证。但晶状体的混浊程度是否需要同时进行联合手术，应由术前检查来作出判定。如病史和检查结果显示其晶状体混浊已较明显，或手术后1年时间内有可能需要再行白内障手术者，应考虑三联手术。但有些角膜病，影响了对晶状体混浊程度的判断，例如直径7 mm以上的角膜白斑，晚期角膜内皮细胞功能失代偿导致的弥漫性角膜水肿等，均需要在手术中钻取病变角膜后，在手术显微镜下才能确定是否同时行三联手术。故对于这类患者，除了医生的经验之外，尚需要有三联手术的术前准备工作，例如对人工晶状体的选择和手术器械的准备。

3. 白内障为主伴发角膜病

术前已确诊为白内障但同时又合并有一定程度的角膜病。这和对晶状体是否可能在术中被摘除完全不同，是否需要选择三联手术必须在术前确定。例如外伤性白内障和严重慢性葡萄膜炎并发的白内障，因为外伤和葡萄膜炎症均可以导致内皮细胞的损害，所以术前必须检查内皮细胞并作出评价。通过超声角膜厚度（pachymeter）测量角膜中央厚度在0.62 mm以上；经角膜内皮显微镜观察发现角膜内皮细胞形态异常，且密度在1 000个/平方毫米以下者，均应考虑三联手术。有些患者有慢性非进行性角膜病，如非活动性角膜浅层不规则瘢痕、非进行性病毒和梅毒性角膜基质炎症，可以考虑单独行白内障囊外摘除和人工晶状体植入术。对这类患者术前确定是三联手术还是单独手术至关重要。既要依据客观检查结果，又要根据个人的临床经验。

4. Fuchs角膜内皮营养不良合并白内障

是行三联手术还是单一手术，不仅要靠对Fuchs角膜内皮营养不良的严重程度作出是否需要行穿透性角膜移植术的判断，而且同时应判定白内障的严重程度对穿透性角膜移植术后视力的影响。笔者一般根据三方面来决定是否行三联手术：①角膜超声厚度测量，角膜中央厚度大于0.62 mm；②内皮显微镜每个视野均可见到黑区或内皮细胞密度小于1000个/平方毫米；③早上视力比下午差，角膜后弹力层皱褶和上皮水泡、角膜弥漫性水肿或有周边新生血管。以上三者有其一并同时伴有手术指征的白内障时，考虑行三联手术。否则，先行白内障摘除和人工晶状体植入术，待术后发生了上述角膜内皮严重失代偿时，再行二期穿透性角膜移植手术。

（二）禁忌证

（1）不适宜作穿透性角膜移植术者也不能作三联手术，例如严重的角膜化脓性感染、角膜干燥症、活动性单纯疱疹性角膜基质炎或巩膜炎症波及到角膜等。

（2）增殖性糖尿病性视网膜病变；不能控制眼压的青光眼；经常反复发作的葡萄膜

炎等。

（3）眼前段发育异常不适宜植入人工晶状体者。

（4）严重心肺疾患、糖尿病、高血压、年龄过大及不能耐受手术者。

（5）医生和医疗设备不具有作穿透性角膜移植和人工晶状体植入术的条件。

三、手术技巧和围手术期处理

（一）人工晶状体植入前屈光度的计算

对能检查角膜屈光力和眼轴长度的患者，常规应用 SRK 公式，通过已知的 A 常数，经过电脑计算出应当植入的人工晶状体屈光度。有些角膜病患者，术前无法检查角膜的屈光力，故可以根据对侧健眼的测量结果和其既往屈光不正的病史，计算出植入人工晶状体的屈光度作为参考。极个别患者不具有健眼的参考条件，但可以根据眼轴长度及患者原来的屈光状态作为计算时的参考。由于该手术不仅受植入人工晶状体屈光度的影响、还受植片和植床直径差的大小、缝线的松紧程度以及术者的个人经验的影响，术者在术前计算人工晶状体屈光度时不完全根据 SRK 公式计算，常依据自己的经验进行计算和修正，故在计算问题上无完全统一的标准。

（二）术前瞳孔的处理

多数医生术前采用散瞳的方法，以保证术中皮质冲洗干净和确保人工晶状体植入到囊袋中。但对初学者来说，瞳孔放大后，ECCE 完成时玻璃体前突常比残留少量皮质带来更大的危险性，故术前常不散瞳，而保持瞳孔在球周麻醉后的中等大小，以克服上述不足，但此时有残留皮质和不能保证人工晶状体植入到囊袋内的缺点。采用折中方法，术前仅轻度散瞳，以保证钻切角膜组织后瞳孔仍能维持 5～6 mm 直径，皮质吸净后即缩瞳，使用 Healon 扩张囊袋，手术会顺利成功。

（三）麻醉和眼球软化

1. 麻醉

局麻采用球周注射 0.75％布比卡因和 2％利多卡因等量混合液 8～10 mL，每 10 mL 混合液中加透明质酸酶 0.1 mL。不做眼轮匝肌麻醉，也不直接做球后麻醉，而是在下睑外中 1/3 和上睑内中 1/3 交界处，刺入球旁深达肌锥与眶骨壁之间注入麻醉剂，即可达到理想的麻醉效果。如果需要全麻，成人可用基础麻醉加局麻，但对小儿患者，更倾向于应用气管内插管的方法全麻。否则因为面部的氧气面罩和麻醉师的操作常常和术者"争夺"术野，可贻误手术或造成细菌污染。

2. 眼球软化

是三联手术成败的又一关键因素，术前必须加压 10～15 min，以保证眼球的充分软化，一般以加压后的眼压低于 10 mmHg（1.33 kPa）为宜，因为在穿透性角膜移植术完成之前，必须先完成 ECCE 和人工晶状体植入，否则，在 ECCE 完成后，玻璃体腔压力增高将不利于人工晶状体的植入；而且穿透性角膜移植术缝合植片和植床时容易夹持虹膜，术毕时不易即时形成前房，导致术后早期容易发生并发症。故术前眼球软化必须由术者亲自完成或助手完成后术者亲自指试眼压、眶压，以确保手术的成功。

（四）开睑和缝环

一般采用开睑器开睑，但对睑裂小的患者应采用外眦切开，以保证开睑器对眼球无压迫，并使角膜清楚地暴露在术野当中，千万不要在手术开始后再作调整。这是保证手术顺利进行的重要因素。

对于每个三联手术的患者，一定要在眼球上缝合一个角巩膜支撑环，即 Flieringa 环。其直径约 20 mm，放置在角膜缘后 3～4 mm 的位置，用 7-0 尼龙线分别缝合固定在 9、6、3 和 12 点钟的位置上。6 和 12 点钟位置上线头要留长以便做上下牵引线固定眼球。在手术之前，术者必须再次检查开睑器和 Flieringa 环是否对眼球有压迫，必要时加以调整，以确保眼球处在非受压的状态。

（五）供体植片的制备

供体角膜为营养液或湿房保存的角膜片，将其置于无菌硅胶切割枕上，使内皮面向上，然后用大于受眼植床 0.25～0.5 mm 直径的环钻，快速一次性加压切割中央植片成功，用硅胶枕上带的盖子盖好或用小杯盖好，形成一个暂时保护植片的湿房。

操作时注意

（1）任何的操作均需轻巧，以免损伤角膜内皮细胞。

（2）环钻钻切植片时，加压必须和内皮面垂直，以保证钻切的整齐和尽量保留更多数量的内皮细胞在植片上。

（六）植床的钻切

左手用 0.25 mm 的固定镊抓住 Flieringa 环，消除钻切植床时环钻在角膜上的压力。右手持环钻置于受体眼角膜上，在常规情况下，手术主要目的是增视，故植孔应在角膜的中央偏鼻侧 1 mm 处，即瞳孔中心恰好与植床孔中心同心。但有时角膜病变明显偏位，故植床位置也要有所变化。对一般手术者而言，环钻不应一次性钻透植床，以免误伤晶状体。应先穿透植床的 2/3～3/4 角膜厚度，用 0.12 mm 有齿镊检查切口深度，然后用钻石刀或锋利的小尖刀片切透植床进入前房。用角膜剪剪下病变角膜片，制备一个良好的植床。

操作时注意

（1）环钻应与受眼角膜的植床垂直钻切。

（2）植床切穿后，前房内可注入粘弹物质，以保证剪切病变角膜片制作植床时不损伤虹膜组织。

（3）角膜剪必须和植床缘保持垂直，以免制作的植床缘呈梯形或不整齐。这是避免造成术后散光的重要环节，与医生的临床经验有密切关系。

（七）ECCE

在晶状体前囊上用同一个刀片在显微镜下切开前囊，并且用镊子环形撕囊使其尽量成为圆形，撕囊口直径 6～7 mm。操作中尽量不刺激虹膜，以免瞳孔缩小。用冲洗针头轻轻在晶状体核的 6 点钟位置加压，或先使用平衡盐溶液在囊膜下注水使核与皮质分离，当水分离成功后，靠玻璃体腔的膨胀力，核可以自然娩出，如眶压很低时，从 12 点钟位置插入晶状体圈匙到晶状体核与后囊的空间，轻轻将核拖出囊袋。然后用常规灌洗皮质的方法，将囊袋内残存的晶状体皮质冲吸干净。

操作时注意

（1）瞳孔直径不宜小于 5 mm，以防环形撕前囊困难。

（2）娩出晶状体核时一定要得当，以免损伤后囊。

（3）冲洗皮质时要轻巧，以免玻璃体脱出，使手术失败。

（八）植入后房型人工晶状体

当皮质被彻底清除后，向囊袋内注入 Healon。用植入镊夹持人工晶状体，先将 6 点钟位的襻置于囊袋内，再把 12 点钟的襻用植入镊夹持弹入或旋转到囊袋内，调整人工晶状体的位置至中心位。再次向植片滴 1～2 滴 Healon，然后将制备好的植片用晶状体匙托起，内皮面向下放置在植床上，用 10-0 尼龙线在 12.6、9 和 3 点钟位置间断缝合 4 针固定，然后用 10-0 尼龙线间断缝合 12～16 针，也可以连续缝线。调整缝线的松紧度，用角膜反射镜检查无明显散光，即在显微镜目镜下观察是同心圆形后，埋藏线结。

操作时注意

（1）术中应用高质量的粘弹物质保护角膜内皮，以 Viscoat 或 Healon 效果最佳，如无法获取，可以在间断缝合 4 针后向前房内注入少量灭菌空气或平衡盐溶液，以保证缝合时不损伤内皮细胞。

（2）缝线深度一定要接近后弹力层，间距要相等，拉力要均匀，以免术后散光过重。

（3）若角膜植床有新生血管，应采用 12 或 16 针间断缝合，以满足术后不同时间拆线的要求。

（九）重建前房

缝合完成后，向前房内注入平衡盐溶液，冲出多余的 Healon，同时形成前房正常深度，以保证缝合达到水密状态。如果瞳孔大而不易形成前房，可向前房内注入乙酰胆碱 0.1 mL，使瞳孔迅速缩小后再重建前房。在个别情况下，诸如较大粘连性白斑的穿透性角膜移植手术，术后即刻不易形成水密状态，可以向前房内注入灭菌空气形成前房。

上述手术过程完成后，拆除 Flieringa 环，结膜下注射妥布霉素 2 万 U 和地塞米松 2.5 mg，包术眼 1～2 d。

四、并发症及围手术期处理

（一）术中并发症

1. 植孔偏位

原因

（1）角膜自身的病变偏位。

（2）制作植孔时不慎偏位。

预防和处理

（1）自身病变如果不影响术后复发或者术后植片愈合，在制作植孔时尽量居中心位。必须切除病变组织时才做偏中心位移植。因为偏中心位移植不仅影响术后光学效果，而且会增加术后免疫排斥反应的发生率。

（2）制作植床时，避免一次性穿透角膜。应在角膜表面先做环钻植孔的印迹，用吸水海绵吸干角膜表面水分，在显微镜下确认植床位置中心与光学中心在同一位置，再钻透角膜。若已经穿透角膜，则不能再做钻切。

2. 眼压偏高

原因

（1）术前局麻不充分。

（2）术前软化眼球不彻底。

（3）患者自身病变易产生术中高眼压，如角膜感染期手术，脉络膜组织炎性水肿，玻璃体腔容积相对减少。

（4）患者有腹压增高因素，如憋尿、气喘或慢性咳嗽等。

预防和处理

（1）充分麻醉、软化眼球，使眼压在 10 mmHg（1.33 kPa）以下。

（2）消除上述因素。

（3）暂时缝合关闭切口和闭合眼睑，静脉滴注 20％甘露醇 250 mL，待眼压下降后再手术。

（4）若间断缝合 4 针后仍有虹膜脱出，可以边缩瞳，助手边用虹膜复位器恢复虹膜，术者快速做间断缝合，这一定要由经验丰富的术者完成。

（5）个别病例经处理后眼压仍居高不下，应间断缝合关闭切口，停止手术，病房处理后第二天手术。

3. 玻璃体脱出

原因

（1）白内障摘除时不慎致后囊破裂。

（2）白内障娩核后眼压增高致玻璃体脱出。

预防

（1）和术处前理应使眼球充分软化。

（2）术中娩核和灌洗后房内晶状体皮质时动作要轻巧。

（3）白内障摘除后要很平稳地植入人工晶状体，在囊袋内固定，同时应快速缩瞳。

（4）如后囊破裂，应行玻璃体切除术，如后囊仍有 2/3 保持完整，仍可试放后房型人工晶状体。此时宜用袢长 13.0～13.25 mm 的人工晶状体于睫状沟固定；如后囊已完全破坏，应在角膜移植手术成功后，二期植入前房型人工晶状体。前房型人工晶状体不宜和穿透移植同时进行。

4. 暴发性脉络膜出血

原因

（1）术前有高眼压，术中眼压突然降低。

（2）有脉络膜病理性损害，如高血压、高度近视等。

（3）术中后囊破裂，行粗暴的前玻璃体切除术。

预防和处理

（1）术前适当应用 Diamox、20％甘露醇，尽量使眼压降低。

（2）制作植孔时，穿透进入前房，使房水缓慢溢出，眼压缓慢下降。

（3）如发现瞳孔区有黑球状物升起，应立即快速缩瞳，并间断缝合 4 针关闭植孔。

（4）在角膜缘后 8 mm 处用钻石刀穿刺进入脉络膜上腔放液，但有时难以确定出血部位，常常不能奏效。

（5）关闭切口后眼压能保持者，应放弃手术，包眼送回病房作降压、镇静处理。

（6）经上述处理不能奏效者，也不应轻易作眼内容剜除术。仍应设法关闭切口，回病房请后段医师协助处理。

5. 虹膜出血

原因

（1）虹膜新生血管或虹膜前粘连。

（2）在术毕形成前房时，注水针头损伤虹膜出血。

预防和处理

（1）分离粘连时出血，可以表面滴粘弹物质，待1～2 min后，出血多可自行停止。

（2）也可采用水下双极电凝止血。

（3）注水形成前房时，注水针头不宜进入过深，或用粘弹物质分离虹膜前粘连后，再注水形成前房。

（4）如发生前房积血，应在出血表面使用粘弹物质压迫，待出血停止后吸出粘弹物质，然后注水形成前房。

6. 前房形成困难

原因

（1）缝合不严密致漏水。

（2）玻璃体腔压力过高。

（3）注水针头过粗。

预防和处理

（1）应用4号钝针头前房注水。

（2）检查是否有缝线过松、拉力不均等缝线原因致漏水的现象，若有，应重新缝合至水密状态。

（3）如后房压力过高不易形成水密状态，应当注意形成气密，术后立即应用脱水剂。

（二）围手术期处理

三联手术比较复杂，故术后处理除了每日按人工晶状体植入常规检查和处理外，从角膜移植的角度应注意以下问题。

（1）因手术创伤较大，术后1～2 d内可予氢化可的松100 mg和维生素C 3 g加入大量输液中静脉滴注，同时结膜下再注射地塞米松2.5 mg，每日1次持续1～2 d，以预防术后感染和创伤性炎症反应。适当滴用双氯芬酸眼药水是必要的，72 h后如果前房反应逐渐减轻，而眼压又在正常范围，可以停上述用药，改为口服泼尼松1 mg/（kg·d），早上8点钟口服1次，局部滴0.1％地塞米松氯霉素混合液，每2 h1次。一般1周左右可出院。定期在角膜病专科门诊复查。

（2）术后2周左右，加用1％环孢素A溶液（cyclosporin A）滴眼，每日3次，以预防植片免疫排斥反应。

（3）一般于术后6～12个月根据缝线是否有松动、新生血管是否长入植片和屈光状态决定拆线。

（4）如出现明显充血、房水光斑和KP阳性的现象，可能预示是免疫排斥反应，应当全身使用糖皮质激素，增加环孢素A滴眼次数，并结膜下注射地塞米松2.5 mg，每日1次，多数植片可以保持透明愈合。

（5）如果因植片混浊失败者，二次移植应在第一次手术1年后进行。

第六章 青光眼与低眼压

第一节 原发性青光眼

原发性青光眼是主要的青光眼类型，一般系双侧性，但两眼可先后发病，严重程度也常不相同。依据前房角解剖结构的差异和发病机制不同，传统上将原发性青光眼分为闭角型青光眼和开角型青光眼两类，虽然最终都表现为典型的青光眼性视神经病变，但其临床表现过程、早期筛查及治疗原则明显不同。

一、原发性闭角型青光眼

（一）病理生理与发病机制

瞳孔与晶状体的相对位置被称为"生理性瞳孔阻滞"。如果虹膜括约肌与晶状体前囊膜密切接触，有可能形成病理性瞳孔阻滞，使得房水从后房经由瞳孔流向前房的阻力增加，造成虹膜后面压力增高，在易感个体顶推相对组织薄弱的周边虹膜向前膨隆，关闭房角，阻塞小梁网，导致眼压升高。原发性闭角型青光眼的发生须具备两个因素：眼球解剖结构的异常以及促发机制的存在。

1. 眼球解剖结构的异常

原发性闭角型青光眼的眼球有着其特征性的解剖结构，即前房较浅（尤其是周边前房）、角膜（相对）较小、晶状体相对较大较厚（随着年龄的增长尤其明显），房角入口狭窄；加之眼球轴长较短，形成晶状体位置相对偏前，使得相对狭小的眼前段更为拥挤。晶状体的前表面与虹膜紧贴的面积增大，增加了瞳孔阻滞力，因此容易使已狭窄的房角发生关闭、堵塞。

此外，少数病例存在高褶虹膜、睫状突前旋、晶状体韧带松弛等因素（见特殊类型青光眼）。

2. 促发机制的存在

原发性闭角型青光眼的发生往往有内在的或外在的促发因素，包括眼局部的、全身性的、生理性的或病理性的。临床上最多见的是情绪波动，亦见于过度疲劳、近距离用眼过度、暗室环境、全身疾病等。可能机制是这些刺激直接或通过内分泌系统引起眼部自主神经功能的紊乱，交感-副交感系统失去平衡，使得瞳孔散大并加重瞳孔阻滞；或睫状肌调节痉挛，顶推根部虹膜向前；或因瞳孔大小变化使周边虹膜触碰、摩擦小梁组织，加之眼局部血管舒缩功能失调，共同导致了狭窄的房角关闭、堵塞，促使青光眼发病。

原发性闭角型青光眼的解剖结构因素已被越来越精确的众多研究手段，如光学相干断层成像术（前节 OCT）、超声波、超声生物显微镜（UBM）等生物测量所证实；在促发因素方面，也有越来越多的关于神经血管调节功能、内分泌因子乃至精神心理因素的定量分析等研究。随着更广泛、深入的探索，其分子生物学的发病机制将会逐步被揭示。

（二）临床表现

原发性闭角型青光眼的临床表现比较复杂，分为急性和慢性两种。

1. 急性闭角型青光眼（acute angle-closure glaucoma）

临床上多见于虹膜明显膨隆型的窄房角眼，相对性瞳孔阻滞较重，房角呈"全"或"无"的方式关闭，可伴有程度上的不同。由于房角突然关闭且范围较大，因此一般有眼压明显升高的表现。根据其临床发展规律，可分为四个阶段。

（1）临床前期：指具有闭角型青光眼的解剖结构特征如浅前房、窄房角等，但尚未发生青光眼的患眼。这里有两种情况：一种是具有明确的另一眼急性闭角型青光眼发作病史，而该眼却从来未发作过。临床资料表明两眼发作间隔多在1～2年，最长者可达数十年。另一种是没有闭角型青光眼发作史，但有明确的急性闭角型青光眼家族史，眼部检查显示具备一定的急性闭角型青光眼的解剖特征，暗室激发试验可呈阳性表现。这些眼均被认为处于临床前期，存在着急性发作的潜在危险。

（2）发作期：一旦周边虹膜堵塞了房角，房水不能外引流，眼压就立即上升，随之出现一系列临床症状，即为闭角型青光眼的发作。开始时，患者感到有些轻微的眼胀和头痛，或者恶心感，白天视物呈蒙雾状（雾视），夜晚看灯光则有虹视。根据发作的临床表现，可分为两类：

1）先兆期：亦称小发作、不典型发作。临床特点是患者自觉症状轻微，仅有轻度眼部酸胀、头痛。视力影响不明显，但有雾视、虹视现象。眼前部没有明显充血，角膜透明度稍有减退，只有在裂隙灯检查下，才可能看到轻度角膜上皮水肿。瞳孔形态正常，反应略显迟钝，虹膜则大多呈膨隆现象，前房较浅。眼底可见视盘正常，偶可见到视网膜中央动脉搏动。眼压一般在30～50 mmHg。发作时间短暂，经休息后可能自行缓解。

由于眼内组织，特别是虹膜没有因这种发作而发生明显的充血水肿，虹膜与小梁网组织虽然紧贴，但不会很快形成永久性的粘连，只要及时缩小瞳孔，房角仍可重新开放，眼压比较容易控制。但如不解除瞳孔阻滞因素，则再度发作仍难避免，而每次发作都可产生部分房角损伤和（或）永久性粘连。在大部分房角形成粘连以后，就进入了慢性进展期。

2）急性大发作：即所谓典型的大发作。起病急和明显的眼部体征表现是其特征。多为一眼，亦可双眼同时发作。由于房角突然大部分或全部关闭，眼压急剧上升，出现明显的眼痛、头痛，甚至恶心、呕吐等症状；视力可高度减退，可仅存光感。眼部检查可见球结膜水肿、睫状充血或混合充血，角膜水肿，呈雾状混浊，瞳孔散大，多呈竖椭圆形或偏向一侧，对光反射消失，前房很浅，以及眼部刺激征等，眼底则常因角膜水肿而难以窥见。眼球坚硬如石，测量眼压多在50 mmHg以上，可超过80 mmHg。进一步的裂隙灯检查可见角膜上皮水肿，角膜后可有虹膜色素沉着（色素性KP）、房水闪辉、虹膜水肿、隐窝消失。发病时间略久的青光眼，尚可见虹膜色素脱落和（或）扇形萎缩。晶状体前囊下可呈现灰白色斑点状、粥斑样的混浊，称为青光眼斑。这些征象一般出现在眼压急剧升高而持续时间较长的情况下，即使眼压下降后也不会消失，作为急性大发作的标志而遗留下来。

在药物控制眼压、角膜恢复透明后，应行房角检查。房角有可能重新开放，或有局部粘连，小梁网上有色素黏着，甚至纤维素性渗出等。如房角大部分已粘连，则眼压必将回升。角膜水肿消退后的眼底检查可见到静脉轻度充盈，视网膜上偶尔可见到出血斑点。如高眼压持续时间较短，则视盘可正常或略充血；如高眼压持续时间较长，可见视盘充血、视网膜轻度水肿（回流障碍）；如高眼压持续时间过久，则可出现视盘苍白（缺血）或视网膜中央静脉阻塞性出血。

急性发作如持续时间短、眼压控制及时，一般视力可以逐渐恢复，视野也保持正常。如未能及时得到控制，眼压水平过高时，可在短期甚至数日内导致失明。但多数患者可或多或少得到缓解，从而转入慢性进展期。

上述两种不同的临床表现与房角关闭的速度和范围、眼压升高的程度和持续时间，以及可能的个体易感性、血管神经反应性等因素有关。

（3）间歇缓解期：闭角型青光眼的发作，特别是小发作，若通过及时治疗（亦有自行缓解的）使关闭的房角又重新开放，眼压下降，则病情可得到暂时的缓解或在一个相当长的时期内保持稳定，这个阶段称为间歇缓解期。此期的时间可长可短，长者可达 1～2 年或更长，短者 1～2 个月即可再次发作，个别甚至数日内再发作。反复的小发作，可以形成局部小范围的房角粘连，但并不影响其余大部分重新开放房角的房水引流功能，因而临床上眼压仍正常，房水流畅系数（C 值）亦正常。只是当这种粘连的范围逐渐扩展到一定程度时，才表现出眼压的升高，从而进入慢性进展期。但如果是药物控制的眼压下降而房水 C 值未改善，房角大部分仍粘连、关闭，不能算是间歇缓解期。

（4）慢性进展期：房角关闭过久，周边部虹膜与小梁网组织产生了永久性粘连，眼压就会持续升高，病程于是转入慢性期而继续发展，这种状况称为慢性进展期。

若发生在急性发作未能控制的基础上，则在早期仍保留着急性期的症状和体征，但程度减轻。到后期则仅留下虹膜、瞳孔以及晶状体方面的体征。若通过小发作而来，则除了房角大部分粘连或全部粘连外，亦可无其他症状或体征。另一种情况也可进入慢性进展期，即在一些间歇缓解期，甚至临床前期的患者，因不愿手术治疗而长期滴用缩瞳剂，虽然避免了急性的发作，但房角粘连却在逐步缓慢地进行着，当达到一定程度时则表现出眼压的持续升高。

慢性进展期的早期，眼压虽然持续升高，但视盘尚正常。到一定阶段时，视盘就逐渐凹陷和萎缩，视野也开始受损并逐渐缩小，最后完全失明（即绝对期）。确定病程已进入慢性进展期的主要依据是眼压升高、相应范围的房角粘连、房水 C 值低于正常。如果视盘已有凹陷、扩大，慢性进展期的诊断更可确定。

急性闭角型青光眼的慢性进展期与慢性闭角型青光眼是两个不同的概念，虽然在处理原则上基本相同，但有必要对其有所认识和区别。

2. 慢性闭角型青光眼（chronic angle-closure glaucoma）

这类青光眼的眼压升高，同样也是由于周边虹膜与小梁网发生粘连所致。但其房角粘连是由点到面逐步发展的，眼压水平也随着房角粘连范围的缓慢扩展而逐步上升。所以临床上没有眼压急剧升高的相应症状，眼前段组织也没有虹膜萎缩、瞳孔变形等急性闭角型青光眼的表现，而视盘则在高眼压的持续作用下，逐渐形成凹陷性萎缩，视野也随之发生进行性损害。往往不易引起患者的警觉，只是在做常规眼科检查时或于病程晚期患者感觉到有视野缺损时才被发现，因此更具有潜在的危害性。慢性闭角型青光眼多见于 50 岁左右的男性，临床表现类似于原发性开角型青光眼，但其周边前房浅，中央前房深度可以正常或接近正常，虹膜膨隆现象不明显，房角为中等狭窄，可呈多中心地发生点状周边虹膜前粘连。由于其病程的慢性特征，临床难以作出像急性闭角型青光眼那样的明确分期，通常分为早期、进展期和晚期。在病程的早期，尽管眼压、眼底和视野均正常，但存在房角狭窄，或可见到局限性的周边虹膜前粘连。随着房角粘连的扩展，眼压升高多为中等程度，可达 40～50 mmHg。处于进展期、晚期的病例眼底有典型的青光眼性视盘损害征象，相应地伴有程度不等的青光眼性视野损害。

为什么慢性闭角型青光眼的表现与急性闭角型青光眼的表现不同？这是因为慢性闭角型青光眼的眼球虽然亦有前房较浅、房角较窄、晶状体较厚等解剖变异，但其眼轴不短，而且眼前段的解剖变异程度也比急性闭角型青光眼的要轻，所以瞳孔阻滞因素不明显。临床观察到其房角的粘连最早出现在虹膜周边部的表面突起处（称嵴突，crest），慢性闭角型青光眼的虹膜根部常可见到较多的嵴突，可能与该处较靠近小梁网，更容易与小梁网接触有关。粘连以点状开始，逐渐向两侧延伸、扩展，房角逐渐被损害，眼压也逐渐升高。在这样一个漫长的过程中，患者可以逐渐适应高眼压的病理状况，因此可以表现得非常"安静"而无自觉症状。导致周边虹膜逐步与小梁网发生粘连的因素可能是多方面的，但房角狭窄是最基本的条件。

（三）诊断与鉴别诊断

对急性闭角型青光眼发作时所表现出的典型症状，一般诊断并不困难。但如果症状不够典型，检查又不仔细，有时亦会将急性青光眼发作误诊为急性虹膜睫状体炎，尤其是伴有前房纤维素性渗出并且眼压已降低时，通过相反的扩瞳治疗而使病情恶化。这时的诊断检查有几点很重要：闭角型青光眼发作后瞳孔常常扩大，前房浅、房角窄，还可以从另一眼也存在的闭角型青光眼解剖特征来协助诊断；如原发病为急性虹膜睫状体炎，则瞳孔常是缩小的，前房深度和房角均正常，对侧眼的正常解剖结构也有利于鉴别诊断。此外，急性发作患者因剧烈的头痛、恶心、呕吐等全身症状而忽视了眼部的表现和检查，以致将青光眼误诊为脑血管意外、偏头痛、急性胃肠炎等疾病，甚至给予解痉药如山莨菪碱、阿托品等治疗反而加剧病情的情况，也偶有发生。

慢性闭角型青光眼除了视物模糊、视野缺损外，常缺乏自觉症状，如果检查不细致，可能漏诊或被误诊为老年性白内障、开角型青光眼等而贻误治疗。强调细致认真的眼部检查，尤其是前房角的检查非常必要。

处在间歇缓解期的闭角型青光眼，诊断也较困难，主要依靠病史。凡是年龄在 40 岁以上，特别是女性患者具有浅前房、房角窄的解剖特点，并有发作性的虹视、雾视、头痛或鼻根部酸胀等病史，均应怀疑其可能，进行细致的检查和严密的随访，必要时可考虑进行激发试验以明确诊断。临床前期眼主要根据另一眼的发作史和房角狭窄的特征，以及激发试验的阳性来诊断。推荐临床应用暗室激发试验，该试验比较安全，阳性率约为 30%。方法是测量眼压后嘱患者在暗室内保持清醒不入睡且睁眼 1 小时，然后在暗室内弱光下再测眼压一次。若前后眼压相差 9 mmHg 以上则为阳性。眼压升高的机制与瞳孔散大，加重瞳孔阻滞、引起房角关闭有关。改良的暗室激发试验是令患者俯卧或反坐在椅子上，将头低俯在椅背上 1 小时，利用体位加重瞳孔阻滞等促发房角关闭，可提高阳性率到 90%。激发试验是协助诊断的手段，但试验阴性结果并不一定就能排除闭角型青光眼的诊断。

对闭角型青光眼应详细询问病史，并进行全面细致的检查，尤其强调房角检查，才能作出准确的诊断和分期，以利于治疗。前房角的检查方法有坐位的前房角镜、前节 OCT 检查以及仰卧位的 UBM 检查。前房角镜检查是最基本的，也是最直观的，可以观察到房角内的各种细节如功能小梁网、小梁网色素沉着、Schlemm 管充血、周边虹膜前粘连的程度等，但技术要求高。前节 OCT 检查是非接触式光学扫描，患者易于配合，能够观察到扫描层面房角的宽窄和虹膜的形态、轮廓，但分辨不清小梁网等细节。UBM 检查具有与前节 OCT 检查同样的功用，而且还能够观察到虹膜后的后房、睫状体、晶状体甚至前部玻璃体，以及它们相互之间的关系，但操作要求较高且较麻烦。

（四）治疗

闭角型青光眼一旦确诊，就应根据其所处的不同阶段及时给予相应的治疗。

1. 临床前期眼

治疗目的是预防发作，主张及时做周边虹膜切除术（iridectomy）或激光周边虹膜切开术（iridotomy）解除瞳孔阻滞。对于暂时不愿手术者应给予预防性滴用缩瞳剂，常用的是 1% 的毛果芸香碱（pilocarpine，匹罗卡品）2～3 次/天，并定期随访。

2. 急性发作眼

挽救视功能和保护房角功能是治疗的两个主要目的。应急诊全力抢救，以期在最短的时间内控制高眼压，减少视功能的损害并防止房角形成永久性粘连。挽救视功能方面，首先是降低眼压，常常是促进房水引流、减少房水生成和高渗脱水三种手段联合应用；其次是及时应用保护视神经的药物。保护房角功能方面，常用缩瞳剂和抗炎药物。对急性发作患者的处理，首先是眼局部频滴缩瞳剂，常用 1% 毛果芸香碱，可每 15 分钟一次，眼压下降后或瞳孔恢复正常大小时逐步减少用药次数，最后维持在 3 次/天。缩瞳剂能够拉开与房角接触的根部虹膜，开放房角，既促进了房水引流又保护了房角免于粘连、损坏。如果急性发作眼充血明显，甚至有前房纤维素性渗出，可局部或全身应用皮质类固醇制剂，一则有利于患眼炎症反应消退，二则减轻房角组织的炎症水肿，有利于房水引流和减少永久性粘连的发生。对于高眼压状况，同时合并应用高渗脱水剂和抑制房水生成的药物。高渗脱水剂有甘油、山梨醇、甘露醇等，常用 20% 甘露醇溶液，1.0～1.5g/（kg·d），快速静脉滴注。临床使用时应注意老年患者，尤其是有高血压和心功能不全、肾功能不全，以及电解质紊乱的患者的全身状况，以免发生意外。有时脱水太多可加重头痛症状，应引起注意。房水生成抑制剂有眼局部用和全身用两类。全身用药主要是碳酸酐酶抑制剂，如乙酰唑胺（醋氮酰胺），250 毫升/次，或醋甲唑胺，25 毫升/次，2 次/天口服，眼压控制后可停用。眼局部用药主要有碳酸酐酶抑制剂和 β-肾上腺素受体（β-受体）阻滞剂，前者为 2% 多佐胺（杜塞酰胺）、1% 布林佐胺滴眼液，3 次/天，后者有 0.5% 噻吗洛尔、0.25% 倍他洛尔、2% 卡替洛尔、0.3% 美替洛尔及 0.5% 左布诺洛尔等滴眼液，可选用一种，2 次/天，能有效地协助高眼压的控制。

急性发作的患眼，若采取上述治疗措施后 3 天内眼压仍持续在 50～60 mmHg，则应考虑及时手术治疗。这时由于房角多已粘连、丧失功能，只能做眼外引流术，但在眼部组织水肿、充血剧烈的情况下施行手术，组织炎症反应大，易发生手术并发症，滤过泡也容易纤维瘢痕化，往往效果较差。对于虹膜萎缩和瞳孔固定散大的急性发作眼，滤过性手术以虹膜嵌顿术（iridencleisis）为佳。术前、术后加强皮质类固醇的应用，可减少手术的失败。若药物治疗能控制眼压，则可参照小发作控制后的处理原则，选作眼内或眼外引流手术。

对于眼压升高的青光眼，尤其是急性发作的青光眼，及时给予全身应用自由基清除剂、抗氧化剂如维生素 E、维生素 C 等，可对受损的视网膜视神经组织起到一定的保护作用。

闭角型青光眼的小发作，一般能较快控制，常联合应用缩瞳剂、β-受体阻滞剂、碳酸酐酶抑制剂。眼压下降后，可逐步减少至停用β-受体阻滞剂和碳酸酐酶抑制剂。如眼压不再升高，房角大部分开放或完全开放，则说明具备眼内引流条件，可做周边虹膜切除术/切开术。另一方面，若眼压再度回升，则表示房角的房水引流功能明显受损，只能选做眼外引流手术，如小梁切除术（trabeculectomy）等滤过性手术。

3. 间歇缓解期眼

治疗目的是阻止病程进展。因房角完全开放或大部分开放，眼压正常，施行周边虹膜切除术/切开术，解除瞳孔阻滞，防止房角的再关闭。暂时不愿手术者，则应在滴用缩瞳剂的情况下加强随访。

4. 慢性进展期眼

治疗目的是控制眼压。因房角已大部分粘连或全部粘连，房水引流功能严重受损或已丧失，眼压升高，只能选择眼外引流术，通常选做小梁切除术或巩膜咬切术。眼外引流术术前眼压应尽可能用药物控制到正常范围，如果控制在 30 mmHg 以下，施行青光眼滤过性手术比较安全。

5. 慢性闭角型青光眼

早期病例及相对"正常"的眼，处理原则上同急性闭角型青光眼的间歇缓解期眼和临床前期眼。根据其特殊的房角解剖特征——较多嵴突，对这些患眼施行周边虹膜切除术/切开术的同时进行激光周边虹膜成形术（iridoplasty）可能效果更好。对于进展期和晚期的病例，因房角大多数失去正常房水引流功能，眼压已升高，则只适合于做小梁切除术等滤过性手术；同时因为已存在高眼压对视网膜视神经的损害，应给予神经保护治疗。

6. 伴有白内障的闭角型青光眼

原发性闭角型青光眼常因晶状体较大造成眼前部拥挤，伴有明显白内障的病例可行白内障摘除手术。在急性闭角型青光眼的临床前期眼、间歇缓解期眼以及慢性闭角型青光眼的早期眼仅仅需做白内障摘除术和人工晶状体植入术就可完全解除其病理解剖结构的异常，达到加深前房、开放房角的青光眼治疗效果。在慢性进展期的早期病例眼也可单独行白内障摘除术和人工晶状体植入术，并在术中施行房角周边虹膜前粘连机械分离术，以期开放房角。部分病例可以获得较为满意的效果，但对于房角粘连已久的病例术后往往需要加用局部降眼压药，或联合青光眼滤过性手术才能较好地控制眼压。

7. 绝对期青光眼

治疗目的仅在于解除症状，多需手术治疗，应尽量避免眼球摘除给患者带来的精神痛苦。如果仅仅是大泡性角膜病变引起的症状，配戴软性角膜接触镜即可。

二、原发性开角型青光眼

（一）病理生理与发病机制

不同于闭角型青光眼房水引流受阻于瞳孔和（或）小梁前的房角处［机械性相贴和（或）病理性粘连］，开角型青光眼的前房角外观正常并且是开放的，其眼压升高是小梁途径的房水外流排出系统发生病变、房水流出阻力增加所致。主要学说有三个：①小梁组织局部的病变：小梁内皮细胞活性改变，细胞密度降低，小梁束的胶原变性，小梁板片增厚、融合，小梁内间隙尤其是近小管组织的细胞外基质异常积蓄，Schlemm 管壁的内皮细胞吞饮泡减少；②小梁后阻滞：即房水流经小梁组织后的 Schlemm 管到集液管和房水静脉部位的病变，包括巩膜内集液管周围细胞外基质异常和表层巩膜静脉压升高等；③血管-神经-内分泌或大脑中枢对眼压的调节失控所引起。目前，大多数的临床和基础研究表明小梁组织，尤其是近 Schlemm 管区的组织（近小管部）是主要病变所在部位。分子生物学研究表明开角型青光眼具有多基因或多因素的基因致病倾向性，确切的发病机制尚未阐明。

（二）临床表现

1. 症状

开角型青光眼在早期几乎没有症状。只有在病变进展到一定程度时，患者方有视力模糊、眼胀和头痛等感觉。而眼压波动较大或眼压水平较高时，也可出现眼胀、鼻根部疼痛，甚至出现与闭角型青光眼类似的虹视和雾视。到了晚期，双眼视野都缩小时，则可有行动不便和夜盲等现象出现。多数病例中心视力在短期内可不受影响，甚至在晚期管状视野病例也可保持良好。部分患者的病史回顾存在早期进行性近视加深表现，常有视疲劳。

2. 眼部体征

早期病例眼前部可无任何改变。前房深度正常或较深，虹膜平坦，眼前部表现很"安静"，前房角开放，房角的形态并不会随着眼压的升降而有所改变。房角镜检查一般看不到房角结构包括小梁网的明显异常，有时可见较多的虹膜突（梳状韧带）、虹膜根部附着偏前、小梁网色素较多等，Schlemm 管血液充盈现象较少见。晚期病例眼压较高时可有角膜水肿，在患眼视神经损害较重时可有瞳孔轻度散大，对光反射迟钝（相对性传入性瞳孔反应缺陷）。

眼底特征性视神经损害是诊断开角型青光眼必需的指标。典型表现为视盘凹陷的进行性扩大和加深，这是所有青光眼发展到一定阶段后的共同特征。在开角型青光眼的早期，眼底特征性的形态改变有视网膜神经纤维层缺损（retinal nerve fiber layer defect，RNFLD），无赤光检眼镜检查或黑白眼底照相表现为尖端朝向或与视盘边缘接触的暗色楔形缺损、局限性的盘沿（rim）变窄以及视盘杯凹的切迹（notch，视杯内缘的局限性小缺损）。有些可表现为视盘表面或其附近小线状或片状的出血。病程的继续进展，视盘的杯凹逐步扩展，最终导致杯/盘比（cup/disc ratio，C/D 比）的增加。开角型青光眼的晚期，视盘呈盂状凹陷，整个视盘色泽淡白，凹陷直达视盘的边缘，视网膜中央血管在越过视盘边缘处呈屈膝状或爬坡状，类似"中断"。

3. 眼压

开角型青光眼的最早期表现为眼压的不稳定性，眼压波动幅度增大。眼压可有昼夜波动和季节波动，其规律性可以不同于生理性的眼压波动。季节中冬天的眼压比夏天的要高些。随着病程发展，眼压水平逐步稳定地升高，多在中等水平，少有超过 60 mmHg 的。

4. 视功能

青光眼的视功能改变主要表现为视野损害和缺损。一般说来，视野改变与视盘的凹陷等体征的严重程度相对应，但目前临床上检测到功能的变化往往要迟于形态的变化。视野检测是评价青光眼病变的严重程度和治疗效果的重要指标。典型的青光眼视野损害如下：

（1）中心视野的损害：早期改变最常见的是旁中心暗点，出现率可高达 80%，在注视点周围 10°范围以内，以鼻上方为最多见，可单独或与其他早期损害伴存。鼻侧阶梯也是一种视野损害的早期表现，出现率可高达 70%，是指鼻侧视野水平分界线附近等视线的上、下错位或压陷。随着病程进展，旁中心暗点逐渐扩大，多个暗点相互融合形成典型的弓形暗点（Bjerrum 暗点）。这种视野损害可以延伸至鼻侧的中央水平分界线，形成大的鼻侧阶梯，如有上方和下方的弓形暗点相接则形成环形暗点。

（2）周边视野的损害：在中心视野出现暗点损害的同时或稍后，周边视野可开始出现变化。通常先是鼻侧周边缩小，且常在鼻上方开始，然后是鼻下方，最后是颞侧。颞侧视野的改变，可表现为周边部的楔形或扇形的等视线压陷缺损。随后，开始进行性缩小，与鼻侧缺损共同形成向心性缩小，最后可仅剩中央部 5°～10°的一小块视野，称管状视野。管状视野可保留较好的中心视力。视野损害在鼻侧进展速度较快，可最终在颞侧留下一小片岛状视野，称颞侧视岛。这些残存视野的进一步缩小或丧失，就导致完全失明。

早期视野损害的概念，随着视野检查手段的不断发展而改变。Goldmann 视野计动态视野检查完全正常的青光眼，其病理解剖学上已有 48%的视神经纤维丧失。即使是电子计算机辅助的静态阈值视野检查，临床病理和实验证据显示其可检测到的最早视野缺损也相当于有 40%的神经节细胞丢失。因此，真正意义上的早期视野损害是光阈值的增高，是发生在局部暗点出现之前的可逆性变化。临床上青光眼的视野检查策略是早期病例以做静态阈值视野为主，而晚期病例由于视功能损害严重，对静态光标不敏感，以做动态视野检测为好。

（三）诊断与鉴别诊断

具有眼压升高、视盘的青光眼性特征改变和相应的视野损害，加之房角开放，则开角型青光眼的诊断明确。但在疾病的早期往往特征不明显，诊断要基于上述指标综合分析、判断。

1. 眼压

开角型青光眼的早期眼压可呈波动性升高，随着病情的进展，眼压会逐渐地稳定上升。应根据具体情况进行细致的阶段性观察，必要时做 24 小时眼压测量。若最高眼压水平超过 30 mmHg，波动又大于 10 mmHg，则基本可以作出诊断。若波动大于 6 mmHg，最高水平略超过正常，则青光眼可疑，要定期随访观察，并结合其他指标来分析、判断。这里要区别高眼压症（ocularhypertension），即眼压超过正常水平，但长期随访观察并不出现视神经和视野的损害，通常眼压在 21～30 mmHg。如果疑为高眼压症，应做中央角膜厚度测量，以明确是否为厚角膜造成的高眼压假象。当实际角膜厚度高于标准眼压测量的设定值 520 μm 时，最多可高估眼压 7～10 mmHg。亦有将高眼压症视为可疑青光眼的，尤其是在同时伴有青光眼高危因素时如青光眼家族史、高度近视眼、代谢性疾病等。长期随访（5 年）提示少部分（5%～10%）高眼压症最终发展为开角型青光眼。

眼压的正常范围是 95%的正常人生理眼压数值：11～21 mmHg，不能机械地将超出这一统计学正常值的眼压都视作病理值，要综合分析、判断。此外，眼压测量方法上的差异，也会造成对实际眼压的偏差、错误，压陷式 Schiotz 眼压计、非接触眼压计（NCT）都不如 Goldmann 压平式眼压计准确、可靠，但后者技术操作要求较高。对可疑病例的眼压判断应该做 Goldmann 压平式眼压计测量。

过去比较强调眼压描记测定房水流畅系数（C 值）以及压畅比（眼压和房水流畅系数的比值，P_0/C）来分析、判断小梁途径房水外流阻力的变化，辅助开角型青光眼的诊断。目前不再强调其作为临床诊断的指标，多用于基础研究。临床上没有公认的开角型青光眼激发试验，也不推荐以激发试验辅助诊断开角型青光眼。

2. 眼底

主要是视盘及其旁周的形态学改变。视盘的大小对于评价青光眼性视神经病变非常重要。视盘大小与视杯、盘沿大小相关：视盘越大，视杯和盘沿就越大。大的视杯伴有大视盘可以是正常的，而小的视杯伴有更小的视盘有可能是病理性的。正常眼底的杯/盘比值（C/D）大多不超过 0.4，两眼的 C/D 差值也不超过 0.2。注意盘沿的形态改变，正常视盘的盘沿宽度一般遵循"ISNT"规律，即下方（Inferior）最宽，上方（Superior）、鼻侧（Nasal）次之，颞侧（Temporal）最窄。定期随访，发现视盘盘沿选择性丢失更有早期诊断意义。在视盘凹陷明显改变之前，细致的检查如发现有视网膜神经纤维层缺损，相应处的视盘盘沿变窄，特别是颞上、颞下象限处，视杯凹陷也在相对应处出现切迹，均是青光眼视神经损害的特征。这些形态学的改变可以早于比较敏感的阈值视野检测出现异常之前，具有早期诊断价值。更早期的表现可以是视盘表面或其周围的小线状、片状出血灶。除了检眼镜下直接观察外，有条件者可以借助视盘立体照相或计算机辅助的眼底视盘影像分析仪器如偏振光或激光共焦扫描以及 OCT 等定量分析，判断细微的形态结构变化，更早期地作出正确诊断。

临床上，易于混淆的眼底体征是生理性大杯凹和近视眼性视盘改变。人群中视盘的生理性大杯凹比率为 5%～10%，约 50% 的患者可以有家族性的生理性大杯凹倾向。通常是两眼对称的，盘沿宽窄符合"ISNT"规律，没有视盘出血、杯凹切迹和视网膜神经纤维层缺损改变，其眼压和视野均正常，随访也无进行性改变，均有助于鉴别诊断。近视眼性眼底改变，尤其在高度近视/病理性近视，其视盘形态变异，色泽较淡，加之视盘周围的脉络膜萎缩斑，视野检查常伴有生理盲点扩大和（或）中心暗点（黄斑变性），易于误诊为青光眼。当高度近视眼伴有青光眼时，也易于被上述征象所掩盖，误为仅仅是近视眼的改变。临床上对高度近视眼发生青光眼的病例常常难以在早期作出较明确的判断。

3. 视功能

目前临床应用的各种视野检查（包括阈值定量检测）尚不够敏感，需视神经纤维受损达到一定程度后方能检测出。另外，视野检查属于一种主观检查，即心理物理学检查，反映了整个视觉通路和视觉认知的状况，可受多种因素的干扰，有时可靠性欠佳。因此，分析结果时应加以考虑，并综合眼压、眼底的状况来作出判断。视野损害也可见于其他眼病和神经系统疾病、血管系统疾病等。当一时难以判断视野损害时，可做定期的随访检查，对比分析视野变化。因此，不要单独依据一次视野检查就排除或确定早期青光眼的诊断。

青光眼除了视野损害以外，也有其他视功能的异常，包括：①空间/时间对比敏感度下降；②辨色力下降，尤其是蓝黄色受累较早、较重；③电生理中图像 ERG 振幅下降、图像 VEP 峰潜时延迟等。针对这些视功能的检测仪器、设备正逐步地开发，投入临床运用，如多焦电生理（mfERG 和 mfVEP），期望能够更早地发现特征性的青光眼性视功能损害。

4. 房角

开角型青光眼的房角大多较宽，当眼压升高时，房角仍开放，即使到了病程晚期，也无粘连。少部分病例，房角入口可以较窄，眼压升高时并不关闭，也不会发生房角粘连，这是一类窄角性的开角型青光眼。房角的宽窄和开放是两个不同的概念。开角型青光眼的前房角中可以见到残留的中胚叶组织（梳状韧带）附着在睫状带、巩膜突，甚至小梁网上，易将其误为虹膜周边前粘连，其特点是呈丝状突起，表面光滑、边界清晰。而真正的粘连则多是呈小片状前粘连，边界模糊、表面纹理不清，结合虹膜根部膨隆与否也有助于区别。与慢性闭角型青光眼鉴别的关键在于前房角镜检查是否有房角粘连、关闭。

开角型青光眼的诊断是一个综合眼压、眼底、视野、房角等多因素的分析、判断过程，有时还需要经过一段时间的随访观察对比，才能得出结论。原发性开角型青光眼的高危因素如青光眼阳性家族史、近视眼、代谢性疾病、视网膜静脉阻塞等，对其早期诊断也有一定的参考价值。

（四）治疗

治疗的目的是尽可能地阻止青光眼的病程进展，减少视网膜神经节细胞的丧失至正常年龄的相应水平，以保持视觉功能（视野）的生理需要。治疗策略的制定应以青光眼患者全面检查为基础，包括准确掌握眼压的高低波动的规律，视野的定量阈值变化、视盘形态的细致改变以及视网膜视神经血供状况的异常与否，并且结合全身心血管系统、呼吸系统等是否有疾病，患者的经济状况和期望寿命等因素来综合考虑、选择。治疗的手段为降低眼压达到靶眼压、改善视网膜视神经血液循环以及直接视网膜神经节细胞保护，主要方法有药物治疗、激光治疗和手术治疗，可以联合采用。对已有明显视神经和视野损害的病例多主张积极的手术治疗，并给予相应的神经保护治疗。

1. 药物降眼压治疗

若局部滴用 1～2 种药物即可使眼压控制在安全水平，视野和眼底改变不再进展，患者能耐受，并配合定期复查，则可长期选用药物治疗。

（1）眼局部应用的降眼压药物：目前应用的眼局部青光眼降眼压药物的作用机制有三方面：增加小梁网途径、葡萄膜巩膜途径的房水引流，以及减少睫状体的房水产生。

1）拟胆碱作用药物：常用毛果芸香碱，其降眼压机制是增加小梁途径的房水外流，多用于 β-受体阻滞剂不能较好控制眼压时的一种联合用药。

2）β-肾上腺素受体激动剂：常用肾上腺素及其前体药地匹福林（dipivifrin），利用其 β_2-肾上腺素受体兴奋作用使小梁网房水流出阻力降低以及增加葡萄膜巩膜途径的房水外流，可单独使用和联合用药。

3）β-肾上腺素受体阻滞剂：是最常用的降眼压滴眼液，有噻吗洛尔（timolol）、倍他洛尔（betaxolol）、美替洛尔（metipranolol）、左布诺洛尔（levobunolol）、卡替洛尔（carteolol）等滴眼液，通过阻断位于睫状体非色素上皮细胞上的 β_2-受体来减少房水生成。主要有心血管系统和呼吸系统的不良反应，因此，对有较重心血管疾病如心力衰竭、窦性心动过缓、Ⅱ度或ⅢI度房室传导阻滞，较重的呼吸系统疾病如支气管哮喘、严重阻塞性呼吸道疾病者，应避免使用。

4）碳酸酐酶抑制剂：通过抑制睫状体非色素上皮细胞内的碳酸酐酶来减少房水生成，有多佐胺（dorzolamide）和布林佐胺（brinzolamide），避免了全身应用碳酸酐酶抑制剂的众多不良反应。

5）α-肾上腺素受体激动剂：常用选择性 α_2-受体激动剂溴莫尼定（brimonidine），其降眼压作用除了直接抑制房水生成外，还可能与其作用于球结膜和表层巩膜血流、静脉压，增加了葡萄膜巩膜途径的房水外流有关。

6）前列腺素衍生物：主要是通过增加葡萄膜巩膜途径房水引流降眼压，常用拉坦前列素（latanoprost）、曲伏前列素（travoprost）和比马前列素（bimatoprost），是目前最有效的眼局部降眼压药。

应用于开角型青光眼降眼压治疗最早的是增加小梁网途径房水引流药物如拟胆碱作用药、肾上腺素受体激动剂等，最广泛的是减少房水生成的药物如 β-肾上腺素受体阻滞剂，最新的是增加葡萄膜巩膜途径房水引流药物如前列腺素衍生物。目前还有各种复方（两种不同的降眼压药）制剂，方便了临床的联合用药。

（2）全身应用的降眼压药：多作为局部用药不能良好控制眼压时的补充，或手术治疗前用药，剂量和时间均不宜过大或过长，以免引起全身更多的不良反应。目前主要有两大类。

1）碳酸酐酶抑制剂：以乙酰唑胺（acetazolamide）为代表，口服，每次 125～250 mg，每日 1～3 次。该药系磺胺类制剂，过敏者禁用。常见的不良反应有唇、面部及手指、脚趾麻木感，胃肠道刺激症状，尿液混浊等，如果长期服用，有诱发尿路结石、肾绞痛、代谢性酸中毒、低血钾等不良反应。因此，临床上常在服用乙酰唑胺的同时，给予氯化钾和碳酸氢钠，以减少不良反应的发生。对伴有肝、肾功能不全，呼吸性酸中毒者应谨慎使用，最好不用。个别病例服用该药后可产生再生障碍性贫血，认为是与剂量无关的特异性反应。醋甲唑胺（methazolamide，甲氮酰胺）的不良反应较少。

2）高渗脱水剂：以甘露醇（mannitol）为代表，常用量为 1 g/（kg·d）。通过提高血浆渗透压来降低眼压，以每天 20％甘露醇 250 mL（快速静脉滴注）为宜，降眼压作用起效快，但维持时间短（6 小时）。在高血压、心功能不全、肾功能不全的患者，要注意全身状况，以防意外。过多地应用或应用较长时间易引起全身脱水、电解质紊乱，颅内脱水严重时引起头痛，血液脱水严重时可引起血栓形成，尤其在儿童和老年人更应注意。

2. 激光降眼压治疗

目前推荐选择性激光小梁成形术（laser trabeculoplasty，SLT），是利用激光在房角小梁网上产生的生物效应改善房水流出易度，降低眼压。可以延缓手术时间和减少抗青光眼药物的使用。尤其是不适合或不能耐受药物治疗又不愿意手术治疗的患者，也可以作为手术后眼压控制不理想时的补充措施，在某些地区也有将 SLT 作为首选替代药物治疗的。

3. 手术降眼压治疗

最常用的手术方式是滤过性手术，包括小梁切除术、巩膜咬切术、非穿透性小梁手术等，即人为地开创一条滤过通道，将房水引流到巩膜瓣和结膜瓣下，以缓解升高的眼压。非穿透性小梁手术是眼球壁的手术，不进入前房，术中、术后并发症（主要是浅前房或前房消失）明显减少。年轻患者，为防止滤过通道的纤维瘢痕化，可在术中或术后恰当地应用抗代谢药，常选丝裂霉素（MMC）和氟尿嘧啶（5-FU），但要特别注意防止该类药物的毒性作用和可能的并发症。眼局部使用干扰素对减轻滤过泡的血管瘢痕化也有一定的作用，相对安全。对于多次滤过性手术失败的患眼，可以采用人工植入物引流术，常选青光眼减压阀（如 Krupin 或 Ahmed valve）手术。

4. 视神经保护治疗

神经保护（neuro protection）概念的提出主要是基于对青光眼视神经损伤机制和病理生理过程的深入研究及认识。除了降眼压这一最有效的视神经保护措施外，目前强调更直接的神经保护治疗，尤其是针对原发性开角型青光眼。因为原发性开角型青光眼一旦明确诊断，就已经存在神经损害了。由于青光眼疾病的慢性、进行性临床特征，在组织病理上存在已经损失（死亡）、正在损害（受伤）和受到威胁（尚正常）的不同视神经（轴突）和（或）神经元（神经节细胞等）。对于已经死亡的神经，我们无能为力。但这种死亡的及濒临死亡的神经组织形成的病理微环境将对其周围受损的神经组织和正常的神经组织造成继续损害，唯有及时采取恰当的治疗措施，才能保护和拯救邻近的正常神经组织及受损神经组织。临床和基础研究的一些现象提示，青光眼视神经损害的原发因素不仅仅是眼压，如前所述的神经营养因子缺乏、代谢障碍、毒性产物、自身免疫损伤等也可能直接或间接作用于视网膜视神经。因此，青光眼的神经保护治疗就显得更加重要。目前，临床上已应用的主要是钙离子通道阻滞剂如倍他洛尔、尼莫地平、硝苯地平，抗氧化剂如维生素 C 和维生素 E，α_2-受体激动剂如溴莫尼定，植物药如银杏叶提取物，中药如葛根素、当归素、黄芩苷及灯盏细辛方剂等；正在研究的有兴奋毒性神经递质谷氨酸的 NMDA 受体拮抗剂、神经营养因子如 BDNF、神经保护因子热休克蛋白、神经免疫 Cop-1 疫苗、神经干细胞移植及视神经再生等。上述神经保护治疗措施还需要随机、双盲、大样本、多中心、长期临床研究证据来加以证实。

完善的青光眼治疗应该是将达到靶眼压的降眼压治疗与阻止视网膜神经节细胞凋亡的神经保护治疗相结合，才能使更多的神经节细胞从受创的病理困境中解脱出来并得到恢复。

三、特殊类型青光眼

这类独特的青光眼仍属原发性的，但与前述的闭角型青光眼和开角型青光眼不同。

（一）高褶虹膜性青光眼

高褶虹膜（plateau iris）结构是指虹膜根部前插在睫状体上，虹膜周边部呈角状高褶向前再转向瞳孔区的解剖结构，其特征是形成的房角窄、浅，但虹膜平坦，前房并不浅。较少见，女性患者较多，常有闭角型青光眼家族史，发病年龄也较瞳孔阻滞性闭角型青光眼患者小，多在 30～50 岁。其房角可自发关闭，或瞳孔散大后关闭，尤其是周边虹膜切除术后瞳孔散大仍会发生房角关闭，有时呈急性闭角型青光眼样发作。说明相对瞳孔阻滞因素在发病（房角关闭）机制中所起的作用远较在虹膜膨隆型的浅前房闭角型青光眼中的要小。依据虹膜褶的高度可分完全性和不完全性两种。完全性即虹膜褶较高并且全周房角圆周均有，多为急性表现；不完全性则虹膜褶较低并且不完整，多为慢性过程。

高褶虹膜引起的眼压升高，可用虹膜周边切除术后的暗室试验阳性结果来明确诊断，房角检查在暗光下呈关闭状，亮光下呈开放状。

高褶虹膜性青光眼的治疗需用缩瞳剂，也可施行激光周边虹膜成形术来拉平虹膜、加宽房角。若已发生粘连，房角功能破坏，则只能进行滤过性手术治疗。

（二）恶性青光眼

闭角型青光眼药物治疗或手术治疗后眼压不但未下降反而升高，病情更重，称为恶性青光眼（malignant glaucoma），又称为睫状环阻滞性青光眼（ciliary-block glaucoma）、房水引流错向性青光眼（aqueous misdirection glaucoma）。这是一组多因素的难治性青光眼，可为原发性，也可以是继发性的。多见于眼前段手术（青光眼、白内障等）后，亦见于缩瞳剂治疗以及自发性的。好发于小眼球、短眼轴、大晶状体的闭角型青光眼患眼。其病理机制是睫状体的肿胀或肥大、前转，晶状体悬韧带松弛，导致晶状体虹膜隔前移，瞳孔缘被晶状体前部紧紧顶住，并且将虹膜整个推向小梁网和角膜，关闭房角，前房极浅或消失。房水在睫状突、晶状体赤道部和前玻璃体界面的附近向前流动受阻（睫状环阻滞），反流向后进入玻璃体腔或玻璃体后间隙积聚（房水引流错向），玻璃体内压力增高，又进一步顶推晶状体虹膜隔向前，产生恶性循环，形成其特殊的临床表现：前房消失，眼压不断升高。

需要与类似病理状况鉴别的主要有：①心瞳孔阻滞性青光眼可以通过周边虹膜切除（开）术后前房加深来加以区别；②脉络膜上腔出血可发生在手术中或手术后数天内，如量多可造成浅前房和高眼压，眼底和 B 超检查可明确；③脉络膜脱离一般为伴有低眼压的浅前房，易于识别，但如果恢复较慢，时间较长，眼外引流的滤过泡消失，瘢痕化后眼压可升高，应注意分析辨别。

恶性青光眼一旦确诊，应立即采取积极措施，以恢复前房，降低眼压。

（1）药物治疗：

①睫状肌麻痹剂：松弛睫状肌，加强晶状体悬韧带的张力，使晶状体后移。常选用 1%～4% 阿托品滴眼液，4～5 次/天，夜间加用阿托品眼膏。②降眼压药物：用高渗脱水剂和减少房水生成药物，可以使玻璃体脱水浓缩，降低眼压。③皮质类固醇抗感染治疗：局部或全身应用，减少组织水肿和炎症反应，减轻组织细胞损伤，可以促进睫状环阻滞的解除。

（2）激光治疗：

在无晶状体眼、人工晶状体眼可用 Nd：YAG 激光做晶状体后囊膜及玻璃体前界膜的切开治疗，有利于玻璃体内积液的向前引流，也可直视或经房角镜或经眼内镜作睫状突的氩激光光凝，使其皱缩而解除阻滞。

如上述治疗无效，则需施行手术治疗：①抽吸玻璃体积液术；②晶状体玻璃体切除术，需将晶状体后囊膜、玻璃体前部皮质以及前界膜完全切除，这是根治的方法。单纯的晶状体囊外摘除术往往无效。

（三）正常眼压性青光眼

具有与其他类型青光眼类似的视盘凹陷扩大和视野缺损但缺乏明显眼压升高的证据，一般认为与高眼压性开角型青光眼是属于同一类原发性青光眼的不同表现型，又称低压性青光眼，但眼压实际上是在统计学正常值范围内，所以用正常眼压性青光眼（normal tension glaucoma）更为确切。国外报道约占开角型青光眼的 20%～50%，尤以亚洲，特别是日本、韩国最多。流行病学调查以 40～60 岁年龄组最多，女性患者明显多于男性患者。

临床特征：就诊主诉为视力减退和视野模糊、缺损，早期往往由于无症状和中心视力尚好而延误，主要是眼底视盘的改变。与高眼压性青光眼比较，正常眼压性青光眼的杯凹较浅、较陡，颞侧、颞下象限的盘沿更窄，视盘周围的晕轮（halos）和萎缩征较多，视盘出血发生率较高。视盘杯凹与视野损害不成比例，即同样的视野缺损，正常眼压性青光眼的 C/D 比值较高眼压性青光眼的 C/D 比值要大。正常眼压性青光眼的视野损害具有以下特征：视野缺损靠近固视点的比例较大，上半缺损较多，局限性缺损较多，且损害较深，边界较陡。虽然这类青光眼的眼压在正常范围内，但部分患者存在日夜波动，平均眼压偏于正常范围的高限一侧（18～20 mmHg），说明这类青光眼的视神经损害阈值降低，不能承受相对"正常"的眼压。研究认为可能与视网膜和脉络膜血管自身调节异常所致缺血缺氧、视神经和视网膜神经节细胞的自身免疫损伤等有关。

正常眼压性青光眼的易患危险因素：近视眼、血压异常（低血压或高血压）、血流动力学危象（如失血、休克）、血液流变学改变（如高血黏度等）、自身免疫疾病、心血管疾病尤其是周围血管痉挛（如雷诺征、偏头痛）等。

正常眼压性青光眼的诊断需综合眼部和全身检查以及完整细致的病史，一般认为峰值眼压不应超过 21 mmHg，但要除外因角膜较薄所致眼压较低的影响，可通过角膜厚度测量来识别。需与下列情况鉴别：①具有较大日夜眼压波动的高眼压性开角型青光眼，可进行24小时眼压监测，尤其是夜间眼压的监测；②已经缓解的高眼压性青光眼遗留有扩大的视盘杯凹和视野损害；③非青光眼性视神经病变，如各类视神经萎缩、缺血性视神经病变等。

正常眼压性青光眼一般进展较慢，视野损害常以年计，影响其预后的因素有：在正常范围内相对较高的眼压；较深的局部性视杯切迹；视盘出血；全身低血压和血液循环不足、血液流变学异常、自身免疫疾病等。治疗主要是降低眼压和改善循环，保护视神经。通常以降低原先基础眼压水平的1/3幅度为目标，药物宜选择不影响血管收缩的降眼压药如碳酸酐酶抑制剂、α_2-受体激动剂、前列腺素类衍生物和有扩张血管作用的降眼压药。一般来说，药物难以控制眼压或病情仍在进展，才考虑手术治疗。可采用较薄（$1/3 \sim 1/4$ 厚）的巩膜瓣的小梁切除术或非穿透小梁术来获得较低的眼压。在降眼压的基础上积极进行改善眼局部血供的治疗，常选用钙离子通道阻滞剂、5-羟色胺拮抗剂和活血化瘀的中药等，有利于病情的控制。同时，应用视神经保护剂如抗自由基药物和阻断谷氨酸神经毒性药物，是较为理想的治疗，但这方面的有效药物尚待临床评价。

（四）色素性青光眼

以色素颗粒沉积于房角为特征的一种青光眼。有色素播散综合征（pigment dispersion syndrome）与色素性青光眼（pigmentary glaucoma）之分。色素播散综合征的发病机制是反向瞳孔阻滞：中周边部虹膜后凹，与晶状体悬韧带接触、摩擦，导致虹膜色素上皮的色素释放。色素性青光眼的小梁网房水外流受阻并非色素颗粒的单纯性阻塞，还与小梁内皮细胞吞噬功能异常等有关。

临床特征：色素性青光眼在西方国家约占青光眼的 $1\% \sim 1.5\%$，我国少见。不伴有眼压升高的色素播散综合征占人群的 2.45%（白种人），男女相同，而色素性青光眼多见于年轻男性，近视眼是危险因素。

裂隙灯下可见到 Krukenberg 梭，位于角膜后中下部的角膜内皮上，呈垂直向梭形色素沉着，下端稍宽。虹膜的前表面也可有色素沉着，多在轮沟内，周边虹膜透光缺损早期较少，随着病程进展可逐步增加，呈整个环状的散在分布，有 $80 \sim 90$ 个，与后面的晶状体悬韧带数目一致。整个前房角，尤其是功能性小梁网有明显的深棕色、黑色色素沉着，小梁网色素沉着的程度通常为 $3 \sim 4$ 级。色素播散过程有活动期（多与震动性运动有关）和静止期。若眼压小于 21 mmHg，称色素播散综合征；若眼压大于 21 mmHg，则称色素性青光眼，整个色素播散综合征中约 1/3 发生青光眼。

临床上根据其特征性表现，易于作出诊断。用 UBM 可提供纵切面观察周边虹膜后凹的形态及其与晶状体悬韧带的关系，有助于诊断。需要与其他小梁网色素异常病理状况相鉴别。

色素性青光眼的治疗。①心药物治疗：降眼压选用 β-受体阻滞剂、碳酸酐酶抑制剂等，缩瞳剂作用尚待评价。②激光治疗：小梁成形术针对升高的眼压进行治疗。周边虹膜切开术同时做周边虹膜成形术可以解除其反向瞳孔阻滞。③手术治疗：周边虹膜切除术术后见到虹膜变得平坦，其效果需长期随访验证；滤过性手术适用于眼压不能控制且已有明显视神经或视功能损害的患眼。

（五）剥脱性青光眼

剥脱综合征（exfoliation syndrome）为一类常伴发青光眼的系统性、特发性疾病。在剥脱性青光眼（exfoliative glaucoma）患眼内见到灰色斑片样物质，曾有青光眼囊片（glaucoma capsulare）和假性剥脱（pseudoexfoliation）等名称。剥脱综合征多见于北欧、50岁以上患者，我国新疆维吾尔族人较多见，无明显遗传性，发病率为0.4%～38%，与白内障呈正相关。剥脱综合征患者中青光眼的发病率为7%～63%。剥脱综合征男女比例为1：3，但男性患者发生青光眼的约比女性多一倍。欧洲地区多累及双眼，美洲地区多累及单眼。剥脱综合征的发生机制目前尚未明了，普遍认为是一种与细胞表面相关物质过多产生或异常破损相关的细胞外间质疾病。

临床特征：灰白色物质沉积在晶状体前表面是重要的诊断体征。典型分三个区带：相对均质的中央盘区；周边的颗粒层带；分隔两者的洁净区。剥脱物质可呈现于虹膜、瞳孔缘、角膜内皮、前房角、晶状体悬韧带和睫状体，白内障摘除术后可见于晶状体后囊膜、人工晶状体、玻璃体前界面以及玻璃体条索上。此外，剥脱物质也存在于眼球外的眼部组织以及眶外组织器官中，主要局限在结缔组织或筋膜部分。晶状体表面的剥脱物质也引起虹膜色素上皮的破损和释放色素颗粒。

剥脱性青光眼典型地表现为开角型青光眼，系剥脱物质和色素颗粒共同阻塞小梁网，以及小梁网内皮细胞功能异常所致。25%可呈急性眼压升高，部分病例可伴发闭角型青光眼。

需鉴别的有色素播散综合征和囊膜剥离疾病（capsular delamination，也称真性剥脱），后者见于高温作业者，伴白内障但很少有青光眼，系热源性白内障中卷起的透明膜。另外，虹膜睫状体炎或铜等异物等引起的毒性剥脱、外伤所致的损伤性剥脱，依据有关病史和体征可加以鉴别。

剥脱性青光眼平均眼压较高，视功能损害进展较快，对药物治疗的反应也差。药物治疗降眼压可选用β-受体阻滞剂、碳酸酐酶抑制剂等。缩瞳剂能减少瞳孔运动，减少剥脱物质和色素播散，又能改善房水引流，但易于形成后粘连，有的病例可使病情加重。激光小梁成形术用于开角型青光眼，周边虹膜切开术适用于瞳孔阻滞的解除。若上述治疗无效，则只能施行小梁切除术。

第二节　继发性青光眼

继发性青光眼（secondary glaucoma）是以眼压升高为特征的眼部综合征，其病理生理是某些眼部或全身疾病，或某些药物的不合理应用，干扰了正常的房水循环，或阻碍了房水外流，或增加了房水生成。根据高眼压状态下房角的开放或关闭，继发性青光眼也可分为开角型和闭角型两类，但有些病例在病变过程中可由开角转为闭角，有些病例则可两种机制共存。继发性青光眼常见的原发病变主要有炎症、外伤、出血、血管疾病、相关综合征、相关药物、眼部手术，以及眼部占位性病变等，使病情更为复杂和严重，预后往往也较差，其诊断和治疗要同时考虑眼压和原发病变。

一、炎症相关性青光眼

各种累及眼部（包括眼球内和眼眶）的炎症，都可以破坏正常的房水循环而引起眼压升高。临床上往往多见于眼前部的炎症，尤其是虹膜和睫状体的炎症。

（一）继发于虹膜睫状体炎的青光眼

眼前段葡萄膜炎（虹膜睫状体炎，iridocyclitis）可导致严重的急性、慢性青光眼发生，慢性葡萄膜炎发生青光眼要比急性葡萄膜炎（小于 3 个月病程）高出一倍以上。其眼压升高可继发于活动性炎症、炎症后遗症，或过量的皮质类固醇治疗。

导致开角型青光眼的病理生理状况有炎症细胞、纤维素、血清蛋白及受损的组织细胞碎片等阻塞小梁网，炎症介质和毒性物质对小梁细胞损害导致功能失调、房水外流障碍。继发性闭角型青光眼的病理状况可以是非瞳孔阻滞性的周边虹膜前粘连，也可以是瞳孔阻滞性的瞳孔后粘连（瞳孔闭锁或瞳孔膜闭），阻断后房向前的房水交通，并引起虹膜膨隆，加重或促使周边虹膜前粘连。

1. 临床表现

急性虹膜睫状体炎伴发青光眼时，前房的炎性渗出物多较浓厚，原有的急性炎症表现往往将继发性青光眼的症状和体征掩盖起来，或混杂在一起，易被忽略。如果角膜上皮出现水肿现象，应该做眼压测量。慢性或陈旧性虹膜睫状体炎所引起的继发性青光眼，如果有完全的瞳孔后粘连和虹膜膨隆现象，多不难识别，但如果不伴虹膜膨隆体征，应做细致的前房角检查，多可见到广泛的周边虹膜前粘连。

2. 治疗处理

急性虹膜睫状体炎合并高眼压时，以控制炎症为主，充分扩瞳和足量的皮质类固醇（局部和全身）应用，配合降眼压药物治疗，多能较快地控制高眼压状况。慢性虹膜睫状体炎尤其需要系统、规范的抗感染治疗，同时注意继发性青光眼的随访。陈旧性虹膜睫状体炎合并青光眼时，多需手术治疗。如果形成虹膜膨隆的时间不长，可以试行激光虹膜切开术，切开孔要大些，以免炎症反应又将其闭合。大多数继发性青光眼需施行眼外引流手术加用适量的抗代谢药，手术前后应给予适量的皮质类固醇治疗，以防手术干扰引起虹膜炎症的活动。

（二）青光眼睫状体炎危象（glaucomatocyclitic crisis）

又称 Posner-Schlossman 综合征，是前部葡萄膜炎伴青光眼的一种特殊形式，主要见于 20～50 岁的青壮年，以非肉芽肿性睫状体炎伴明显眼压升高为特征，发作期内房水中前列腺素 E 的浓度较高，间歇期又恢复正常，认为是前列腺素介导的炎症反应。可有发作性视力模糊、虹视、雾视等症状。起病甚急，单眼居多，可反复发作，似乎与劳累，尤其是脑力疲劳、精神紧张和身体抵抗力下降有关。发生机制不明，部分病例与病毒性感染可能有关。

1. 临床表现

炎症轻微，局部充血轻，眼压升高，可达 40～60 mmHg，可引起角膜水肿，但通常对视力影响较小。房水闪辉轻微，一般在发作 3 天内出现 KP，多为粗大的羊脂状 KP，也可见细小灰白色 KP，通常数目不多，1～10 颗不等，大多数沉积在角膜下方 1/3 区域。房角开放，无粘连，也不发生瞳孔后粘连。炎症发作和眼压升高可持续数小时至数周，多在 1～2 周内，也能自行缓解。临床上见到青壮年不明原因的单眼发作性视力模糊伴眼压升高而前房又不浅时，应考虑到青光眼睫状体炎危象的可能，找到典型的 KP 是诊断关键。

大多数预后较好，部分反复发作的顽固病例可呈开角型青光眼的表现，即使在间歇期眼压也升高，视盘可出现凹陷性萎缩，视野损害。

2. 治疗处理

青光眼睫状体炎危象大多数是一种自限性疾病，给予表面滴用皮质类固醇有利于控制炎症，但长期使用可升高眼压，应尽量缩短使用时间。也可使用非甾体抗炎药阻断前列腺素 E 的合成来控制炎症。反复发作的病例，还可加用睫状肌麻痹剂、干扰素和抗病毒药治疗。高眼压时需用降眼压药物治疗，如发生视神经和视功能损害，可施行眼外引流手术治疗。

二、眼钝挫伤相关性青光眼

眼钝挫伤伴发的眼压升高可在损伤后立即发生，也可迟至数月、数年才表现出，眼压升高可以是暂时性的，也可以是持续性的，可以是轻度的，也可以是显著的，依据钝挫伤的程度和引起眼压升高的原因而不同，常见有以下几种情况。

（一）眼内出血

最常见的是前房积血，其次是玻璃体积血。引起眼压升高的原因主要有：

1. 前房积血（hyphema）

眼压升高多为暂时性的，与积血量的多少有关。最常见的原因是红细胞等血液成分机械性阻塞小梁网。大量出血者血凝块可引起瞳孔阻滞，造成眼压的升高。其继发青光眼的处理主要是通过限制活动以减少再出血，药物治疗促进积血吸收和降低眼压。一般都能较快地控制眼压，前房积血也完全吸收。如伤后眼压很高（常因多种原因导致），伴全前房积血，可行前房穿刺放血冲洗。若眼压仍不能被控制，则应施行滤过性手术。

2. 血影细胞性青光眼（ghost cells glaucoma）

眼内出血后红细胞变性形成血影细胞（ghost cells），不能通过小梁网，阻碍了房水外流，引起眼压升高。其临床特征是多见于玻璃体积血后约 2 周，变性的红细胞通过破损的玻璃体前界面进入前房，前房内有许多小的土黄色的血影细胞在慢慢地循环，后期可沉积如同前房积脓，房角开放。多数病例通过前房冲洗手术解除，如存在玻璃体积血，则需行玻璃体切割术。

3. 溶血性青光眼（hemolytic glaucoma）

为大量眼内出血后数天至数周内发生的一种开角型青光眼，系含血红蛋白的巨噬细胞、红细胞碎片阻塞小梁网，小梁细胞因吞噬过多的血细胞后发生暂时功能障碍，造成房水引流受阻。临床特征是前房内红棕色的血细胞，房角检查见红棕色色素，房水细胞学检查含棕色色素的巨噬细胞。这种继发的高眼压多为自限性，主要用药物控制眼压和伴发的炎症，待小梁细胞功能恢复后可逐渐清除这些阻塞物，使青光眼缓解。对于顽固性的病例，需手术前房冲洗以及滤过性手术降眼压。

4. 血黄素性青光眼（hemosiderotic glaucoma）

少见，发生在长期眼内出血者，系血红蛋白从变性的红细胞内释放出，小梁细胞吞噬该血红蛋白，血红蛋白中的铁离子释出，过多的铁离子可造成小梁网组织的铁锈症，使小梁组织变性，失去房水引流作用。一旦发生这种青光眼，小梁网的功能已失代偿，需行滤过性手术治疗。一般也可见到眼部其他组织也存在程度不同的铁锈症。

（二）房角后退

钝挫伤常可致房角后退（angle recession），伤后早期眼压升高发生的原因是小梁组织水肿、炎症介质释放和组织细胞碎片阻塞等，主要用皮质类固醇治疗。伤后数月至数年发生的慢性眼压升高，多见于房角后退范围大于 1800 的患眼。房角镜检查可见程度不同、宽窄不一的房角后退体征。多认为是小梁组织损伤后瘢痕修复阻碍了房水外流。通常较难用药物控制，需行滤过性手术治疗。

（三）其他原因

钝挫性眼外伤也可造成晶状体和玻璃体解剖位置异常，或葡萄膜炎症等引起继发性青光眼。

钝挫伤所伴发的青光眼往往是上述多种因素共同作用所致，应注意分析观察，抓住主要的病因，施行治疗时有所侧重，但又要全面。

三、晶状体相关性青光眼

包括晶状体自身物质诱致的青光眼（主要是开角型）和晶状体位置异常所致的青光眼（主要是闭角型）。这里主要阐述晶状体自身物质诱致的青光眼。

（一）晶状体溶解性青光眼

晶状体溶解性青光眼（phacolytic glaucoma）为过熟或成熟的白内障中高分子量的可溶性晶状体蛋白大量溢出，阻塞了小梁网房水外流通道所致的继发性开角型青光眼。

1. 临床表现

急性眼压升高，类似急性闭角型青光眼发作，眼红、痛，角膜水肿，视力变化因原先的完全性白内障而不明显。大多数病例的眼压呈进行性升高，病情严重。前房房水明显闪辉（以可溶性晶状体蛋白为主），中等量的较大透明细胞（巨噬细胞）现象，常见有小颗粒物在房水内循环，房水中有呈彩虹样或明显折射的胆固醇结晶颗粒。晶状体完全混浊，皮质液化，核漂浮，囊膜上有软性白色斑点。房角镜检查常无明显异常，呈开角型。

2. 治疗处理

难以用药物治疗控制，需针对病因摘除白内障。在施行白内障手术前，尽量用药物控制高眼压以及应用皮质类固醇减轻炎症反应。根据不同状况可选择白内障囊内摘出术、囊外摘除术及人工晶状体植入，一般在白内障手术后青光眼可得到缓解和控制而无需施行抗青光眼手术。

（二）晶状体残留皮质性青光眼

又称晶状体颗粒性青光眼（lens particle glaucoma），大多数见于白内障手术后，残留的晶状体皮质、囊膜碎片等阻塞房水外流通道所致。主要是由可以在房水中自由移动的颗粒状、碎屑状晶状体残留物质逐步阻塞小梁网引起的，但也可以有以下因素的参与：手术后的炎症反应，手术中使用的黏弹剂残留，炎症所致虹膜周边前粘连或瞳孔后粘连，以及治疗使用的皮质类固醇药物等，常在术后数天至数周发病。后发性膜性白内障 Nd：YAG 激光切开术后的眼压升高可能与晶状体囊膜碎片特别细小，易于完全填充、阻塞小梁网间隙以及可能的玻璃体内物质进入前房角等相关。

1. 临床表现

房水中有白色晶状体皮质和（或）透明、半透明的囊膜碎片循环，也可沉积在角膜内皮上，房水闪辉严重，细胞游动（巨噬细胞和白细胞）明显，严重的可伴前房积脓。房角开放，可见上述物质，炎症反应明显时有周边虹膜前粘连。

2. 治疗处理

首先是药物降眼压，同时给予睫状肌麻痹剂和皮质类固醇抗感染治疗。若药物治疗不能很快控制，或存在多量的晶状体残留物质，则应及时手术灌注冲洗出，一般能较快控制高眼压而无须施行抗青光眼手术。

（三）晶状体过敏性青光眼

晶状体过敏性青光眼（glaucoma with phacoanaphylaxis）系晶状体损伤后机体对晶状体物质（蛋白）产生过敏性反应所致。很少发生，可见于白内障手术（囊外摘除术或超声乳化术）后，晶状体外伤性或自发性囊膜破裂，成熟或过熟的白内障晶状体蛋白漏出等状况。目前认为晶状体过敏性反应是一种免疫复合性疾病，即当对晶状体蛋白的正常耐受丧失时才发生，而不是细胞介导的对异体组织的排斥反应。组织病理上，晶状体过敏以典型的带状、肉芽肿性炎症反应为特征。其青光眼的发生有多种机制：晶状体颗粒性物质、晶状体蛋白均能阻塞小梁网，导致眼压升高；炎症反应累及小梁网也可引起或加重青光眼；应用皮质类固醇治疗也可致眼压升高；虹膜周边前粘连和瞳孔后粘连可造成闭角型青光眼。

1. 临床表现

多样化，炎症反应可在数小时内或数天内发生，也可迟至数月，葡萄膜炎可以轻微，也可很剧烈，大量前房积脓，前房内可见晶状体碎片。当临床征象怀疑是晶状体过敏性炎症或存在剧烈的葡萄膜炎时，诊断性前房穿刺可见到泡沫状的巨噬细胞，也可施行诊断性玻璃体晶状体切除术。主要与下列病理状况鉴别：手术中带入眼内的或与人工晶状体相关的异物毒性反应，由低毒的细菌或真菌所致的感染性眼内炎，晶状体溶解性青光眼，交感性眼炎，伴有的葡萄膜炎加剧等。

2. 治疗处理

晶状体过敏性炎症通常对皮质类固醇治疗（局部或全身）的反应较差，需要手术彻底清除残余的晶状体包括囊膜，如有人工晶状体也需取出，以经睫状体扁平部玻璃体晶状体切除术为最佳。取出物应送病理检查以明确诊断。青光眼的处理依据正确诊断，分别对不同原因进行针对治疗。

四、血管疾病相关性青光眼

血管疾病相关性青光眼是一组最终以虹膜和房角新生血管为特征表现的青光眼，主要与引起眼部缺氧（尤其是以眼后节缺氧为主）的血管性疾病相关，统称新生血管性青光眼（neovascular glaucoma）。在组织病理学上眼内纤维血管膜是由增生的肌成纤维细胞（成纤维细胞平滑肌分化）和新生血管组成，膜的纤维部分透明，平滑肌成分可收缩；新生血管由内皮细胞组成，薄壁，易于漏出荧光素和其他物质。导致新生血管性青光眼的病因有多达四十余种不同的疾病，主要有视网膜中央静脉阻塞、糖尿病性视网膜病变及其他疾病，各占约 1/3。

1. 临床特征

最初可见瞳孔缘有细小的新生血管芽，随着病程进展，新生血管从瞳孔周围延伸开，蜿蜒走行在虹膜的表面，晚期这些新生血管可以完全遮盖原来虹膜的表面结构。新生血管延及房角时，穿过睫状带和巩膜突呈树枝状分布于小梁网上。房角新生血管伴有的纤维组织膜可阻塞小梁网引起开角型青光眼，最终纤维血管膜收缩，形成周边前粘连，房角粘连、闭合。虹膜前表面的纤维血管膜收缩，造成瞳孔领色素外翻，瞳孔固定扩大。眼压升高可达 60 mmHg 以上，伴眼痛、畏光、角膜水肿，中度到重度充血，视力常为数指至手动。

缺血型视网膜中央静脉阻塞中有 18%～60% 发生新生血管性青光眼，多在静脉阻塞后 2～3 个月时发现，80% 的病例在 6 个月内发生。增殖性糖尿病性视网膜病变中约 22% 发生新生血管性青光眼，成人双眼新生血管性青光眼或虹膜新生血管化几乎均为糖尿病性视网膜病变所致。白内障手术、玻璃体视网膜手术后更易发生新生血管性青光眼。其他较多见的伴发新生血管性青光眼的眼部疾病有：视网膜中央动脉阻塞、眼内肿瘤如恶性黑色素瘤和视网膜母细胞瘤、视网膜脱离手术后。

2. 治疗处理

发生虹膜新生血管时，可采用全视网膜激光光凝术或冷凝术，药物治疗可选用血管内皮生长因子（VEGF）拮抗剂如哌加他尼（pegaptanib）、兰尼单抗（ranibizum-ab）等眼内注射，新生血管很快消退，但若原发病因未消除，新生血管则不久又会出现。1% 阿托品滴眼液和皮质类固醇滴眼液能够减少眼部炎症反应。当发生新生血管性青光眼时，加用降眼压药治疗，手术以青光眼减压阀植入术为首选。对于眼压不能控制且已无有用视力的终末期或绝对期新生血管性青光眼，以减缓眼痛等症状为主要治疗目的，可选用睫状体破坏性手术如冷凝、热凝、光凝等，有大泡性角膜病变时可选戴软性角膜接触镜治疗，对不能或不愿接受这些手术的可行球后乙醇注射缓解疼痛，最终可行眼球摘除术。

五、综合征相关性青光眼

（一）虹膜角膜内皮综合征

虹膜角膜内皮综合征（iridocorneal endothelial syndrome，ICE 综合征）是一组伴有继发性青光眼的疾病，包括 Chandler 综合征、原发性或进行性虹膜萎缩（essential or progressive iris atrophy）和虹膜痣综合征（Cogan-Reese syndrome）。共同的特点是角膜内皮细胞的特征性异常，导致不同程度的角膜水肿，前房角进行性关闭伴青光眼，以及一系列虹膜改变。确切病因不明，多认为可能是获得性的炎症或病毒感染所致。其组织病理显示角膜内皮细胞异常是最根本的改变，房角内见到一层细胞样膜，延续到虹膜前表面。

1. 临床特征

中青年女性多见，很少有家族史，最常见的主诉是虹膜异常、瞳孔形状和位置异常、视力减退和眼痛。临床上绝大多数为单眼性表现，对侧眼通常有亚临床的角膜内皮异常。病程早期，角膜水肿、视力模糊，常发生在早晨睡醒后，下午症状减轻或消失。前房角见周边前粘连，常延伸至或超过 Schwalbe 线。虹膜则表现为不同程度的萎缩，伴瞳孔移位和色素外翻，并形成虹膜裂孔。后期发生青光眼，约见于一半的 ICE 综合征患眼，原发性虹膜萎缩和虹膜痣综合征伴发的青光眼程度较重。

ICE 综合征中各自的特征是：Chandler 综合征的角膜水肿发生早且重，而虹膜改变轻微或缺乏；原发性虹膜萎缩以虹膜异常为主，有明显的瞳孔移位、虹膜萎缩和裂孔形成，常进行性发展；虹膜痣综合征以虹膜结节或较弥漫、平坦的虹膜痣为主，伴不同程度的虹膜萎缩和角膜水肿。在 ICE 综合征中 Chandler 综合征约占 1/2，原发性虹膜萎缩和虹膜痣综合征约各占 1/4。

需要与 ICE 综合征鉴别的疾病：①角膜内皮疾病如后部多形性营养不良、Fuchs 内皮营养不良；②虹膜溶解萎缩如 Axenfeld-Rieger 综合征、虹膜劈裂；③虹膜结节如虹膜黑变病、神经纤维瘤病及炎性结节。

2. 治疗处理

目前对 ICE 综合征尚无理想的治疗。角膜水肿可应用高渗盐水滴眼，或戴软性角膜接触镜，最终可以施行角膜移植术或内皮移植手术。伴发青光眼的早期，可用抑制房水生成的药物治疗，如不能控制，则需施行滤过性手术。常规小梁切除术往往因细胞样膜长入滤过通道而失败，可选择青光眼减压阀植入术。

（二）Sturge-Weber 综合征

Sturge-Weber 综合征（Sturge-Weber syndrome）是一种先天性胚胎早期血管发育畸形，涉及软脑膜、眼和颜面，属于斑痣性错构瘤病，又称脑三叉神经颜面血管瘤病、颜面血管瘤综合征、眼-神经-皮肤血管瘤病。无家族遗传和性别倾向，病理为呈瘤样异常扩张的薄壁毛细血管。有 50% 的病例可累及颅内和发生青光眼。青光眼可发生在任何年龄，但 60% 见于儿童时期，可有"牛眼"表现，40% 到成年发病，多为开角型。青光眼的发生机制主要是血管畸形造成动-静脉短路，表层巩膜静脉压升高，以及房角发育不良（畸形）或血管瘤造成的浅前房和房角关闭因素等，导致房水引流障碍；也有人认为是房水生成增加所致。

1. 临床表现

颜面部沿三叉神经第一分支和第二分支区域见葡萄样紫红色皮肤血管瘤，常为单侧，眶上区几乎均累及，血管瘤区域的面部外观常常肥大。脑膜蔓状血管瘤通常在面部血管瘤的同侧，可导致癫痫发作、精神发育迟缓。眼部血管瘤可累及眼睑、结膜、表层巩膜、虹膜、睫状体和脉络膜。几乎所有发生青光眼的患者都有表层巩膜血管瘤，表现为患眼有不同程度的表层巩膜血管及球结膜血管扩张迂曲，有的患眼仅仅在手术中打开球筋膜后才见到弥漫的巩膜血管瘤。同时存在房角和脉络膜血管瘤，房角镜检查常能见到 Schlemm 管充血的现象。此外，受累及处的虹膜色深黑，偶尔见眼底血管曲张伴视网膜水肿，甚至渗出性视网膜脱离。眼压可明显升高，卧位时更明显。

2. 治疗处理

减少房水生成和改善房水流出易度的药物治疗能起到一定的降眼压效果，但由于升高了的表层巩膜静脉压常常限制了眼压的下降幅度，即眼压往往不会低于已增高的表层巩膜静脉压。促进非压力依赖性途径房水流出的降眼压药如前列腺素衍生物滴眼液可能更适合这一类的青光眼。药物治疗难以达到阻止青光眼性损害时应考虑手术，可以获得较低的眼压，但滤过性手术的并发症较多。由于静脉压升高，眼内毛细血管压亦升高，血管充盈、葡萄膜组织充血，滤过性手术易于发生脉络膜渗漏，甚至有驱逐性出血的危险。所以在施行手术时应特别谨慎。

六、药物相关性青光眼

主要是皮质类固醇性青光眼（corticosteroid-induced glaucoma），通常与眼局部应用皮质类固醇制剂有关，也可见于全身用药者，近年来有逐步增多的趋势。常见的用药途径有眼局部表面给药、眼周组织内给药（球后、球旁、结膜下注射）和眼内给药（玻璃体腔注射）。具有潜在升眼压效应的皮质类固醇是倍他米松、地塞米松、曲安奈德和泼尼松龙，而氟甲松龙和氯替泼诺较少有眼压升高的危险。易感人群有原发性开角型青光眼患者及其一级亲属，高度近视、糖尿病、结缔组织病尤其是类风湿关节炎患者等。病理生理学研究表明，皮质类固醇诱致的眼压升高是小梁细胞功能和细胞外基质改变、房水外流通道阻力增加之故。

1. 临床表现

眼压升高可发生在开始治疗后数天至数年内，除个别患者有类似急性青光眼的症状外，大部分病例的眼压都是逐步上升的。临床征象在婴幼儿像先天性青光眼表现，年龄较大的儿童像青少年型青光眼，在成人像原发性开角型青光眼。其发生时间及程度与所用药物的剂量、用法、给药途径、用药时间长短，以及药物导致眼压升高的潜在可能性等相关，也与个体反应、存在的其他眼病和全身性疾病有关。多数易感者常在表面滴用皮质类固醇后2～6周内表现出眼压升高。临床上多见于春季角结膜炎和近视眼手术（PRK、LASIK、LASEK等）后的皮质类固醇滴眼液治疗。近年来因玻璃体腔注射曲安奈德治疗黄斑水肿所导致的眼压升高较多见，因为聚集在玻璃体腔内的药物代谢缓慢，所以这类继发性青光眼往往很顽固。

皮质类固醇性青光眼诊断的主要根据：①较长期使用皮质类固醇药物的病史，或近期有皮质类固醇药物眼周/眼内注射史。②没有其他继发性青光眼的证据。③存在皮质类固醇性青光眼的高危因素。④停用或去除药物后，眼压可能逐步下降。⑤具有特征性晶状体后囊下混浊。但病情后期难以与原发性开角型青光眼相鉴别。

2. 治疗处理

对于这类青光眼，以预防为主，尽量少用或不用皮质类固醇。如必须使用则选择低浓度和较少可能升高眼压的皮质类固醇，并加强随访，告知患者可能的并发症。已发生青光眼者，首先停用或去除皮质类固醇药物，多数病例眼压会逐步下降，如小梁功能正常，则可完全恢复。若小梁功能部分损害，则需加用降眼压药治疗，一些患者在足够长的药物治疗过程中可逐步恢复（修复）小梁的房水引流功能。若降眼压药物也难以控制高眼压，尤其是伴有严重视功能损害，以及原发疾病不能停用皮质类固醇药物治疗时，则需施行眼外引流手术。

第三节　先天性青光眼

先天性青光眼是由于胎儿时期前房角组织发育异常而引起。

一、婴幼儿型青光眼

婴幼儿型青光眼（infantile glaucoma）约有60％在出生后6个月内、约80％在1岁以内出现症状，其余在1～6岁时显示出来，常为双侧性。因婴儿眼球壁软弱易受压力的作用而扩张，致使整个眼球不断增大，故又名水眼。

（一）临床表现

本病早期有以下征象：

1. 畏光、流泪和眼睑痉挛

这些症状在角膜发雾、眼球变大前数周即出现，是由于角膜水肿，感觉神经末梢受刺激所致，如眼球已扩大，则多由于下睑睫毛刺激角膜而引起。羞明严重时患儿常躲在母亲怀里或藏于枕下。当眼压被控制和无倒睫时此症状即消失。

2. 角膜水肿

开始时仅角膜上皮水肿，随着病情的进展，实质层也受累而出现混浊，水肿随着眼压的升降而增减。

3. 角膜扩大

由于高眼压的影响，角膜逐渐变大，如超过 12 mm 并伴有狄氏膜破裂，即可作出诊断。角膜进行性变大是眼压未被控制的表现，和成年人进行性视野缺损所代表的意义相同。如 3 岁以前眼压不升高则眼球多不胀大。

4. 狄氏膜破裂

眼球扩大在角巩膜连接处最明显，狄氏膜被牵拉而破裂。角膜后壁有皱纹，初起时在周边部，与角膜缘平行，以后可出现于角膜中央部。当狄氏膜发生破裂时角膜突然变混，混浊可局限于破裂处，也可能侵及全角膜。缺损可很快被内皮覆盖，但在裂隙灯下仍可见皱纹，该处角膜实质常有轻度混浊。

5. 前房变深

由于眼球扩大，前房常变深。

6. 前房角发育异常

可有房角结构发育不全、Schlemm 管及小梁闭塞或缺如、睫状肌越过巩膜突，止于 Schlemm 管或小梁、中胚叶组织覆盖房角、虹膜不止于睫状体而附着于小梁上以及周边虹膜遮盖部分小梁等。此外，有人曾以电镜观察，发现有薄膜覆盖于小梁上。

7. 眼压升高

眼压升高的程度差异较大，应在全麻或熟睡时测量，先天性青光眼患者的巩膜硬度常较低，应矫正巩膜硬度。

8. 视乳头陷凹及萎缩

视乳头青光眼陷凹出现较早且进展较快，双侧陷凹不对称是早期重要体征。早期陷凹是可逆的，眼压被控制后，陷凹可迅速消失。

晚期改变：角膜更为混浊，前房更深，眼球扩大使晶状体韧带变脆弱，晶状体半脱臼，虹膜震颤，视乳头陷凹明显且为不可逆的。这种大眼球易受外伤，可发生前房出血甚至眼球破裂。许多未被控制的先天性青光眼最后常发展为眼球萎缩。

（二）鉴别诊断

应与以下疾病鉴别。

1. 大角膜（megalocomea）

为角膜扩大，其直径可达 14～16 mm，常有虹膜震颤，但没有狄氏膜破裂、眼压升高及视乳头陷凹等症状。有些病例房角正常，有些病例可有比小梁更宽的色素带或显著的虹膜突。

2. 外伤性角膜水肿

产钳引起的后弹力膜破裂可引起角膜水肿，持续约 1 个月或更久，常为单侧，角膜不扩大，眼压常偏低。

（三）治疗

先天性青光眼的药物疗效多不满意。一经确诊应及早施行手术。可作小梁切开术、前房角切开术或小梁切开加小梁切除术。

二、青少年型青光眼

（一）临床表现

一般在 3 岁后高眼压不使眼球再扩大。目前国内暂时将 30 岁以下发病而不引起眼球扩大的青光眼定为青少年型青光眼（juvenile glaucoma）。临床过程与慢性单纯性青光眼相似，但眼压变化较大，有时可迅速升高，合并虹视。因高眼压使眼轴加长，故高眼压可加重近视。

（二）诊断

与慢性单纯性青光眼的诊断方法相同，但更困难，因青年人的视乳头病理陷凹不典型，常较大但较浅，易被忽略。尤其是伴有近视者。多数房角是开放的，无明显异常，个别病例有较多的虹膜突。视野改变、眼压描记和激发试验有助于诊断。

（三）治疗

用药物控制眼压，如出现进行性视乳头及视野改变，则应尽早手术，作滤过手术如小梁切除术。

三、青光眼合并先天异常

（一）蜘蛛指综合征（Marfan 综合征）

本症于 1896 年首先由 Marfan 所报告，除眼部畸形外还伴有肢体细长，臂长过膝，掌骨、指骨、跖骨、趾骨均细长（蜘蛛指），先天性心脏和肺部畸形等。

1. 临床表现

Marfan 综合征中约 80％有眼部病变。最主要的是晶状体小且呈球形，悬韧带脆弱、易于断裂，常有晶状体半脱臼或脱臼。房角发育异常，有中胚叶组织残存，Schlemm 管的大小、形状和部位不规则等。部分病例可合并青光眼，常因晶状体脱臼和房角发育异常所致。此外，尚可有视网膜脱离、瞳孔残膜、虹膜缺损、斜视和眼球震颤等。

2. 治疗

如晶状体移位明显，瞳孔无晶状体区较大，可用镜片矫正视力。对于继发性青光眼应根据晶状体移位的情况而采取不同措施：晶状体嵌于瞳孔区而致瞳孔阻滞者，可先用散瞳剂，如症状不能缓解可作虹膜切除或晶状体摘出术；晶状体脱位于前房者则摘出之；如伴有房角发育异常，则按婴幼儿型青光眼处理。

（二）球形晶状体短指综合征（Marchesani 综合征）

本症是一种眼部畸形合并骨骼改变的先天性疾患，与 Marfan 综合征的骨骼改变相反，其肢体、指、趾短粗，皮下脂肪丰富，肌肉发育良好。

1. 临床表现

除晶状体小呈球形及伴有脱臼外，常由于悬韧带松弛致使晶状体前后凸度增大而形成瞳孔阻滞和晶体性近视。由于瞳孔阻滞、房角异常和晶状体脱臼等，所以青光眼的发生率较 Marfan 综合征明显增多。此外，尚可发生白内障、上睑下垂、瞳孔残膜和眼球震颤等病变。

2. 治疗

与 Marfan 综合征相同。

（三）同型胱氨酸尿症（homocystinurea）

1. 临床表现

本症是一种隐性遗传的代谢性紊乱，是由于先天性缺乏胱硫醚合成酶（cystathionine synthetase）而引起代谢性紊乱，血浆和尿中的同型胱氨酸增多。除眼部改变外，还可出现神经系统损害，如智力迟钝和惊厥；心血管系统损害，发生在冠状血管，脑和肾血管血栓而导致死亡；骨骼异常包括脊柱后凸、关节松弛、蜘蛛指、骨质疏松、骨折等；有些患者的表现很像 Marfan 综合征；肢体伸侧可有网状青斑以及面色潮红等皮肤损害。

眼部表现主要为晶状体移位，因瞳孔阻滞而引起继发性青光眼。不少患者可能只有晶状体脱臼和同型胱氨酸尿。

2. 诊断

除上述临床特点外，必须作血和尿氨基酸分析。

3. 治疗

以药物治疗为主，如药物不能控制眼压而必须施行手术时，应注意采取预防血栓形成的措施。

（四）颜面血管瘤青光眼综合征（Sturge-Weber 综合征）

Sturge（1879）和 Weber（1929）对本病做了详细叙述，故称为 Sturge-Weber 综合征。

1. 临床表现

（1）皮肤血管瘤：常位于三叉神经第一支分布区域，口腔和鼻腔的黏膜也常受侵。

（2）眼部改变：主要表现为青光眼、脉络膜血管瘤和视网膜血管扩张等。常在儿童或成年时才发生青光眼。成年者为慢性单纯型。发生机制可能是由于眼内血管瘤淤血，增加了眼内容积，或由于血管增多、扩张而使房水生成增加，或因中胚叶组织残留或虹膜有异常血管阻塞房角，以及涡静脉回流受阻、上巩膜静脉压升高等所致。

（3）脑膜血管瘤及颅内钙化点可引起癫痫、偏瘫及精神异常等症状。

2. 治疗

可滴用肾上腺素及匹罗卡品等药物，也可做滤过手术。

（五）弥漫性神经纤维瘤病（neurofibromatosis 或 von Recklinghausen 病）

1. 临床表现

本病为家族性遗传性疾患。全身的末梢神经纤维增殖，形成广泛的大小不等的结节，多发生于皮肤，也可发生于内脏，同时有皮肤色素沉着。

神经纤维瘤常侵犯眼睑和眼眶，引起眼睑下垂、眼球突出而眼眶扩大。在眼部受侵者中约 50% 合并青光眼。虹膜表面有散在的小结节及大片颜色加深的区域，可直达房角。神经纤维瘤也可直接侵犯房角，或由于肿物使虹膜移位而发生周边前粘连，或因房角发育不全而使眼压升高。

2. 治疗

与婴幼儿型青光眼相同。

（六）无虹膜（aniridia）

本症为先天性虹膜畸形，常在周边部残存少量虹膜组织。由于发育不全的虹膜与角膜粘连或房角内充满中胚叶组织致使约 30％的患者发生青光眼。

尽可能用药物控制眼压。如药物不能控制眼压，必须手术时可作小梁切除术。

（七）房角发育（goniodysgenesis）不全

又名中胚叶发育不全（mesodermal dysgenesis），本症是眼前节的中胚叶发育不全引起的，为显性遗传性疾患，包括以下几种综合征：

1. 后胚胎环（posterior embryotoxon）

Schwalbe 线特别突出，在角膜缘内呈一玻璃样半透明的环。裂隙灯下可以很容易地看到前移的 Schwalbe 环，它是接近房角处的角膜中胚叶组织的增殖。在房角镜或裂隙灯下可见周边虹膜有大的索条伸向 Schwalbe 线，有时在某些区域 Schwalbe 线与角膜脱离。这种房角改变称为 Axenfeld 异常，这种虹膜索条可能遮盖部分或全部小梁。约半数患者伴发青光眼。

2. Rieger 综合征

是双侧虹膜实质发育不全、后胚胎环、房角异常、伴有瞳孔异位及多瞳症，但没有原发性虹膜萎缩所具有的那种新形成的周边前粘连，并易于发生青光眼。青光眼多于 10～30 岁发病。此外常伴有牙齿异常。偶尔可合并白内障。在一个家族中有的成员可有上述全部异常，而其他成员可仅有轻度异常。

治疗上与开角型青光眼相同，必要时可作滤过手术。

第四节　低眼压

眼压低于正常值的低限（10 mmHg）者称低眼压。低眼压和高眼压一样，均属病理状态。持续性低眼压可引起眼球组织和功能的破坏，以致眼球萎缩。

一、原发性低眼压

不伴有其他眼部疾病或全身疾患的低眼压称为原发性低眼压（essential hypotension），为双侧性，与遗传有关。其眼组织与功能正常，不需要治疗。

二、继发性低眼压

1. 病因

由于眼部或全身疾患而使眼压降低者称为继发性低眼压。引起低眼压的原因很多，主要是房水生成量减少，而排出通路正常，或房水生成量并不减少而引流过于通畅致使眼压低下。一般发生在下列情况：

外伤是产生低眼压最常见的原因之一，如眼球穿通伤时房水及玻璃体脱出，角膜伤口愈合不良形成角膜瘘，以及眼球挫伤后由于房水分泌受抑制和血管舒缩不稳定等。严重外伤后可产生持续性低眼压，甚而导致失明。有时挫伤也可引起继发性青光眼。

球内手术后常因睫状体—脉络膜脱离或房水引流过强而产生低眼压。

视网膜脱离及严重的、经久不愈的慢性虹膜睫状体炎影响了分泌房水的功能，还有某些全身性疾患如脱水、酸中毒、糖尿病性昏迷、各种原发性贫血、巨细胞性动脉炎等都可伴有低眼压。

2. 临床表现

在急性病例，视力明显下降，角膜塌陷，后弹力层有皱褶，巩膜于四直肌处有深沟，前房闪光阳性，视网膜水肿、脱离和视盘水肿等。有时伴有明显疼痛。

慢性病例症状不明显，可有间歇性疼痛、虹膜睫状体炎、玻璃体混浊，有睫状体—脉络膜脱离者前房变浅，如形成周边前粘连可继发青光眼和并发性白内障。

3. 治疗

轻度低眼压不必治疗。对急性病例应采取积极措施，针对病因进行治疗。如已失明且疼痛严重时可摘除眼球。

第七章 葡萄膜病

第一节 葡萄膜炎总论

虹膜和睫状体的血液供给同为虹膜大环，二者经常同时发炎，称为虹膜睫状体炎或前葡萄膜炎；脉络膜炎常累及视网膜称为脉络膜视网膜炎或后葡萄膜炎；前后葡萄膜炎同时发病称为全葡萄膜炎。葡萄膜炎是常见的严重眼病，为致盲的主要原因之一，其致盲率为1.1%～9.2%。

一、葡萄膜炎的病因和病因诊断

（一）病因

病因复杂，主要有三方面。

1. 外因性

是由外界致病因素所致。

（1）感染性外因：如眼球穿通伤、内眼手术、角膜溃疡穿孔等易引起化脓性炎症，多由细菌或真菌感染。

（2）非感染性外因：如机械性、化学性和热烧伤以及动植物毒素刺激；眼内铜异物也可引起非感染性化脓性葡萄膜炎。

2. 继发性

是继发于眼部和眼附近组织的炎症。

（1）继发于眼球本身的炎症：如角膜炎、巩膜炎、视网膜炎等。

（2）继发于眼内毒素的刺激：如眼球萎缩变性、长期视网膜脱离、眼内反复出血以及眼内恶性肿瘤坏死等。

（3）继发于眼球附近组织的炎症：如眼眶脓肿、化脓性脑膜炎可引起全眼球炎。

3. 内因性

是葡萄膜炎的主要原因。

（1）感染性内因：病原体或其产物通过血流进入眼内。如：①化脓性细菌如细菌性转移性眼炎，多发生于小儿或免疫功能低下者；②非化脓性细菌如结核、麻风、布氏杆菌病等；③螺旋体感染如梅毒、钩端螺旋体病、Lyme 病；④病毒如单纯疱疹、带状疱疹、常引起前葡萄膜炎，桐泽型（Kirisawa）葡萄膜炎也是由疱疹病毒引起的，巨细胞病毒（CMV）、风疹、腺病毒，以及感冒病毒都可引起葡萄膜炎；⑤真菌以念珠菌为最多见；⑥原虫病如弓形虫病，是视网膜脉络膜炎的主要原因之一；⑦寄生虫病主要有弓蛔虫病，是通过摄取犬弓蛔虫或猫弓蛔虫的虫卵所污染的蔬菜和土壤而被感染，多见于小儿；有的寄生虫如猪囊虫在眼内死亡，可引起严重葡萄膜炎。

（2）非感染性内因：很多内因性葡萄膜炎检查不出病原体，常伴有免疫异常或伴有全身病，这是很重要的部分，如虹膜异色性虹膜睫状体炎、晶状体源性葡萄膜炎、交感性眼炎、中间葡萄膜炎、伴有关节炎的前葡萄膜炎、Vogt-Koyanagi-Harada 综合征（VKH）、Behcet病、结节病等。胃肠炎、肾病以及血清病也可引起葡萄膜炎。

（二）病因诊断

外因性和继发性可根据病史和临床表现进行诊断或采取房水、玻璃体进行涂片和培养，可以进一步确定病原体，但内因性多原因不明，确定病因困难，应从以下几方面考虑。

1. 临床分析

根据病史、眼部检查、炎症部位进行临床分析，确定病因，这是最基本方法。

（1）患者病史：葡萄膜炎患者可伴有各种全身病，而且某些葡萄膜炎综合征也常伴有其他全身改变，这些都可作为病因诊断线索。

（2）眼部临床表现：对每个患者首先做内外眼部的全面检查。裂隙灯下检查前节和晶状体后腔（后间隙），必要时三面镜检查眼底周边部、平坦部和房角。

有羊脂样 KP、虹膜结节的肉芽肿性炎症多见于结核、结节病、VKH，以及其他慢性葡萄膜炎。非肉芽肿性炎症为渗出性炎症，有中、小 KP，多见于伴有风湿病性关节炎的前葡萄膜炎、Behcet 病、虹膜异色性虹膜睫状体炎。其他改变也应注意，如前房积脓除常见于感染和 Behcet 病以外，也可见于强直性脊柱炎、Reiter 病、疱疹病毒，以及肠炎性葡萄膜炎。

（3）炎症部位：不同部位的炎症有不同病因。①急性前葡萄膜炎：这是最多见的类型。常伴有风湿病性关节炎、疱疹、梅毒等；轻度急性前葡萄膜炎可能由感冒病毒或其他上呼吸道病毒所致。②慢性前葡萄膜炎：如急性前葡萄膜炎的晚期和增殖性炎症如结核、结节病、梅毒、麻风，以及青年类风湿性关节炎的少关节炎型患者。③急性后葡萄膜炎：最多见者是弓形虫病性视网膜脉络膜炎。播散性病灶可见于梅毒、结核、布氏杆菌等病以及急性脉络膜缺血性病变。④慢性后葡萄膜炎：常伴有视网膜血管炎如结节病；儿童的犬弓蛔虫病多为慢性限局性病灶。⑤中间葡萄膜炎：除某些特殊型葡萄膜炎可发生于周边部以外，最多者是特发性的中间葡萄膜炎。⑥急性全葡萄膜炎：除内外眼感染性眼内炎外 VKH、Behcet、桐泽型葡萄膜炎为急性发病。⑦慢性全葡萄膜炎：往往病因诊断困难，但结节病、Lyme 病、线虫病可表现为慢性全葡萄膜炎。

2. 化验检查

有助于发现全身病。如血沉和结核菌素试验是常规检查，抗"O"、类风湿因子（Rheumatoid fac tor，RF）、抗核抗体（antinuclear antibody，ANA）、C-反应蛋白（C-reaction protein，CRP），以及蛋白电泳等，不仅可了解有无全身病，并可鉴别几种不同性质的关节炎；血管紧张素转化酶（angiotension-converting enzyme，ACE）和碱性磷酸酶可用以诊断结节病性葡萄膜炎。

3. 免疫学检查方法

（1）细胞免疫反应检查：常用的为皮肤试验，是一种迟发型免疫反应。常用的特异性抗原有结核菌素（OT、PPD试验）、弓形虫素等。还有 Kvelm 试验，这是诊断结节病的主要方法，80％为阳性。本试验是应用结节病活动期患者的脾或淋巴结病变组织悬液，做皮内注射，4～6 周后阳性者发生皮肤结节，组织活检表现为与结节病相同的肉芽肿性病变。此外，非特异性针刺反应是诊断 Behcet 病的主要方法之一。

（2）体液免疫反应：很多病原体是利用抗原抗体反应确定的。如梅毒抗体试验、弓形虫的间接荧光抗体试验和染色试验、Lyme 病的 Borrlia Burgderferi（BB）抗体测定、布氏杆菌、钩端螺旋体的凝集试验，以及豚囊虫的补体结合试验等。又如 HLA 的检测不仅了解各种葡萄膜炎与遗传基因及免疫基因的关系，并可做为病因诊断方法。例如强直性脊柱炎、Reit-er 病患者的 HLA-B$_{27}$、Behcet 病的 HLA-B$_5$（Bw$_{51}$）明显高于对照组。

4. X 线检查

胸部透视可发现结核、结节病；骶髂关节及骨关节检查有助于关节炎特别是强直性脊柱炎的诊断。

5. 其他

如眼底荧光血管造影、超声波、组织病理检查等对某些特殊病例是必要的。也可采用诊断性治疗试验，如抗结核治疗。

总之，为明确病因，以便进行有效的治疗，应首先做常规检查如胸透、血沉、OT 或 PPD；前葡萄膜炎应做有关关节炎的各项检查。然后结合临床进行分析，可得出初步印象再做针对性的特殊检查，以便尽可能确定疾病性质和原因。

二、葡萄膜炎的发病机制

葡萄膜炎多原因不明，发病机制复杂，主要是免疫因素，其次是炎症介质。

（一）免疫因素

1. 眼组织特点

葡萄膜是免疫应答的好发部位，葡萄膜小血管多，血流缓慢，通透性强，容易使各种免疫成分和抗原沉着，使组织致敏，当再与相应抗原接触可在葡萄膜引起免疫反应。实验证明葡萄膜如同淋巴结，在眼部可产生抗体具有维持局部长时间免疫和记忆的能力。因此，出现反复性葡萄膜炎如同淋巴结病一样，这是机体对抗原的一种生理性反应。但对眼危害性大。玻璃体有抗原贮存库作用又可加强和延长眼内的免疫反应。这对葡萄膜炎的持续存在或反复再发起一定作用。眼组织有抗原性，例如晶状体、视网膜、葡萄膜，以及色素细胞均有抗原性可引起自身免疫反应。再者结膜和角膜缘有淋巴结样结构，含有淋巴样细胞、浆细胞等免疫活性细胞，称为结膜相关的淋巴组织（conjunctival associated lymphoid tis-sue，CALT）。例如眼球穿通伤眼内抗原由于接触结膜，得以进入全身淋巴系统而使另眼发生免疫性炎症如交感性眼炎。

2. 葡萄膜炎与超敏反应

葡萄膜炎可能由四种超敏反应引起，与 Ⅲ、Ⅳ 型关系密切，不同的超敏反应过程可发生于一种疾病。Ⅰ 型变态反应性葡萄膜炎，仅有少数报道，如反复性前葡萄膜炎伴有枯草热，也有人发现急性前葡萄膜炎 IgE 高，因而认为疾病急性开始时可能有 Ⅰ 型参与。近年来认为 VKH 的色素细胞的损害与 Ⅱ 型超敏反应有关，色素细胞是抗原又是靶细胞。Ⅲ 型超敏反应与葡萄膜炎更有密切关系，特别是抗体多于抗原时在受损伤的组织间隙和血管壁上发生免疫复合物性炎症，形成限局性血管炎称为 Arthus 反应。这种反应被认为是葡萄膜炎发病的重要因素，并可解释全身免疫复合物疾病如肾小球肾炎、血清病患者可发生葡萄膜炎；某些葡萄膜炎伴有视网膜血管炎如 Behcet 病。Ⅳ 型变态反应见于对细菌、病毒、真菌等感染的反应。实验证明内因性感染性葡萄膜炎、交感性眼炎与迟发型超敏反应有关。

3. 葡萄膜炎与免疫遗传

已证明某些病例有家族史。近年来根据 HLA 的研究进一步阐明葡萄膜炎的遗传因素，并发现某些类型葡萄膜炎与免疫遗传基因有关。因此探明 HLA 与葡萄膜炎的关系对了解葡萄膜炎的发病机制和诊断有临床意义。不同的葡萄膜炎有不同的 HLA。如强直性脊柱炎前葡萄膜炎患者 HLA-B$_{27}$，BehCet 病 HLA-B$_5$，VKH 的 HLA-BW$_{54}$ 等检出率高。近年来发现 VKH 患者与免疫遗传有关，HLA-DR 比 HIA-BW$_{54}$ 更高；Harada 型 HLA-QRW$_{53}$ 全是阳性。

（二）炎症介质

葡萄膜炎的发病与各种炎症介质有关，如组胺、羟色胺、激肽和前列腺素（prostaglandin，PGs）等，其中前列腺素是主要的。

实验证明外源性和内源性 PGs 均能导致血液-房水屏障的破坏。当眼受化学或机械性刺激则引起眼内 PGs 的合成和释放。PGs 具有强烈生物活性，能引起局部小动脉扩张，毛细血管充盈，通透性增强，血流量增加，从而产生血浆性渗出物进入前房等一系列反应，又如虹膜激光打孔、冷凝治疗等均可引起房水中 PGs 活性升高，使房水蛋白增加、眼压上升和缩瞳等现象。如果预先用 PGs 合成抑制剂消炎痛或阿司匹林，可明显抑制这种反应。现已证明 Behcet 病和青光眼-睫状体炎综合征患者房水中有高于正常十几倍的 PGE。说明 PGE 在葡萄膜炎发病中起重要作用。因此用 PGs 抑制剂治疗葡萄膜炎是有根据的。

（三）自由基

自由基（free radicals，FR）是具有未成对电子为特征的可参加许多反应的原子或原子团，如羟基 OH·。机体在代谢中不断产生自由基，其中以活性氧为最多。在正常情况下活性氧是人体防御系统中重要环节，当其生成过多时可造成组织损伤，但机体对此也有防御系统物质如超氧化物歧化酶（SOD）等。已证明自身氧化是一种重要炎症因素。葡萄膜炎组织损伤也与此有关。如 Behcet 病患者的中性白细胞衍生物氧中间产物明显高于正常对照组，据报道 Behcet 病患者活性氧亢进，SOD 活性低下，其比值越高，眼组织损伤越重。

三、葡萄膜炎的分类

（一）按原因分类

按病因分类是理想方法，但病因诊断较困难且不能及时，仅能初步分出感染和非感染性。年代变迁而有所不同，过去以结核、梅毒为多，近来美国以中间葡萄膜炎为多，日本以 VKH 和 Behcet 病为多，我国与此近似。

（二）按炎症部位分类

按部位分类是常用方法。如前、后、中间葡萄膜炎和全葡萄膜炎。前葡萄膜炎有风湿病关节炎性、虹膜异色性、疱疹、结核、结节病以及晶状体源性葡萄膜炎等；后葡萄膜炎有弓形虫病、结核、梅毒、结节病、巨细胞病毒等；中间葡萄膜炎多为特发性；全葡萄膜炎有 VKH、Behcet 病、结节病、交感性眼炎、Lyme 病等。

（三）按炎症性质分类

炎症性质有化脓性和非化脓性。后者又可分为肉芽肿性和非肉芽肿性（表 7-1）。

表 7-1　肉芽肿性和非肉芽肿性葡萄膜炎的区别

表现	肉芽肿性	肉芽肿性
发病	发病急	发病缓慢
刺激症状	明显	无或轻
睫状充血	明显	轻
KP	细小白色	大灰色（羊脂状）
前房	闪光明显	细胞较多
虹膜结节	无	有
玻璃体混浊	无、轻	有
部位	多见于前节	多见于后节
病程	短	长

这类分类方法有助于病因诊断，但也非绝对，因为：①肉芽肿性炎症早期可能表示为非肉芽肿性炎症；②有些病原体感染是肉芽肿性炎症，但也可引起过敏性非肉芽肿性炎症；③反复发作的非肉芽肿性炎症可有肉芽肿性炎症表现；有些病例与免疫有关，不是感染性肉芽肿性炎症也可有肉芽肿性表现，如结节病、VKH、交感性眼炎等。

四、葡萄膜炎的临床表现

（一）前葡萄膜炎（虹膜炎、虹膜睫状体炎）

1. 症状

前节炎症自觉症状明显

（1）疼痛：是由于睫状肌收缩，组织肿胀，毒性物质刺激睫状神经末梢所引起，夜间或眼球受压时更明显，常伴有眼睑痉挛、畏光、流泪等刺激症状。

（2）视力减退：是由于屈光间质不清；睫状肌痉挛可引起暂时性近视。

2. 体征

有各种临床表现

（1）睫状充血：严重者伴有结膜充血水肿。

（2）房水混浊：由于炎症房水蛋白增加，在裂隙灯下呈淡灰色光带称闪光阳性，并可见浮游的炎症细胞或纤维素渗出，这种现象称为 Tyndall 征；前房内还可见积脓或出血，前者多见于细菌感染性炎症、Behcet 病；后者多见于疱疹性炎症。

（3）角膜后沉着物（keratic precipitate，KP）：KP 是由于炎症细胞随房水对流，向下沉着于角膜后壁形成的有各种形态。

1）中小 KP：主要是由多核中性粒细胞、淋巴细胞组成，多见于非肉芽肿性炎症。

2）羊脂 KP：是由巨噬细胞和类上皮细胞相融合组成的，多见于肉芽肿性和慢性炎症。

3）色素性 KP：为陈旧性，但疱疹性炎症由于组织严重被破坏，在急性期也可有较大的色素性 KP。前房内渗出物也可沉着于晶状体表面。

（4）瞳孔缩小变形：由于虹膜组织肿胀和炎症产物的刺激，瞳孔缩小，对光反应迟钝。虹膜后粘连使瞳孔变形。

（5）虹膜改变：虹膜充血色暗，纹理不清，有时有虹膜结节。多见者为渗出性结节，其性质与羊脂状 KP 相同，呈灰白色位于瞳孔缘者称为 Koeppe 结节；位于虹膜前表面者称为 Busacca 结节，炎症好转，数日消失，这种结节好发于肉芽肿性炎症和慢性炎症。此外有虹膜组织内的肉芽肿性结节如结核的小灰黄色粟粒性结节；梅毒性黄褐色结节；麻风病性小白色虹膜结节等。

（6）晶状体后间隙混浊：晶状体后间隙为晶状体后中心部的一层光学空腔，为原始玻璃体的前部，在前节和中间葡萄膜发炎时也表现闪光阳性和浮游细胞。

3. 并发症

是葡萄膜炎致盲的原因

（1）角膜混浊：炎症累及角膜内皮时影响水的代谢而引起角膜水肿混浊；慢性炎症容易发生钙质沉着而引起角膜带状混浊，位于眼裂部。

（2）虹膜前、后粘连：严重者瞳孔缘全后粘连，引起瞳孔锁闭和虹膜膨隆；瞳孔区被机化膜遮盖，形成瞳孔膜闭；虹膜膨隆或前房角渗出机化引起虹膜前粘连，均可导致继发性青光眼。

（3）并发性白内障：由后囊下皮质开始混浊，多发生于慢性前葡萄膜炎和中间葡萄膜炎。

（4）继发性青光眼：是由于炎症渗出物堵塞房角；虹膜前后粘连，小梁网眼变小或小梁纤维变性，房角新生血管膜形成以及炎症性睫状环阻滞均可引起青光眼。

（5）虹膜萎缩：弥漫性萎缩多见于慢性炎症，限局性萎缩多见于疱疹性炎症。虹膜也可发生新生血管。

（二）后葡萄膜炎（脉络膜视网膜炎）

1. 症状

主要症状是视功能障碍，其程度取决于病变部位和屈光间质混浊的轻重。位于黄斑部附近者早期出现症状，有时发生光视症；由于炎症水肿影响视细胞的排列，视物变形、小视症和大视症；相当于病变部位出现暗点，并常有飞蚊症。

2. 体征

（1）玻璃体混浊：表现为尘埃状、絮状、雪球状或条索状。化脓性炎症瞳孔区呈黄色反光形成假性黑猫眼。晚期玻璃体胶状结构被破坏，形成粗大片状或膜状、丝状混浊。玻璃体出血多发生于伴有视网膜血管炎者，出血可以吸收，但由于铁质和血红蛋白形成机化组织，吸收困难。

（2）眼底改变：由于炎症脉络膜血管扩张，渗出性增加，引起组织浸润水肿，眼底出现弥漫水肿混浊或限局性病灶为略圆形或不规则形，边界不清，为灰白色、灰色或灰黄色位于视网膜下；炎症渗出较多时可导致视网膜脱离。常伴有视网膜血管炎。至晚期浸润水肿逐渐吸收，形成萎缩性病灶，边界清楚，有色素脱失和增生，严重者暴露出白色巩膜。浅层色素脱失，眼底红色反光增强，形成所谓晚霞样眼底。

根据病灶的范围和形态有三种炎症表现：

①弥漫性脉络膜炎：疾病初期有几个渗出斑，病变逐渐扩展，眼底大部分受累或全眼底弥漫水肿混浊。②播散性脉络膜炎：为孤立病灶散布在全眼底，新旧病灶可同时存在。③限局性脉络膜炎：为限局性病灶，有一个或 2～3 个比播散性病灶大些，多位于后极部或黄斑部附近。

3. 并发症

(1) 黄斑表面皱褶：又称视网膜前纤维膜。黄斑部呈珍珠皮样反光，如同有皱纹的玻璃纸，这是炎症影响视网膜内界膜所致。

(2) 黄斑及视乳头水肿：多见于后部炎症，特别是病变靠近视乳头和黄斑者以及 VKH 患者。黄斑部水肿可引起囊样变性，甚至黄斑板层裂孔，是后部炎症视力减退的原因之一。

(3) 视网膜血管炎：如弓形虫病的动脉周围炎；结节病、中间葡萄膜的静脉周围炎；Behcet 病和桐泽型葡萄膜炎的闭塞性血管炎等。

(4) 视网膜脱离：是由于炎症渗出、玻璃体机化牵引以及视网膜变薄形成裂孔引起。

(5) 视网膜下血管新生：由于炎症破坏视网膜色素上皮和玻璃膜，导致脉络膜新生血管伸入视网膜下引起出血和渗出，多位于黄斑部，可见于 VKH、Behcet 病、结节病等。

(6) 眼球萎缩：严重的葡萄膜炎最后形成睫状膜牵引视网膜脱离；睫状体萎缩，房水分泌减少，眼压低下、眼球萎缩变小，视力完全丧失。

其他并发症还有视神经炎、脉络膜脱离等。

五、葡萄膜炎的诊断与鉴别诊断

1. 诊断

主要根据临床表现，双眼散瞳详细检查外眼及眼底，并做裂隙灯检查。

(1) 前节炎症所见：为睫状充血、KP、房水、晶状体后间隙和前玻璃体混浊；虹膜纹理不清，常有虹膜结节；瞳孔变小，对光反应迟钝。

(2) 后节炎症所见：为玻璃体后部混浊明显，眼底有限局性病灶或弥漫性水肿混浊，常伴有视乳头充血水肿、黄斑水肿和视网膜血管炎。

2. 鉴别诊断

(1) 前节炎症的鉴别诊断

1) 急性结膜炎：睫状充血易误认为急性结膜炎的球结膜充血，但前房、虹膜、瞳孔正常。

2) 急性闭角型青光眼：有睫状充血，但前房浅，瞳孔开大，眼压高。

(2) 后节炎症的鉴别诊断

1) 限局性较大病灶：多为肉芽肿性病变如结核、梅毒所致者应与眼内肿瘤鉴别。前者炎症反应强，常有玻璃体混浊。根据超声波、X 线、眼底荧光血管造影检查可进行区别。

2) 黄斑部病灶要除外老年性黄斑盘状变性。

3) 弥漫性炎症伴有视网膜脱离者应与脉络膜渗漏区别，后者脱离部位随体位而改变。

4) 眼底晚期色素性改变应与其他原因所致的色素性病变相区别，如视网膜色素变性等。

为区别炎症性、变性或血管性疾病，可荧光眼底血管造影。眼底由于屈光间质混浊看不清者，为除外眼内肿瘤需超声波检查。

六、葡萄膜炎的治疗

最理想的治疗方法是病因治疗，但内因性葡萄膜炎多原因不明，而且不能及时明确诊断，因而多采用非特异性治疗方法。

（一）局部治疗

1. 散瞳和睫状肌麻痹剂

（1）散瞳作用：可解除瞳孔括约肌和睫状肌痉挛，也可减少睫状肌对睫状血管的压迫，改善局部血循环，并降低血管通透性，减少渗出物；使瞳孔开大，防止虹膜后粘连。

（2）常用散瞳剂：应用于急性严重前葡萄膜炎有阿托品（0.5%～2.0%）和东莨菪碱（0.25%～0.5%），后者用于对阿托品过敏者。用于轻度、中度炎症者有后马托品（1%～4%）、乙酰环戊苯（0.2%～2.0%）、托品酰胺（1.0%～2.0%）和复方托品酰胺每日1～2次。用于散瞳、撕开新形成的虹膜后粘连有新福林（2%～10%），高浓度新福林禁用于老年人。为充分散瞳，可结膜下注射混合散瞳剂，方剂为0.5%新福林，0.4%后马托品和1%普鲁卡因等量混合液，每次0.1～0.2 mL注射于新形成的虹膜后粘连附近的角膜缘外。

2. 皮质激素

（1）滴眼剂：有醋酸可的松、醋酸泼尼松龙等（0.25%～0.5%），每日4～6次。急性炎症0.1%地塞米松液每小时一次。商品百力特为醋酸泼尼松龙悬液，是用特殊技术制成的，更易吸收，易穿透角膜，有良好的抗炎作用。

（2）结膜下注射：用于前葡萄膜炎，泼尼松龙每次0.3～0.5 mL（25 mg/mL）；急重病例用地塞米松每次2.5 mg～5 mg，每1～2天注射一次。

（3）球旁注射：用于中间葡萄膜炎、后葡萄膜炎，泼尼松龙每次0.5～1.0 mL，每1～2周1次；地塞米松2.5～5.0 mg，每1～2天1次。

3. 消炎痛

能抑制前列腺素的合成，缓解炎症，更适用于不能用皮质激素的疱疹病毒性角膜虹膜炎。0.5%混悬液，每日3～4次点眼。

4. 热敷

扩张血管，促进血循环，促进炎症吸收。可戴墨镜，减轻刺激。

（二）全身治疗

1. 皮质激素

有抗炎、抗过敏和免疫抑制作用，因此是治疗葡萄膜炎的主要非特异性方法。

（1）糖皮质激素的生物合成和调节：人体肾上腺皮质分泌的糖皮质激素的生物合成直接受垂体前叶分泌的肾上腺皮质激素（ACTH）控制，而ACTH的分泌又需要丘脑促肾上腺皮质激素释放因子（coricotropin releasing factor，CRF）的兴奋，这整个系统称为下丘脑-垂体-肾上腺轴（hypothalamus-pituitary-adrenalaxis，HPA）。血浆中糖皮质激素水平又有负反馈作用，影响CRF、ACTH的分泌，即血浆糖皮质激素水平升高时可抑制CRF和ACTH的分泌，从而肾上腺皮质合成和分泌糖皮质激素减少。因此患者长期应用激素可导致肾上腺皮质萎缩而不能分泌激素造成停药困难；另一方面血液长期处于高激素状态使生理代谢失调，可发生各种副作用。此外激素分泌均有自发性的昼夜节律。因此给药时应考虑这些特点，以获得最大疗效，并避免副作用。

（2）常用几种皮质激素的特点：氢化可的松作用力弱，钠潴留强，不宜长期应用。地塞米松抗炎作用虽强，但对HPA有明显抑制，也不宜长期应用，仅用于急重病例早期。泼尼松、泼尼松龙为中效、作用强，HPA抑制轻，水盐代谢影响小最适于长期应用。

（3）全身应用皮质激素的适应证和禁忌证：一般用于局部激素治疗无效的严重前葡萄膜炎、后葡萄膜炎和全葡萄膜炎。更适用于 VKH 和交感性眼炎，与抗病因药物联合使用更为有效。用药前必须注意患者有无用药的禁忌证。如活动性消化道溃疡、活动性肺结核、精神病，严重高血压、糖尿病、心肌梗死、妊娠以及感染性疾病。小儿、老年人要慎用。因此长期用药者应注意副作用如 Cushing 综合征、高血压、糖尿病、溃疡病等。要补钾或对症治疗。副作用严重者要减量或停用。眼的副作用有激素性青光眼和白内障。

（4）全身应用皮质激素的原则和方法：一般根据炎症程度的轻重，发病的急缓以及患者全身情况决定药量。严重的前葡萄膜炎短期全身应用，不宜超过 7 天。对严重的后、全葡萄膜炎要早用，用量要足，以便及时控制炎症。长期用药以口服泼尼松为主。用药大于 2 周者不要突然停药，以防病情反跳加重。应根据病情逐渐减量，最后用最少的维持量。某些感染性炎症必须在强有力的抗病原体治疗 24～48 小时后再考虑给泼尼松。

用药方法是根据血浆皮质醇水平的日夜循环规律，选择最佳的给药时间，即早 6～8 时血浆皮质醇分泌量最高时对血液中皮质激素引起的负反馈作用的敏感性最低，对 HPA 抑制效应最小，因此全身应用激素应每晨 7～8 时一次顿服，避免发生副作用。严重病例一般开始用 60～80 mg，根据病情逐渐减量，每次 5 mg，以后慢减，并改为隔日给药方法，即把两日的全药量每隔日早晨一次顿服，最后减到最小维持量（5～10 mg）。有时患者来诊以前未按正规用泼尼松早晨顿服法，则应调整给药，即改用泼尼松，把分服的全日量改为早晨一次顿服；若来诊时病情较重，则除服用原量外再加用局部注射或增加药量，根据病情再逐渐减量按常规服用。

2. 非激素性消炎剂

本剂有对抗某些化学介质的作用，如组胺、激肽类和前列腺素，并对炎症和免疫有抑制作用。在眼内抑制前列腺素的合成和释放，可防止炎症所致的血-眼屏障的破坏。一般有两大类。

（1）水杨酸类：有水杨酸钠和阿司匹林，具有解热、镇痛、消炎和抗风湿作用，其作用机制是抑制 PGs 的形成和血小板的聚集，常用以治疗巩膜炎、前葡萄膜炎。近年来常用肠溶阿司匹林 40 mg 每日 1～2 次，治疗 Behcet 病和桐泽型葡萄膜炎。

（2）消炎痛：有水杨酸钠同样的作用，其抗炎抗风湿的效果比阿司匹林更强。每次 25 mg，每日 2～3 次。

非激素性消炎剂的副作用有胃肠道刺激症状，也可引起中性粒细胞减少，少数病例有肝肾损害。因此消化道溃疡病、肝肾功能不全者，孕妇及儿童慎用。其他同类药物有布洛芬、保泰松等。可用布洛芬治疗儿童前葡萄膜炎。

3. 免疫调节剂

内因性葡萄膜炎多原因不明，但常表现体液免疫或细胞免疫增强，从而建立了免疫抑制剂治疗的理论根据。目前所用的免疫抑制剂多是抗恶性肿瘤的药物，毒性较大，可产生严重的全身副作用。因此，必须慎用，严格选择患者，一般仅用于对激素治疗无效，而有失明危险的严重葡萄膜炎如 Behcet 病、交感性眼炎等，而且无用药禁忌的患者。用药前要检查血象、肝肾功能和血糖，注意有无其他全身病，小儿、老人、孕妇禁用。并应取得患者和家属的同意；已应用皮质激素者应减激素量，避免并发症。用药过程中每周检查血象，如果白细胞下降至 4000/立方毫米，血小板下降到 100 000/立方毫米以下者应停药。待血象恢复正常再考虑是否用药。常用药物如下：

（1）环磷酰胺（cyclophosphamide）：成人每次口服 50 mg，每日 1～3 次，维持量每日 50 mg；静脉注射 100～200 mg 加入 20 mL 生理盐水缓慢注射，每日或隔日一次。其主要副作用为膀胱损害，有血尿，并影响生殖；其次是骨髓抑制和胃肠道症状，也可引起畸胎和肝损害等。

（2）瘤可宁（苯丁酸氮芥 chlorambucil）：其作用与环磷酰胺相似。毒性小，是治疗 Behcet 病的首选免疫抑制剂。每日 5～10 mg。用药方法不同：有逐渐加量法，即开始每日 2 mg，每周每日增加 2 mg，可增加到每日 10 mg；另一种方法是开始每日 5 mg，4 个月后减为隔日 5 mg，9 个月为一疗程。主要副作用有骨髓抑制和影响生殖。

（3）秋水仙碱（colchicine）：为有丝分裂抑制剂，是通过与微管蛋白结合，干扰有丝分裂纺锤体的形成。有抗炎、抑制白细胞游走作用。主要用于 Behcet 病，也可用于胶原病和风湿病性疾患。每日 0.5 mg，每日 2 次。副作用同瘤可宁。

（4）环孢霉素 A（cyclosporinA，CSA）：这是从土壤中某种真菌提取的免疫抑制剂，对辅助 T 细胞有特殊抑制作用。每日 1～5 mg/kg，可用于 Behcet 病、迁延型 VKH。本剂有严重肝肾损害，应慎用。

4. FK506

这是从某种链霉菌的发酵产物中提取出的，与 CSA 相似但抑制效力高于 CSA 数 10 倍，不仅可以抑制人体器官移植的免疫排斥反应，还可治疗某些难治的自身免疫性疾病如 Beheet 病。每日口服 0.05～0.2 mg/kg，持续 2～7 个月。有时出现胃肠道症状、头痛等；也可发生肾功能异常和糖耐量改变。

此外，有免疫增强剂用于免疫功能低下者。常用药物有左旋咪唑，多采用间歇口服法，每次 50 mg，每日 3 次，连用 2～3 天，停药 4～5 天，前 3 个月每周用药，后 3 个月隔周用药，可连服 1～2 年。主要副作用有胃肠道症状以及头痛、头晕，也可引起粒细胞减少症。

5. 病因治疗

是最理想治疗。原因不明病情严重者可用广谱抗生素以及中西医结合治疗。

第二节　感染性葡萄膜炎

一、眼内炎

眼内炎（endophthalmitis）是严重眼病。仅前节感染称为化脓性虹膜睫状体炎。炎症波及视网膜、脉络膜和玻璃体者称为眼内炎，如不及时治疗可发展为全眼球炎（panophthalmitis），表现眼剧痛难忍，眼睑、结膜高度水肿充血，眼球突出，运动受限，视力完全丧失。因此，积极治疗眼内炎是抢救眼失明的关键。

（一）病因和发病机制

1. 外因性眼内炎

是病原体由外界直接进入眼内，如眼球穿通伤、内眼手术及角膜溃疡穿孔等。手术后感染多是由于使用污染的敷料、药液和手术的植入物如人工晶状体、视网膜脱离手术时的环扎物等。伤口愈合不良、眼组织嵌顿更有危险性。手术晚期感染多由于抗青光眼手术渗漏泡感染引起。外因性眼内炎以细菌感染为多见，如革兰阳性菌，依次为白色葡萄球菌、金黄色葡萄球菌、链球菌；革兰阴性杆菌如铜绿假单胞菌较为常见。外因性真菌性眼内炎比细菌性为少见，多由念珠菌感染。

2. 内因性眼内炎

病原体是通过血流进入眼内或称转移性眼炎。病菌来自眼外感染病灶或败血症，从视网膜血管经内界膜进入玻璃体；致病因子也可来自睫状体平坦部血管，先引起晶状体后间隙和前玻璃体混浊。内因性感染与某些特殊因素有关，如血液透析、静脉补充营养、或曾用过免疫抑制剂等，年老体弱以及重病患者更易患病。真菌性内因性眼内炎比细菌性多见。病原体以白色念珠菌为多见，其次是曲霉菌。细菌性内因性眼内炎较为少见，可能是由于对细菌性感染容易及时控制，不致累及眼球，按常见的细菌是金黄色葡萄球菌、链球菌、肺炎双球菌等。

（二）临床表现

1. 细菌性外因性眼内炎

发病急，多在伤后 24～48 小时患眼突然疼痛，视力减退，刺激症状加强，结膜充血，分泌物增多，角膜水肿混浊，前房絮状渗出，迅速前房积脓，光感不确，不及时治疗可发展为全眼球炎。

2. 真菌性外因性眼内炎

潜伏期比细菌性为长，一般为数周，病程进展缓慢，早期症状轻，前玻璃体有限局性绒毛状渗出，严重者前房积脓；玻璃体混浊加重有灰白色絮状渗出，一般视网膜受累较晚，视力可保持较长时间。

3. 真菌性内因性眼内炎

发病隐匿，进展缓慢。白色念珠菌败血症所致的眼内炎往往在全身症状出现后 5～12 周发生眼病。视力逐渐减退，无明显疼痛，早期表现为轻度虹膜睫状炎，多为双眼，很少有前房积脓，玻璃体常有灰白色混浊，眼底有白色限局性或散在絮状渗出物。最后发生前房积脓，严重者角膜浸润穿孔，眼球被破坏。

4. 细菌性内因性眼内炎

一般细菌性眼内炎没有全身症状，一旦出现症状说明是一种毒力较强的内源性细菌感染。疾病往往开始于眼底后极部，影响视力，表现为视网膜炎症，视网膜静脉周围有白色渗出，视网膜静脉伴白鞘，也可见视网膜浅层出血视乳头水肿以及玻璃体混浊，也可发生前葡萄膜炎。

（三）诊断与鉴别诊断

1. 诊断可根据以下几点

（1）根据病史：如眼球穿通伤、内眼手术和全身病史及是否存在感染病灶。

（2）临床表现：外因性症状重，多为细菌性。有以下情况应怀疑真菌性感染。

1）手术或外伤后有迟发的眼内炎症。

2）外眼炎症相对安静，而眼内炎症明显者。

3）前房或玻璃体有限局性炎症渗出团。

（3）微生物检查：除早期进行结膜囊分泌物涂片及细菌培养外，要及时采取前房液或玻璃体液检查，后者较前者阳性率高。

2. 鉴别诊断

（1）外伤或手术后无菌性炎症：多发生于外伤或手术后 5～10 天，症状轻，很少有角膜水肿，很快好转。

（2）晶状体过敏性眼内炎：也可发生前房积脓，多见于过熟性白内障或白内障囊外摘除术后。

（3）眼内异物引起的眼内炎：如木质和铜质眼内异物，特别是钝铜可引起无菌性化脓性炎症。

（四）治疗

最理想的治疗是针对已明确的病原体，但早期只能根据临床表现和涂片检查的初步结果立刻进行广谱抗生素治疗。

1. 全身和局部应用广谱抗生素

眼内炎主要是抗病菌治疗。病原体未确定以前应立刻采用强有力的眼内通透性强的广谱抗菌剂。以静脉注射效果好，细菌性眼内炎多用第三代头孢霉素、新青霉素和庆大霉素，对球菌和杆菌都有效。真菌性眼内炎特别有效药物不多，过去认为二性霉素与氟胞霉素联合使用较为有效，但前者全身应用毒性大，眼内通透性不佳，必须慎用。目前认为氟康唑是真菌性眼内炎的首选药物，眼内通透性强，副作用低。先静点以后改为口服。其他治疗同一般葡萄膜炎。

2. 皮质激素

非真菌性感染在充分、强有力的抗生素治疗 12～24 小时后可行球后注射，氟美松 2.5～5 mg；全身用泼尼松 30～60 mg 7～10 天，以后在短期（10 天左右）内迅速减量至停药；全身激素停用后局部继续使用，球后注射每日或隔日一次，根据病情停用。

3. 玻璃体内药物注射

在采用眼内液检查的同时，向前房内或玻璃体内注射抗生素。一般全量不超过 0.2～0.3 mL，并可同时注入氟美松 0.35 mg。最后根据眼液培养和药敏试验结果进行更有效的治疗。

4. 玻璃体切除术

经各种治疗后病情继续恶化者，则应考虑玻璃体切除术。以清除玻璃体内大量微生物，并可抽取玻璃体液进行病原体检查和药敏试验，同时向玻璃体内注入药物，在以下情况下可考虑此种手术：①眼内炎合并前房积脓、结膜水肿，大量抗生素治疗 6～12 小时后病情仍继续恶化者；②超声波检查确定玻璃体内存在脓肿者；③炎症仅限于眼内，玻璃体混浊视力下降严重者；④怀疑为真菌性眼内炎经药物治疗无效者。

二、结核性葡萄膜炎

自从多种抗结核药物问世以来，结核性葡萄膜炎（tuberculous uveitis）虽然有所减少，但结核在内因性葡萄膜炎中仍占重要位置。

（一）病因和发病机制

结核杆菌不仅直接侵犯葡萄膜组织，并可由于机体对结核杆菌的超敏反应而发生肉芽肿性炎症。其发病决定于宿主对细菌的抵抗力和免疫力与过敏之间的平衡，即疾病程度与细菌量、毒力、过敏程度成正比，而与机体的抵抗力成反比。

（二）临床表现

1. 结核性前葡萄膜炎有各种类型表现

（1）粟粒型结核：慢性粟粒型结核常发生于菌力弱，免疫力强的患者。发病缓慢，虹膜有结节 1～3 mm，为圆形灰黄色；急性粟粒型结核是由菌血症引起，常伴有严重全身症状，刺激症状强，预后不佳。

（2）团球型结核：病变进展缓慢，最初在虹膜或睫状体有灰黄色结节，逐渐增大相融合形成较大的肉芽肿性病变。有时有浆液性纤维素性渗出、出血和干酪样前房积脓。前房角受累时可引起继发性青光眼。

（3）弥漫性过敏性前葡萄膜炎：较为多见，急性者好发于青年人，发病快，有羊脂样 KP 和虹膜 Koeppe 结节，易形成虹膜后粘连，也可表现为非肉芽肿性前葡萄膜炎；慢性炎症多发生于中年人，有较多大小不等的羊脂样 KP，进展缓慢，预后不佳。

2. 结核性脉络膜炎

（1）急性粟粒型结核：多发生于急性粟粒型结核患者，更多见于结核性脑膜炎患者，为双眼。眼底可见圆形大小不等的黄白色斑，约 1/6～1/2 PD，边界不清，多位于后极部。颅压高者可发生视乳头水肿。

（2）慢性粟粒型结核：患者多为青壮年。眼底表现为播散性脉络膜结核结节。新鲜病灶为圆形或椭圆形黄白色或黄色渗出斑，约为 1/3～1/2 PD，同时也可见边界较清楚有色素沉着的萎缩斑。

（3）团球状结核：为大的坏死性肉芽肿性病变，其附近有渗出和出血，并可发生视网膜脱离。最后形成大片脉络膜视网膜萎缩斑；严重者引起全眼球炎或穿破巩膜而成眼球萎缩。

（4）弥漫性过敏性葡萄膜炎：为非特异性炎症，青年患者多为急性成形性炎症；老年人多为慢性复发性炎症。眼底有黄白色病灶，视网膜血管伴白线，玻璃体混浊，常伴发前葡萄膜炎。

（三）诊断与鉴别诊断

1. 诊断

（1）详细询问结核病史和结核接触史。

（2）临床表现：前、后节有肉芽肿性病变。

（3）检查结核病灶：胸部 X 光透视、OT 或 PPD 试验、血沉等。

（4）诊断性治疗：对可疑患者进行抗结核治疗 2 周，病情改进者，结核性的可能性大。

2. 鉴别诊断

（1）前节结核性炎症：应除结节病、梅毒等外其他肉芽肿性葡萄膜炎。

（2）脉络膜团球结核应与肿瘤鉴别，前者反应强，有出血和渗出。

（四）治疗

1. 局部治疗

滴用链霉素（0.5%）或利福平（0.1%）。结膜下注射前者 50 mg，后者 1～5 mg。其他同一般葡萄膜炎。

2. 全身治疗

抗结核药物主要有以下几种：

（1）异烟肼（雷米封）：每片 100 mg 每日 3 次或每早 300 mg 顿服。并服维生素 B$_6$ 每日 25 mg。异烟肼主要副作用有末梢神经炎，严重者影响肝肾功能。

（2）乙胺丁醇：每片 0.25 g，开始时 25 mg/kg，分 2～3 次服。8 周后减为每日 15 mg/kg。主要副作用有视神经炎，严重者影响肝肾功能。

（3）链霉素：每日 0.75～1.0 g，分 2 次肌注或每周给药 2 或 3 次。主要副作用是听神经损害。

（4）对氨基水杨酸钠（PAS-Na）：配合异烟肼、链霉素以增强疗效。每片 0.5 g，每次 2～3 g，每日 3 次。有胃肠道和过敏副作用。

眼治疗方案：为避免耐药性，一般需要 2 种或 3 种药物联合使用。若确诊为感染性如粟粒性或团球性结核是，则应采用异烟肼＋链霉素＋PAS-Na（或乙胺丁醇或利福平），病情好转可联合用两种药物；过敏性者用异烟肼和（或）利福平治疗；对可疑性结核者可单独使用异烟肼。对感染性者应持续用药至少 1 年以防止细菌再反复。对炎症反应特别强者在强抗结核治疗下可考虑应用皮质激素，以防止眼组织严重被破坏。一般每天早晨 7～8 时用 40～60 mg，这也仅为抢救将要丧失视力者，而且也要考虑全身情况权衡利弊慎用。

三、麻风性葡萄膜炎

麻风病（leprosy）是嗜酸性麻风分枝杆菌感染的慢性病。可侵犯神经和皮肤，引起广泛的临床表现。主要有三型即瘤型、结核型和中间型。瘤型者多侵犯眼部。据统计 20％～50％患者有眼病，除眼睑、角膜病外还可引起葡萄膜炎。

（一）病因和发病机制

1. 感染因素

是由于麻风杆菌血行扩散，直接侵袭眼组织或支配眼及其附属器的神经。

2. 免疫因素

由于机体对麻风杆菌的超敏反应，引起各类型改变。细胞免疫功能低下者容易引起瘤型麻风，眼病多见于此型。

（二）临床表现

1. 慢性结节型（瘤型）虹膜睫状体炎

为最多见的类型，多发生于疾病的晚期，双眼缓慢发病。有白色细小 KP，也可见羊脂 KP。典型表现是虹膜有珍珠样白色麻风珠（leprot-ic pearls），这种散在发亮的细小白色小结节，多为感染病灶，开始少量，最后散布在全虹膜表面；也可融合形成较大的麻风瘤（lepromata），其中含有白细胞和活的麻风杆菌。数月后结节消失或遗留小萎缩斑；麻风瘤也可发生在虹膜组织深层，表现为细密的奶油黄色病变，逐渐变大可突出于虹膜表面，也可进入前房。愈后遗留限局性虹膜萎缩斑。严重者炎症蔓延到全葡萄膜，最后眼球萎缩。

2. 急性弥漫性成形性虹膜睫状体炎

此型少见，与一般非特异性前葡萄膜炎相似，可能是对病原体的迟发型免疫反应。

3. 孤立的麻风瘤

较少见。可能是麻风瘤的扩展。往往由睫状体开始，出现在前房角，常伴有角膜实质炎，逐渐蔓延到虹膜、脉络膜和巩膜，最后眼球被破坏。

4. 周边部麻风性脉络膜炎

单眼或双眼发病，表现为孤立的蜡样高反光性病变，很像瘢痕样改变，周围伴有色素；并伴有视网膜血管炎。

5. 播散性脉络膜炎

更少见，为非特异性渗出性炎症，有较大病灶，见于麻风病晚期。

（三）诊断与鉴别诊断

1. 根据全身临床表现和皮肤活检。

2. 鉴别诊断

粟粒性结核和梅毒性病变。

（四）治疗

1. 局部治疗

同结核性前葡萄膜炎。

2. 全身治疗

主要针对病因。全身药物有氨苯砜、苯丙砜以及利福平等。最常用者为氨苯砜（dapsone）第一周 12.5 mg，每日 2 次，渐增至 50 mg，每日 2 次。本药毒性较大，有蓄积作用，应连服 6 日停 1 日，连续 3 个月停 2 周为一疗程。此外，还可用利福平每日 600 mg 分次服。眼病用药要根据情况，如果全身病已治愈，虹膜没有麻风结节，轻的虹膜睫状体炎也可只用一般的治疗方法。

四、梅毒性葡萄膜炎

梅毒性葡萄膜炎（syphiliticuveitis）目前国内极为少见，但目前仍应给予重视。

（一）病因和发病机制

1. 获得性梅毒

是由梅毒螺旋体（treponeme pallidum）经性接触传染的。螺旋体自皮肤、黏膜侵入人体，局部繁殖发病，经血液向全身播散引起各器官疾病。眼部主要侵犯角膜、葡萄膜和视神经。

2. 先天性梅毒

是由孕妇感染梅毒通过脐带或血流侵及胎儿或分娩时由产道感染。葡萄膜炎是由梅毒病原体直接感染或由免疫因素引起。

（二）临床表现

梅毒的全身表现后天和先天各期不同。获得性梅毒的一期为感染后 2～4 周出现下疳，多发生于其生殖器先有丘疹，后形成硬结；二期为感染后 7～10 周，全身淋巴结肿大，由于菌血症丽引起皮肤、黏膜、眼、鼻等损害。先天梅毒多为早产，出生后 3 周才出现皮肤、黏膜改变，淋巴结和肝、脾大。晚期梅毒多在 5～8 岁出现眼、牙、骨骼、皮肤、神经症状。

1. 获得性梅毒性葡萄膜炎

（1）虹膜蔷薇疹：是眼梅毒的最早表现，发生于二期梅毒早期，是虹膜表面血管袢充血，出现快，持续数日消失，并有复发性蔷薇疹，常伴有渗出和虹膜后粘连。

（2）梅毒性虹膜睫状体炎：有各种类型。

1）梅毒二期虹膜睫状体炎：为急性，有皮疹。

2）梅毒三期虹膜睫状体炎：发生于下疳后 10 余年，易再发，预后不佳。

3）Jaris-Herxheimer 反应：发生于抗梅毒治疗注射后 24～48 小时，为急性炎症，是由于治疗中大量螺旋体死亡，产生内毒素所致。

4）复发性虹膜睫状体炎：是由于治疗不当，在停止治疗 4～6 个月后发生，常伴有黏膜、皮肤反应。严重者可引起失明。

（3）梅毒性脉络膜视网膜炎：有各种类型。有弥漫性是发生于感染后早期，眼底广泛发灰，经治疗可消失或遗留斑点状浅层萎缩，播散性者为最多见。发生于晚二期梅毒，玻璃体混浊，灰黄色病灶数个或多个；陈旧病变有色素增生，有时形成骨小体样色素性病变，如同视网膜色素变性样改变。

（4）梅毒瘤：梅毒结节性浸润相融合形成肉芽肿性肿块。一种是丘疹为多发病变位于虹膜呈黄色，数日或数周消失；另一种为梅毒树胶肿为棕黄色，发生于三期梅毒，最后坏死，发生严重的虹膜睫状体炎。

2. 先天性梅毒性葡萄膜炎

（1）急性虹膜睫状体炎：发生于胎内或生后半年以内，为急性纤维素性炎症，常发生虹膜后粘连等各种严重并发症。

（2）脉络膜视网膜炎：较多见，常发生于出生前，全眼底色素紊乱，呈椒盐样改变，常伴有视神经萎缩。

（三）诊断与鉴别诊断

1. 诊断

根据临床表现，冶游史和父母亲性病史；病灶、房水、玻璃体取材检查螺旋体；血清学检查有助诊断。国际通用法有 VDRL 和 RPR 试验。

2. 鉴别诊断

（1）其他原因前葡萄膜炎：如风湿性炎症。

（2）其他肉芽肿性炎症：如结核、结节病等。

（3）眼底色素性改变：应与视网膜色素变性等区别。

（四）治疗

1. 局部治疗

同一般葡萄膜炎。

2. 全身抗梅毒治疗

一般用青霉素每日静脉点滴 1200～2400 万 U，至少 10 天，以后改用苄星青霉素 240 万 U，每周一次肌注，连续 3 周。先天性梅毒肌注苄星青霉素 5 万 U/kg，每日一次或青霉素 G 每日 2.5 万 U/kg，连续 10 天。

五、钩端螺旋体病性葡萄膜炎

钩端螺旋体病（leptospirosis）是一种流行性急性传染病。我国南方较为多见，可引起葡萄膜炎。

（一）病因和发病机制

病原体为一种黄疸出血性钩端螺旋体。葡萄膜炎的发病可能是由于血行病原体的感染，也可能是对病原体的超敏反应或由于毒素作用。

（二）临床表现

1. 全身表现

主要症状为发热、肌肉疼痛，严重者有出血倾向、黄疸、肝肾功能衰竭；轻者仅为感冒症状，诊断困难。

2. 眼部表现

眼部发病在全身急性症状出现的末期，更多见于全身症状消退后数周，多双眼，前后节发病，有不同类型。

（1）轻型前葡萄膜炎：此型多见。发病急，有轻度睫状充血，细小 KP 和前房浮游物，虹膜轻度充血及轻度后粘连，治疗效果良好。

（2）重度全葡萄膜炎：有急慢两种类型。急性者大量细小 KP，前房大量纤维素性渗出，并可出现前房积脓，玻璃体混浊，视乳头模糊不清，黄斑部水肿，周边视网膜血管旁有渗出。慢性者起病缓慢，有羊脂 KP，致密的虹膜后粘连和膜状玻璃体混浊，眼底看不清，发生脉络膜视网膜炎，黄斑部水肿，视网膜有渗出和出血，周边血管伴白线，常迁延不愈。

（3）后部葡萄膜炎：前节正常，后玻璃体混浊，视网膜水肿，有圆形不规则灰白色或灰黄色限局性渗出，视乳头水肿。一般 1～3 个月恢复。

（三）诊断与鉴别诊断

1. 诊断

注意全身病史。血清试验有补体结合试验和凝集试验，阳性率可持续数月至数年。并可从血、尿分离出病原体。

2. 鉴别诊断

血清检查与 Lyme 病和梅毒鉴别。

（四）治疗

早期用大量青霉素治疗，病情严重者在抗病原体治疗后可考虑加用皮质激素治疗，以免眼组织遭受严重破坏。

六、Lyme 病性葡萄膜炎

本病是一种由蜱为媒介的螺旋体传染的多系统疾病。常侵犯皮肤、关节、神经、心脏以及眼组织，也可引起葡萄膜炎。因本病最初发现于美国的 Lyme 城，因而称 Lyme 病。

（一）病因和发病机制

本病是由蜱传染，蜱寄生于各种动物如鼠类、鸟类、家禽、猫、犬及牛、马、鹿等。螺旋体在蜱的中肠发育，人被蜱咬后可患病。1982 年 Burgdorferi 证明一种疏螺旋体是本病的病原体，称为包柔螺旋体（Borrelia Burgdorferi）。

（二）临床表现

1. 全身表现

分为三期

（1）一期（感染期）：早期有感冒症状。被蜱咬的皮肤形成红斑，逐渐变大，形成中心色浅，边缘略隆起环形红斑，可达 3～15 cm，称为游走性红斑（erythema migrans，EM），可持续 3～4 周。

（2）二期（扩散期）：发生于感染症状后数日至数周，甚至数月，表示病原体扩散到全身。早期的 EM 消失又出现较小的慢性游走性红斑。可发生脑膜炎、末梢神经炎、脑神经麻痹，最多见者是面神经麻痹，也可出现心律不整、心悸、心动过速或过缓以及心包炎、心肌炎等。

（3）三期（晚期）：发生于感染后数月到数年。主要改变是关节炎，是以膝关节为主的大关节，也可发现慢性或复发性单关节或小关节炎。其次皮肤表现为慢性萎缩性肢皮炎（acrodermatitis chronica atrophicans，ACA）。在四肢出现弥漫性红色浸润，最后吸收，遗留皮肤和皮下组织萎缩，皮肤变薄如纸，呈紫色萎缩斑。三期仍有神经、精神疾病，如多发硬化症样改变、脑脊髓炎、癫痫等，以及记忆力减退、痴呆等症状。

2. 各期表现不同

（1）一期：滤泡性或出血性结膜炎最多见。

（2）二期：主要是葡萄膜炎，有各种类型。

1）前葡萄膜炎：为急性或肉芽肿性炎症。Winward（1980）报告 6 例眼 Lyme 病，其中 5 例为双眼肉芽肿性前葡萄膜炎，有羊脂样 KP 和虹膜结节。

2）非典型中间葡萄膜炎：玻璃体有雪球样混浊，并有一例平坦部有雪堤样渗出，但有虹膜后粘连与典型中间色素膜炎不同。

3）弥漫性脉络膜视网膜炎：有的病例伴有视网膜脱离，激素治疗无效，Borrlia Burgdorferi（BB）抗体高，经用头孢霉素治疗，抗体下降，视网膜脱离消失；眼底可发生视网膜血管炎、视网膜出血。眼内炎严重者可发展为全眼球炎。也可发生视神经炎、视乳头炎、视神经视网膜炎、视神经萎缩以及缺血性视乳头病变等。

（3）三期：主要发生双眼实质性角膜炎，为多发病灶位于实质层不同水平，每片混浊边缘不整齐；有细小 KP，但前房炎症不明显。也可发生角膜实质层水肿和新生血管。角膜改变可能是机体对病原体的一种迟发过敏反应。也可发生巩膜炎。

（三）诊断与鉴别诊断

1. 诊断

根据流行病史和临床表现如蜱咬、皮肤红斑等；做 BB 抗体的检测；并全面检查除其他原因外的葡萄膜炎，以及试验性抗生素治疗等。

2. 鉴别诊断

（1）非肉芽肿性前葡萄膜炎：特别是伴有关节炎者，应根据化验检查区别。

（2）肉芽肿性葡萄膜炎：如结核、结节病以及中间葡萄膜炎应当给予鉴别。

（3）表现弥漫性脉络膜视网膜炎者应当与 VKH 区别。前者对皮质激素治疗无效，后者有效。原田氏病早期眼底出现散在的小"视网膜脱离斑"。

（四）治疗

有全身病或葡萄膜炎者应当用大量青霉素静脉点滴 1000 万单位每日 2 次。最好用第三代头孢霉素如头孢三嗪或头孢氨噻肟等，每次 1.0 g，每日 2 次静脉点滴，2 周为一疗程。全身不要用激素，前节炎症可局部点眼并加用抗生素。

七、疱疹病毒性葡萄膜炎

多种病毒可引起葡萄膜炎，以疱疹性葡萄膜炎（herpetic uveitis）为多见，主要有两类。

（一）单纯疱疹性葡萄膜炎

1. 病因和发病机制

本病多由疱疹病毒（HSV）Ⅰ型引起，多表现为前葡萄膜炎，是病毒对虹膜和睫状体的直接感染，可从患者房水内分离出病毒，但有些病例未发现病毒，可能是机体对病毒的超敏反应。

2. 临床表现

有各种类型，角膜与虹膜同时受累者多见。

（1）疱疹性角膜-虹膜睫状体炎：轻重不同。轻者为一过性炎症反应，多发生于树枝状角膜炎，前房少许浮游物，易被忽视。炎症随角膜病的好转而消失。重者多发生于慢性疱疹性角膜溃疡或盘状角膜炎。KP 多位于盘状角膜病变的后壁。容易引起虹膜后粘连和继发性青光眼。炎症持续时间较长，愈后易复发。

（2）疱疹性虹膜睫状体炎：可能是由于葡萄膜本身的病毒感染。常表现为出血性前葡萄膜炎，伴有轻微角膜病变或仅有后弹力膜炎，也有虹膜炎先于角膜炎者。发病急，眼剧痛，房水闪光阳性和前房出血；往往有羊脂样 KP 和虹膜结节，易形成虹膜后粘连。常发生虹膜实质萎缩，遗留白斑。

（3）疱疹性视网膜脉络膜炎：较少见，多发生于新生儿，是由疱疹病毒Ⅱ型引起。患儿母亲患有疱疹性子宫颈炎，出生时经产道感染，开始有皮肤改变，很快血液播散，引起脉络膜视网膜水肿和黄白色小病灶，多位于后极部，愈后病变消失或遗留少许萎缩瘢痕。

（二）带状疱疹性葡萄膜炎

1. 病因和发病机制

本病为水痘-带状疱疹病毒侵犯三叉神经眼支所致，是由病毒直接感染，并有免疫因素，由于免疫复合物沉着于虹膜血管壁，引起闭塞性血管炎，使组织缺血，形成限局性虹膜萎缩。本病多发生于免疫功能低下者如年老体弱以及艾滋病患者。

2. 临床表现

眼带状疱疹常伴有角膜炎表现为点状上皮性角膜炎或小水泡融合，形成伪树枝状角膜炎。当角膜炎时常有一过性虹膜炎。

（1）弥漫性渗出性虹膜睫状体炎：发病隐匿易发生虹膜后粘连。偶有前房积脓或有血液，可发生顽固性青光眼，愈后遗留虹膜萎缩斑。

（2）限局性炎症虹膜出现疱疹，往往伴有前房出血，多有色素性大 KP，眼剧痛，数月始愈，遗留虹膜萎缩性白斑。

（3）脉络膜视网膜炎很少见，表现为多发性脉络膜炎，可伴有视网膜血管炎、血管周围炎，并可发生视神经炎、视神经萎缩，以及视网膜脱离。

3. 诊断与鉴别诊断

诊断根据病史和临床表现。

鉴别诊断：伴有糖尿病的前葡萄膜炎也常伴有前房积血。其他原因的前葡萄膜炎无角膜病变。

4.治疗

(1) 一般按疱疹性角膜炎和葡萄膜炎治疗。

(2) 如果合并深层角膜炎可用低浓度的皮质激素点眼剂，同时用抗病毒药物。

(3) 病情严重者可口服无环鸟苷 200～400 mg，每日 5 次，其主要副作用是影响肾功能。

八、桐泽型葡萄膜炎（急性视网膜坏死）

本病是浦山（Urayama）1971 年首先报告的。为严重葡萄膜炎伴有视网膜血管炎和视网膜坏死，最后视网膜脱离称为桐泽型（Kirisawa）葡萄膜炎，以后又称急性视网膜坏死（acute retinal necrosis，ARN）。

（一）病因和发病机制

本病与疱疹病毒感染有关，开始发现眼内有疱疹 DNA 病毒或疱疹病毒颗粒，现已由眼组织培养出疱疹病毒 I 型或水痘-带状疱疹病毒，继而由于发生免疫复合物性病变引起视网膜血管炎而使病情恶化，导致一系列临床改变。

（二）临床表现

1.急性期（早期）

(1) 前节炎症：突然发病，视力减退，先出现前节炎症，中等睫状充血，多为细小 KP，少数病例有羊脂样 KP，前房大量浮游物，瞳孔缘有时出现灰白色结节。

(2) 后节炎症：玻璃体有较多尘埃样混浊。眼底首先出现视网膜血管炎，动脉变细伴白鞘，严重者仅见动脉主干，小分支闭塞消失，特别是周边部，或动脉壁散在黄白色浸润点，呈节段状；视网膜静脉扩张。继而眼底周边部出现散的灰白色或白色混浊，很快融合成大片灰白色渗出。这种灰白色病变有时先出现在中周部。1～2 周后周边部浓厚混浊从周边部呈伪足样向后极进展，严重者全周边部受侵犯，在视网膜炎的高峰期有时可出现暂时性渗出性视网膜脱离。本病可发生视乳头炎或后极部有边界较清楚的视神经视网膜炎呈弓形与中心旁神经纤维束走行一致。由于视神经病变或动脉栓塞，视力可突然下降。

2.缓解期

发病 20～30 天后自觉症状好转，前节炎症减轻，视网膜血管浸润逐渐消退，往往遗留变细的动脉；视网膜灰白病变逐渐吸收，视神经乳头色变浅。但玻璃体混浊加重。

3.晚期

发病 1.5～3 个月后眼底周边部视网膜萎缩变薄，在其边缘部常发生多发裂孔，突然视网膜脱离，甚至全脱离，视力完全丧失。

（三）诊断与鉴别诊断

1.诊断

根据临床表现，发病急，周边部大片灰白色渗出；动脉壁有黄白色浸润，动脉变细闭塞，玻璃体高度混浊，晚期视网膜脱离，并应注意疱疹病毒感染史。也可查房水的 HSV 和 HZV 抗体。

2.鉴别诊断

(1) Behcet 病：也可发生闭塞性视网膜血管炎，但不易发生视网膜脱离，并有特殊全身改变。

（2）限局性中间葡萄膜炎：周边部可发生灰白色大片雪堤状渗出，但无高度玻璃体混浊。

（四）治疗

1. 药物治疗

（1）抗病毒治疗：主要用无环鸟苷静脉注射 7.5～10 mg/kg，每日 3 次，或每 8 小时 5～10 mg/kg 静点 1～2 周，活动病变控制后改为口服 200～400 mg，每日 5 次，持续用药 4～6 周。球旁注射阿糖胞苷（0.2%），每次 0.3～0.5 mL，并可肌注聚肌胞隔日一次。

（2）抗凝治疗：肠溶阿司匹林 40 mg 或 125 mg，每日 1～2 次。

（3）皮质激素：早用无益，最好在抗病毒治疗后视网膜炎开始消退时，眼周围注射或每早口服强的松 30～40 mg，以减轻玻璃体炎症反应。

2. 手术治疗

（1）激光治疗：为预防视网膜脱离，最好在坏死炎症开始吸收玻璃体混浊有所减轻时，从后极部到坏死区做 3600 光凝。

（2）玻璃体切除术：严重玻璃体混浊，视网膜玻璃体有牵引者应考虑此手术。又有人提出在视网膜光凝或玻璃体切除的同时向眼内注入无环鸟苷 10～40 μg/mL。

（3）视网膜脱离手术：对已发生视网膜脱离者，一般做巩膜环扎术或同时做玻璃体切割，有人强调用玻璃体切除和气体交换术加光凝，不做巩膜缩短术也较有效。

九、弓形虫病性葡萄膜炎

（一）病因和发病机制

弓形虫病（toxoplasmosis）是由弓形原虫感染所致。弓形虫病是一种人畜共患的寄生虫病，猫科动物是重要的终宿主和传染源，传染径路是从动物到人，经口、呼吸道和皮肤或通过胎盘罹病。我国人群血清检查阳性率为 4%～30%，多为隐性感染。眼及神经组织易受侵犯。为视网膜脉络膜炎多见的病因。国外发病率高，占肉芽肿性葡萄膜炎的 16%～27%，我国也有典型病例报告。成年人弓形虫病性葡萄膜炎多是先天感染，生后发病。发病年龄为 11～40 岁。再发有多种机制，如寄生在视网膜内原虫包囊破裂增殖；对包囊内容物或组织破坏物的蛋白过敏或带病原体的细胞进入附近眼组织等。

（二）临床表现

1. 先天性弓形虫病

是由胎内感染，如果发生在妊娠早期，胎儿容易死亡或流产；发生在妊娠晚期可发生全身性疾病如新生儿黄疸、肝脾大、肺炎及贫血等。更常侵犯中枢神经系统出现各种神经症如脑水肿、脑钙化等。80%～90%病例伴有眼部病变视网膜脉络膜炎。也可能只有眼底病变，或出生后眼底正常，数年后发生改变。

眼底表现为限局性肉芽肿性坏死性视网膜脉络膜炎。多位于黄斑区或视乳头附近或沿大血管分布，病灶大小不同约为 1～5 PD，活动病灶呈青白色或灰黄色，伴有视网膜水肿和出血。再发病灶常在陈旧病灶附近，形成所谓卫星状病灶。玻璃体有点状灰白色混浊，病灶附近更致密。常有视网膜血管炎或节段性视网膜动脉周围炎和前葡萄膜炎，反应严重者可发生羊脂样 KP，虹膜后粘连。但只有虹膜炎没有后节病变者不宜诊为弓形虫病性葡萄膜炎。

2. 后天弓形虫病

后天感染是由于摄取猫粪内的卵囊或含有寄生虫未煮熟的肉。免疫功能良好者往往不出现症状。严重者出现发热、淋巴结肿大、肌痛、头痛等。后天者很少侵犯神经和眼。但近年来因广泛使用免疫抑制剂以及艾滋病患者增加，此种眼病也在增加，也表现为限局性视网膜脉络膜炎。

（三）诊断与鉴别诊断

1. 诊断

根据眼底病变的特点和血清学检查如间接免疫荧光抗体试验、染色试验、血凝试验以及皮肤试验等。

2. 鉴别诊断

（1）脉络膜结核瘤：黄白色大片病灶，但 OT 试验为阳性，弓形虫血清检查为阴性。

（2）巨细胞病毒感染：也易发生于免疫功能低下者，特别是艾滋病患者，眼底表现为黄白色限局性视网膜坏死，附近视网膜血管有白鞘，陈旧病变有色素增生。根据补体结合试验和患者的体液、尿液检查等与弓形虫病区别。

（四）治疗

主要是抗弓形虫治疗，如果中心视力明显受累，可用乙胺嘧啶，开始每日 75 mg，2 天后每日 25 mg 并联合用三磺，首量每次 2g，以后改为每次 1 g，每日 4 次，共用 4 周。每周查白细胞和血小板，若两者下降，则服叶酸 5 mg，每日 3 次或每周肌注叶酸 2 次，每次 1 mL。也可口服乙酰螺旋霉素 300 mg，每日 4 次，并联合用三磺，6 周为一疗程。炎症反应强烈时在抗弓形虫治疗 2 周后，可加用泼尼松 60 mg，每日晨 1 次，一周后改为隔日晨 60 mg，根据病情减量。

第三节 非感染性葡萄膜炎

此类葡萄膜炎没有显示感染因素，但多有免疫异常表现，有些常伴有全身性疾病，主要者如下：

一、Fuchs 虹膜异色性虹膜睫状体炎

Fuchs 虹膜异色虹膜睫状体炎（Fuchs heterochronic iridocyclitis，FHI）临床上并非少见，占葡萄膜炎 3%～11%。Fuchs（1906）首先提出本病的特点是虹膜异色、白色 KP 和并发性白内障。

（一）病因和发病机制

原因不明。近年来根据免疫学和组织病理学的研究多认为本病是一种免疫性炎症反应，病理表现为单核细胞浸润，其中浆细胞较多，并发现患者血清和前房水内有免疫复合物。表明在虹膜血管壁上有免疫复合物沉着。可能因此引起虹膜实质小血管血栓、闭塞而发生新生血管以及一切临床表现，荧光虹膜血管造影也证实。

（二）临床表现

本病多发生于青壮年，男性多于女性，多单眼发病。无自觉症状，病程缓慢，很多患者在出现白内障、视力减退时才发现有病。表现如下：

（1）睫状充血很轻或无。KP为灰白中等大小、圆形、无色素，边界清楚，不融合，多遍布全角膜后壁，有时有角膜水肿。

（2）轻度前房内光和浮游物，前房角是开放的，但组织结构不清，常有放射状和环形细小血管，这可能是发生青光眼的原因。当前房穿刺时常引起穿刺部位的对侧有细条状出血流向前房，形成小的前房出血，数小时内吸收，称此为Amsler征是本病的特点。这是由于穿刺时前房压力突变使对侧脆弱的小血管受压而破裂。

（3）患眼虹膜色浅，是由于虹膜实质萎缩，色素减少；虹膜后面色素斑状消失呈蛀状或筛样改变，虹膜萎缩，表面可见细小血管。瞳孔缘色素层缺损或完全消失，从不发生虹膜后粘连。瞳孔可变大或形不整，对光反应迟钝，这是由于瞳括约肌萎缩所致。

（4）本病90％患者发生并发性白内障，是由后囊下开始混浊，发展迅速，很快成熟，手术摘除不困难，但有时发生并发症，如出血性青光眼，虹膜前粘连等。前玻璃体有少量尘埃状混浊。

（5）20％～50％患者发生青光眼为开角型，治疗困难。是由于小梁硬化、小梁内腔闭锁以及房角纤维血管膜形成所致。青光眼常是间歇性或亚急性以后变为慢性。青光眼有时发生于白内障手术后。这可能是由于排水管已不正常，再加上手术影响而加剧。药物治疗无效时可考虑滤过手术治疗。

（三）诊断与鉴别诊断

1. 诊断

主要根据临床表现。

2. 鉴别诊断

（1）慢性虹膜睫状体炎：有弥漫性虹膜萎缩，但KP有色素，易发生虹膜后粘连。

（2）单纯性虹膜异色症：为虹膜发育异常的遗传性改变，无炎症表现。

（3）继发性虹膜异色：是由于其他眼病如虹膜炎症引起的虹膜萎缩，血管新生；弥漫性虹膜肿瘤等所引起的一眼虹膜组织变色。

（4）神经性虹膜异色症：这是由于交感神经疾病所引起的虹膜色素脱失，动物实验证明颈上交感神经节切除可引起虹膜异色，但无炎症表现。

（四）治疗

无特殊疗法，皮质激素治疗不能改变疾病过程。重要的是及时发现青光眼及时治疗；白内障成熟后手术摘除，预后良好。也可以做人工晶状体植入手术。

二、晶状体诱发性葡萄膜炎

本病多发生于白内障囊外摘除或晶状体损伤以后，并常见于过熟期白内障。此类疾病以往分为三类，即晶状体过敏性眼内炎（phacoanaphylactic endophthalmitis），晶状体毒性葡萄膜炎（phacotoxic uveitis）和晶状体溶解性青光眼（phacolytic glaucoma）。实际晶状体毒性葡萄膜炎是晶状体过敏性眼内炎的轻型，现称为晶状体性葡萄膜炎（phacogenic uveitis），三者总称为晶状体诱发性葡萄膜炎（lens-induced uveitis）。

（一）病因和发病机制

晶状体有可溶性蛋白和非可溶性蛋白，前者占总蛋白的 90％，可溶性蛋白主要有 α、β、γ，α 抗原性最强，是诱发本病的重要抗原。正常人对房水内少量晶状体蛋白有耐受性，当大量晶状体蛋白进入房水内，耐受性被破坏，T 细胞对 B 细胞的抑制作用减少，而使 B 细胞产生抗晶状体蛋白抗体增加。大量抗体与晶状体蛋白抗原结合，在补体参与下形成免疫复合物，往往沉着于葡萄膜血管而引起 Arthus 型炎症反应。现已证明实验性晶状体诱发性眼内炎与人晶状体过敏性眼内炎相似，并证明实验性晶状体眼内炎可以血清被动转移；荧光免疫法证明受损伤的晶状体内有 IgA 和 C3，并且用眼镜蛇毒因子（cobra venon factor）减少 C3 可防止发生实验性晶状体性葡萄膜炎，更进一步证明本病是免疫复合物型自身免疫性疾病。本病炎症轻重不同，有不同的组织病理改变，主要有三种类型。

1. 晶状体过敏性眼内炎

当疾病晚期在晶状体附近形成肉芽肿，表现为四种炎症反应环围绕晶状体皮质：最靠近晶状体皮质有一肉芽肿性反应带，含有大单核细胞，有类上皮细胞、多核巨细胞和巨细胞；在此环的外边是一纤维血管带；其次是浆细胞环；最外层是淋巴细胞围绕。其附近的虹膜和睫状体表现为非肉芽肿性炎症。

2. 巨噬细胞反应

此型最为多见，可发生于所有晶状体损伤的病例。其特点是巨噬细胞集聚在晶状体囊皮破溃部位，常见有异物型的巨细胞。虹膜和睫状体前部有淋巴细胞、浆细胞和巨噬细胞轻度浸润。

3. 肉芽肿性晶状体性葡萄膜炎

在葡萄膜组织内有肉芽肿性炎症。

晶状体溶解性青光眼是由晶状体皮质溶解所引起的继发性开角型青光眼，常伴发于晶状体过敏性眼内炎，多见于过熟性白内障。晶状体皮质漏入前房引起巨噬细胞反应，吞噬渗漏到前房的晶状体皮质或 Morgangnian 液体而变膨胀，这些细胞加上晶状体碎屑阻塞小梁网而引起眼压升高。

（二）临床表现

1. 晶状体过敏性眼内炎

此型是免疫复合物 Arthus 型引起的炎症反应，临床症状明显，眼痛、视力高度减退，甚至光感不确定。眼睑、结膜、角膜水肿，羊脂样 KP，前房水混浊，可有前房积脓，广泛虹膜后粘连，往往发生青光眼，如不及时手术摘除晶状体，最终导致眼球萎缩。

2. 晶状体性葡萄膜炎

此型相当于晶状体毒性葡萄膜炎，有很多名称，如晶状体抗原性葡萄膜炎（phacoantigenic uveitis）、巨细胞反应（macrophage reaction）。发生于外伤或晶状体囊外摘除 2 小时～2 周以后；可发生于各种白内障，此型最为多见，多表现为轻度非肉芽肿性前葡萄膜炎。①自发性晶状体性前葡萄膜炎：本病无明显发病原因，无外伤史，但发病前都有晶状体混浊，包括并发性白内障。炎症为慢性，轻度充血或不充血，细小 KP，前房闪光弱阳性，白内障摘除后炎症消失；②白内障摘除术后晶状体性前葡萄膜炎：一般在术后 2～3 天出现 KP，数量不多，随着残留晶状体皮质的吸收，炎症逐渐消失；③外伤性晶状体前葡萄膜炎：多为轻度炎症。

3. 晶状体溶解性青光眼

常发生于过熟期白内障或行过针拨术的手术眼。多为急性发作，眼压突然升高。明显睫状充血，角膜水肿，房水闪光阳性，轻度炎症反应，房角开放，有时前房有雪花状小白点漂浮，角膜后壁、前房角、虹膜及晶状体表面有小白点或者有彩色反光小点。这是含有蛋白颗粒的吞噬细胞。瞳孔轻度或中等开大，虹膜无后粘连，对光反应迟钝。

（三）诊断与鉴别诊断

1. 诊断

主要根据病史和临床表现。在前房穿刺时，可见房水内嗜酸性粒细胞增多，占炎症细胞的 30％以上。晶状体溶解性青光眼的房水内含有吞噬晶状体皮质的巨噬细胞。关于晶状体蛋白的皮试意义不大，正常人也可阳性。

2. 鉴别诊断

（1）伤后晶状体性葡萄膜炎的鉴别诊断：

①交感性眼炎：当外伤眼的对侧眼有白内障发生晶状体性葡萄膜炎需与交感性眼炎区别，后者为全葡萄膜炎，当非外伤眼发炎时外伤眼也明显发炎，如果对侧眼是晶状体性葡萄膜炎，外伤眼是无炎症表现。

②术后或伤后感染：发病急，刺激症状突然加重，前房炎症反应明显。

（2）晶状体溶解性青光眼的鉴别诊断：

①急性闭角型青光眼：虽有白内障但有色素性 KP，前房浅，房角关闭，瞳孔开大；

②白内障肿胀期青光眼：前房浅，无炎症。

（四）治疗

为预防晶状体诱发性葡萄膜炎，成熟的白内障应及时摘除，以免后患；提高手术技术尽力不遗留晶状体皮质。一旦确认为本病尽早摘除白内障或残留皮质；如果晶状体已大部分摘除，可保守对症治疗。按一般葡萄膜炎治疗，并用皮质激素。溶解性青光眼在控制眼压后立刻做晶状体摘除，即使光感不确定也当手术。

三、交感性眼炎

交感性眼炎（sympathetic ophthalmia）是眼球穿通伤后引起的双眼弥漫性非坏死性肉芽肿性葡萄膜炎。受伤眼称刺激眼，未受伤眼称交感眼。病情严重未及时进行有效的治疗，会导致双眼失明。

（一）病因和发病机制

本病多发生于眼球穿通伤和内眼手术后，外伤多于内眼手术，手术中以白内障手术更为多见，特别是伤口愈合不良或伤口有组织嵌顿以及眼内有异物者更易发生。另外角膜溃疡穿孔、化学烧伤以及眼内坏死性肿瘤都可发生交感性眼炎。外伤和交感性眼炎发生的时间间隔最短者 9 天，最长者 60 年。65％发生在受伤后 2 个月以内，90％发生在 1 年以内，最危险的时间是受伤后 4～8 周。早期摘除失明的外伤眼可防止健眼发病。

发病机制不明。现认为其发病与免疫因素有关。病毒在激惹免疫方面可能起佐剂作用。

眼球穿通伤提供眼内抗原到达局部淋巴结（结膜）的机会，使眼内组织抗原能接触淋巴系统而引起自身免疫反应。实验证明交感性眼炎患者对眼组织抗原特别是 S-抗原的细胞免疫反应为阳性。近年来特别强调色素细胞抗原的重要性。并发现本病患者 HLA-A11 阳性率高；有 HLA-A11 者比无 HLA-A11 者外伤后发生交感性眼炎的危险性更大。并发现 HLA-DR 阳性率也高于正常组。

组织病理表现为双眼全葡萄膜组织浸润。开始以色素细胞为中心淋巴细胞为主的细胞浸润，首先发生在静脉壁，以后出现以类上皮细胞、巨细胞、浆细胞为中心，周围为淋巴细胞的结节形成非坏死性慢性肉芽肿性病变，并可在视网膜色素上皮和玻璃膜之间形成类上皮细胞和淋巴细胞团呈限局性结节状小突起称为 Dalen-Fuchs 结节。晚期色素细胞脱失形成晚霞样眼底。

（二）临床表现

1. 刺激眼的临床表现

眼球穿通伤后未能迅速恢复正常，而持续有慢性炎症并有刺激症状，逐渐加重，出现羊脂 KP、房水混浊、虹膜发暗有结节，这时详细检查健眼，往往有炎症表现。

2. 交感眼的临床表现

最初自觉症状轻，往往先出现调节近点延长，晶状体后间隙出现炎症反应。炎症明显时才有轻度睫状充血、细小 KP 和房水混浊。随着病情的进展出现成形性虹膜睫状体炎。炎症状加重，虹膜变厚、色暗、纹理不清，可见羊脂状 KP 和虹膜结节，虹膜后粘连，病情发展可发生各种严重并发症。有时病变先由后部开始，眼底周边部有黄白点，如同玻璃疣样改变，是相当于 Dalen-Fuchs 结节的病变，并有色素紊乱或先出现视乳头充血水肿及视神经炎。有时视网膜下水肿，尤其黄斑部，严重者可引起视网膜脱离，炎症并向前发展，可发生严重的虹膜睫状体炎。

少数病例发生全身症状，如白发、白眉、白癜风，以及脑膜刺激症状和听力障碍。

（三）诊断与鉴别诊断

1. 诊断

（1）临床诊断：有眼球穿通伤或内眼手术史及双眼炎症反应。

（2）病理诊断：把完全失明眼球摘除不仅可预防交感性眼炎的发生，并可做病理组织学检查，进一步确诊。

2. 鉴别诊断

（1）交感性刺激（sympatheticirriation）：为一眼有外伤，另一眼有刺激症状，如畏光、流泪、眼睑痉挛等。排除原发刺激，交感刺激即消失。

（2）晶状体性葡萄膜炎：双眼白内障，一眼手术后另眼发生炎症反应，其鉴别是手术眼无炎症。

（3）与 VKH 临床症状状相似，但无眼外伤史。

（四）治疗

1. 外伤眼处理

眼外伤后应积极治疗，使其早日治愈。如视力已完全丧失应早期摘除。如已发生交感性眼炎，对无视力的刺激眼也应摘除。如尚有恢复视力的可能应积极抢救双眼。

2. 交感性眼炎的治疗

按一般葡萄膜炎治疗和广谱抗生素。全身应用大量激素，每早口服泼尼松 60～100 mg，根据病情逐渐减药改为隔日给药法。炎症消退后应继续用维持量数月。激素治疗无效或不能继续应用者可用免疫抑制剂如环磷酰胺或瘤可宁等。

四、中间葡萄膜炎

中间葡萄膜炎（intermediate uveitis）又称周边葡萄膜炎（periuveitis）或平坦炎（parsplanitis）。主要侵犯睫状体的平坦部和眼底周边，常伴有视网膜血管炎，可引起各种并发症，严重影响视力，为比较常见的慢性葡萄膜炎。在我国占特殊类型葡萄膜炎的第三位，在美国加州占第一位。

（一）病因和发病机制

原因不明。可能与免疫因素有关。如本病患者对链球菌和常见的病毒有超敏反应；本病可伴发于多发硬化症患者，抗神经节糖苷抗体增加，并发现本病患者 60％以上循环免疫复合物增加，其程度与疾病活动一致。因此，认为睫状体与肾小球一样容易发生免疫复合物疾病。

炎症主要在睫状体和血管周围，表现为视网膜静脉炎和静脉周围炎和玻璃体底部有纤维胶质增生。视网膜静脉、毛细血管和小动脉功能不良也可解释本病常发生视网膜水肿和视乳头水肿。

（二）临床表现

多为双眼，不分性别，好发于青壮年。早期症状轻，多主诉眼前有黑点，有时眼球酸痛，视力疲劳。视力减退是由于玻璃体混浊、黄斑水肿以及并发性白内障。

1. 眼部表现

（1）眼前部改变：一般球结膜不充血，无 KP 或少量中、小 KP，也可有羊脂状 KP，仅有少许浮游物，闪光弱阳性，但晶状体后间隙闪光和浮游物明显。前房角有胶样灰色、灰黄色渗出，有时前节正常，也可见这种改变，因此，容易发生虹膜前粘连。虹膜一般没有改变，但常有并发性白内障。

（2）眼底改变：

视网膜周边部有两种渗出：一为弥漫型较多见，早期锯齿缘附近有小渗出以后可见于平坦部和眼底周边部，这种软性小渗出瘢痕化以后形成有色素的小病灶；另一种为限局性病灶，为大片渗出多在眼底下方形成雪堤状，常有新生血管。并伴有周边部视网膜血管炎和静脉周围炎、静脉迂曲扩张或变细或伴白线；严重者病变由周边部向后极部扩展，引起进行性血管闭锁，并常有黄斑部和视乳头水肿，玻璃体明显混浊，活动期呈尘埃状；晚期形成索条状或膜状在玻璃体前周边部明显，呈雪球状者多位于下方周边部的视网膜前。

2. 临床类型

（1）根据炎症表现分为弥漫性和限局性，前者为最多见，预后良好。

（2）根据炎症程度分为三种：

①轻型：无 KP，轻度或无房水闪光和细胞，晶状体后间隙和前玻璃体有少许浮游物；②中度型：往往无 KP，房水闪光阳性，少许浮游细胞，晶状体后间隙和前玻璃体有明显浮游物，眼底后极中等度水肿，平坦部下方有渗出物；③严重型：有少量或中度灰白色 KP 或

少量羊脂状 KP，轻度或中等度房水闪光和浮游物，周边部血管改变，并可有限局性雪堤状渗出。

（3）根据临床最后过程有五种改变：

①良性型：预后良好，数月后周边部渗出消失，仅遗留少许小萎缩斑或少许虹膜前粘连；②继发性脉络膜和（或）视网膜脱离型：由于渗出引起周边部脉络膜脱离或伴有视网膜脱离，皮质激素治疗有效，炎症消退视网膜复位；③睫状膜形成型：为恶性进行性病变。在锯齿缘有大量灰黄色渗出，数月后在渗出膜内有来自睫状体的新生血管，逐渐进展，侵入晶状体赤道部及其后部形成睫状膜，牵引视网膜脱离或引起晶状体虹膜隔前移，使房角关闭而引起继发性青光眼；④视网膜血管进行性闭锁型：视网膜血管炎由周边部开始向视乳头进展，静脉周围鞘非常致密以致看不见血柱。晚期小动脉闭塞，出现视神经萎缩，视力逐渐丧失；⑤慢性迁延型：周边部病灶此起彼伏，长期不愈，玻璃体形成大量机化膜，最后引起严重并发症，高度影响视力，甚至失明。

（三）诊断与鉴别诊断

1. 诊断

患者常主诉眼前有黑点，前节炎症轻，但晶状体后间隙和前玻璃体混浊明显。三面镜检查可见周边部和平坦部病变。

2. 鉴别诊断

（1）前葡萄膜炎：自觉症状和前部炎症明显。

（2）Kirisawa 型葡萄膜炎：周边部也可有大片渗出，但发病急，玻璃体混浊明显。

（3）结节病：也可表现为慢性中间葡萄膜炎伴有视网膜血管炎，但有全身特殊改变。

（4）Behcet 病：早期表现周边部视网膜血管炎和玻璃体混浊，但常有特殊的黏膜、皮肤改变。

（四）治疗

大部分病例是良性过程，不需要特殊治疗。病情稍重或黄斑水肿者可每周或隔周球旁注射泼尼松龙；少数严重病例可隔日口服泼尼松，但不宜长期应用，对皮质激素治疗无效者可考虑用免疫抑制剂，也可进行光凝或冷凝疗法。

五、伴有关节炎的葡萄膜炎

多年来都认为前葡萄膜炎与风湿病性关节炎和结缔组织病有关。目前已明确二者不是因果关系，而是同一性质疾病与免疫有关。

（一）临床表现

1. 强直性脊柱炎（ankylosing spondilitis，AS）

是慢性进行性关节炎。主要侵犯骶髂关节和脊柱。25％患者可发生前葡萄膜炎，男性多于女性，青壮年发病。关节炎多发生于眼病以前。有家族史，伴有前葡萄膜炎的 AS 患者中 90％ HLA-B$_{27}$ 为阳性，HLD-DR$_4$ 阳性率也高。

临床上 50％患者无症状。主要症状有腰背疼，特别是早晨起床后腰背有强直感，重者腰椎前后运动受限，常引起脊柱变形。眼部常表现为复发性非肉芽肿性前葡萄膜炎。严重者有纤维素性渗出和前房积脓。虽然 3～6 周炎症消退，但反复发作可引起虹膜后粘连、继发性青光眼和并发性白内障等。

2. 青年类风湿性关节炎 （juvenile rheumatoid arthritis，JRA）

是儿童慢性进行性疾病，多发生于 16 岁以下，最多见于 2～4 岁，一般病程为 5～6 年，20％～40％患儿抗核抗体（ANA）是阳性。近年来发现本病患者 HLA-DR$_5$ 阳性高。

全身表现有三类型：

（1）急性毒性型（Still 病）：20％患者在发病前有高热，并伴有淋巴结和肝脾大。发病时轻微关节痛。此型很少发生前葡萄膜炎。

（2）多关节型：全身所见不多，多关节受累，以膝关节多见，腕关节和踝关节次之。此型 7％～14％可发生前葡萄膜炎。

（3）单关节或少关节型：常累及膝关节，其次是髋关节和足根。此型 78％～91％发生前葡萄膜炎，女孩比男孩多 4 倍。眼病主要有两型：一种为慢性非肉芽肿性前葡萄膜炎，多见于女孩伴有少关节型关节炎。刺激症状轻，眼不红不痛，常发生角膜带状混浊和并发性白内障。由于视力减退，才发现有眼病。另一种是急性非肉芽肿性前葡萄膜炎，多见于男孩，伴多关节型葡萄膜炎，某些患者 HLA-B$_{27}$ 阳性。

3. Reiter 综合征

本征包括非特异性尿道炎，多发性关节炎和急性结膜炎，并可发生前葡萄膜炎。HLA-B$_{27}$ 阳性率也高。一般先出现尿道炎，然后出现关节炎和眼病。尿道炎为黏液性或黏液脓性无菌性脓尿和血尿。关节炎多侵犯大关节。结膜炎有黏液脓性分泌物，结膜充血，乳头增生，可持续 2～6 周。8％～40％可发生前葡萄膜炎，为双眼非肉芽肿性炎症，严重者有大量纤维素性渗出和前房积脓。

4. 类风湿性关节炎 （rheumatoid arthritis，RA）

为最多见的慢性病。在患者血液和滑膜液内可发现抗 IgG 和 IgM 抗体，称为类风湿因子（RF），本病患者常伴有细胞免疫缺陷。本病女性发病高于男性，很少发生于儿童。全身症状有发热、体重减少等。多关节受累，多是对称性。首先侵犯末梢关节，特别是指骨小关节，最后骨关节变形。常引起风湿性心脏病。本病可侵犯结膜、角膜、巩膜、房水排出管以及葡萄膜炎。葡萄膜炎比巩膜炎少见，多表现为非肉芽肿性前葡萄膜炎。

5. 牛皮癣性关节炎 （psoriatic arthritis）

是慢性复发性皮肤病，在病变部位表现带有银灰色鳞屑的丘疹性病变。本病可伴有关节炎和前葡萄膜炎。在牛皮癣患者中很少有前葡萄膜炎，但伴有关节炎的牛皮癣患者发生前葡萄膜炎，表现为轻度或严重的急性炎症，并常伴有角膜缘内的周边角膜浸润和结膜炎。

6. 炎症性肠道性疾病

这包括溃疡性结肠炎和回肠结肠炎，两者都可发生关节炎和葡萄膜炎，往往伴有 HLA-B$_{27}$ 阳性，都有胃肠道症状。

（1）溃疡性结肠炎（ulcerative colitis）：为非特异性反复发作性肠炎，女性多于男性，20％以上患者有关节炎，为游走性单关节炎，也可发生骶髂关节炎和强直性脊柱炎。起病急、发热，每日排脓血便 10 余次。0.5％～12％发生双侧非肉芽肿性前葡萄膜炎，反复发作，伴有骶髂关节炎者更易发生前葡萄膜炎；伴有肠道症状和关节炎者多为慢性过程，反复再犯。

（2）肉芽肿性回肠结肠炎（granulomatous ileocelitis，Crohn 病）：本病是多灶性非干酪化的肉芽肿性慢性复发性肠炎。急性发作者颇似急性阑尾炎的腹痛；慢性者有腹痛、腹泻，逐渐肠栓塞症状。也可发生关节炎，多为强直性脊柱炎。大约 5% 有各种眼病，结膜炎、前葡萄膜炎最为多见。多为非肉芽肿性前葡萄膜炎，有急性和慢性过程。肠道疾病发作时前葡萄膜炎加重，也可发生脉络膜炎、视神经视网膜炎和视网膜血管炎。

（二）诊断与鉴别诊断

诊断根据临床表现如不同关节炎的表现皮肤和肠道症状，并结合化验检查如血沉、抗 "O" RF、ANA、CRP 和 X 线检查，特别注意膝关节和骶髂关节和四肢关节。因为关节炎往往先于葡萄膜炎，为了早期发现眼病，对关节炎患者特别是 JRA 应追踪观察，多发性关节炎应半年进行一次眼部检查；少关节炎患者发生葡萄膜炎的危险性更大，应 3 个月检查一次，并应随访 7 年以上。

（三）治疗

按前葡萄膜炎治疗，充分活动瞳孔，防止虹膜后粘连。儿童不宜长期用阿托品以防睫状肌麻痹而引起弱视。儿童慎用或不用阿司匹林以防引起副作用。一般可服用布洛芬并可请有关科室会诊，协助治疗。

六、Vogt-小柳-原田病

本病为双眼弥漫性渗出性葡萄膜炎，伴有毛发、皮肤改变和脑膜刺激症状，因而又称为葡萄膜脑膜炎。最初是 Vogt（1905）和 Koyanagi（小柳，1914）先后报道的，以前节炎症为主称 Vogt-Koyanagi 病（VK）。以后 Harada（原田，1929）报道类似的眼病，是以后节炎症为主，往往发生视网膜脱离，称为 Harada 病。二者总称为 Vogt-Koyanagi-Harada 综合征（VKH）或小柳-原田病。

（一）病因和发病机制

本病原因不明。根据临床急性发病，多伴有流感样症状，可能与病毒感染有关，但病毒培养为阴性。现认为本病是自身免疫性疾病，患者对眼组织抗原有细胞免疫和体液免疫反应，并发现患者血液内存在抗 S-抗原抗体和抗神经节糖苷抗体。近年来强调色素细胞的重要性，它既是抗原又是靶细胞，又发现本病患者 HLA-BW54 和 HLA-DR$_1$、DR$_2$ 比正常组高。因此，本病发病机制有各种因素，可能先有致病因子（病毒）作用于易感患者，引起非特异性前驱期症状；另一方面致病因子引起色素细胞抗原性改变，而发生自身免疫反应，出现全身性色素细胞受损害的各种表现。本病主要病变在葡萄膜和 RPE，伴有色素细胞的破坏。病理为慢性弥漫性肉芽肿性炎症。最后脉络膜纤维化，大中血管层血管数减少，RPE 色素广泛脱失、形成晚霞样眼底改变。

（二）临床表现

本病好发于青壮年，以 20～40 岁为多，男女无差别，多双眼发病。临床分为三期。

1. 前驱期

突然发病，多有感冒症状：头痛、头晕、耳鸣。严重者有脑膜刺激症状，脑脊液淋巴细胞和蛋白增加，因而易误诊为颅内疾病。头痛是本期的主要症状（58%～95%），也是早期诊断的指标。

2. 眼病期

前驱症状后 3～5 天出现眼症状，几乎双眼同时急性发病，视力高度减退。

（1）Vogt-Koyanagi（VK）病：以渗出性肉芽肿性虹膜睫状体炎为主，也伴有弥漫性脉络膜视网膜炎。前节炎症迅速发展，有大量渗出遮盖瞳孔区和虹膜后粘连，眼底看不清，视力高度减退，未及时治疗可引起各种并发症，如瞳孔锁闭、膜闭和继发性青光眼。

（2）Harada病：双眼视力突然减退，前节炎症轻，但眼底改变明显，起病时视乳头充血，其周围和黄斑部明显水肿，易误诊为视神经炎或中心性浆液性视网膜病变，逐渐全眼底水肿发灰，并表现为多灶性病变，相互融合形成限局性视网膜脱离，进而引起视网膜下方大片脱离。

3. 恢复期

眼部炎症逐渐消退，前节炎症易遗留虹膜后粘连；视网膜下液吸收，视网膜复位。眼底色素脱失，形成所谓晚霞样眼底，并有散在大小不等色素斑和色素脱失斑，视乳头周围往往有灰白色萎缩晕。

本病轻重程度不等，轻者为一过性炎症，虽有视网膜脱离，但无明显"晚霞样"眼病，称为顿挫型（abortivetype）；严重者半年以上炎症持续存在，称为迁延型，往往是由于治疗不当，例如皮质激素治疗开始晚或量不足或中途停药以致长期不愈，表现为肉芽肿性炎症，反复发作，发生严重并发症，甚至失明。脱发、白发和白癜风多发生在眼病开始后数周到数月，一般5～6个月恢复。

（三）诊断与鉴别诊断

1. 诊断

初期自觉症状有头痛、头晕、耳鸣，临床上表现为双眼弥漫性葡萄膜炎，前节发展为肉芽肿性炎症；后部视乳头、黄斑部水肿、多发性视网膜脱离斑，以及晚期的"晚霞样"眼底，并伴有毛发、皮肤等改变，常可作出诊断。

2. 鉴别诊断

（1）视神经炎或中心性浆液性视网膜脉络膜病变：晶状体后间隙检查可早期发现葡萄膜炎。

（2）急性后极部多发性鳞状色素上皮病变（acute posterior multifocal pigment epitheliopathy，APMPPE）：在后极部也有斑状病变，但早期荧光眼底血管造影两者有明显不同；而且VKH很快就出现葡萄膜炎的体征。

（四）治疗

本病自从应用皮质激素治疗以来，视力预后有很大改进。除局部应用以外，应早期全身给药，用量要足，早期用大量皮质激素时要快减，以后慢减，一个月内避免急剧减药，最后用维持量要长，不少于3～6个月。因长期用药应当用中效的泼尼松，一般每日80～100 mg每早7～8时一次顿服。根据病情减药后要改为隔日服药法。在减药过程中如有复发可加局部用药。病情严重者或皮质激素治疗开始的晚，用药时间要长，甚至需用药约一年以上，其他治疗同一般葡萄膜炎。

七、Behcet 病

本病为慢性多系统损害的疾病，Behcet（1937）首先提出本病的四大特点，即复发性口腔溃疡、阴部溃疡、皮肤改变和葡萄膜炎。葡萄膜炎反复发作可导致多数患者失明。

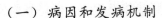

（一）病因和发病机制

原因不明。中东和日本多发，在我国占特殊性葡萄膜炎的第四位。主要病理改变是闭塞性血管炎，现已证明是由免疫复合物 Arthus 反应所致。其他如纤维蛋白溶解系统功能低下高凝状态，中性白细胞的功能异常，活性氧亢进，中毒因素以及遗传因素（HLA-B$_5$、HLA-B$_{51}$、HLKA-DR$_5$ 检出率高）都可能与之有关。

（二）临床表现

1. 全身表现

常有早期前驱症状，如低热、食欲不振、反复咽喉炎等。逐渐出现以下改变。

（1）口腔溃疡：为最多见，常侵犯口唇、齿龈、舌和颊部黏膜。初起发红，轻度隆起1～2天后形成灰白色溃疡，2～12 mm，7～10天消失，不遗留瘢痕。

（2）外阴部溃疡：男性比女性多发。

（3）皮肤改变：常见者有结节性红斑、皮疹、毛囊炎，以及皮肤针刺反应。

（4）血管炎：大、中、小血管都被侵犯，特别是静脉、浅层血栓性静脉炎最为多见。

（5）关节炎：为多发性关节炎，多侵犯下肢。

（6）消化道症状：严重者胃黏膜溃疡。

（7）神经精神症状：可出现中枢神经和脑膜刺激症状，有时有记忆力减退和性格改变等。

2. 眼部表现

本病70%～80%发生葡萄膜炎，男性多于女性，20～40岁发病较多。双眼反复发作平均间隔1～2个月，短者一周，长者2年，病程较长，可达10～20年，多致失明。眼病有三种类型。

（1）前葡萄膜炎：仅前节炎症，多次反复，表现为急性渗出性虹膜睫状体炎，有较多细小 KP，往往出现前房积脓，其特点是出现的快，消失也快。反复发作发生各种并发症。

（2）玻璃体炎型：是以玻璃体混浊为主的反复性炎症。此型是以睫状体炎为主，并可见视网膜静脉扩张，视网膜水肿，但无出血和渗出。

（3）眼底病型：为严重类型，大多数病例前后节都有炎症和玻璃体混浊。病变过程如下：

1）早期改变：是以视网膜血管炎为主，静脉扩张，在其附近往往有毛刷样出血；动脉变细，有的血管闭塞成白线；小静脉、毛细血管的通透性增强而引起后极部视网膜弥漫性水肿混浊，甚至仅有轻度前节炎症也有视网膜血管炎。

2）晚期改变：可发生视网膜血管分支阻塞，视网膜有大片出血和渗出，甚至发生新生血管伸向玻璃体而引起玻璃体出血。小动脉闭塞性血管炎引起缺血性病变，导致视网膜浅层坏死，呈灰白色的视网膜栓塞（retinal infarction）。疾病反复发作，视网膜脉络膜变性，发生持续性水肿混浊；黄斑部水肿囊样变性常发生板层裂孔。由于血管周围继发性纤维增生也可引起视网膜脱离。视神经乳头充血，边界不清，当视网膜血液供给进行性丧失，视网膜神经纤维层萎缩可导致视乳头萎缩，色变浅；或者视乳头血管闭塞由于缺血而发生急剧性视力丧失，最后发生视神经萎缩。

（三）诊断与鉴别诊断

1. 诊断

根据主要和次要改变分为两型。主要改变为反复性口腔溃疡、阴部溃疡、皮肤病和葡萄膜炎。次要改变有关节炎、胃肠道疾病、附睾炎、血管炎及神经系统疾病。在疾病过程中四种主要改变都出现称为完全型；不完全型是指疾病过程中有三个主要改变或典型眼部改变如前房积脓或典型视网膜血管炎，再加一种主要改变如反复性口腔溃疡。不能诊为不完全型者称为可疑型。皮肤针刺反应很有诊断价值。

2. 鉴别诊断

(1) 伴有视网膜血管炎的葡萄膜炎：如结节病性葡萄膜炎多为视网膜静脉周围炎，有其特殊的全身改变，但无黏膜和皮肤改变。又如多发性出血性视网膜血管炎，表现为轻度前葡萄膜炎，双眼发病为多发性视网膜血管炎，视网膜毛细血管无灌注，玻璃体炎，原因不明，皮质激素治疗有效。

(2) 伴有前房积脓性前葡萄膜炎：如强直性脊柱炎、Reiter 病虽有关节炎和前房积脓，但后节正常，也无黏膜和皮肤改变。

（四）治疗

同一般葡萄膜炎，注意散瞳。前节炎症可局部点眼或结膜下注射皮质激素；后节炎症在发作时可球旁注射，以缓解急性炎症。本病不宜全身应用皮质激素。主要用免疫抑制剂如瘤可宁或环磷酰胺。一般先用秋水仙碱，每次 0.5 mg 每日 2 次，副作用少。如果无效，首选瘤可宁，这是治疗本病最有效、毒性最小的免疫抑制剂，每日 0.1～0.2 mg/kg，根据病情逐渐减量至每日 2 mg，用药约 1 年。严重病例各种药物治疗无效者可口服环孢霉素 A，每日 3～5 mg/kg，分 2 次服用，因对肝肾副作用大应慎用。以上药物都有副作用，用药前要说明可能发生的副作用并取得患者或家属同意而且无全身禁忌证者方可用药。治疗过程中应每周检查白细胞和血小板。用环孢霉素 A 要检查肝肾功能及血清蛋白电泳。其他药物有血管扩张剂、抗凝剂、消炎痛及维生素 C、维生素 E 等。中药以清热解毒、凉血祛瘀为主。

八、结节病性葡萄膜炎

结节病 (sarcoidosis) 是侵犯多器官的肉芽肿性疾病。主要侵犯肺和末梢淋巴结，25% 有眼部病变，最多见者是葡萄膜炎，也有缺乏全身病的眼结节病，黑人比白人多见。

（一）病因和发病机制

本病原因不明，但有免疫异常表现：T 细胞功能低下，B 细胞活力增强，抗体产生活跃，免疫球蛋白升高，并发现循环免疫复合物增加。Kveim 试验阳性。这是由活动性结节病患者的淋巴结或脾提取的浸出液作为抗原皮内注射，产生结节病样组织病变者为阳性反应。组织病理表现为非干酪化肉芽肿性炎症，在巨噬细胞胞浆内可有嗜酸性小体。

（二）临床表现

本病发展缓慢，多发生于 30～40 岁，女性较多。

1. 全身改变

最多见者是双侧肺门淋巴结肿大，早期约半数无症状但在 X 线片上可见改变；严重者有肺实质病变。最多见的症状有咳嗽，有少量黏痰；体重减轻，有时乏力、发热、食欲减退；当发展为肺纤维化时有活动后的气急、发绀，也可发生咳血。其次是末梢淋巴结肿大，皮肤结节性红斑，也可侵犯神经系统、肝、脾、肾、胃肠等出现相应的各种症状。

2. 眼部改变

在眼病中以葡萄膜炎为多见。

(1) 急性前葡萄膜炎：多为双侧，为非特异性炎症，突然发病，眼痛视力减退，症状明显可能有中等度发热，常伴有结节性红斑。

(2) 慢性前葡萄膜炎：为最多见，病程缓慢，自觉症状不明显，有羊脂 KP、Koeppe 结节，有时虹膜，有多发结节，比结核者为大，更富于血管呈粉红色；大的虹膜肉芽肿性结节易误诊为虹膜肿物。结节常自发消退或玻璃样变。严重病例发生虹膜后粘连、继发青光眼和并发性白内障。这种慢性葡萄膜炎常伴有肺纤维化。

(3) 慢性睫状体炎或周边葡萄膜炎：睫状体平坦部有渗出并可进入玻璃体和周边部视网膜；周边部小血管变细或伴白线。房角也可出现结节病性肉芽肿。

(4) 脉络膜视网膜炎：眼底有灰黄色、灰白色渗出，多为圆形、略圆形，数目不一，大小不等，多位于后极部，沿血管分布，有的位于血管周围所谓蜡滴状渗出。这种渗出可完全吸收；但深在于色素上皮下的小渗出为肉芽肿性愈后遗留小萎缩斑。常伴有视网膜血管炎，特别是视网膜静脉周围炎是本病的特征之一。玻璃体有尘埃状、串珠样或雪球状混浊。可发生视乳头水肿和视神经炎。眼底的病变组成以前葡萄膜炎、视网膜静脉周围炎和视网膜脉络膜渗出为最多见。此外，眼睑、泪腺、结膜、巩膜、视神经均可发生结节病的肉芽肿，并可发生干燥性角膜炎。唾液腺和泪腺肿大表现为 Mikulicz 综合征或葡萄膜炎伴有耳下腺肿大和颜面神经麻痹称为 Heerfordt 综合征。

（三）诊断与鉴别诊断

1. 诊断

可根据临床表现和活体病理检查；Kveim 试验 80% 为阳性；血管紧张素转化酶，[67]镓同位素扫描都有诊断价值。其他如碱性磷酸酶、血沉、血清蛋白电泳、A/G 比值、OT 试验等可供参考。

2. 鉴别诊断

应与结核性葡萄膜炎、中间葡萄膜炎和 Behcet 病鉴别，可各根据其特点区别。

（四）治疗

皮质激素对本病治疗有效，轻型前葡萄膜炎可局部应用；如果眼部炎症严重或有全身病者，可考虑全身应用泼尼松，每晨 30～60 mg。

九、匐行性脉络膜炎

匐行性脉络膜炎（serpiginous choroiditis）是眼底后极部脉络膜毛细血管-视网膜色素上皮的慢性缺血性疾病，病变呈匐行性进展，因而得名。原因不明。荧光眼底血管造影证实病变区视网膜色素上皮和脉络膜毛细血管丧失。脉络膜大血管正常，说明是局部缺血性病变。

（一）临床表现

本病好发于 30～50 岁的中年人，活动期有轻度前节炎症。病变好发于后极部，为多发、边界不清的灰色或黄白色不规则病灶，各病灶可相互融合，再发病变紧靠近陈旧病灶，有黄白色进行性边缘，并向病灶周围正常视网膜下深层组织侵犯，呈匐行性进展。当病灶逐渐吸收，遗留脱色素和色素增生，形成不规则的萎缩斑，在其边缘部呈舌状、指状、伪足状特有的地图状脉络膜萎缩。故又称地图状脉络膜炎，在病灶广泛时有视网膜血管炎和玻璃体混浊以及视网膜下新生血管。

（二）诊断与鉴别诊断

1. 诊断

主要根据临床表现和荧光眼底血管造影。活动期病变在造影早期呈大片低荧光，但其边缘部进行缘为高荧光，呈中黑外亮的大片低荧光区；在造影晚期由于病变区的组织染色和荧光积存而显高荧光。瘢痕期病变造影显示脉络膜毛细血管和视网膜色素上皮的消失，出现不规则的荧光暗斑。

2. 鉴别诊断

主要与两种疾病鉴别，即急性多发性缺血性脉络膜病变（APMPPE）和地图样脉络膜病变（geographical choroidopathy）。两者同是脉络膜缺血性病变，但没有匐行性进行边缘。后者多发生于老年人，病变发展缓慢，病程可达数年之久。匐行性脉络膜炎与此病很难鉴别，需要长时间观察，而且易将两者视为同一疾病，重点是匐行性脉络膜炎有炎症表现。

（三）治疗

无特殊疗法。可试用皮质激素和血管扩张剂。对视网膜下新生血管可光凝治疗。

第四节　葡萄膜囊肿和肿瘤

一、虹膜囊肿

（一）概述

虹膜囊肿是少见的单眼病变，可分为原发性和继发性两类。原发性虹膜囊肿可发生于虹膜色素上皮层或基质层。继发性虹膜囊肿可因内眼手术、眼外伤、长期滴用缩瞳剂后、炎症渗出和寄生虫感染等原因所引起。

（二）临床表现

1. 原发性

一般为静止，无症状。发生于色素上皮的虹膜囊肿为深棕色、圆形或椭圆形囊样小体，透照试验阳性。它可位于瞳孔缘、虹膜中周部或虹膜周边部。发生于基质层的虹膜囊肿见于儿童，囊肿的前壁清晰，包含液体。

2. 继发性

发生于手术后和外伤后的虹膜囊肿包含液体，囊肿前壁清楚。囊肿常增大，可导致前葡萄膜炎和继发性青光眼。

3. 炎症渗出性和寄生虫性虹膜囊肿

可伴有前房炎症反应。

4. 囊肿膨出

若囊肿向后房膨出，则经瞳孔区可见到虹膜后方黑色隆起团块。

（三）诊断

（1）根据虹膜改变的形态，可以诊断。

（2）超声及活体超声生物显微镜，有助于确诊。

（四）鉴别诊断

虹膜黑色素瘤：超声检查有助于鉴别诊断。

（五）治疗

（1）对于无症状或较小的虹膜囊肿，应密切观察。

（2）对于炎症渗出性虹膜囊肿，可给予糖皮质激素治疗。

（3）采用激光光凝治疗。

（4）手术治疗：尽可能彻底切除，以免复发。

二、脉络膜血管瘤

（一）概述

脉络膜血管瘤是 Sturge-weber 综合征的眼底表现，是母斑病中的一种。它是在先天血管发育不良的基础上发展起来的一种良性肿瘤。可孤立地出现于眼底后极部，或弥漫地侵入大部分脉络膜。

（二）临床表现

1. 症状

眼前有黑影、视力减退、视物变小变形。随着病程进展，视力与视野不断恶化，最终失明。

2. 眼底所见

（1）多位于眼底后极部，邻近视神经乳头或黄斑区，为杏黄色或橘红色、圆形或近似球形的隆起，表面可有色素沉着。

（2）后照法透红光。大多伴有不同程度的浆液性视网膜脱离。

（3）视网膜呈微囊样变性。视网膜血管细窄，甚至发生视网膜和视神经萎缩。

3. 荧光素眼底血管造影

视网膜动脉充盈前期出现似脉络膜血管形态的强荧光，渗漏迅速，融合扩大，出现浓密的强荧光，其间有更高的荧光亮点，持续至晚期不退。肿瘤表面及边缘处色素的增生，遮挡荧光或为低荧光纹或斑点，有时可见视网膜毛细血管扩张。

4. 超声检查

A 超表现为内反射强，波峰与波峰的间隔和高度相似，波谷与波谷的间隔和高度也相似，排列均匀。B 超显示扁平隆起的病灶，常伴有浆液性视网膜脱离。

5. 视野

由于肿瘤压迫血管，可出现视神经缺血的视野改变。长期视网膜下积液，亦导致视野相应缩窄。

（三）诊断

（1）根据眼底所见，可以诊断。

（2）荧光素眼底血管造影、超声扫描有助于诊断。

（四）鉴别诊断

1. 无色素性脉络膜黑色素瘤

甚少见，眼底表现为黄色隆起，边缘更为清楚。超声检查显示为实性低回声。荧光素眼底血管造影显示早期无荧光，动静脉期呈斑驳状荧光，并持续至晚期。

2. 脉络膜黑色素瘤

眼底表现为灰色或灰棕色肿物，后照法检查不透红光。荧光素眼底血管造影早期呈边界清楚的暗区，肿瘤表面血管呈迂曲不规则状，其背景仍为弱荧光，动静脉期肿瘤呈斑驳状强荧光，外围一圈强荧光。脉络膜血管瘤动脉早期开始即呈现布满浓密多叶状的高荧光斑，且持续至晚期不退。

3. 脉络膜转移癌

眼底表现为灰白或黄色、圆形或卵圆形隆起的肿物。荧光素眼底血管造影早期荧光不易被发现，有弱荧光的暗区。晚期出现斑驳状荧光，不如脉络膜血管瘤的荧光那样迅速、密集而满布全肿瘤。

4. 湿性年龄相关性黄斑变性

渗出与机化均可为隆起的病变，呈黄灰色。荧光素眼底血管造影可出现浆液性和（或）出血性视网膜神经上皮和（或）色素上皮脱离。有视网膜下新生血管膜者，可出现车轮状或花边状血管荧光。荧光素渗漏可将整个病变区着染。

5. 脉络膜骨瘤

病变较扁平，表面不平有棕褐色色素沉着，有时有出血，其边缘有伪足状表现。

6. 中心性浆液性脉络膜视网膜病变

脉络膜血管瘤位于黄斑区者在早期时应与本病相鉴别。本病用眼底后照法及荧光素眼底血管造影均无脉络膜血管瘤的表现。荧光素眼底血管造影的表现完全不同。

（五）治疗

1. 激光光凝

采用氩激光或氪激光光凝，操作方便，定位准确，可直接封闭瘤体表面来自脉络膜的血管，使其不再渗漏。术后脱离的神经上皮与色素上皮粘连，促进黄斑部视网膜脱离复位。

2. 经瞳孔温热疗法

采用 810 nm 红外激光大光斑 2 mm 或 3 mm，以 60 秒或更长时间照射，促使瘤体表面血管萎缩。可反复治疗，方便易行。

三、脉络膜痣

（一）概述

脉络膜痣常为先天性改变，由来自神经嵴的含不同色素不典型而又良性的黑色素细胞（痣细胞）组成。多数脉络膜痣局限于脉络膜毛细血管层以外的脉络膜组织内，但也累及脉络膜毛细血管层。

（二）临床表现

（1）好发于眼底后极部或赤道部。大小变异很大，直径为 0.5～10 mm。可为单眼单个或多个，也可双眼同时发生。

（2）非黄斑区的脉络膜痣无主观症状。黄斑区附近的脉络膜痣可有渗出性视网膜神经上皮脱离，引起视物模糊、小视症和视物变形等症状。

（3）眼底表现

1）为扁平圆形、石灰色、微隆起、表面光滑、边缘清楚但不太规则的病变。

2）肿物所含色素量不等，颜色深浅不一。有的痣部分有色素，部分无色素。偶有无色素的痣。

3）病变表面可有橙色的色素斑、玻璃膜疣。病变位于黄斑部时常有渗出性视网膜脱离。有时在痣的周围有一圈黄色或不规则的光晕，称为晕轮痣。

（4）荧光素眼底血管造影

1）根据痣内色素多寡、位于脉络膜组织的深浅、视网膜色素上皮改变情况，有不同的荧光表现。痣内色素少荧光就强，反之则呈弱荧光。

2）脉络膜痣位于脉络膜深层时，荧光素血管造影相对正常。如脉络膜痣较厚并侵占或替代脉络膜毛细血管时，则显示低荧光。

3）大而厚的脉络膜痣可使其表面视网膜色素上皮有改变，而呈斑驳状荧光，脉络膜背景荧光增强。

（5）视野检查有与脉络膜痣相对应的视野缺损。

（三）诊断

（1）根据病变的位置、大小、形态特征，及定期观察多年大小不变，可以诊断。

（2）荧光素眼底血管造影和超声扫描有助于诊断。

（四）鉴别诊断

1. 脉络膜黑色素瘤如肿物直径大于 5 mm，高度大于或等于 2 mm。应高度怀疑脉络膜黑色素瘤。

2. 视网膜色素上皮细胞增生有外伤或炎症史，病损处呈黑色，边缘清楚，常合并胶质增生。

3. 先天性视网膜色素上皮肥大呈圆形或扇贝形的病损。合并脱色素的晕轮边缘。

4. 视网膜下出血位于视网膜下时呈暗红色，如位于视网膜色素上皮下时呈暗黑色。出血随时间延长而吸收，逐渐出现纤维组织增生及色素上皮的改变。

（五）治疗

无需治疗。

四、脉络膜黑色素瘤

（一）概述

脉络膜黑色素瘤是成人常见的眼内恶性肿瘤，在我国仅次于视网膜母细胞瘤，为第二位眼内恶性肿瘤。根据其在眼底的生长形态，可分为结节型和弥漫型。

（二）临床表现

（1）肿瘤位于黄斑区时，早期会有视物变形、小视或大视、色觉改变、相对性或绝对性视野缺损等表现。

(2) 肿瘤位于眼底周边部时可无自觉症状。

(3) 晚期可有眼压高、眼红、眼胀、头痛，甚至恶心、呕吐、眼痛及眼球突出等表现。

(4) 眼底所见：

1) 结节型：多见，为高低不平的局限隆起，表面有黄白色玻璃膜疣及棕色色素颗粒。肿瘤生长顶端突破玻璃膜后，迅速向视网膜下增大，形成蘑菇状形态。视网膜呈现无孔性波浪状实体性脱离。

2) 晚期因肿瘤高度坏死，瘤体血管或瘤体表面视网膜血管破裂而致玻璃体内大量出血。瘤细胞种植到虹膜和前房角，可发生继发性青光眼。虹膜有新生血管形成，导致新生血管性青光眼。有时并发眼内炎、全眼球炎和并发性白内障。

3) 临床上结节型脉络膜黑色素瘤小于 7 mm×7 mm×2 mm 者为较小的肿瘤，大于（7～10）mm×（10～15）mm×（3～5）mm 者为中等大小的肿瘤，大于 15 mm×15 mm×3 mm 者为大肿瘤。

4) 弥漫型：少见，沿脉络膜平面发展，使脉络膜普遍增厚。眼底表现类似转移性脉络膜肿瘤，或为橘红色、稍发暗的广泛的浆液性视网膜脱离。

(5) 荧光素眼底血管造影：

1) 造影早期，肿瘤部位为无荧光背景上出现斑驳状荧光。若肿瘤表面视网膜有破坏，则出现迂曲回旋的异常血管形态，荧光素迅即渗漏，融合成片。

2) 动静脉期，一些肿瘤血管与视网膜血管同时显示荧光，呈双循环现象。随荧光造影时间延长，出现更强的荧光点。在肿瘤边缘可见视网膜血管扩张。肿瘤全部呈现高、低荧光混杂的斑驳状态。

3) 造影晚期，肿瘤部位表现为较弥漫性荧光，其外围有高荧光晕或弧。

(6) 视野检查：有与肿瘤部位相对应的视野缺损。

(7) 超声扫描：①蘑菇状或圆顶状。②低到中等的内反射。③内部结构较规则。④有血液循环。

(8) 磁共振（MRI）：能较好地显示肿瘤与视网膜下的积液。T1WI 显示肿瘤为中或高信号；T2WI 像上显示肿瘤为低信号，视网膜下的积液为高信号。即使黑色素瘤很少，仅 1 cm 厚度，MRI 便可显示。无色素性脉络膜黑色素瘤缺乏此特征。

（三）诊断

(1) 根据症状和眼底改变，可以诊断。

(2) 巩膜后透照检查、荧光素眼底血管造影、超声扫描、CT 和 MRI 检查，有助于确诊。

（四）鉴别诊断

1. 脉络膜痣

表现为圆形、扁平、石灰色、边界清楚的病变，表面光滑，隆起小于或等于 2 mm，无渗出性视网膜脱离。荧光素眼底血管造影显示无荧光素渗漏。

2. 脉络膜血管瘤

为橘红色圆形隆起肿物，表面可有色素沉着，伴有浆液性视网膜脱离。后照法检查肿物透红光。荧光素眼底血管造影早期出现不规则的脉络膜血管形态，荧光素迅速渗漏并融合扩大，持续至晚期。

3．脉络膜转移癌

表现为结节状、边界不整齐、灰黄或黄白色的浸润性肿物，渗出性视网膜脱离不显著。如患者有癌病史更可助诊断。

4．湿性年龄相关性黄斑变性

黄斑区有浆液性和（或）出血性视网膜神经上皮盘状脱离。重者视网膜下血肿，病变处周围有出血、硬性渗出。荧光素眼底血管造影可见脉络膜新生血管膜，荧光素渗漏，出血处遮挡荧光。

5．脉络膜出血

眼底检查时在后极部可见视网膜下有大片圆形或卵圆形、暗红色、稍隆起的出血。荧光素眼底血管造影显示与出血相似大小和形态的荧光遮挡区域。

（五）治疗

1．定期观察

如果初诊患者的肿瘤较小或中等大小并生长缓慢者，应每3～4个月定期随访。如无变化，每6个月复查一次。以后如病情无变化，可改为每6个月～1年随访。

2．光凝治疗

适应证：①肿瘤高度小于5 D，范围小于或等于30°。②肿瘤表面无视网膜脱离。③肿瘤部位必须易被光凝包绕。④肿瘤不邻近视神经乳头或在视网膜中央血管环内。⑤屈光间质清晰。⑥瞳孔能充分散大。⑦肿瘤表面没有大的视网膜血管经过。⑧能定期复查。

3．放射治疗

行质子光束照射或氦离子放射，既可保持视力又不损伤患者的生存，也可用镥敷贴器、碘敷贴器及金敷贴器等治疗。

4．局部切除

适应证：①经过观察，肿瘤确为生长活跃，肿瘤基底部尚未超过4个钟点的睫状突范围。②肿瘤确为逐渐长大，位于眼球后极而近赤道或赤道关，直径小于或等于15 mm。

5．眼球摘除

适应证：①就诊时肿瘤很大，且失明，放疗或局部切除手术均不可能施行。②已有视网膜全脱离或并发青光眼的患眼。③经过多次随访，证实小的或中等大的肿瘤继续长大，并侵及视神经实质。

6．眶内容摘除术

适用于脉络膜黑色素瘤已向眼外伸展，或眼球摘除术后眶内有肿瘤复发，但尚无全身性黑色素瘤转移者。

五、脉络膜转移癌

（一）概述

脉络膜转移癌为其他部位的恶性肿瘤细胞经血运或淋巴系统转移到眼内组织。可为单眼或双眼先后发病。好发于中、老年患者。原发癌多为乳腺癌、肺癌，其次为消化道癌。

（二）临床表现

1. 症状

可无任何症状。80％的患者因肿瘤位于眼底后极部，可有视力减退并有闪光感、畏光及视物变形。少部分患者因癌肿压迫睫状神经，在早期就有眼痛及头痛，也有并发新生血管性青光眼的病例。

2. 眼底所见

（1）肿瘤呈奶黄色或灰黄色、鳞片状或圆形的扁平隆起。有时肿瘤在眼内为多结节状，生长较快。

（2）肿瘤上或旁可有黄白渗出或出血，有些肿瘤表现为圆顶状高度隆起，表面有色素上皮继发性的增生或游走。个别病例癌瘤穿破玻璃膜增长如蕈状。

（3）病程长者会发生继发性视网膜脱离，可局限于肿瘤附近黄斑区，或脱离广泛，视网膜下液体可随头位改变而移动，尤其肺癌转移时，还有周边部脉络膜渗漏如葡萄膜渗漏综合征。

（4）如肿瘤向前至睫状区，上巩膜血管可被充盈迂曲，患眼疼痛。

（5）因肿瘤生长快，短期内眼底就有较大变化。

3. 荧光素眼底血管造影

（1）造影早期：瘤体表现为无脉络膜背景荧光的暗区，看不到任何血管形态。

（2）动静脉期：可见视网膜血管爬行其上，常伴有毛细血管扩张及血管瘤样改变。

（3）肿瘤区内逐渐出现斑点状荧光，常先出现于边缘部，有时可有轻度渗漏和融合，其间夹杂遮挡荧光斑片，使整个病变区成斑驳状。晚期仍然很强。

4. 视野

病变相应处视野缺损，如有视网膜脱离，视野缺损远，较视网膜脱离范围小。

5. 超声扫描

转移癌的内反射为中等到高度，内部结构不规则，少数表现为低反射。

（三）诊断

（1）根据视力减退、浮体漂动及闪光感和眼底的特征性改变，可以诊断。

（2）荧光素眼底血管造影、超声扫描和视野检查有助于确诊。

（四）鉴别诊断

1. 脉络膜黑色素瘤

为棕色或黑灰色隆起的肿瘤，常呈蘑菇状或半球形生长。荧光素造影早期表现为无荧光，但随后出现一些异常粗大的血管形态，并有"双循环"现象。渗漏亦较转移癌明显。

2. 脉络膜血管瘤

中度隆起的圆形或椭圆形肿物，生长缓慢。荧光素眼底血管造影早期就显示瘤体本身血管形态，渗漏迅速出现浓密的强荧光点，并互相融合使病变区满布强荧光，晚期瘤体周围常见一低荧光环。

3. 脉络膜骨瘤

多发于眼底后极部，为黄白色扁平隆起，表面可有色素脱失或沉着，形状不规则，常有伪足样伸出，表面不平。荧光素造影早期显示透见荧光，晚期也呈斑驳状。CT扫描显示病变区骨样密度。

4.局限性脉络膜出血和出血性色素上皮脱离

眼底均表现为灰黑色近圆形隆起扁平，边缘划限。外围部常可发现红色或暗红色边。眼底荧光造影表现出与病变一致的荧光暗区，在造影过程中大小形态始终不变，视网膜血管爬行其上。

5.中心性浆液性视网膜脉络膜病变

位于黄斑部的转移癌表面及附近可有黄白渗出或出血，易与中心性浆液性视网膜脉络膜病变混淆，荧光素眼底血管造影和超声检查均可鉴别。

（五）治疗

（1）尚未确诊眼内转移癌前，勿轻易使用糖皮质激素，避免癌细胞蔓延，恶化病情。

（2）极少数扁平生长不活跃的脉络膜转移癌，其表面有成堆的色素上皮，并没有视网膜脱离时，可以随诊观察。如果脉络膜转移癌呈弥漫发展，并有视网膜脱离者，应积极治疗原发癌，并每隔2～4个月定期复查眼底。

（3）对黄斑区受累者，放射治疗可使肿瘤变小，视网膜脱离消失，视力可有所提高。

（4）除患者因继发性青光眼，疼痛难忍外，不必摘除眼球。

六、脉络膜骨瘤

（一）概述

脉络膜骨瘤是一种骨性迷离瘤，好发于女性，双眼居多，可同时发生或间隔数年。患者一般无全身疾病或家族史。

（二）临床表现

1.症状

视力下降，眼前出现旁中心暗点，或有复视、视物变形。可伴有同侧偏头痛。偶尔伴有恶心、喷射性呕吐等。

2.眼底所见

（1）眼底后极部视神经乳头黄斑区有黄白色、卵圆形或不规则如地图状或扇贝状的轻微隆起的肿物。多数脉络膜骨瘤邻近或绕视神经乳头。

（2）病变周围呈橙红色，边界圆钝不整齐有如伪足状。肿瘤大小和隆起度不等，表面凹凸不平，有棕色素沉着，有时有出血。

（3）肿瘤表面可见由微小血管分支组成的血管丛。很多脉络膜骨瘤侵犯黄斑区，并可有新生血管膜出血、浆液性视网膜脱离。

3.荧光素眼底血管造影

造影早期病变处为强荧光。造影过程中荧光逐渐加强。造影晚期呈斑驳状荧光染色。如有视网膜下新生血管，早期可有网状的荧光素渗漏，色素和出血会遮挡荧光。

4.超声检查

显示超高的反射和极强的声影。

5.CT检查

眼底后极部有CT值增高与骨密度相同的病灶。

（三）诊断

（1）根据症状和眼底所见，可以诊断。

（2）荧光素眼底血管造影、超声检查和 CT 检查有助于确诊。

（四）鉴别诊断

1. 脉络膜血管瘤

眼底为杏黄色或橘黄色似球形隆起，后彻照透红光。荧光素眼底血管造影于动脉前期显示脉络膜血管形态的荧光，迅速荧光素渗漏，浓密的强荧光持续至晚期。B 超检查显示脉络膜囊样高反射波。

2. 脉络膜转移癌

眼底为灰白色或黄色、圆形或卵圆形或散在的成片隆起的肿物，局限于脉络膜，不累及视网膜。荧光血管造影早期遮挡荧光，晚期有斑驳状强荧光。

3. 脉络膜黑色素瘤

眼底为一灰色或灰棕色肿物，后彻照检查不透红光。在荧光造影早期正常脉络膜荧光被肿物遮盖无荧光，动静脉期肿物呈斑驳状。B 超检查显示低密度回声及脉络膜"挖空现象"。

（五）治疗

1. 激光光凝

可用不同波长封闭血管渗透点。

2. 经瞳孔温热疗法

促使肿瘤萎缩，即使病变侵犯黄斑区亦可采用。

第五节　葡萄膜先天异常

一、无虹膜

（一）概述

无虹膜（aniridia）是少见的眼部先天畸形，表明其发育停滞于原始状态，凡肉眼在前房周边能看到部分虹膜组织者称为部分性无虹膜；如果用前房角镜检查才能看到少许虹膜残端者称为无虹膜。无虹膜几乎都是双眼受累，不仅虹膜异常，并常伴有角膜、前房、晶状体、视网膜、视神经异常。发病原因不明，多表现为常染色体显性遗传。

（二）临床表现

临床上因瞳孔极度开大，常有畏光，眼裂变小，并由于各种眼部异常而引起视力减退，中心凹缺如，视细胞受光损伤，视力低下。瞳孔极大占据全角膜范围，在角膜缘内可见到晶状体赤道部边缘，有时可见到悬韧带及其后房的睫状突。无虹膜可伴发其他眼部异常。

1. 角膜混浊

较早出现角膜混浊，往往伴有细小放射状浅层血管，侵犯角膜周边部；有的病例为先天性小角膜。

2. 青光眼

常规做房角镜检查是必要的，可见卷缩状宽窄不等的虹膜残根。疾病早期小梁网往往正常，但可逐渐引起房角关闭，虹膜残根如同前粘连向前伸到小梁的滤过区，掩盖小梁网的大部分而引起青光眼；或由于晶状体移位。

3. 白内障

出生时有轻的前后皮质混浊，逐渐发展，严重者需要手术治疗。

4. 晶状体异位

56%患者有晶状体异位。

5. 斜视

比较多见，患者常有屈光不正，多为远视，应当检查屈光不正，提高视力。

6. 眼球震颤

是继发于黄斑发育不良。

本病患者可伴有全身异常如骨骼畸形，颜面发育不良、泌尿系统先天异常、发育迟缓以及 Wilms 肿瘤。Wilms 肿瘤是肾脏恶性肿瘤，常染色体显性遗传，有人报道 Wilms 肿瘤患者 1%有无虹膜病，更易发生于散发性先天无虹膜者。

（三）治疗

无特殊疗法，防止强光刺激可带墨镜。应当注意并发症以便及时治疗如青光眼等。

二、虹膜缺损

（一）概述

虹膜缺损（coloboma of iris）有两种，一种是典型葡萄膜缺损，在胚裂区从脉络膜到虹膜缺损，系先天胚裂闭锁不全所致。在胚裂封闭以后发生的缺损称为单纯性虹膜缺损，病因不明，与视杯发育过程中切迹有关，由于中胚叶的机械性阻塞或外胚叶生长的原发性发育异常以及晶状体纤维血管膜异常生长，使视杯在此处不能向前生长而形成虹膜缺损。虹膜整个节段缺损直至睫状体缘者称为全部性缺损，否则为部分性缺损，部分性缺损可表现为瞳孔缘的切迹、虹膜孔洞和虹膜根部缺损。如果缺损累及虹膜组织的全厚层，称为完全性虹膜缺损；仅累及外胚叶或中胚叶部分者称为不全性虹膜缺损。

（二）临床表现

1. 先天性典型虹膜缺损

是位于虹膜下方为完全性虹膜缺损。瞳孔向下伸展到角膜缘，并且愈向下伸展愈变窄，形成尖向下的梨形瞳孔；瞳孔上缘略向下移位，瞳孔缘的边缘色素缘和瞳孔括约肌一直由瞳孔缘沿缺损部延续到角膜缘。这是与手术造成的虹膜缺损的主要区别点。本病常伴有其他眼部先天畸形如脉络膜缺损，而使视力减退。

2. 单纯性虹膜缺损为不合并其他葡萄膜缺损的虹膜缺损。

（1）完全性虹膜缺损：

①切迹样缺损：比较多见，常发生于虹膜下方典型性缺损的位置，为轻度完全性缺损。②虹膜孔型：单一虹膜孔比较多见，在瞳孔开大时被动地关闭，瞳孔缩小时张开。③虹膜周边缺损：瞳孔正常。缺损的虹膜孔较小，呈圆形、裂隙状或三角形。

（2）不完全性虹膜缺损：

①虹膜基质和色素上皮缺损：但有虹膜-瞳孔板层结构残余称为桥形缺损，有丝网状薄膜组织架于虹膜缺损处。或在缺损处有粗大条索。②虹膜基质缺失而色素上皮存在，称为虹膜小窝，为虹膜隐窝中的两层中胚叶组织完全缺如，小窝底部为黑色素上皮。③虹膜色素层缺损：在虹膜实质发育不全处用检眼镜能看到眼底红光反射。

三、瞳孔残膜

（一）概述

胚胎时晶状体被血管膜包围，到胚胎 7 个月时该膜完全被吸收消失。但有时在出生后晶状体前囊上残存一部分称为瞳孔残膜（residual membrane of pupil）。

（二）临床表现

瞳孔残膜颜色与虹膜色相同，主要有丝状和膜状两种。前者一端连在虹膜小环部，另一端连到瞳孔区晶状体前表面或角膜后壁。这一点与炎症后粘连不同；膜状者起于虹膜小环部，占据部分瞳孔。瞳孔膜残留一般不影响瞳孔运动，除致密的膜外，一般不引起视力障碍。

（三）治疗

影响视力的厚瞳孔膜需要手术或激光治疗。

四、脉络膜缺损

（一）概述

脉络膜缺损（coloboma of choroid）是指脉络膜有局部缺损，为比较常见的先天性眼底异常。典型的脉络膜缺损是由于眼泡胚裂闭锁不全，脉络膜发育不良，致使脉络膜和 RPE 完全缺损，可有遗传性。非典型脉络膜缺损的病因和性质尚无统一的意见，一般认为可能是外胚叶或中胚叶发育异常；子宫内期脉络膜炎症也可能与之有关。

（二）临床表现

1. 典型脉络膜缺损

多为双眼，也可有单眼，往往合并其他眼部异常，导致视力不佳。缺损位于视乳头下方，与其下缘之间有一宽窄不等的正常区；有的病例其上方也可包括视乳头在内，下方边缘直达眼底周边部。缺损的面积大小不一，一般大于数 PD，大者可超过一个象限。视野检查可见与缺损一致的扇形缺损。缺损区无脉络膜，通过菲薄的视网膜可见巩膜，显示白色或灰白色，在缺损区有时可见色素或少许脉络膜血管。缺损的边缘齐整清楚，其周边部有色素。有时缺损区凹陷，视网膜血管进入凹陷区时向下弯曲，称为膨出性脉络膜缺损。脉络膜大缺损表面可有横条色素带分隔成数区，或者在视乳头下方有孤立的一个或数个缺损，排列成行，大小不等，呈不规则圆形或横椭圆形称为桥形脉络膜缺损。在脉络膜缺损处的视网膜常有萎缩变性，有时由裂孔或组织牵引而引起视网膜脱离，由于没有正常眼底颜色作为背景，很难发现视网膜破孔和视网膜脱离，需要仔细检查眼底。有人认为脉络膜缺损处如有出血斑时，裂孔往往在其附近。

脉络膜缺损常伴有其他先天异常如小眼球、虹膜、视神经、晶状体缺损以及黄斑部发育异常，因而视力不良，并可伴有斜视和眼球震颤。

2. 非典型脉络膜缺损

较少见，多为单眼。缺损可位于眼底任何部位，发生于黄斑者称为黄斑部缺损，中心视力丧失，这是最多见的非典型脉络膜缺损，缺损部的表现与典型者相似，巩膜暴露为灰白色并有色素沉着，非典型脉络膜缺损需要与陈旧性脉络膜病灶相区别，后者形状不一，边缘不整齐，往往不是单一的，萎缩区有瘢痕组织和大量色素增生，不伴有其他先天异常。

（三）治疗

无特殊疗法。发视网膜脱离者考虑手术治疗，应注意封闭脉络膜缺损的边缘部，脉络膜缺损范围较大，后部边缘部不易封闭，故治疗效果较差。现有激光治疗和玻璃体视网膜手术治疗方法。

1. 激光治疗

根据破孔和视网膜脱离不同考虑不同措施：①如果缺损区有破孔尚无视网膜脱离，或有脱离仅限于缺损区可考虑激光封闭缺损边缘。②如果脱离已波及缺损区外，可先试行保守治疗促进视网膜下液吸收，以利于激光照射；如果不能吸收可先放水，视网膜复位后再激光照射。③如果发病时间较长，脱离范围较广而高，卧床后不恢复，玻璃体有浓缩现象，术中一般需要放水，巩膜折叠部置入填充物，手术不易达到的缺损区近视乳头边缘，在视网膜复位后可补充激光治疗。

2. 玻璃体视网膜手术

如果脉络膜缺损处的视网膜破孔不易发现或有严重的增殖性玻璃体视网膜病变可考虑玻璃体手术。充分的视网膜前膜和玻璃体切除可恢复视网膜的弹性，封闭裂孔及缺损区边缘；玻璃体内注入气体或硅油顶压眼球效果更好。

第六节　葡萄膜退行性改变

一、虹膜角膜内皮综合征

（一）概述

1. 炎症或血管学说

现已证明本病虹膜血管有不同程度闭塞，但其改变的原因不明，可能是先天性，也可能是由某种因素所致。

2. Campbell 膜学说

Campbell（1978）根据临床观察和组织病理提出原发性虹膜萎缩是由角膜内皮细胞异常开始的，产生一层由单层内皮细胞和后弹力膜样组织的膜。这种膜伸展越过前房角到虹膜表面。由于膜的牵引可引起虹膜周边前粘连和瞳孔向粘连处移位变形，以及引起虹膜萎缩、虹膜孔形成。另外，可能继发于虹膜缺血而引起溶解性孔（melting holes）。由于膜影响角膜内皮功能而引起角膜水肿；由于虹膜前粘连及膜的阻塞房角而引起青光眼。

（二）临床表现

1. 原发性进行性虹膜萎缩

多为单侧，好发于青年或成年女性。病变在不知不觉中进展，无自觉症状，直到数年后眼压高才被发现。开始瞳孔有偏中心改变，随着病情的进展，逐渐向周边部移位，萎缩加重，进而色素上皮松解消失，发生虹膜穿孔，形成假性多瞳症。裂孔变大或相融合而形成巨大裂孔，虹膜大部消失。严重者仅遗留实质层条索；轻者组织疏松，颜色变浅。大多数病例都有前粘连。初起时呈细小锥形，基底逐渐变大，向角膜边缘部进展。瞳孔常向虹膜前粘连处移位，有时虹膜被牵引向前，离开晶状体，这种牵引更促进虹膜孔的形成。

2. Chandler 综合征

角膜后壁有特殊的细小斑点状、滴状改变，常伴有角膜水肿，异常的内皮细胞覆盖在角膜后面、小梁网和虹膜表面。裂隙灯下呈弥漫的角膜内皮点彩样（stip-pling）改变或呈细小金箔样斑点。角膜内皮镜下内皮畸形、多形态，并有无内皮细胞的暗区，有轻度虹膜萎缩，仅限于虹膜实质表层弥漫萎缩，不形成孔；也可有虹膜前粘连，程度不等，从针尖大到较宽的前粘连；中等眼压升高。本病对探讨单眼青光眼原因很重要，对每个单眼青光眼患者都应详细检查角膜后壁。

3. 虹膜痣（Cogan-Reese 综合征）

Cogan（1969）首先报告单眼青光眼患者虹膜上有较多的结节样突起，角膜内皮营养不良和角膜水肿，有不同程度的虹膜萎缩，有时也有虹膜前粘连，但虹膜很少穿孔有虹膜色素性小结节或弥漫性色素病变，初起时表现为少量细小淡黑色或黄色结节，以后结节逐渐变大为棕黑色或暗棕色有蒂的结节。眼压正常或稍高。

（三）诊断与鉴别诊断

1. 诊断

根据临床表现。

2. 鉴别诊断

（1）角膜内皮异常的鉴别疾病：

1）Fuchs 角膜内皮营养不良症：多为双眼，角膜内皮异常，但无虹膜萎缩和虹膜前粘连。

2）角膜后多形性营养不良症：角膜后壁可见成串的小泡，有时在后弹力膜可见赘生物，但本病为双侧性，有家族史。

（2）虹膜萎缩的鉴别疾病：

1）先天性虹膜实质发育不良：自幼房角发育不良，有青光眼和虹膜异常，瞳孔括约肌色浅，多不进展。常染色体显性遗传。

2）Rieger 综合征：有广泛的周边前粘连，瞳孔移位和虹膜孔。全身表现为先天性缺齿，上颌发育不良。有家族史。

（3）虹膜结节和色素性改变的鉴别疾病：

1）神经纤维瘤：虹膜常有大小不同的结节和色素沉着，为双侧性。

2）虹膜恶性色素瘤：病变较大并多发。

（四）治疗

主要针对角膜水肿和继发性青光眼治疗。如药物不能控制眼压，需进行手术治疗，以滤过性手术为主；对严重角膜水肿可考虑穿透性角膜移植术。

二、回旋形脉络膜萎缩

（一）概述

回旋形脉络膜萎缩（gyrate at-ropy of choroid）为脉络膜、视网膜进行性萎缩性疾病，有遗传性，1/3 患者有双亲血族联姻，多为常染色体隐性遗传，常伴有脑、肌肉异常改变。Kakki（1974）认为本病与高鸟氨酸血症（hyperomithinaemia）有关。这是由于鸟氨酸酮转氨酶（orthine ketoacid transminase，OKT）的活性不足或缺乏所致。又有研究提出牛眼视网膜之鸟氨酸转化为脯氨酸主要是由于 OKT 的作用。可能导致脉络膜视网膜内脯氨酸缺乏而引起眼底改变。眼部改变是全身代谢障碍的一部分。

（二）临床表现

多见于 20～30 岁，男女均可患病，病程缓慢，常一家族中累及数人。早期有夜盲，视力逐渐减退，视野收缩，当病变累及黄斑时，视力极度低下，甚至仅剩光感。视网膜电图（ERG）低于正常，最后消失。眼底表现颇为特殊：开始在赤道部有萎缩，常呈不规则圆形、多角形、扇贝形和各种奇形改变，在病变之间眼底正常。病变区的脉络膜毛细血管和色素上皮完全消失，可见脉络膜大血管和视网膜色素紊乱。随着病程进展，萎缩区由周边向后极扩展，常形成一环形带，因而出现环形暗点，极周边的眼底正常。随后萎缩区又进一步向视乳头及周边部扩大，仅黄斑因有致密的脉络膜毛细血管丛得以长时间保持正常，但最后也发生萎缩，全眼底呈黄白色，散布有小色素斑，周边部更致密，有时呈天鹅绒样棕色色素增生，视网膜血管变细，视乳头色变浅，常伴有白内障。

（三）治疗

随着本病的生物化学的研究，对以往认为无法治疗的本病提出下列治疗方案：

1. 增加剩余酶的活力

应用高水平的辅助因子。这种物质在酶的降解方面是一种辅助因子也是对 OKT 的辅助因子，是食物 VitB$_6$ 的活动型。因此提出以 VitB$_6$ 治疗以增加残余酶的活力，可以减少血内鸟氨酸，每日 VitB$_6$ 300～700 mg，1 周内血浆鸟氨酸水平下降 45％～50％。

2. 限制鸟氨酸的先驱物

主要限制精氨酸，因为精氨酸是来自蛋白，因而应采取低蛋白饮食。但这种方法也不是没有危险的。

3. 调整缺乏的物质

血浆内鸟氨酸升高，血浆中赖氨酸、谷氨酸和肌酸要减少，因此需要补充肌酸、赖氨酸。OKT 活性下降，视网膜脉络膜内脯氨酸缺乏，更应补给脯氨酸，每日服用 2～3 g。也可用赖氨酸每日 2.5～5 g，以降低血浆内的鸟氨酸。

三、原发性脉络膜硬化

（一）概述

原发性脉络膜硬化是一种在脉络膜发生的弥漫性或局限性变性改变并伴有视网膜变性和色素性改变，有家族史和不同的遗传形式，多见于老年人，但不常伴有全身性动脉硬化和脉络膜血管硬化，而是眼底如同大脉络膜血管的硬化表现，这是由于血管周围组织、毛细血管消失和 RPE 变薄的萎缩背景下脉络膜大血管明显暴露出来。

（二）临床表现

1. 弥漫性脉络膜硬化

是少见类型，常侵及全眼底。往往为常染色体显性遗传，也有隐性或性连锁遗传者。近年来生化研究结果表明，本病为光感受器的某些遗传生物学改变，主要异常改变为环磷酸腺苷（cAMP）浓度升高，光感受器间维生素 A 结合黏蛋白（IRBP）减少。本病发病较晚，一般中年期起病，但也有发生于青年者，到 40 岁时形成广泛脉络膜视网膜萎缩。有进行性视力减退、夜盲及视野收缩，可发生环形暗点，常呈管状。病种进展缓慢，最后视力可仅为手动。眼底早期有水肿和色素以及小的奶油状色素斑，随着年龄的增长，病变由视乳头或黄斑附近开始，以后逐渐扩展，到 60 岁全眼底被侵犯，呈弥漫性萎缩豹斑状，后极部更明显。由于视网膜色素上皮萎缩，脉络膜毛细血管消失，透露出硬化的脉络膜大血管，其中有些已闭锁呈白色索条状；有的在灰白色血管中尚有细窄的血管柱，在血管明显硬化的脉络膜萎缩区往往露出白色巩膜。视乳头呈蜡黄色，视网膜血管变细，眼底常伴有散在的色素斑。也可有色觉异常，ERG 低于正常，最后消失，有不典型暗适应改变。

2. 视乳头旁和中心性脉络膜硬化

多为常染色体隐性遗传。病变开始于视乳头周围，相当于视乳头附近的血管环的小分支受累，使视乳头周围的脉络膜发生萎缩，病变区边界不清，病变扩展的程度不同，有时很广泛，可累及黄斑部和后极部；有时很轻微如同老年晕（halosenilis），暗适应受影响，但无完全性夜盲。

3. 中心性晕轮性脉络膜萎缩

本病仅限于黄斑部，多为双侧性，有家族史，最早可在 15 岁发病，黄斑部有渗出和水肿，到 20～30 岁眼底改变明显，50 岁以后黄斑部出现圆形、椭圆形，境界清楚，2～4 PD 的局限性萎缩区，其中 RPE 和脉络膜毛细血管消失，仅有的脉络膜大血管也变细，偶有闭锁呈亮的白条状。荧光血管造影脉络膜大血管边缘部由于色素脱失表现为强荧光。视网膜血管正常。有绝对性中心暗点，周边视野正常，无夜盲。

（三）诊断与鉴别诊断

根据双眼对称性改变，有家族史以及眼底特殊性改变，多能作出诊断。病变广泛者如弥漫性萎缩应与视网膜色素变性和其他视网膜变性疾病区别；中心部的萎缩应与老年性黄斑变性和后极部炎症病变鉴别。本病无特殊疗法。

四、无脉络膜症

（一）概述

无脉络膜症（choroidermia）是遗传性进行性脉络膜视网膜变性，为一种中间性性连锁的遗传病。男性病变典型、严重且为进行性；女性病变轻且不进展，视力很少减退。疾病通过女性传递给后代，为一种进行性毯层脉络膜营养不良。

（二）临床表现

本病为双侧性。男性患者自觉症状明显，5～10 岁开始有夜盲，视力、视野逐渐有改变，晚期完全失明。眼底改变男性明显，多在儿童时期即出现周边部椒盐状视网膜色素上皮退行性改变，并有散在的色素斑点。病变进展，脉络膜血管及色素上皮萎缩，出现小区域的脉络膜大血管暴露。这种改变从周边部向后极部发展。随着年龄的增长，脉络膜血管逐渐消失，一般在 50 岁之后几乎全部色素上皮被破坏，脉络膜萎缩，血管消失以致巩膜暴露，最后眼底为均匀一致的白色反光，仅在中央区有限界不清的淡棕红色或眼底周边有岛状淡红色区能残留一段时间。视网膜动脉变细，视神经乳头晚期萎缩；玻璃体可发生液化，有点状、纤维状混浊或灰白胆固醇样结晶以及细小棕色素点。

女性携带者的眼底表现与男性患者年轻时的早期改变相似，眼底周边有椒盐状萎缩，也可见色素斑，但病变多不进展。男性患者有色盲，ERG、EOG 晚期都明显异常。女性视功能多为正常，偶尔有异常也比男性患者为轻。

（三）诊断与鉴别诊断

根据家族发病史、典型眼底改变以及电生理检查，可以作出诊断。应与视网膜色素变性相鉴别，特别是非典型病例与本病中期改变有相似之处，应当注意。另外应与严重的脉络膜硬化相区别。